北京市临床重点专科培育项目

懂病、懂微生物、懂药
感染性疾病的理念

Principles and Philosophy of Infectious Diseases

（第二版）

宁永忠　李　祥　主编

宋　岩　王　辉　陈佰义　主审

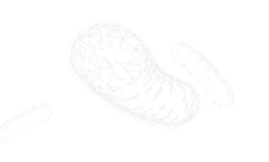

全国百佳图书出版单位

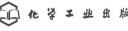化学工业出版社

·北京·

声明：

　　由于医学信息处于不断进展之中，本书所提供治疗建议、药物使用建议也会随之改变。临床医生在参考本书时，应该遵循最新的医学文献、药品说明书、专业学术团体的指南或专家共识以及政府卫生部门的相关法规和文件等。本书不能代替任何临床诊疗决策的依据，更不能代替临床医生作出任何临床诊疗决策。本书作者和出版社不对因为使用本书引起的任何问题负责。特此声明。

图书在版编目（CIP）数据

　　懂病、懂微生物、懂药：感染性疾病的理念/宁永忠，李祥主编.
—2版.—北京：化学工业出版社， 2022.3
　　ISBN 978-7-122-40647-7

　　Ⅰ.①懂…　　Ⅱ.①宁…②李…　　Ⅲ.①感染-疾病-诊疗　　Ⅳ.①R4

中国版本图书馆 CIP 数据核字（2022）第 021707 号

责任编辑：王新辉　赵玉欣
责任校对：王　静
装帧设计：关　飞

出版发行：化学工业出版社
　　　　　（北京市东城区青年湖南街 13 号　邮政编码 100011）
印　　装：大厂聚鑫印刷有限责任公司
710mm×1000mm　1/16　印张 28　字数 495 千字
2022 年 3 月北京第 2 版第 1 次印刷

购书咨询：010-64518888　　售后服务：010-64518899
网　　址：http://www.cip.com.cn
凡购买本书，如有缺损质量问题，本社销售中心负责调换。

定　　价：98.00 元　　　　　　　　　　　　版权所有　违者必究

谨以此书献给：

为抗击疾病，尤其是感染性疾病和疫情而奋斗的人！

为微生物学，尤其是临床微生物学做出贡献的人！

悉心教育我们的师长！

深情关爱我们的亲朋！

我们的未来和希望——祖国的花朵！

第二版序言一

圣德渡诺，魏菌度洗。综邪流藩，榨邪寻螺。

——东汉·班固等《东观汉记·莋都夷》

同事宁永忠给了我两个任务：一是审稿，二是作序。很荣幸，对第二版《懂病、懂微生物、懂药：感染性疾病的理念》能先睹为快。但是，我稍有耽搁，在懒惰之外还有两个因素：一是感染性疾病是个综合而复杂的话题；二是书稿内容及其引文丰富。因此，更需细品。

感染性疾病是一门综合性、交叉性、关联性都很高的疾病分类，甚至贯穿了基础医学，到诊断学，到临床治疗和预防医学等，作为人体八大系统无不与感染性疾病相关。经典书籍从 *Principles and Practice of Infectious Diseases* 到 *The Sanford Guide to Antimicrobial Therapy*，其间还细化分出 *Manual of Clinical Microbiology* 和 *Diagnostic Microbiology* 等，所以写一本感染性疾病的书籍是有难度的。永忠却是第二次挑战这一话题。

细细读过，首先感受是本书参考文献繁多，粗略算来两百多页的书籍参考文献大概在 2000 条左右，绝大多数是近 20 年的研究进展，甚至是近 5 年的指南或共识，特别是加入了 COVID-19 相关研究内容。其次本书内容新颖，紧追前沿，更具实效性。

再版编写延续了"3421"脉络结构，思路清晰、贴近临床实用是本书的一大特点，方便有过第一版阅读经历的研读者再次回顾和更新。书名中的"Principles""Philosophy"更体现了本书的特点，即对于指南和临床实用的思考比较，对于大量文献的思考比较和归总。文中一方面从临床症状追溯到临床微生物学诊断，对于传统技术和新技术，如 AI、NGS（下一代测序技术）等进行分述和相关验证，并对诊断远景进行展望；另一方面对从临床微生物导致的不同系统疾病进行归纳凝练，是作者的思考，这方便阅读者在临床和实验室之间的游走。本书对中英文互译进行了贯穿全书的关注，多处提到对现用翻译的思考，并稍作论述，有些地方很值得思考和讨论。还有些新的提法，如"耐药学"概念都是作者多年的积淀和思考。另外，书中对于各诊断学科的相辅相成、实验医学科室管理等内容也进行了讨论，提出观点。

内容丰富、数据量大，是永忠的智慧和勤奋，希望第二版及早面世。也建议再下一次改版时，随着科技发展和编者专业知识的积累，不断细化凝练出精品，也建议开展部分专题和分论，就感染性疾病中的新发或再发疾病进行更深入的思考和提炼。再出精品！

宋岩 博士后 教授 硕士研究生导师

北京市垂杨柳医院 副院长

2021 年 8 月于北京

时值 COVID-19 连续两年的传播与治疗之际

第二版序言二

奔星上未穷，惊雷下将半。回潮渍崩树，轮囷轧倾岸。
岩筱或傍翻，石菌芜修干。澄澄明浦媚，衍衍清风烂。

——南北朝·谢朓《和刘中书绘入琵琶峡望积布矶诗》

我认识永忠是在 2003 年，当时很有幸参与他硕士课题的指导工作。之后，他长期在临床微生物学领域一线工作，以极大的热情推动学科的发展、基层的普及和推广。他熟读各类指南、规范，信手拈来，皆成文章，被业内称为"才子"，称他为感染相关学科的"指南字典"，似乎也不为过。摆在大家面前的这本书，是他思考、笔耕的结果。他的初衷是写给微生物学、感染病学、感染性疾病临床药学、感控等领域新入门的同仁，在我看来，入门同仁一读，确会受益良多。

本书名为《懂病、懂微生物、懂药：感染性疾病的理念》，出发点之一是感染性疾病的整体性、宏观性解读，另一方面重在介绍关键的理念、思维、定义和原则。英文名称除了"Principles"外，还有"Philosophy"，所以内容也对应有思考，相信大家读后会有所启发和共鸣。

本书将感染性疾病的理念编成了 3、4、2、1 的要点概括和口诀，便于快速记忆，同时也突出了微生物学的作用，兼及其他分支。这个结构有一定特点，与众不同。整个内容兼具前瞻性。除了大家耳熟能详的宏基因组下一代测序（mNGS）、快速药敏之外，还有一些新概念，比如"系统医学""下一代医学""精准微生物学""下一代微生物学"等。

本书引用文献数量多而新，一方面是作者阅读之履，另一方面，文献本身也是一种延伸，单看题目就可以有收获。文献明确了指南的地位，"指南医学"概念，是一种昭示。

和上一版相比，本书增加了书籍推荐、尿路感染示例等，大家开卷自得。值得注意的是，他对本人专业以外的临床、影像、病理等也多有阐述，细节可能不完美，但希望我们读者阅读时不要对自己不熟悉的学科略过，而是兼容并包，多方检视。也期待多学科交叉的理念更多体现在我们的临床实践中。

总之，临床医学各位同仁如果遇到这本书，不妨一览。如有会心，随时反馈。相信在大家的指点、切磋、交流下，小宁自己的工作、文字会更上一层楼！
也借此机会祝愿中国的感染病学、微生物学蒸蒸日上、日渐辉煌！

王　辉　教授、博士研究生导师
北京大学人民医院检验科
国家杰出青年科学基金资助学者
时逢 2021 年国庆

第二版序言三

湛露洒庭林，密叶辞荣条。抚菌悲先落，攀松羡后雕。
垂纶在林野，交情远市朝。淡然古怀心，濠上岂伊遥。

——魏晋·孙绰《秋日诗》

　　2021 年 9 月 26 日晚 7 点 26 分，永忠微信邀我为他的书籍——《懂病、懂微生物、懂药：感染性疾病的理念》第二版主审和作序。

　　对于所谓主审任务我毫不犹豫，缘于和永忠相识多年，不能说是深知，但也可以说是知晓他治学态度严谨，特别是他独立的哲学思考，加上他能用诗情画意的生动语言讲述枯燥的科学问题，我相信这一定是一次好的学习机会。至于作序，我内心纠结，因为 1963 年出生的我表达能力和文字修养太差，恐难与美文相匹配。不过转念一想著作本身是围绕感染病学的科学问题，即便文字不够优美也无关紧要，所以勉为其难写上几句。

　　众所周知，除法定传染病外，各器官系统感染都分别"散落"在相关三级学科而未必受到应有的重视。虽然我国感染病学科在法定传染病之外的抗感染服务能力上正在不断进步，但仍不能满足临床需求。因此，所有临床医生都有必要努力提高感染病诊治能力，这不仅事关个体病人结局，还关乎病原体耐药性的发生发展而影响未来病人的治疗。我常说，提高感染病诊治能力以及合理使用抗微生物药物，不仅是专业要求，更是责任担当。在漫长的学习过程中，培养一种好的学习方法将起到事半功倍的效果。今天我们迎来的就是这样一本有利于培养良好临床思维的"模板样教科书"。

　　通读了永忠的"理念"，感觉和他产生了很多共鸣。我常说感染病必须从三个维度即"懂病""懂菌"和"懂药"去全面学习，很多经典书籍就是围绕着上述三个方面展开，所以篇幅宏大，令人"望而却步"。而本书的叙事风格是将感染病作为一个整体，从疾病诊断角度出发，阐述了感染病诊治过程中的"三层诊断、四层用药、两源控制、指南一道"。每一个环节又梯次展开，既有宏观叙事体现了"整体"，又有微观细节"严丝合缝"——细细读来有滋有味儿，引人入胜。

永忠自谦说本书是为初学者，可我不以为然，即便我这样即将退休的老者也觉得收获颇丰，而且没有相当的感染病学基础，读起来可能会略"吃力"，因为涉及的临床、微生物学和药学的信息不仅量大，而且新。作为一个微生物学专业人员主笔的感染病学著作真正体现了今天的医学检验走向检验医学的时代。

另外，我觉得这不单是一本关于思维的书，还是思考的书，还是信息库。因为在书中还有很多永忠自己的思考，这一点尤其难能可贵。书中对于很多的概念、定义等不是简单的照抄而是提出自己的思考，甚至对某些观点"直怼"，这就是学术应该有的样子。说本书还是信息库，是因为针对每一个问题都列出了大量相关文献供大家去查阅、讨论和争议，这也成为本书一大亮点。

当然，也有一些细节需要进一步完善，实用性需要加强，有的叙述有口语化的痕迹等，期待进一步修改、升华。

总之，在感染病日趋复杂和抗微生物药物合理使用水平有待提高的时代，认真研读本"理念"将有助于医生掌握如何学习感染病学，也必将助力其抗感染能力的提升，服务于大众健康。

陈佰义　教授、主任医师、博士研究生导师
中国医科大学附属第一医院感染病科　主任
2021 年 10 月 15 日星期五

第一版序言一

中馗，菌，小者菌。
——《尔雅·释草》

感染性疾病是一个老话题。它涉及很多医学分支学科，时有暴发，有时候治疗会面临很多困难，甚至失败。近十余年，新的致病原屡有发现，耐药性在增加，患者基础性疾病谱在改变，非医学因素如人口流动性等也在改变，感染性疾病对我们的威胁似乎有增无减。20世纪70年代有观点认为感染性疾病会被完全克服。现在看来，路途仍很遥远。

院内感染又面临更加特殊的情况。2009年中华人民共和国卫生部启动抗生素合理使用专项整治行动，以规范一线抗生素的使用，避免抗生素滥用。这是全球共有的现象，不是国内所特有的。而且仅仅规范抗生素的使用还远远不够，更应对感染性疾病的特点和治疗进展给予更多的学习和了解，才能最终达到事半功倍的效果。

在这样的背景下，我看到了我院检验科宁永忠所写的《感染性疾病的理念》手稿。欣喜之余，觉得作为一名检验科医生能如此关注感染性疾病的整体诊疗研究，实属难得。

这本书首先提纲挈领地介绍了感染性疾病的全貌，相关学科都有涉及。很多细节给我留下了深刻印象。

然后，介绍了感染性疾病的研究进展。引用大量最新、最权威的文献。

本书虽然题目是"理念"，但实用性还是蛮强的。比如确诊时病原学证据的确立、经验治疗部分的信息、感控的信息等。

不仅如此，作者对指南的推荐非常值得重视。指南是目前医学国际竞争力的一个体现。

当然，也有一些"理念"，值得我们共同去思考。首先，这本书设定的读者群主要是一线青年医生。但作者本人是从事实验室工作的，日常较少直接面对患者进行诊治。因而该书偏理论性，角度也是偏微生物学。一线大夫能否真正认同这个角度，值得思考。其次，这本书带有作者鲜明的个人特点。中英文的专业书籍很少有如此面貌、如此特点的。坦白地说，我之前没有读到过。这么鲜明的个性，不知道大家能否接受。从宽容的角度讲，我们鼓励这样的实践。此外，书中引述国外内容较多，国内内容偏少。临床医学实用性很强，不同人群、不同地域的疾病都有很多细微的差别。知道这些差别并在处置中有所体现，对患者非常有益。该书国内内容偏少，当然有中文专业文献偏少等客观原因，我们期望未来的工作能积累更多的经验。

　　作为主管科研工作的院长，我赞同医生深入思考，积极创作！因而我愿意为此书作序并推荐给大家。宁大夫作为青年医生，已经结集成书，为其他大夫也树立了一个目标！若我们的年轻大夫都能如此，甚至创作出比本书更好的书籍，则是我们所乐于见到，并深感欣慰的！以此与宁大夫共勉！是为序。

　　　　　刘晓光　博士　教授　主任医师　博士研究生导师
　　　　　北京大学第三医院　科研院长
　　　　　2013 年

　　　　　目前任北京积水潭医院院长
　　　　　2021 年 6 月

第一版序言二

菌，薰也，其叶谓之蕙。薰草，蕙草也。

——三国魏·张揖《广雅·释草》

这本《感染性疾病的理念》是由青年临床微生物学工作者——宁永忠推出的，它是我所读过的我国目前有关抗感染各类丛书中，对此专题理解最全面、最深刻的书籍之一。

他用 3421 数码引导出抗感染理念和临床实践，使我带着好奇心阅读，欣然接受了宁永忠的抗感染理念：三层诊断，四层用药，两源控制，指南一道。这是在现代困难重重的抗感染时代，对临床主科室、临床微生物学科室、药学科室、影像学科室等部门给出的一条理念轻松和快乐的突围路径。当然要达标差距甚远。

我再读了一遍，并本能地提问，临床微生物学在 3421 理念中要起何作用？缺什么？今后要加强什么？这在临床微生物学——辅助诊断、临床微生物学——辅助治疗、临床微生物学——辅助感控中都得到了轻松快乐的回答。但就当前临床微生物学状况，要达标差距甚远。

三层诊断、四层用药、两源控制还要靠指南、医道；要有懂此理念的各层领导来管理；要有独立、公正、民主的监督机构，社会的正道；还要各学科教授专家、医师针对抗感染任务一起努力，促进完成。

我再读了一遍，了解此书的写作特点、语言特点、引据特点和严谨程度，然后佩服之至。

这本书的特点：几乎每页的下面有参考书及文献；一目了然，查找容易；作者介绍了 30 多个网上资源，400 余条文献、书籍、指南；对它们共引用 700 余次，91％的文献都来自 2000—2013 年。因此广积了抗感染及相关学科、临床各科、临床微生物学、影像学、药学等领域的最新信息、争论、实践经验。

更可贵的是，包含了欧、美、亚各国的最新概念和最新版指南。限于本书的篇幅，还画龙点睛地告诉读者读哪本书，到哪里去发掘更多的庞大指南宝库。该书语言简练，当然你要习惯当前青年作者的写作风格。例如，当谈到个别临床工作者有掩盖压制医院感染事实时，作者用一句话"重则会重演 Ignaz Semmel-weis 的悲剧"，引来无限遐想；更紧接着还告诉你到哪个网站去读这个划时代的历史悲剧。

作者对抗感染知识的博学多才还表现在推出 3421 理念时，包含了国内相似丛书中从未见过的大量临床微生物学知识与细腻的经验、大量的内外科现代感控原则和细节。

作者读书准确深入，如确定暴发流行的病原菌同源性分析时，他注意到美国疾病预防控制中心（CDC）用词为 sameness，它比 homology 要浅，易为临床常规实验室实施。又如他在讨论艰难梭菌诱发的抗生素相关性小肠结肠炎时，引文介绍产酸克雷伯菌也可诱发此病。这是可贵的发展观点，该疾病与同时期使用不同抗生素及病房污染状况有关。20 世纪 70 年代该病病原可以是金黄色葡萄球菌，80 年代至今可以是艰难梭菌，也可为产酸克雷伯菌和真菌。临床微生物学工作者和临床医师、感控专家要合作研究确诊。

医院及社区感染加上微生物的耐药性的恶性增长，已成为 21 世纪全世界医药卫生领域的三大难题之一，富国穷国、富人穷人、元首和老百姓都同遭此害。希望在抗感染及控制耐药性增长的运动中，3421 理念及其实践能发挥重要作用。

陈民钧　教授　硕士研究生导师

北京协和医院　检验科　前主任

2013 年

第一版序言三

菌：地蕈也。从艸囷声。
——东汉·许慎《说文解字·草部》

我初识宁永忠大夫大约是 10 年前在北京协和医院，那时我是呼吸科主治医师，宁大夫作为研究生，在微生物学实验室我夫人王辉教授指导下做科研。后来我调到北京朝阳医院，宁大夫回到北医三院。我们因为从事相近的工作，在学术会议上经常见面。宁大夫给我的印象是，谦虚、踏实、好学、思考。我们最近一次见面是在 2012 年 12 月我科主办的"京港感染论坛——综合医院感染专科医师能力提高学习班"上，宁大夫全程参加了 3 天的会议，他认真思索的神态给我留下深刻印象。直至前几天拿到宁大夫编著的《感染性疾病的理念》，一口气读完，突然我有一种遇到知音的快感。我想对宁大夫说：士别三日当刮目相看。我联想到 20 世纪西方最伟大的经济学家熊彼得，1912 年出版经济学理论著作《经济学发展理论》，奠定了他在奥地利青年经济学家中卓有才华的名声。

美国约翰斯·霍普金斯大学的创始人之一威廉·奥斯勒（William Osler）教授在 *The Principle and Practice of Medicine* 一书中强调临床诊疗三原则：Diagnosis，Diagnosis，还是 Diagnosis。宁大夫的这本书正是以感染性疾病的病原学诊断为核心的书，作者以"3421"，即"三层诊断、四层用药、两源控制、指南一道"为轴线叙述。读这本书，能体会到作者的博学和用心，能体会到作者付出的辛勤和汗水。这是一本原创的、难得一见的好书。作者用科学方法求证和溯源，体现了胡适先生所提倡的"大胆地假设，小心地求证"这一严谨治学思想。整本书文字并不多，但是作者引用了大量文献、指南和抗感染专著，每一个重要论点都有文献支持。有时某个论点文献较少，作者怕误导读者，还专门提醒"笔者只见到两篇文献提供该阈值，未见其他文献，待核实"。读者如果感兴趣，可以按图索骥，溯源到原始文献，一定会有更多收获。

本书随处可以体现出作者独立思考、不随波逐流的优秀学者品质。作者认为："antibiogram"不应该翻译为"抗菌谱"，而应该翻译为"抗生素谱"或者"敏感谱/耐药谱"；"sepsis"合理的翻译应该为"脓毒症"；应正确区分"棒状杆菌"与"棒杆菌"。作者甚至还总结了抗感染用药的口诀:"明确有需要,病原覆盖了,有效浓度高,起效时间早,步步评价巧,及时停药好",朗朗上口,便于记忆。

读这本书,能体会到作者在抗感染诊断和治疗工作中的快乐。我感动于作者的细心,他甚至提到"育龄期妇女在放射检查前要做妊娠试验",而这一细节,居于"垄断地位"的临床医师都未必注意到。我还感动于作者高度的责任心,宁大夫作为一名临床微生物学工作者,他深层次思考目前我国微生物检验学科、感染性疾病学科、抗感染临床药学发展面临的困难,并对学科发展充满信心。

总之,这是一本体现作者智慧和心血的著作,对感染科医师、微生物学同仁、抗感染临床药师都有指导意义。

曹　彬　博士　教授　主任医师　博士研究生导师
　　　　首都医科大学附属北京朝阳医院　北京呼吸疾病研究所
　　　　感染和临床微生物科
　　　　　　2013 年
　　　目前任中日友好医院副院长
　　　　2021 年 6 月

目录

释 题

写作目的是为了抗感染（anti-infection）

薉浯泸漓，菌补邪推。辟危归险，莫受万柳。
——东汉·班固等《东观汉记·莋都夷》

1. 感染性疾病（infectious diseases，ID）是一类很特别的疾病[1]。特别之处在于：

（1）病因一定是微生物！即病原微生物、致病微生物。这个微生物，要么是外来的，要么是正常微生物群（normal microbial flora，normal flora）的一部分。因为微生物不是人体固有的正常生理结构的一部分，所以相对而言，ID 更容易为我们所理解和识别。就临床而言，一般疾病关注的是什么病（症）、怎么治两点，而 ID 关注的是什么病、什么微生物、怎么治三点，并且抗感染治疗的关键也是针对微生物的特异性治疗（specific therapy）[即靶向治疗（targeted therapy，target therapy）]。

（2）外来微生物的有害定植即感染（infection），而 ID 即微生物导致的有临床证据（包括症状、体征、免疫学反应、微生物学证据）的疾病。感染概念的范畴比 ID 大，包括了 ID 的概念范畴。有时候二者同义，比如血流感染（bloodstream infection），这个感染就是感染性疾病的意思。

（3）病原可以在体内播散。这一点类似于肿瘤细胞的转移，所以有迁徙感染（metastatic infection）一词。也有播散性淋病奈瑟菌感染（disseminated gonococcal infection，DGI）、播散性假丝酵母菌病（disseminated candidiasis）等词。这个特点提示我们，当下看到的感染部位，不一定是最初的感染部位，寻找并清除感染起源非常重要；如果不能及时控制感染，还有可能播散形成下一个感染部位。[按：第一版"metastatic infection"译作转移感染。承陈佰义教授指示，改为迁徙感染，好与肿瘤转移相区别。]

---

[1] Fauci AS, Morens DM. The perpetual challenge of infectious diseases. N Engl J Med，2012，366（5）：454-461. doi：10.1056/NEJMra1108296. Erratum in：N Engl J Med，2012，366（9）：868. PMID：22296079.

（4）病原可以在体外人际传播，是谓传染性疾病（communicable diseases，contagious diseases）。与其对应的是非传染性疾病（noncommunicable diseases）[1]。感染病中也有不传染的，称之为非传染性的感染性疾病（noncontagious infectious diseases）。传播性（transmissibility）是传染病不同于其他疾病的特质之一。可以形成所谓地方流行性感染（endemic infections）、流行性感染（epidemic infections）和暴发性感染（outbreak epidemic infections），甚至全球大流行（pandemic disease）[2,3]。这一特点提示我们，感染控制（infection control）是必需的。

（5）可以累及多系统，这一点不同于系统性疾病。累及多系统体现在两方面：一是全身所有部位都有可能出现原发感染（primary infection）；二是播散后可在多部位形成继发感染（secondary infection）。这一特点提示我们，不仅仅是感染科医生，几乎所有的专科医生都应该关注感染，重视感染性疾病——没有哪个系统不涉及感染！

（6）作为病原的微生物和宿主的个体行为、群体行为、生态系统（ecosystem）以及微生态系统（microecosystem）、环境都有关联。因此，感染性疾病本身、对感染性疾病的处置也都必然直接或间接地影响到它们双方（微生物和宿主）的状态[4,5]，尤其是耐药方面，可谓互相影响[6~9]。而对微生态系统的深入认识也导

———————

[1] Prevention and Control of Noncommunicable Diseases：Guidelines for Primary Health Care in Low Resource Settings. Geneva：World Health Organization，2012. PMID：23844451.

[2] Oxford JS. The so-called Great Spanish Influenza Pandemic of 1918 may have originated in France in 1916. Philos Trans R Soc Lond B Biol Sci，2001，356（1416）：1857-1859.

[3] Musso D，Ko AI，Baud D. Zika Virus Infection-After the Pandemic. N Engl J Med，2019，381（15）：1444-1457. doi：10.1056/NEJMra1808246. PMID：31597021.

[4] Remais JV，Eisenberg JN. Balance between clinical and environmental responses to infectious diseases. Lancet，2012，379（9824）：1457-1459.

[5] Cascio A，Bosilkovski M，Rodriguez-Morales AJ，et al. The socio-ecology of zoonotic infections. Clin Microbiol Infect，2011，17（3）：336-342.

[6] Baquero F，Coque TM，de la Cruz F. Ecology and evolution as targets：the need for novel eco-evo drugs and strategies to fight antibiotic resistance. Antimicrob Agents Chemother，2011，55（8）：3649-3660.

[7] Wellington EM，Boxall AB，Cross P，et al. The role of the natural environment in the emergence of antibiotic resistance in gram-negative bacteria. Lancet Infect Dis，2013，13（2）：155-165. doi：10.1016/S1473-3099（12）70317-1.

[8] Rolain JM，Canton R，Cornaglia G. Emergence of antibiotic resistance：need for a new paradigm. Clin Microbiol Infect，2012，18（7）：615-616.

[9] Ekwanzala MD，Dewar JB，Kamika I，et al. Systematic review in South Africa reveals antibiotic resistance genes shared between clinical and environmental settings. Infect Drug Resist，2018，11：1907-1920. doi：10.2147/IDR.S170715. PMID：30425540；PMCID：PMC6203169.

致了微生物组（microbiome）[1~3]［如宏基因组学（metagenomics）[4,5]；或培养组学（culturomics）[6~8]；肿瘤微生物组（tumor microbiome）[9,10]］、抗生素的耐药组（resistome）[11,12]这些新研究领域的诞生，以及人类微生物组项目（Human microbiome project）[13,14]的启动。作为背景知识，我们需要了解微生态和微生物组，如口腔[15]、肠道[16]、肠道真菌[17]；需要了解疾病状态的微生态和微生物组，如牙

［1］ Kinross JM，Darzi AW，Nicholson JK. Gut microbiome-host interactions in health and disease. Genome Med，2011，3（3）：14.

［2］ Joseph SJ，Read TD. Bacterial population genomics and infectious disease diagnostics. Trends Biotechnol，2010，28（12）：611-618.

［3］ Baquero F，Nombela C. The microbiome as a human organ. Clin Microbiol Infect，2012，18 Suppl 4：2-4.

［4］ Tringe SG，von Mering C，Kobayashi A，et al. Comparative metagenomics of microbial communities. Science，2005，22；308（5721）：554-557.

［5］ Daniel R. The metagenomics of soil. Nat Rev Microbiol，2005，3（6）：470-478.

［6］ Greub G. Culturomics：a new approach to study the human microbiome. Clin Microbiol Infect，2012，18（12）：1157-1159.

［7］ Lagier JC，Dubourg G，Million M，et al. Culturing the human microbiota and culturomics. Nat Rev Microbiol，2018，16：540-550. doi：10.1038/s41579-018-0041-0. PMID：29937540.

［8］ Raoult D. Optimization and standardization of the culturomics technique for human microbiome exploration. Sci Rep，2020，10（1）：9674. doi：10.1038/s41598-020-66738-8. PMID：32541790；PMCID：PMC7295790.

［9］ Nejman D，Livyatan I，Fuks G，et al. The human tumor microbiome is composed of tumor type-specific intracellular bacteria. Science，2020，368（6494）：973-980. doi：10.1126/science.aay9189. PMID：32467386；PMCID：PMC7757858.

［10］ McAllister F，Khan MAW，Helmink B，et al. The Tumor Microbiome in Pancreatic Cancer：Bacteria and Beyond. Cancer Cell，2019，36（6）：577-579. doi：10.1016/j.ccell.2019.11.004. PMID：31951558.

［11］ D'Costa VM，McGrann KM，Hughes DW，et al. Sampling the antibiotic resistome. Science，2006，311（5759）：374-377.

［12］ Crofts TS，Gasparrini AJ，Dantas G. Next-generation approaches to understand and combat the antibiotic resistome. Nat Rev Microbiol，2017，15（7）：422-434. doi：10.1038/nrmicro.2017.28. Epub 2017 Apr 10. PMID：28392565；PMCID：PMC5681478.

［13］ Turnbaugh PJ，Ley RE，Hamady M，et al. The human microbiome project. Nature，2007，449（7164）：804-810.

［14］ Integrative HMP（iHMP）Research Network Consortium. The Integrative Human Microbiome Project. Nature，2019，569（7758）：641-648. doi：10.1038/s41586-019-1238-8. Epub 2019 May 29. PMID：31142853；PMCID：PMC6784865.

［15］ Verma D，Garg PK，Dubey AK. Insights into the human oral microbiome. Arch Microbiol，2018，200（4）：525-540. doi：10.1007/s00203-018-1505-3. Epub 2018 Mar 23. PMID：29572583.

［16］ Shanahan F，Ghosh TS，O'Toole PW. The Healthy Microbiome-What Is the Definition of a Healthy Gut Microbiome? Gastroenterology，2021，160（2）：483-494. doi：10.1053/j.gastro.2020.09.057. Epub 2020 Nov 27. PMID：33253682.

［17］ Pérez JC. Fungi of the human gut microbiota：roles and significance. Int J Med Microbiol，2021，311（3）：151490. doi：10.1016/j.ijmm.2021.151490. Epub 2021 Feb 25. PMID：33676239.

周脓肿[1]、肝豆状核变性（威尔逊病）[2]、腹泻[3]。见重症患者微生物组专题[4]。

（7）微生物组对人体生长、发育影响巨大，和一些疾病的发生、发展密切相关：

① 人体细菌组（human bacteriome）[5]。

② 人体病毒组（human virome）：是人体微生物组中的病毒成分[6,7]。目前估计，人体内有 380 万亿病毒生活，是细菌数量的 10 倍，如口腔噬菌体组[8]、肠道噬菌体组[9]。健康个体脑脊液里竟然也有病毒[10]。

③ 真菌组（mycobiome）[11]。

④ 此外还有古细菌组（archaeome）[12]、寄生虫组（parasitome）[13]。

[1] Böttger S，Zechel-Gran S，Schmermund D，et al. Microbiome of Odontogenic Abscesses. Microorganisms，2021，9（6）：1307. doi：10.3390/microorganisms9061307. PMID：34208451；PMCID：PMC8234849.

[2] Cai X，Deng L，Ma X，et al. Altered diversity and composition of gut microbiota in Wilson's disease. Sci Rep，2020，10（1）：21825. doi：10.1038/s41598-020-78988-7. PMID：33311635；PMCID：PMC7732847.

[3] Li Y，Xia S，Jiang X，et al. Gut Microbiota and Diarrhea：An Updated Review. Front Cell Infect Microbiol，2021，11：625210. doi：10.3389/fcimb.2021.625210. PMID：33937093；PMCID：PMC8082445.

[4] https：//healthmanagement.org/c/icu/issue/volume-21-issue-5-2021-1

[5] Stern J，Miller G，Li X，et al. Virome and bacteriome：two sides of the same coin. Curr Opin Virol，2019，37：37-43. doi：10.1016/j.coviro.2019.05.007. Epub 2019 Jun 6. PMID：31177014；PMCID：PMC6768692.

[6] Lecuit M，Eloit M. The human virome：new tools and concepts. Trends Microbiol，2013，21（10）：510-515. doi：10.1016/j.tim.2013.07.001. Epub 2013 Jul 30. PMID：23906500；PMCID：PMC7172527.

[7] Liang G，Bushman FD. The human virome：assembly，composition and host interactions. Nat Rev Microbiol，2021，19（8）：514-527. doi：10.1038/s41579-021-00536-5. Epub 2021 Mar 30. PMID：33785903；PMCID：PMC8008777.

[8] Szafrański SP，Slots J，Stiesch M. The human oral phageome. Periodontol 2000，2021，86（1）：79-96. doi：10.1111/prd.12363. Epub 2021 Mar 10. PMID：33690937.

[9] Townsend EM，Kelly L，Muscatt G，et al. The Human Gut Phageome：Origins and Roles in the Human Gut Microbiome. Front Cell Infect Microbiol，2021，11：643214. doi：10.3389/fcimb.2021.643214. PMID：34150671；PMCID：PMC8213399.

[10] Ghose C，Ly M，Schwanemann LK，et al. The Virome of Cerebrospinal Fluid：Viruses Where We Once Thought There Were None. Front Microbiol，2019，10：2061. doi：10.3389/fmicb.2019.02061. PMID：31555247；PMCID：PMC6742758.

[11] Matijašić M，Meštrović T，Paljetak HČ，et al. Gut Microbiota beyond Bacteria-Mycobiome，Virome，Archaeome，and Eukaryotic Parasites in IBD. Int J Mol Sci，2020，21（8）：2668. doi：10.3390/ijms21082668. PMID：32290414；PMCID：PMC7215374.

[12] Barrera-Vázquez OS，Gomez-Verjan JC. The Unexplored World of Human Virome，Mycobiome，and Archaeome in Aging. J Gerontol A Biol Sci Med Sci，2020，75（10）：1834-1837. doi：10.1093/gerona/glz274. PMID：31802114.

[13] Marzano V，Mancinelli L，Bracaglia G，et al. "Omic" investigations of protozoa and worms for a deeper understanding of the human gut "parasitome". PLoS Negl Trop Dis，2017，11（11）：e0005916. doi：10.1371/journal.pntd.0005916. PMID：29095820；PMCID：PMC5667730.

（8）感染性疾病的历史[1]、挑战[2]和危机[3]、发展[4~6]见相关文献。

2. 感染分社区感染和医院感染，病原分经典病原和机会病原。目前后者都是难点：

（1）和社区获得性感染（即社区感染）（community-acquired infection，CAI）相比，医院获得性感染（即医院感染）（nosocomial infection，NI；hospital-acquired infection，HAI[7]）之所以难，一方面是由于患者基础性疾病较重、自身免疫力不佳，另一方面就整体而言，很多感染本身就是不得不进行的诊疗行为的必然后果。后者中因果关系明确者，部分即所谓医源性感染（iatrogenic infection）[8,9]。注意医院感染更可能涉及诉讼。注意大流行时，社区感染都会成为医院感染。见COVID-19患者HAI[10]。

（2）经典病原都源自体外，而机会病原（opportunistic pathogen；PubMed中没有"conditional infection"或"conditioned infection"这样的词组）很多是宿主正常微生物群中的某些/某种微生物。经典病原就原则而言，很简单——确

　　［1］　Lederberg J. Infectious history. Science，2000，288（5464）：287-293. doi：10.1126/science. 288.5464.287. PMID：10777411.

　　［2］　Fauci AS，Morens DM. The perpetual challenge of infectious diseases. N Engl J Med，2012，366（5）：454-461. doi：10.1056/NEJMra1108296. Erratum in：N Engl J Med. 2012 Mar 1；366（9）：868. PMID：22296079.

　　［3］　Casadevall A. Crisis in Infectious Diseases：2 Decades Later. Clin Infect Dis，2017，64（7）：823-828. doi：10.1093/cid/cix067. PMID：28362950；PMCID：PMC5849092.

　　［4］　Fenollar F，Mediannikov O. Emerging infectious diseases in Africa in the 21st century. New Microbes New Infect，2018，26：S10-S18. doi：10.1016/j.nmni.2018.09.004. PMID：30402238；PMCID：PMC6205565.

　　［5］　Fauci AS. Infectious diseases：considerations for the 21st century. Clin Infect Dis，2001，32（5）：675-685.

　　［6］　Dye C. After 2015：infectious diseases in a new era of health and development. Philos Trans R Soc Lond B Biol Sci，2014，369（1645）：20130426. doi：10.1098/rstb.2013.0426. PMID：24821913；PMCID：PMC4024220.

　　［7］　Monegro AF，Muppidi V，Regunath H. Hospital Acquired Infections. 2020. In：StatPearls［Internet］. Treasure Island（FL）：StatPearls Publishing；2021 Jan-. PMID：28722887.

　　［8］　Krishna SG，Stroehlein JR，Foo WC，et al. Iatrogenic infection of a colonic cystic lymphangioma following cold-forceps biopsy. Endoscopy，2012，44 Suppl 2 UCTN：E104-E105.

　　［9］　Robinson JO，Coombs GW，Speers DJ，et al. Mycobacterium chimaera colonisation of heater-cooler units（HCU）in Western Australia，2015：investigation of possible iatrogenic infection using whole genome sequencing. Euro Surveill，2016，21（46）：30396. doi：10.2807/1560-7917.ES.2016.21.46. 30396. PMID：27918263；PMCID：PMC5144942.

　　［10］　Grasselli G，Scaravilli V，Mangioni D，et al. Hospital-Acquired Infections in Critically Ill Patients With COVID-19. Chest，2021，20：S0012-3692（21）00679-6. doi：10.1016/j.chest.2021.04. 002. Epub ahead of print. PMID：33857475；PMCID：PMC8056844.

立感染证据后一网打尽即可，而对机会病原所致感染的预期和处置，却更需要理性、明证、权衡和智慧。经典病原（classical pathogen）是笔者描述。PubMed 中"classical pathogen"这个词组很少，英语一般是用"primary pathogen"来表示。

（3）抗感染处置请见后文。抗感染＝抗微生物药物治疗＋感染灶控制＋辅助治疗＋微生态调节。

3421 的理念是轻松的，实现目的救治患者则是快乐的

若夫天封大狐，列仙之陬上平衍而旷荡，下蒙笼而崎岖阪坻，阪坻崴嵬而成巘，
溪壑错缪而盘纡。芝房菌蠢生其隈，玉膏滵溢流其隅。昆仑无以茇，阆风不能逾。
——东汉·张衡《南都赋》

    之所以说理念轻松，是因为有下面 3421 的概括，很容易掌握。不过实践起来并不轻松！面对患者、面对疾病那一刻的轻松，只能用平时日积月累的辛勤和汗水来换取。实践之难在复杂多变：患者一般状态和基础性疾病多种，病原多种，感染部位多种，药物多种，"四多组合"，再加上时间变量，可谓恒河沙数！

    实现了诊（diagnosis）、治（treatment）、防（prevention）、控（control）四个目的，为患者提供了优质、快速、经济、热忱的服务，自然是快乐的！快乐，只有快乐，才是学习、工作的原动力和永动力；快乐，也只有快乐，才能将医学的枯燥、辛苦、复杂、无奈转化为灵动、轻松、简洁、神奇！

    陈旭岩教授（原就职于北京大学第一医院，现就职于清华长庚医院）在《光明日报》（2014 年 8 月 6 日 01 版）发表了名篇《最难的永远不是技术》，《读者》杂志都有转载，一时风靡。这篇文章让我们对医疗困境、医生难处有所思考。

    确实理念轻松、救治快乐，也须清醒知道：现实骨感、风险共存。

3421 指三层诊断、四层用药、两源控制、指南一道

城之内薪蒸庐室，矢之所遝皆为之涂菌。令命昏纬狗纂马，挈纬。

城之外，矢之所遝，坏其墙，无以为客菌。三十里之内，薪、蒸、水皆入内。

守城之法，木为苍旗，火为赤旗，薪樵为黄旗，石为白旗，水为黑旗，食为菌旗……

——战国宋·墨翟《墨子·迎敌祠》

☆ 三层诊断（p）：拟诊断、极似诊断、确定诊断。

☆ 四层用药（t）：预防用药、经验治疗、抢先治疗、靶向治疗。

☆ 两源控制（s）：感染灶控制、感染源和患者的控制。

☆ 指南一道：即国际、地区指南本身，当然也包括了循证医学证据、精准医学证据。

按：pts 正好是 patients 的缩写。

涉及感染性疾病的诊断学（diagnostics）、治疗学（therapeutics）、感染控制学（infection control）、预防医学（preventive medicine）和群医学（population medicine）、临床微生物学（clinical microbiology）和其他检验医学/临床实验室医学（clinical laboratory medicine）、临床影像学（clinical imaging）（从广义上来看，包括 B 超等）、临床病理学（clinical pathology）、临床药学（clinical pharmacy）、护理学（nursing）等相关学科。实际工作中各学科没有短板，九手联弹，才能完胜感染性疾病的挑战！

3421 的理念（principles），关键在实践（practice）！不以实践为基础，不经过实践检验，这些理念都只是水中明月——"看上去很美！"王阳明说知行合一，是强调理念指导下的实践。

3:

三层诊断（p）

——临床医生

小知不及大知，小年不及大年。奚以知其然也？
朝菌不知晦朔，蟪蛄不知春秋，此小年也。
——战国宋·庄周《庄子·逍遥游》

三层诊断英文词汇都以 p 开头，很好记忆。

1. 拟诊断（possible diagnosis） 指初诊、拟诊，根据患者的症状、体征和快速辅助检查结果形成的诊断。此时没有微生物学证据。与经验治疗相对应。

2. 极似诊断（probable diagnosis） 指在风险因素或拟诊断的基础上，结合初步的微生物学证据形成的诊断。此时有初步的微生物学证据。与抢先治疗相对应。

3. 确定诊断（proven diagnosis） 指在拟诊断、极似诊断的前提下，基于明确、特异的微生物学证据形成的诊断。患者临床表现明确时，确诊即微生物学诊断（microbiological diagnosis）。此时的证据包括看到的病原/分离株并鉴定到种、特异性抗原/抗体检测、特异性毒素检测、特异性核酸检测、特异性免疫细胞检测、其他特异性信息等。确诊与靶向治疗相对应。三层诊断比较见表 1-1。

表 1-1 三层诊断比较表

诊断分层	风险因素	临床表现[①]	初步的 ME[②]	明确特异的 ME	对应的用药	选药的关键
无感染	有	无	无	无	预防用药	病原谱/病原
拟诊断	有	有	无	无	经验治疗	（推测的）病原谱[③]
极似诊断	有	无/有[④]	有	无	抢先治疗/预防	最可能病原
确定诊断	有	有	有	有[⑤]	靶向治疗	确定的病原

① 临床表现主要包括症状、体征，有时也包括非微生物学的辅助检查，尤其是快速检查。

② ME，即微生物学证据（microbiological evidence）。

③ 病原谱，即感染部位病原体分布的构成比，属于流行病学范畴。拟诊断时考虑的病原谱包括两个层面：该种疾病总的病原谱、该患者最可能的病原所构成的病原谱。前者来自临床流行病学资料，后者来自接诊医生基于前者、患者临床表现和检查结果、风险因素等的主观判断。经验治疗主要针对后者。

④ 极似诊断并不一定需要临床表现。有时候，根据一些临床表现也很难区分是细菌感染还是真菌感染所致，抑或是非感染性疾病所致。没有临床表现时对应的抢先治疗，本质上是抢先预防[1]。详细论述请见后文。

⑤ 一些指南将病理学（pathology）证据列在确诊证据中，如曲霉菌病诊断[2~4]。一般而言，笔者完全赞同。本质而言，其实这些都是微生物学证据。具体讨论详见后文。

诊断的核心是证据。医生诊断，如同法官断案，证据是决定性因素。证据是

[1] Upton D Allen，Jutta K Preiksaitis. AST Infectious Diseases Community of Practice. Post-transplant lymphoproliferative disorders，Epstein-Barr virus infection，and disease in solid organ transplantation: Guidelines from the American Society of Transplantation Infectious Diseases Community of Practice. Clin Transplant，2019，33（9）：e13652. DOI：10.1111/ctr.13652. PMID：31230381.

[2] Walsh TJ，Anaissie EJ，Denning DW，et al. Treatment of aspergillosis: clinical practice guidelines of the Infectious Diseases Society of America. Clin Infect Dis，2008，46（3）：327-360.

[3] Patterson TF，Thompson GR 3rd，Denning DW，et al. Executive Summary: Practice Guidelines for the Diagnosis and Management of Aspergillosis: 2016 Update by the Infectious Diseases Society of America. Clin Infect Dis，2016，63（4）：433-442. doi：10.1093/cid/ciw444. PMID：27481947；PMCID：PMC4967611.

[4] Ullmann AJ，Aguado JM，Arikan-Akdagli S，et al. Diagnosis and management of Aspergillus diseases: executive summary of the 2017 ESCMID-ECMM-ERS guideline. Clin Microbiol Infect，2018，24 Suppll：e1-e38. doi：10.1016/j.cmi.2018.01.002. Epub 2018 Mar 12. PMID：29544767.

多方面的，包括患者的病史、症状体征，也包括实验室、其他辅助科室的检查结果。当然也包括随机对照试验（randomized controlled trial，randomized comparative trial，RCT）[1,2]证据，是谓循证医学（evidence-based medicine，EBM）[3,4]，现在发展为个体化循证医学（personalized evidence based medicine)[5,6]、个体化医学、精准医学。因为重要性不同，证据也是分层的。基于微生物学的证据分层，和感染性疾病诊断、治疗的分层有对应关系。在感染性疾病的诊断中，微生物学证据，尤其是种属特异性的微生物学证据，非常重要，有决定性意义。感染性疾病的确定诊断，甚至就是微生物学诊断[7]。这是由感染性疾病的特质所决定的。恰如肿瘤性疾病的确定诊断是病理学诊断一样。

三层诊断对应的感染概率各是多少？笔者未见到明确表述。一个业界专家讲解侵袭性真菌性感染时提到：possible（可能）为5%～15%、probable（非常可能或极似）为15%～35%、proven（确定）为100%，没有列引文；笔者认为possible和probable的对应概率似乎低了些。实际工作中，不同的感染不可能有明确的或相同的概率对应，列出这些数值仅为加深理解。

从形式上看，三层诊断中，拟诊断最容易，确定诊断要获得明确、特异、肯定的微生物学证据，因此较难。不过，虽然有难度，我们还是要把诊断推到确诊层面，因为：

1. 这是专业的内在要求，可以体现从业者的专业能力。在没有客观条件——包括学科发展阶段（如肺炎的病原学诊断目前仍有难度）、局部地区医疗条件

　［1］　Meldrum ML. A brief history of the randomized controlled trial. From oranges and lemons to the gold standard. Hematol Oncol Clin North Am，2000，14（4）：745-760，vii.

　［2］　Wartolowska KA，Beard DJ，Carr AJ. The use of placebos in controlled trials of surgical interventions：a brief history. J R Soc Med，2018，111（5）：177-182. doi：10.1177/0141076818769833. PMID：29746198；PMCID：PMC5958363.

　［3］　Sackett DL，Rosenberg WM，Gray JA，et al. Evidence based medicine：what it is and what it isn't. BMJ，1996，312（7023）：71-72.

　［4］　Schumacher RC，Nguyen OK，Deshpande K，et al. Evidence-Based Medicine and the American Thoracic Society Clinical Practice Guidelines. JAMA Intern Med，2019，179（4）：584-586. doi：10.1001/jamainternmed. 2018. 7461. Erratum in：JAMA Intern Med. 2019 May 28；PMID：30776054；PMCID：PMC6450279.

　［5］　Kent DM，Steyerberg E，van Klaveren D. Personalized evidence based medicine：predictive approaches to heterogeneous treatment effects. BMJ，2018，363：k4245. doi：10.1136/bmj. k4245. PMID：30530757；PMCID：PMC6889830.

　［6］　Ennezat PV，Cosgrove S，Bouvaist H，et al. From evidence-based medicine to personalized medicine，with particular emphasis on drug-safety monitoring. Arch Cardiovasc Dis，2017，110（6-7）：413-419. doi：10.1016/j. acvd. 2017. 01. 011. Epub 2017 May 25. PMID：28552224.

　［7］　Atkins BL，Athanasou N，Deeks JJ，et al. Prospective evaluation of criteria for microbiological diagnosis of prosthetic-joint infection at revision arthroplasty. The OSIRIS Collaborative Study Group. J Clin Microbiol，1998，36（10）：2932-2939. doi：10.1128/JCM. 36. 10. 2932-2939. 1998. PMID：9738046；PMCID：PMC105090.

（如能否行支气管镜等检查）等因素限制的前提下，如果某个医生的所有诊断都是拟诊断，那真是一个遗憾！

2. 确定诊断可以实现经验治疗向靶向治疗的转换。拟诊断对应的经验治疗较难，而确定诊断对应的靶向治疗较为容易。拟诊断容易、经验治疗难与确定诊断较难、靶向治疗容易，是我们必须去权衡取舍的矛盾。

3. 治疗效果判断中，微生物学评价是关键之一。不确诊，不知道病原，则没法进行该评价。

4. 每一个个体确诊了，累积资料形成流行病学信息，可以为未来其他患者的诊治提供更好的证据。

目前，多种感染性疾病的诊断标准，或者就是"三层诊断"方式本身，或者是对其进行了细化，抑或简化：

1. EORTC/MSG 侵袭性真菌性疾病（invasive fungal diseases，IFD）诊断标准[1,2]，即该三层诊断。另如欧洲假丝酵母菌病指南[3]。真菌性疾病指南多采用三层诊断方式。细菌学领域，如国内肺结核[4]、痢疾[5]的诊断标准，都采用了三层诊断方式。

2. 感染性心内膜炎（infective endocarditis，IE）诊断标准[6,7]，即该方式

［1］ De Pauw B，Walsh TJ，Donnelly JP，et al. Revised definitions of invasive fungal disease from the European Organization for Research and Treatment of Cancer/Invasive Fungal Infections Cooperative Group and the National Institute of Allergy and Infectious Diseases Mycoses Study Group （EORTC/MSG） Consensus Group. Clin Infect Dis，2008，46（12）：1813-1821.

［2］ Donnelly JP，Chen SC，Kauffman CA，et al. Revision and Update of the Consensus Definitions of Invasive Fungal Disease From the European Organization for Research and Treatment of Cancer and the Mycoses Study Group Education and Research Consortium. Clin Infect Dis，2020，71（6）：1367-1376. doi：10.1093/cid/ciz1008. PMID：31802125；PMCID：PMC7486838.

［3］ Cornely OA，Bassetti M，Calandra T，et al. ESCMID guideline for the diagnosis and management of Candida diseases 2012：non-neutropenic adult patients. Clin Microbiol Infect，2012，Suppl7：19-37.

［4］ 中国卫生部行业标准：《肺结核诊断标准（WS 288—2008）》.

［5］ 中国卫生部行业标准：《细菌性和阿米巴性痢疾诊断标准（WS 287—2008）》.

［6］ Baddour LM，Wilson WR，Bayer AS，et al. Infective endocarditis：diagnosis，antimicrobial therapy，and management of complications：a statement for healthcare professionals from the Committee on Rheumatic Fever，Endocarditis，and Kawasaki Disease，Council on Cardiovascular Disease in the Young，and the Councils on Clinical Cardiology，Stroke，and Cardiovascular Surgery and Anesthesia，American Heart Association：endorsed by the Infectious Diseases Society of America. Circulation，2005，111（23）：e394-434.

［7］ Habib G，Lancellotti P，Antunes MJ，et al. 2015 ESC Guidelines for the management of infective endocarditis：The Task Force for the Management of Infective Endocarditis of the European Society of Cardiology （ESC）. Endorsed by：European Association for Cardio-Thoracic Surgery （EACTS），the European Association of Nuclear Medicine （EANM）. Eur Heart J，2015，36（44）：3075-3128. doi：10.1093/eurheartj/ehv319. Epub 2015 Aug 29. PMID：26320109.

的简化，只有拟诊断和确定诊断。细菌学领域多为拟诊断、确定诊断两层。

3. 严重急性呼吸综合征（severe acute respiratory syndrome，SARS，即国内所谓"非典型肺炎"，注意"非典型肺炎"一词不准确、不规范）诊断标准：国内2003 年前后的诊断标准分层很细，甚至有"不是 SARS"一层诊断，此即三层诊断方式的细化。而 2008 年卫生部行业标准（WS 286—2008）[1] 和 WHO 诊断标准[2] 则是典型的三层诊断。WHO 诊断标准中的排除标准和国内"不是 SARS"一层诊断本质上异曲同工。COVID-19 [国内一般称作新型冠状病毒肺炎（novel coronavirus pneumonia，NCP）]。国内诊疗标准第八版是分两层诊断。

4. 寨卡病毒感染诊断是分 2 层[3]。

5. 国内的行业标准，比如淋病（WS 268—2019）、梅毒（WS 273—2018）、尖锐湿疣（WS/T 235—2016）、生殖器疱疹（WS/T 236—2017）等，很多都是分层诊断。

6. 新生儿重症医学领域感染病诊断[4]，也是分层诊断。

7. 脓毒症（sepsis）：拯救脓毒症运动（Surviving Sepsis Campaign，SSC）指南 2021 版[5]，以 "possible、probable、definite" 三层方式进行表述，但没有解释。如果用 Sepsis-2 或 Sepsis-1 定义，有把符合系统性炎症反应综合征（SIRS）2 条标准的情况定义为 "Presumed Sepsis"[6,7]。也有文献[8]涉及 3 层，但本质上是对感染进行分层，不是对脓毒症进行分层。Sepsis-3 情况下如何

---

[1] http：//www. moh. gov. cn/zwgkzt/s9491/200901/38821. shtml

[2] http：//www. who. int/csr/sars/casedefinition/en/

[3] Adams L，Bello-Pagan M，Lozier M，et al. Update：Ongoing Zika Virus Transmission-Puerto Rico，November 1，2015-July 7，2016. MMWR Morb Mortal Wkly Rep，2016，65（30）：774-779. doi：10. 15585/mmwr. mm6530e1. PMID：27490087.

[4] Prusakov P，Goff DA，Wozniak PS，et al. A global point prevalence survey of antimicrobial use in neonatal intensive care units：The no-more-antibiotics and resistance（NO-MAS-R）study. EClinical Medicine，2021，32：100727. doi：10. 1016/j. eclinm. 2021. 100727. PMID：33554094；PMCID；PMC7848759.

[5] Evans L，Rhodes A，Alhazzani W，et al. Surviving sepsis campaign：international guidelines for management of sepsis and septic shock 2021. Intensive Care Med，2021. doi：10. 1007/s00134-021-06506-y. Epub ahead of print. PMID：34599691.

[6] Vinci RJ，Melendez E. Bundled Strategies for the Care of Children With Presumed Sepsis. JAMA，2018，320（4）：345-346. doi：10. 1001/jama. 2018. 9183. PMID：30043043.

[7] Yu H，Nie L，Liu A，Wu K，et al. Combining procalcitonin with the qSOFA and sepsis mortality prediction. Medicine（Baltimore），2019，98（23）：e15981. doi：10. 1097/MD. 0000000000015981. PMID：31169735；PMCID；PMC6571275.

[8] Klein Klouwenberg PM，Cremer OL，van Vught LA，et al. Likelihood of infection in patients with presumed sepsis at the time of intensive care unit admission：a cohort study. Crit Care，2015，19（1）：319. doi：10. 1186/s13054-015-1035-1. PMID：26346055；PMCID；PMC4562354.

分层，还没有看到权威文献。待方家指正。

8. 当然也有一些指南/诊断标准没有明确区分三层，如美国 CDC/NHSN（The Centers for Disease Control and Prevention，The National Healthcare Safety Network）的医院感染诊断标准[1]。不过这并不能否定三层诊断的价值。相反，笔者认为，三层细分是学科发展的必然，体现了人类对感染性疾病的深入认识以及亚学科的分工、发展与合作，是感染性疾病诊断学的进步和未来！[2]

其他领域也有类似的分层：

1. 输血医学领域不良反应对应"相关度"（imputability）的界定分五层[3]。

2. 特发性正常压力脑积水（idiopathic normal pressure hydrocephalus，iNPH）的诊断分三层（possible、probable、definite）[4.5]。

3. 药物不良反应（adverse drug reaction，ADR）的确定分为：definite、probable、possible、doubtful[6]。

西医已经"进化"出一个名词：分层医学（stratified medicine）[7.8]，是指根据疾病风险、治疗效果概率对患者进行分组、分层，有观点认为这是个体化医学的同义词。详见后文论述。

上述感染病领域、非感染病领域的分层细化，都说明了分层方式具有专业普遍性。哲学上任何事物都可以细分，甚至无限细分。感染性疾病的分层理念是这种哲学观念的具化、实例。

［1］ Horan TC，Andrus M，Dudeck MA. CDC/NHSN surveillance definition of health care-associated infection and criteria for specific types of infections in the acute care setting. Am J Infect Control，2008，36（5）：309-332.

［2］ 宁永忠. 细菌性感染性疾病的诊断分级［J］. 中华传染病杂志，2015，33（1）：49-52. DOI：10.3760/cma. j. issn. 1000-6680. 2015.01.013.

［3］ http：//www. isbtweb. org/fileadmin/user_upload/WP_on_Haemovigilance/ISBT_definitions_final_2011_4_pdf.

［4］ Ishikawa M，Hashimoto M，Kuwana N，et al. Guidelines for management of idiopathic normal pressure hydrocephalus. Neurol Med Chir（Tokyo），2008，48 Suppl：S1-23.

［5］ 中华医学会神经外科学分会，中华医学会神经病学分会，中国神经外科重症管理协作组. 中国特发性正常压力脑积水诊治专家共识（2016）［J］. 中华医学杂志，2016，96（21）：1635-1638.

［6］ Naranjo CA，Busto U，Sellers EM，et al. A method for estimating the probability of adverse drug reactions. Clin Pharmacol Ther，1981，30（2）：239-245. doi：10.1038/clpt. 1981. 154. PMID：7249508.

［7］ La Cognata V，Morello G，Cavallaro S. Omics Data and Their Integrative Analysis to Support Stratified Medicine in Neurodegenerative Diseases. Int J Mol Sci，2021，22（9）：4820. doi：10.3390/ijms22094820. PMID：34062930；PMCID：PMC8125201.

［8］ Attar SG，Poustie VJ，Smye SW，et al. Working together to deliver stratified medicine research effectively. Br Med Bull，2019，129（1）：107-116. doi：10.1093/bmb/ldz003. PMID：30753334.

拟诊断（possible diagnosis）

和之美者，阳朴之姜，招摇之桂，越骆之菌，鳝鲔之醢，大夏之盐，宰揭之露……

——战国秦·吕不韦《吕氏春秋·本味》

1. 定义　指最初诊断，主要根据症状和体征，有时也包括快速辅助检查结果形成的诊断。

2. 除了"possible diagnosis"外，英文领域还有"initial diagnosis""suspected diagnosis"。"initial diagnosis"和"final diagnosis"对应，是单纯的时间界定。作为词组，"suspected diagnosis"和"possible diagnosis"在 PubMed 中出现的次数近似。一般而言，二者是同义词。但三层诊断的名词较少用"suspected diagnosis"。

3. 患者临床表现　一般来说多有发热、感染部位局部表现和炎症反应综合征。其分层如下。

（1）特征性表现　指向唯一菌种，有极似诊断意义[1]。如麻疹时的柯氏斑（Koplik 斑）；布氏菌病的波浪热；立克次体感染时的游走性红斑；疟疾时的三日热、间日热；百日咳的特征性咳嗽（阵发性痉挛性咳嗽，伴有鸡鸣样吸气声）；一期梅毒的硬下疳；恙虫病的黑色焦痂；成人伤寒的玫瑰疹等。可惜的是，有特征性表现的疾病种类很少。特征性表现竟然有专用名词（pathognomy，病征学；pathognomonic，特异病征性的，即疾病特异性表现）。

（2）重要表现　尽管不能确诊，却可高度怀疑某感染。如出现脓血便则怀疑痢疾；出现尿频、尿急则怀疑尿路感染（urinary tract infection，UTI）；出现脑

---

[1] Del Valle-Mendoza J，Del Valle-Vargas C，Aquino-Ortega R，et al. Clinical characteristics and molecular detection of *Bordetella pertussis* in hospitalized children with a clinical diagnosis of whooping cough in Peru. Iran J Microbiol，2021，13（1）：23-30. doi：10.18502/ijm.v13i1.5488. PMID：33889359；PMCID：PMC8043828.

膜刺激征则怀疑脑膜炎；感染性心内膜炎（IE）时的 Osler 结节等。

（3）一般表现　没有诊断特异性，如头痛[1]、乏力、食欲减退、咳嗽[2,3]、全身不适等。参见心率变化在感染诊断中的价值[4]。此处单个的症状/体征没有特异性，但其组合会有一定的特异性、方向性，例如[5]：

① 全身乏力＋咳嗽＋消瘦±结节性红斑＝肺结核；

② 不明原因发热＋心脏杂音＋栓塞＝心内膜炎；

③ 流行区＋发热＋头痛＋虚脱＝Q 热；

④ 流行区农民＋头痛＋结膜炎＝钩端螺旋体病；

⑤ 流感样症状＋头痛＋干咳＝非典型肺炎［国际通用的泛称，不是国内特指的 SARS（严重急性呼吸道综合征）］；

⑥ 流行区＋疲劳＋精神症状＋肌阵挛＝克雅病；

⑦ 右下腹部局部疼痛＋食欲缺乏、恶心、呕吐＋腹肌紧张＝急性阑尾炎；

⑧ 剧烈疼痛＋恶心呕吐＋相对较轻的腹部体征＝急性胰腺炎（一般不是感染导致）；

⑨ 急性疼痛＋左侧放射＋发热＝急性憩室炎；

⑩ 非淋菌性尿道炎＋结膜炎±虹膜炎±关节炎＝反应性关节炎；

⑪ 血尿＋眶周水肿＋少尿＝链球菌感染后肾小球肾炎；

⑫ 儿童急性亚急性：面色苍白＋疲惫＋发热＝脑膜炎；

⑬ 儿童急性亚急性：不适＋发热＋多发性关节炎（移动的）＋皮疹＋舞蹈症＝风湿热；

⑭ ＜12 个月急性亚急性：疲倦＋咳嗽＋喘息＝细支气管炎；

⑮ 儿童急性亚急性：腹部疼痛＋面色苍白＋乏力/呕心/呕吐＝急性阑尾炎；

⑯ 儿童急性亚急性：腹部疼痛＋脸颊潮红＋发热＋上呼吸道感染＝肠系

［1］　Mitsikostas DD，Ashina M，Craven A，et al. European Headache Federation consensus on technical investigation for primary headache disorders. J Headache Pain，2015，17：5. doi：10.1186/s10194-016-0596-y. Epub 2016 Feb 9. PMID：26857820；PMCID：PMC4747925.

［2］　中华医学会儿科学分会临床药理学组，国家儿童健康与疾病临床医学研究中心，中华医学会儿科学分会呼吸学组，等.中国儿童咳嗽诊断与治疗临床实践指南（2021 版）［J］.中华儿科杂志，2021，59（9）：720-729.

［3］　Kardos P，Dinh QT，Fuchs KH，et al. German Respiratory Society guidelines for diagnosis and treatment of adults suffering from acute，subacute and chronic cough. Respir Med，2020，170：105939. doi：10.1016/j. rmed. 2020. 105939. Epub 2020 Apr 25. PMID：32843157.

［4］　Ahmad S，Tejuja A，Newman KD，et al. Clinical review：a review and analysis of heart rate variability and the diagnosis and prognosis of infection. Crit Care，2009，13（6）：232.

［5］　约翰•莫塔著. 全科医学. 第 5 版. 张泽灵，刘先霞译. 北京：科学技术文献出版社，2019.

膜炎；

⑰ 在肠胃炎流行期间，儿童急性亚急性：不适（重度）＋腹泻＋重度腹痛＝溶血性尿毒综合征；

⑱ 儿童急性亚急性：疲倦＋呼吸急促＋三凹征＝肺炎；

⑲ 儿童急性亚急性：疲倦＋发热＋紫癜性皮疹＝脑膜炎球菌感染；

⑳ 儿童急性亚急性：嗜睡（极度）＋流口水＋打鼾喘鸣＝急性会厌炎；

（4）罕见临床表现[1~8]。

（5）有专家总结了急性传染病的五大症候群　即：发热与急性出血、皮疹症候群；发热与急性腹泻症候群；发热与急性呼吸道感染症候群；发热与急性神经系统症候群；发热与急性黄疸症候群。该总结有助于理解感染性疾病的临床表现。

（6）脓毒症新临床表型[9,10]。

［1］ Brantzen KB，Brantzen E. Wäre Ihnen das auch passiert? Schwerste Komplikationen bei einem "harmlosen" Durchfall［Intestinal perforation as an extremely rare complication of campylobacter infection］. MMW Fortschr Med，2012，154（16）：41-43. German. doi：10. 1007/s15006-012-1139-3. PMID：23045934.

［2］ Patra KC，Shirolkar MS，Ghane VR. Acute disseminated encephalomyelitis：Extremely rare presentation of pediatric human immunodeficiency virus infection. J Pediatr Neurosci，2014，9（2）：150-153. doi：10. 4103/1817-1745. 139326. PMID：25250073；PMCID：PMC4166840.

［3］ Bilici M，Yılmazer MM，Demir F，et al. An extremely rare complication associated with primary varicella zoster virus infection：cardiac tamponade. Anadolu Kardiyol Derg，2014，14（8）：750-751. doi：10. 5152/akd. 2014. 5621. Epub 2014 Oct 23. PMID：25341483.

［4］ Manikandan R，Mehra K，Dorairajan LN，et al. Gangrenous cystitis：An extremely rare infectious condition managed by neobladder-A case report with review of literature. Urol Ann，2019，11（3）：317-319. doi：10. 4103/UA. UA_1_19. PMID：31413514；PMCID：PMC6676847.

［5］ Láinez Ramos-Bossini AJ，Pérez Garcia MDC，Pérez Rosillo MÁ，et al. Spontaneous pneumoperitoneum and pneumatosis intestinalis as sole manifestations of a COVID-19 infection. An extremely rare complication. Rev Esp Enferm Dig，2021，113（2）：141-142. doi：10. 17235/reed. 2020. 7601/2020. PMID：33342216.

［6］ Xu X，Hu X. Two cases of tuberculous retropharyngeal abscess in adults. J Int Med Res，2021，49（5）：3000605211011972. doi：10. 1177/03000605211011972. PMID：33942632；PMCID：PMC8113966.

［7］ Kim NS，Chun HR，Jung HI，et al. Spontaneous rupture of pyogenic liver abscess with subcapsular hemorrhage mimicking ruptured hepatocellular carcinoma：A case report. Medicine（Baltimore），2021，100（15）：e25457. doi：10. 1097/MD. 0000000000025457. PMID：33847652；PMCID：PMC8051978.

［8］ Yamada T，Shindo S，Otani K，et al. Candia albicans lumbar spondylodiscitis contiguous to infected abdominal aortic aneurysm in an intravenous drug user. BMJ Case Rep，2021，14（4）：e241493. doi：10. 1136/bcr-2020-241493. PMID：33853820；PMCID：PMC8054092.

［9］ Seymour CW，Kennedy JN，Wang S，et al. Derivation，Validation，and Potential Treatment Implications of Novel Clinical Phenotypes for Sepsis. JAMA，2019，321（20）：2003-2017. doi：10. 1001/jama. 2019. 5791. PMID：31104070；PMCID：PMC6537818.

［10］ Hasegawa D，Nishida O. Patient selection in sepsis：precision medicine using phenotypes and its implications for future clinical trial design. J Thorac Dis，2019，11（9）：3672-3675. doi：10. 21037/jtd. 2019. 09. 31. PMID：31656636；PMCID：PMC6790464.

4. 影像学证据　如肺炎、IE、脓肿、骨髓炎。目前感染性疾病影像学证据逐渐纳入了 B 超技术[1]。

5. 实验室证据　没有微生物学证据，仅有非特异性炎症指标，如白细胞（white blood cell，WBC）、中性粒细胞百分比、C 反应蛋白（C-reactive protein，CRP）。降钙素原有区分细菌性感染和非细菌性感染的潜力[2]，不过目前还不认为是极似诊断的证据。

6. 拟诊断主要根据临床表现进行判断。风险因素是次要的（有临床表现时，如果有疑似的感染性疾病的风险因素，可进一步佐证拟诊断。反之，无临床表现，仅有风险因素，拟诊断是不能成立的）。临床微生物学证据全无。

7. 拟诊断和经验治疗相对应。

8. 拟诊断环节的关键理念

（1）确立拟诊断　即初步判断到底是不是感染。鉴别诊断（differential diagnosis）是医学诊断思维的核心，最能体现医生的能力。对疑似感染性疾病而言，到底是不是感染，与非感染性疾病的鉴别诊断，是拟诊断环节的关键[3]。感染性疾病鉴别诊断参见相关文献[4,5]。在拟诊断层面或没有微生物学证据的情况下，鉴别诊断能够推进到不同的微生物物种层面，是一种挑战，比如鸟分枝杆菌和结核分枝杆菌[6]。

（2）明确感染部位。

（3）根据感染部位病原谱（病原谱即感染部位病原体分布的构成比，属于流

［1］　Jaworska J，Komorowska-Piotrowska A，Pomiećko A，et al. Consensus on the Application of Lung Ultrasound in Pneumonia and Bronchiolitis in Children. Diagnostics（Basel），2020，10（11）：935. doi：10.3390/diagnostics10110935. PMID：33187099；PMCID：PMC7697535.

［2］　Azzini AM，Dorizzi RM，Sette P，et al. A 2020 review on the role of procalcitonin in different clinical settings：an update conducted with the tools of the Evidence Based Laboratory Medicine. Ann Transl Med，2020，8（9）：610. doi：10.21037/atm-20-1855. PMID：32566636；PMCID：PMC7290560.

［3］　Rozell JM，Mtui E，Pan YN，et al. Infectious and inflammatory diseases of the central nervous system-the spectrum of imaging findings and differential diagnosis. Emerg Radiol，2017，24（6）：619-633. doi：10.1007/s10140-017-1543-1. Epub 2017 Aug 22. PMID：28831608.

［4］　Burke A Cunha. 抗生素的应用. 第 8 版. 师少军主译. 北京：人民卫生出版社，2010：503.

［5］　Yeu E，Hauswirth S. A Review of the Differential Diagnosis of Acute Infectious Conjunctivitis：Implications for Treatment and Management. Clin Ophthalmol，2020，14：805-813. doi：10.2147/OPTH.S236571. PMID：32210533；PMCID：PMC7075432.

［6］　Chiang CH，Lee GH，Chiang TH，et al. Disseminated *Mycobacterium avium* complex infection as a differential diagnosis of tuberculosis in HIV patients. Int J Tuberc Lung Dis，2020，24（9）：922-927. doi：10.5588/ijtld.19.0602. PMID：33156759.

行病学范畴，需将普通细菌、少见细菌、病毒、真菌、寄生虫进行整体考虑）推测病原。这一条对医生有难度。非感染科医生如果不经常面对感染可能没有这个推测思维，部分感染科医生亦然。参见中国院内血流感染病原谱[1]。

（4）判断严重程度　注意区分感染导致的严重性与基础性疾病导致的严重性。

（5）确定是否需要获得明确的病原学证据　如果需要，则根据推测的病原确定检查的标本、方式、对象。经验治疗前留取微生物学标本进行微生物学检验，是绝大多数感染性疾病诊治的根本原则。遗憾的是现实中这条原则常常被忽略。

（6）确定是否需要启动经验治疗　如果需要，则根据部位、病原谱（局部地区公认文献，不是分离谱）和最可能病原（考虑患者的风险因素）及其耐药性、严重程度等，确定经验治疗的药物、治疗方式。注意有些感染不必经验治疗，详见后文论述。

（7）中国医科大学附属第一医院陈佰义教授将其精辟地概括为：评估病原体——有的放矢；评估耐药性——到位不越位。陈教授认为后一点比前一点更难。

9. 感染确立/除外的流程

（1）明确病史，明确症状、体征、某些检查结果的提示，尤其是异常结果的提示。

（2）结合流行病学。

（3）基于上面两条形成拟诊断：疑似感染或不除外感染。

（4）基于初诊进行相应检查：影像学、实验室检查［非微生物学、微生物学、症候群组合检查[2,3]和感染综合征（infectious syndromes）联合检查[4]］。

（5）基于初诊进行相应干预。

（6）基于初诊，结合检查结果和干预效果，进一步明确感染或除外感染。

（7）基于上述信息，进行进一步检查和干预，形成又一轮反馈。

---

［1］ Jin L，Zhao C，Li H，et al. Clinical Profile，Prognostic Factors，and Outcome Prediction in Hospitalized Patients With Bloodstream Infection：Results From a 10-Year Prospective Multicenter Study. Front Med（Lausanne），2021，8：629671. doi：10.3389/fmed.2021.629671. PMID：34095163；PMCID：PMC8172964.

［2］ 马筱玲.感染性疾病症候群病原体组合检测方法及其临床应用中的问题与挑战.临床实验室，2020，14：24-32.

［3］ Dien Bard J，McElvania E. Panels and Syndromic Testing in Clinical Microbiology. Clin Lab Med，2020，40（4）：393-420. doi：10.1016/j.cll.2020.08.001. Epub 2020 Oct 1. PMID：33121611；PMCID：PMC7528880.

［4］ Tiseo G，Arena F，Borrè S，et al. Diagnostic stewardship based on patient profiles：differential approaches in acute versus chronic infectious syndromes. Expert Rev Anti Infect Ther，2021，14：1-11. doi：10.1080/14787210.2021.1926986. Epub ahead of print. PMID：33970746.

极似诊断（probable diagnosis）

五芝者，有石芝，有木芝，有草芝，有肉芝，有菌芝，各有百许种也。
菌芝，或生深山之中，或生大木之下，或生泉之侧。其状或如宫室，或如车马……
——东晋·葛洪《抱朴子·内篇·仙药》

1. 定义　指在风险因素或拟诊断的基础上，结合初步的微生物学证据形成的诊断。

2. 译名　"probable diagnosis"国内常译作"临床诊断"[1,2]，笔者以为这个译法和英文的对应关系不好，中文字面含义又和该词的具体内涵不相一致，容易导致混淆，所以斗胆妄改，俟方家教正！另有"presumptive diagnosis"[3~5]、"presumed diagnosis"[6,7]，在感染病领域里其含义相同，在非感染病领域部分

［1］中国侵袭性真菌感染工作组.血液病/恶性肿瘤患者侵袭性真菌感染的诊断标准与治疗原则（第三次修订）［J］.中华内科杂志，2010，49（5）：451-454.

［2］中国医师学会血液科医师分会，中国侵袭性真菌感染工作组.血液病/恶性肿瘤患者侵袭性真菌病的诊断标准与治疗原则（第六次修订版）［J］.中华内科杂志，2020，59（10）：754-763.

［3］Tandukar S，Singh N，Naseer MS，et al. Role of Serum（1，3）-β-D-Glucan to Screen for Pneumocystis Pneumonia in Kidney Transplant Recipients. Transplant Proc，2021，53（3）：1075-1079. doi：10.1016/j. transproceed. 2020.07.017. Epub 2020 Sep 11. PMID：32928557.

［4］Grundmann N，Iliff P，Stringer J，et al. Presumptive diagnosis of severe HIV infection to determine the need for antiretroviral therapy in children less than 18 months of age. Bull World Health Organ，2011，89（7）：513-520.

［5］Mazi PB，Rauseo AM，Spec A. Blastomycosis. Infect Dis Clin North Am，2021，35（2）：515-530. doi：10.1016/j. idc. 2021.03.013. PMID：34016289.

［6］Lozo S，Ahmed A，Chapnick E，et al. Presumed cases of mumps in pregnancy：clinical and infection control implications. Infect Dis Obstet Gynecol，2012，2012：345068. doi：10.1155/2012/345068. Epub 2012 Feb 12. PMID：22505798；PMCID：PMC3296145.

［7］Muzahim YE，Khan MS，Katner HP. Response to Penicillin for Presumed Neurosyphilis in a Patient with Human Immunodeficiency Virus（HIV），a Normal CD4 Count，and an Undetectable Viral Load：A Case Report. Am J Case Rep，2021，22：e932467. doi：10.12659/AJCR. 932467. PMID：34379615；PMCID：PMC8366570.

也是相同的[1]。

3. 证据　有初步的微生物学证据。

（1）病毒学证据　有病毒释放，或核酸检测结果高于阈值。如乙型肝炎病毒（HBV）[2]、丙型肝炎病毒（HCV）[3]、呼吸道合胞病毒（RSV）[4]、巨细胞病毒（CMV）[5,6]、EB病毒（EBV）[7,8]等。注意在病毒学领域"probable diagnosis"一词用得不多。该诊断和抢先治疗相对应，PubMed中病毒性感染抢先治疗的文献很多。

（2）真菌学证据　G（1,3-β-D-glucan，1,3-β-D-葡聚糖，泛真菌指标[9]，对肺孢子菌也有诊断价值[10,11]）、甘露聚糖（mannan）试验和抗甘露聚糖抗

[1]　Somani SN，Schneider AL，Welch KC，et al. Probable neurosarcoidosis presenting as acute on chronic otorrhoea：a difficult diagnosis. BMJ Case Rep，2020，13（11）：e237676. doi：10.1136/bcr-2020-237676. PMID：33139371；PMCID：PMC7607583.

[2]　Papamichalis P，Alexiou A，Boulbou M，et al. Reactivation of resolved hepatitis B virus infection after immunosuppression：is it time to adopt pre-emptive therapy? Clin Res Hepatol Gastroenterol，2012，36（1）：84-93.

[3]　Sugawara Y，Tamura S，Yamashiki N，et al. Preemptive antiviral treatment for hepatitis C virus after living donor liver transplantation. Transplant Proc，2012，44（3）：791-793.

[4]　Adams RH. Preemptive treatment of pediatric bone marrow transplant patients with asymptomatic respiratory syncytial virus infection with aerosolized ribavirin. Biol Blood Marrow Transplant，2001，7 Suppl：16S-18S.

[5]　Paltiel AD，Goldie SJ，Losina E，et al. Preevaluation of clinical trial data：the case of preemptive cytomegalovirus therapy in patients with human immunodeficiency virus. Clin Infect Dis，2001，32（5）：783-793.

[6]　Razonable RR，Humar A. Cytomegalovirus in solid organ transplant recipients-Guidelines of the American Society of Transplantation Infectious Diseases Community of Practice. Clin Transplant，2019，33（9）：e13512. doi：10.1111/ctr.13512. Epub 2019 Mar 28. PMID：30817026.

[7]　Aalto SM，Juvonen E，Tarkkanen J，et al. Lymphoproliferative disease after allogeneic stem cell transplantation—pre-emptive diagnosis by quantification of Epstein-Barr virus DNA in serum. J Clin Virol，2003，28（3）：275-283.

[8]　Allen UD，Preiksaitis JK，AST Infectious Diseases Community of Practice. Post-transplant lymphoproliferative disorders，Epstein-Barr virus infection，and disease in solid organ transplantation：Guidelines from the American Society of Transplantation Infectious Diseases Community of Practice. Clin Transplant，2019，33（9）：e13652. doi：10.1111/ctr.13652. Epub 2019 Jul 23. PMID：31230381.

[9]　Bellanger AP，Grenouillet F，Henon T，et al. Retrospective assessment of β-D-（1,3）-glucan for presumptive diagnosis of fungal infections. APMIS，2011，119（4-5）：280-286.

[10]　Onishi A，Sugiyama D，Kogata Y，et al. Diagnostic accuracy of serum 1,3-β-D-glucan for *pneumocystis jiroveci* pneumonia，invasive candidiasis，and invasive aspergillosis：systematic review and meta-analysis. J Clin Microbiol，2012，50（1）：7-15.

[11]　Fishman JA，Gans H，AST Infectious Diseases Community of Practice. *Pneumocystis jiroveci* in solid organ transplantation：Guidelines from the American Society of Transplantation Infectious Diseases Community of Practice. Clin Transplant，2019，33（9）：e13587. doi：10.1111/ctr.13587. Epub 2019 Jul 1. PMID：31077616.

体试验[1]、半乳甘露聚糖（galactomannan，GM）[2]。业界最为期待的是分子生物学证据，比如侵袭性曲霉菌，有文献报道血液标本聚合酶链式反应（polymerase chain reaction，PCR）检查单次阴性可除外该感染，双次阳性可确定该感染[3]。相关指南已经纳入[4]。真菌学领域极似诊断的理念出现在 2000 年左右[5]，伴随着治疗效果的实效[6,7]而逐步为业界接受。侵袭性真菌病极似诊断标准见 EORTC/MSG 指南[8,9]（一个宿主因素＋一个临床证据＋一个真菌学证据＝极似诊断；而一个宿主因素＋一个临床证据＝拟诊断；临床证据包括影像学证据）。

（3）细菌学证据　极似诊断这个词较少用于细菌学领域，但分层理念一直有实际应用。有文献建议将降钙素原（procalcitonin，PCT）作为细菌学领域证据[10]。笔

［1］　Dellinger RP，Levy MM，Rhodes A，et al. Surviving Sepsis Campaign：International Guidelines for Management of Severe Sepsis and Septic Shock：2012. Crit Care Med，2013，41（2）：580-637.

［2］　Marchetti O，Lamoth F，Mikulska M，et al. ECIL recommendations for the use of biological markers for the diagnosis of invasive fungal diseases in leukemic patients and hematopoietic SCT recipients. Bone Marrow Transplant，2012，47（6）：846-854.

［3］　Mengoli C，Cruciani M，Barnes RA，et al. Use of PCR for diagnosis of invasive aspergillosis：systematic review and meta-analysis. Lancet Infect Dis，2009，9（2）：89-96.

［4］　Ullmann AJ，Aguado JM，Arikan-Akdagli S，et al. Diagnosis and management of *Aspergillus* diseases：executive summary of the 2017 ESCMID-ECMM-ERS guideline. Clin Microbiol Infect，2018，24 Suppl 1：e1-e38. doi：10.1016/j.cmi.2018.01.002. Epub 2018 Mar 12. PMID：29544767.

［5］　Leather HL，Wingard JR. Prophylaxis，empirical therapy，or pre-emptive therapy of fungal infections in immunocompromised patients：which is better for whom? Curr Opin Infect Dis，2002，15（4）：369-375.

［6］　Maertens J，Theunissen K，Verhoef G，et al. Galactomannan and computed tomography-based preemptive antifungal therapy in neutropenic patients at high risk for invasive fungal infection：a prospective feasibility study. Clin Infect Dis，2005，41（9）：1242-1250.

［7］　Schneider T，Halter J，Heim D，et al. Pre-emptive diagnosis and treatment of fungal infections—evaluation of a single-centre policy. Clin Microbiol Infect，2012，18（2）：189-194.

［8］　De Pauw B，Walsh TJ，Donnelly JP，et al. Revised definitions of invasive fungal disease from the European Organization for Research and Treatment of Cancer/Invasive Fungal Infections Cooperative Group and the National Institute of Allergy and Infectious Diseases Mycoses Study Group （EORTC/MSG） Consensus Group. Clin Infect Dis，2008，46（12）：1813-1821.

［9］　Donnelly JP，Chen SC，Kauffman CA，et al. Revision and Update of the Consensus Definitions of Invasive Fungal Disease From the European Organization for Research and Treatment of Cancer and the Mycoses Study Group Education and Research Consortium. Clin Infect Dis，2020，71（6）：1367-1376. doi：10.1093/cid/ciz1008. PMID：31802125；PMCID：PMC7486838.

［10］　Chromik AM，Endter F，Uhl W，et al. Pre-emptive antibiotic treatment vs 'standard' treatment in patients with elevated serum procalcitonin levels after elective colorectal surgery：a prospective randomised pilot study. Langenbecks Arch Surg，2006，391（3）：187-194.

者认为脑脊液中的乳酸[1]、正常无微生物部位体液的内毒素[2]（注意检测方法）、结核病领域结核菌素试验（在中国普遍接种卡介苗的背景下）等，可以是细菌学证据。笔者呼吁对细菌性感染性疾病进行明确的分层诊断[3]。

（4）形态学　几大类微生物感染极似诊断基本都未涉及形态学证据。笔者认为革兰染色[4]、真菌形态学、疟原虫血涂片（能够确定具体是哪一种疟原虫，则为确诊，否则即为极似诊断。注意形态学共有的难题：血涂片见到疟原虫虫体后确定种属时容易判断错误，参见第五种疟原虫 *Plasmodium knowlesi* 的文献[5,6]）等可以是该层面证据。

① 支气管肺泡灌洗液，吞噬菌体的中性粒细胞比例超过5%，可以肯定有相应病原的感染，但菌种未知。

② 呼吸道标本抗酸染色：阳性只能说明可能是分枝杆菌，不一定是结核分枝杆菌。

③ 尿液检查见假丝酵母菌管型：可以肯定是假丝酵母菌感染，但菌种未知。

④ 一般而言，正常无微生物部位标本（如脑脊液）查见细菌、真菌菌体，对细菌性、真菌性感染有确诊意义。如感染性心内膜炎（IE）改良 Duke 诊断标准[7]。但感染性疾病确定病原的基本要求是确定到菌种，因此笔者以为这类结果（只是看到菌体，不知道菌种）应该只是极似诊断层面的证据。病理学证据同理。这个理解与主流观念不同，俟方家指正。注意例外的是，脑脊液墨汁染色见

[1] Cunha BA. Cerebrospinal fluid (CSF) lactic acid levels: a rapid and reliable way to differentiate viral from bacterial meningitis or concurrent viral/bacterial meningitis. J Clin Microbiol, 2012, 50 (1): 211.

[2] O'Grady NP, Barie PS, Bartlett JG, et al. Guidelines for evaluation of new fever in critically ill adult patients: 2008 update from the American College of Critical Care Medicine and the Infectious Diseases Society of America. Crit Care Med, 2008, 36 (4): 1330-1349.

[3] 宁永忠. 细菌性感染性疾病的诊断分级 [J]. 中华传染病杂志, 2015, 33 (1): 49-52. DOI: 10.3760/cma.j.issn.1000-6680.2015.01.013.

[4] Aoki Y. Refinement of presumptive antimicrobial therapy based on initial microbiological information on positive blood culture. Rinsho Byori, 2010, 58 (5): 498-507.

[5] Cox-Singh J, Davis TM, Lee KS, et al. Plasmodium knowlesi malaria in humans is widely distributed and potentially life threatening. Clin Infect Dis, 2008, 46 (2): 165-171.

[6] White NJ. Plasmodium knowlesi: the fifth human malaria parasite. Clin Infect Dis, 2008, 46 (2): 172-173.

[7] Baddour LM, Wilson WR, Bayer AS, et al. Infective endocarditis: diagnosis, antimicrobial therapy, and management of complications: a statement for healthcare professionals from the Committee on Rheumatic Fever, Endocarditis, and Kawasaki Disease, Council on Cardiovascular Disease in the Young, and the Councils on Clinical Cardiology, Stroke, and Cardiovascular Surgery and Anesthesia, American Heart Association: endorsed by the Infectious Diseases Society of America. Circulation, 2005, 111 (23): e394-434.

到隐球菌，男性生殖道分泌物革兰染色见到中性粒细胞吞噬的革兰阴性双球菌，这是确诊证据。

⑤ 反之，正常有定植部位的真菌菌丝，只能说明是繁殖生长，不能说明是感染致病。

（5）研究中可能有潜力的证据 比如中性粒细胞和淋巴细胞比值（neutrophil-lymphocyte count ratio，NLCR）对菌血症[1,2]；嗜酸粒细胞减少对脓毒症[3,4]。COVID-19 诊断标准里也涉及淋巴细胞、WBC 总数。

（6）肺炎 咳痰标本半定量培养常见分离株本身只是可能致病菌（probable pathogen），只是极似诊断（presumptive diagnosis）层面证据，同时有胸水、血液、尿液抗原等检查有对应菌株证据时，才是确诊证据。2000 年左右，英语世界对此已有认识[5,6]。参见肺炎支原体肺炎[7]、儿科细菌性肺炎[8]相关信息。看来至少在肺炎领域，极似诊断是业界公认的一层诊断。咳痰标本的临床诊断价值在这种诊断分层中，也非常明晰。肺炎领域的文献，极似诊断很多用"presumptive diagnosis"一词。在此语境中"probable"和"presumptive"可以同义互换。

（7）尿路感染 业界名著 PPID7 中，尿路感染一章明确提到极似诊断，和上面肺炎一样，也用了"presumptive diagnosis"一词[9]。其证据包括尿沉渣镜

[1] de Jager CP，van Wijk PT，Mathoera RB，et al. Lymphocytopenia and neutrophil-lymphocyte count ratio predict bacteremia better than conventional infection markers in an emergency care unit. Crit Care，2010，14（5）：R192.

[2] Marik PE，Stephenson E. The ability of Procalcitonin，lactate，white blood cell count and neutrophil-lymphocyte count ratio to predict blood stream infection. Analysis of a large database. J Crit Care，2020，60：135-139. doi：10.1016/j.jcrc.2020.07.026. Epub 2020 Aug 8. PMID：32799183.

[3] Abidi K，Khoudri I，Belayachi J，et al. Eosinopenia is a reliable marker of sepsis on admission to medical intensive care units. Crit Care，2008，12：R59.

[4] Al Duhailib Z，Farooqi M，Piticaru J，et al. The role of eosinophils in sepsis and acute respiratory distress syndrome：a scoping review. Can J Anaesth，2021，68（5）：715-726. doi：10.1007/s12630-021-01920-8. Epub 2021 Jan 25. PMID：33495945；PMCID：PMC7833890.

[5] Arancibia F，Ewig S，Martinez JA，et al. Antimicrobial treatment failures in patients with community-acquired pneumonia：causes and prognostic implications. Am J Respir Crit Care Med，2000，162（1）：154-160.

[6] Dominguez J，Gali N，Blanco S，et al. Detection of *Streptococcus pneumoniae* antigen by a rapid immunochromatographic assay in urine samples. Chest，2001，119（1）：243-249.

[7] Miyashita N，Kawai Y，Yamaguchi T，et al. Clinical potential of diagnostic methods for the rapid diagnosis of Mycoplasma pneumoniae pneumonia in adults. Eur J Clin Microbiol Infect Dis，2011，30（3）：439-446.

[8] Nunes AA，Camargos PA，Costa PR，et al. Antigen detection for the diagnosis of pneumonia. Pediatr Pulmonol，2004，38（2）：135-139.

[9] Mandell G L，et al. Principle and practice of infectious diseases. 7th ed. Churchill Livingstone. Elsevier Inc.，2010：967.

检（主要是白细胞）、中性粒细胞酯酶、亚硝酸盐和菌体镜检（主要是革兰染色）。

（8）少数特征性的临床表现，可以指向唯一菌种，也是极似诊断证据，见上一节"拟诊断（possible diagnosis）"。注意指向唯一菌种的才是极似诊断证据，不指向唯一菌种的不是极似诊断证据。

（9）放射影像学对真菌感染的证据　比如空气征、新月征、牛眼征。

4. 及早获得标本和证据　如果是等有了症状、体征，再获得微生物学标本，并等待结果，治疗可能就来不及了。因此，标本的采集一定要早，检查方法一定是快速、特异的方法。应该在高风险患者出现临床表现前就开始监测。如粒细胞缺乏血培养阳性患者中，四成甚至更多的菌血症出现在症状之前[1,2]。

5. 极似诊断和抢先治疗相对应。

6. 区分　极似诊断的理念较新，它和拟诊断、确定诊断的区别如下。

（1）拟诊断　有临床表现（症状、体征、非特异性辅助检查证据，有时包括影像学），没有特异性微生物学感染的证据

（2）极似诊断　有特异性微生物学证据，无临床表现，或有临床表现但无法判断是否由非感染性疾病、其他微生物感染所致。

（3）确定诊断　临床表现＋确诊性的微生物学证据。

7. 争议

（1）极似诊断层面的微生物学证据是什么——这是第一版所写内容，2013年。10年后的今天看，各大指南里的证据比较明确了。

（2）对应的抢先治疗比谁早——这也是第一版所写内容。今天看这一点也已逐渐明确：如果没有症状体征，抢先治疗是抢先预防。所以没有症状体征时，抢先治疗或抢先预防确实是比经验治疗要早、时间上抢先。如果有症状体征，一般会给予经验治疗。此时抢先治疗在时间先后上没有优势。抢先治疗可以比经验治疗窄谱一些，针对性更好，这是优势。抢先治疗一般比靶向治疗早。

［1］Penack O，Rempf P，Eisenblätter M，et al. Bloodstream infections in neutropenic patients：early detection of pathogens and directed antimicrobial therapy due to surveillance blood cultures. Ann Oncol，2007，18（11）：1870-1874.

［2］Joosten A，Maertens J，Verhaegen J，et al. High incidence of bloodstream infection detected by surveillance blood cultures in hematology patients on corticosteroid therapy. Support Care Cancer，2012，20（11）：3013-3017. doi：10. 1007/s00520-012-1557-x. Epub 2012 Aug 9. PMID：22875415.

确定诊断（proven diagnosis）

又南水行七百里，曰孟子之山，其木多梓桐，多桃李，其草多菌蒲，其兽多麋鹿。
——《山海经·东山经》

1. 确诊（即确定诊断）＝相应的临床表现＋有确诊意义的微生物学证据。对有相应临床表现的患者，确诊＝微生物学诊断（microbiological diagnosis）。所以，确诊即确定所获得的微生物学证据在临床诊断决策中的决定性价值和排他性地位。一般而言，确诊是拟诊断或极似诊断的升级诊断。

2. 确定诊断的英文包括 proven diagnosis、definite diagnosis、definitive diagnosis、confirmed diagnosis、documented diagnosis。感染病领域里它们是同义词，都等同于微生物学诊断。有时这些描述前面会加上"微生物学"，如 microbiologically proven diagnosis、microbiologically documented diagnosis。

3. 笔者以为：到底是不是感染，病原到底是什么，是感染性疾病诊治的核心，是最难点。某种程度上，二者是一个问题。

4. 确立病原的前提

（1）尽一切可能确定疾病状态、感染的临床表现，如肺炎，临床诊断要成立；脓毒症，临床指标要符合 Sepsis-3 定义；系统性/重度细菌性感染，降钙素原（PCT）部分会显著阳性。

（2）尽一切可能留取标本获得病原信息，标本须是具有确诊价值的标本。如肺炎要做肺泡灌洗，甚至采集肺组织标本；骨髓炎要留骨标本（骨组织、骨髓等）。

（3）微生物学检查有阳性结果。感染性疾病的本质是有明确的微生物病原。

5. 确定病原的角度和方法

（1）看到的病原并鉴定到种　通过形态学检查（肉眼观察、涂片镜检）看到病原，如果能确定种属并确立感染，则确诊。注意通过革兰染色等非特异性检查，所见微生物绝大多数情况是不能确定到种（Species）的。结合免疫荧光技术和单克隆抗体技术的形态学检查是目前业界的重点，笔者以为这几乎是光镜肉眼判断的极限。形态学检查如下。

① 神经系统标本形态学检查见到内基小体（negri body），可以确诊狂犬病毒感染。

② 结合免疫学方法：如霍乱弧菌动力试验、制动试验双阳性。

③ 男性生殖道标本革兰染色见到中性粒细胞吞噬革兰阴性双球菌，可以确诊淋病奈瑟菌感染。

④ 脑脊液标本墨汁染色可见隐球菌，可以确诊新型隐球菌感染。格特隐球菌（*Cryptococcus gattii*）感染是地方病（也是免疫受损患者的感染），非流行区罕见，国内罕见[1]，墨汁染色可见。

⑤ 硬下疳患者溃疡部位标本检查可见螺旋体。

（2）分离病原并鉴定到种　对很多感染性疾病而言，分离出致病病原，并进行了种属鉴定，是诊断的金标准。注意定植微生物的污染判断。

（3）特异性抗原检测　没有定植微生物时，抗原转阳或升高可确立感染。难在定植微生物的污染判断。如肺炎时肺炎链球菌[2]、嗜肺军团菌[3]的尿液抗原检查，脑膜炎时脑脊液的新型隐球菌抗原检查[4]。

（4）特异性抗体检测

① IgM 表示现症感染；缺点是慢，需要等待 IgM 的产生。

② IgG 由阴转阳，或急性期与恢复期相比有 4 倍以上升高，也表示现症感染。

---

［1］　Xue X，Deng H，Zhao L，et al. Cryptococcosis caused by *cryptococcus gattii*：2 case reports and literature review. Medicine（Baltimore），2020，99（50）：e23213. doi：10.1097/MD.0000000000023213. PMID：33327239；PMCID：PMC7738107.

［2］　Lasocki S，Scanvic A，Le Turdu F，et al. Evaluation of the Binax NOW *Streptococcus pneumoniae* urinary antigen assay in intensive care patients hospitalized for pneumonia. Intensive Care Med，2006，32（11）：1766-1772.

［3］　Helbig JH，Uldum SA，Lück PC，et al. Detection of *Legionella pneumophila* antigen in urine samples by the Binax NOW immunochromatographic assay and comparison with both Binax Legionella Urinary Enzyme Immunoassay（EIA）and Biotest Legionella Urin Antigen EIA. J Med Microbiol，2001，50（6）：509-516.

［4］　Temfack E，Rim JJB，Spijker R，et al. Cryptococcal Antigen in Serum and Cerebrospinal Fluid for Detecting Cryptococcal Meningitis in Adults Living With Human Immunodeficiency Virus：Systematic Review and Meta-Analysis of Diagnostic Test Accuracy Studies. Clin Infect Dis，2021，72（7）：1268-1278. doi：10.1093/cid/ciaa1243. PMID：32829406.

③ 中枢神经系统感染的脑脊液指数（CSF index）：按各自蛋白浓度平均后，同时采集 CSF 与血清的抗体浓度之比[1]。

④ 笔者以为，条件许可时最好是抗原抗体联合检查，如乙肝两对半检查。参见梅毒相关文献[2]，参见美国 CDC 的巨细胞病毒（cytomegalovirus，CMV）特异性抗体（IgM、IgG、IgG avidity）结果解释[3]。

（5）特异性毒素检测　如抗生素相关性腹泻（antibiotic-associated diarrhea，AAD）[4] 时的艰难梭菌毒素；食物中毒时的蜡样芽孢杆菌毒素。这一般指感染后有中毒、感染伴随中毒。没有感染单有微生物毒素导致的中毒一般属于中毒性疾病，当然在感染性疾病领域也可以讨论。参见产志贺毒素大肠埃希菌相关文献[5,6]。

（6）特异性核酸检测　包括扩增、杂交、直接测序、二代测序等。可以进一步结合电泳技术、质谱技术等。这对不能培养、培养周期长、其他检测方法少的微生物有突出的优势。难在假阳性的判断、区分定植和感染、流程标准化。PCR 技术深刻影响了生物学和医学的发展。宏基因组下一代测序技术（metagenomic next-generation sequencing，mNGS）近乎被公认为是学科发展的必然方向之一。当然我们也要知道核酸作为确诊证据的严格条件，如曲霉菌、结核分枝杆菌。

（7）特异性免疫细胞检测　目前临床只有针对结核病的结核感染 T 淋巴细胞 γ-干扰素释放试验[7,8]。参见相关文献：中国成人活动性结核病[9]、儿童结

［1］　Baron EJ，Miller JM，Weinstein MP，et al. A Guide to Utilization of the Microbiology Laboratory for Diagnosis of Infectious Diseases：2013 Recommendations by the Infectious Diseases Society of America（IDSA）and the American Society for Microbiology（ASM）. Clin Infect Dis，2013，57（4）：485-488.

［2］　Loeffelholz MJ，Binnicker MJ. It is time to use treponema-specific antibody screening tests for diagnosis of syphilis. J Clin Microbiol，2012，50（1）：2-6.

［3］　http：//www. cdc. gov/cmv/clinical/lab-tests. html

［4］　Abad CLR，Safdar N. A Review of *Clostridioides difficile* Infection and Antibiotic-Associated Diarrhea. Gastroenterol Clin North Am，2021，50（2）：323-340. doi：10. 1016/j. gtc. 2021. 02. 010. PMID：34024444.

［5］　Marcon MJ. Point：Should all stools be screened for Shiga toxin-producing *Escherichia coli*？ J Clin Microbiol，2011，49（7）：2390-2394.

［6］　Kiska DL，Riddell SW. Counterpoint：Should all stools be screened for Shiga toxin-producing *Escherichia coli*？ J Clin Microbiol，2011，49（7）：2394-2397.

［7］　Mazurek GH，Jereb J，Vernon A，et al. Updated guidelines for using Interferon Gamma Release Assays to detect Mycobacterium tuberculosis infection-United States，2010. MMWR Recomm Rep，2010，59（RR-5）：1-25.

［8］　Alexander TS，Miller MB，Gilligan P. Should interferon gamma release assays become the standard method for screening patients for Mycobacterium tuberculosis infections in the United States？ J Clin Microbiol，2011，49（6）：2086-2092.

［9］　Dai Y，Feng Y，Xu R，et al. Evaluation of interferon-gamma release assays for the diagnosis of tuberculosis：an updated meta-analysis. Eur J Clin Microbiol Infect Dis，2012，31（11）：3127-3137.

核病[1]、治疗 3～6 个月后阴转比例[2]、潜伏结核[3]、肺外结核[4]、HIV 感染并发结核病[5]、炎症性肠病并发结核[6]。国内关于 γ-干扰素释放试验（IGRAs）对结核病（不是潜伏结核）的诊断价值常常有误解，其实即便不是确诊证据，也应该至少按极似诊断证据处理，完全漠视是严重错误。

（8）概括而言，标本质量高、微生物的量多、纯、多次分离、局部有炎症表现、局部有免疫反应、和临床表现相匹配、和临床处置效果不矛盾的时候，微生物是病原的可能性更大。

6. 上述抗原、抗体、毒素、核酸、免疫细胞等，一定是诊断标准（见指南、行业标准、专家共识等）里明确列出的，包括检测对象、方法、判断标准等信息。不是只要可查就可以用于诊断目的——诊断标准里没有的，不能用于诊断。同时需注意政府〔中国国家药品监督管理局（NMPA）、美国食品药品监督管理局（FDA）等〕批准的用途，没有写明可以用于诊断者，不能用于诊断。可参见国际[7]和国内指南[8,9]。

7. 经典病原　正常人体绝对没有，一经发现即为异常。实验室报告阳性，

［1］Chiappini E，Accetta G，Bonsignori F，et al. Interferon-γ release assays for the diagnosis of My-cobacterium tuberculosis infection in children：a systematic review and meta-analysis. Int J Immunopathol Pharmacol，2012，25（3）：557-564.

［2］Chiappini E，Fossi F，Bonsignori F，et al. Utility of interferon-γ release assay results to monitor anti-tubercular treatment in adults and children. Clin Ther，2012，34（5）：1041-1048.

［3］Diel R，Loddenkemper R，Nienhaus A. Predictive value of interferon-γ release assays and tuber-culin skin testing for progression from latent TB infection to disease state：a meta-analysis. Chest，2012，142（1）：63-75.

［4］Fan L，Chen Z，Hao XH，et al. Interferon-gamma release assays for the diagnosis of extrapul-monary tuberculosis：a systematic review and meta-analysis. FEMS Immunol Med Microbiol，2012，65（3）：456-466.

［5］Santin M，Muñoz L，Rigau D. Interferon-γ release assays for the diagnosis of tuberculosis and tuberculosis infection in HIV-infected adults：a systematic review and meta-analysis. PLoS One，2012，7（3）：e32482.

［6］Shahidi N，Fu YT，Qian H，et al. Performance of interferon-gamma release assays in patients with inflammatory bowel disease：a systematic review and meta-analysis. Inflamm Bowel Dis，2012，18（11）：2034-2042.

［7］Miller JM，Binnicker MJ，Campbell S，et al. A Guide to Utilization of the Microbiology Labora-tory for Diagnosis of Infectious Diseases：2018 Update by the Infectious Diseases Society of America and the American Society for Microbiology. Clin Infect Dis，2018，67（6）：e1-e94. doi：10.1093/cid/ciy381. PMID：29955859；PMCID：PMC7108105.

［8］瞿介明，曹彬. 中国成人社区获得性肺炎诊断和治疗指南（2016 年版）[J]. 中华结核和呼吸杂志，2016，39（04）：253-279.

［9］施毅. 中国成人医院获得性肺炎与呼吸机相关性肺炎诊断和治疗指南（2018 年版）[J]. 中华结核和呼吸杂志，2018，41（04）：255-280.

只要证据可靠（就是真阳性），即可直接确立诊断。病毒，如人类免疫缺陷病毒（human immunodeficiency virus，HIV）、乙型肝炎病毒（hepatitis B virus，HBV）；细菌，如结核分枝杆菌（*Mycobacterium tuberculosis*，TB）、弧菌、梅毒螺旋体；真菌，如伊氏肺孢子菌［*Pneumocystis jirovecii*，即之前的卡氏肺孢子菌（*Pneumocystis carnii*）］、新型隐球菌；寄生虫，如疟原虫。这一类最明确，诊断也最简单。此类感染多为社区获得性感染。说明：英语里"opportunistic pathogen"对应的词汇是"primary pathogen"[1]。不过"primary pathogen"的字面含义还有初始病原（和"secondary"对应）[2]、基本病原、主要病原[3]。"经典病原"是笔者的称呼，对应"classical pathogen"（PubMed 里罕见）。

8. 病毒和寄生虫很少正常定植　正常定植的特例如血液中的细环病毒。病毒性疾病、寄生虫性疾病主要应用靶向检查（概念解释详见后文）方式。因此，此类病原的确立，在实验室相应检查手段具备的前提下，主要取决于医生的意识，即是否纳入思考和取证的范畴。俗谓"不怕做不到，就怕想不到"。因此医生要熟悉某疾病、某症候群所对应的病原谱，包括病毒、寄生虫性病原。鉴别诊断时要将其纳入考量。下面主要解释细菌性、真菌性病原的确立过程，二者主要应用非靶向检查手段。疑似病毒性、寄生虫性疾病，对可以定植部位的分离株（如上呼吸道有定植的病毒），下面的理念也可以借鉴。

9. 病原谱、污染谱、定植谱——三谱是临床微生物学、感染病学的关键之一。

10. 病原谱中，构成比过半、近乎公认的病原　此类分离株只要再加一条证据，尤其是具备相应临床表现，即可确诊。例如：

（1）皮肤软组织感染（skin and soft tissue infections，SSTI）　金黄色葡萄球菌。

（2）感染性滑囊炎（鹰嘴、髌前）　80％是金黄色葡萄球菌。

（3）细菌性咽炎、扁桃体炎　化脓链球菌。

［1］　Thiry D，Billen F，Boyen F，et al. Genomic relatedness of a canine Lactococcus garvieae to human，animal and environmental isolates. Res Vet Sci，2021，137：170-173. doi：10.1016/j. rvsc. 2021. 04. 032. Epub ahead of print. PMID：33991889.

［2］　Xue M，Xie J，Liu L，et al. Early and dynamic alterations of Th2/Th1 in previously immunocompetent patients with community-acquired severe sepsis：a prospective observational study. J Transl Med，2019，17（1）：57. doi：10.1186/s12967-019-1811-9. PMID：30813927；PMCID：PMC6391803.

［3］　Coulin B，Demarco G，Spyropoulou V，et al. Osteoarticular infection in children. Bone Joint J，2021，103-B（3）：578-583. doi：10.1302/0301-620X. 103B3. BJJ-2020-0936. R2. PMID：33641416.

（4）感染性心内膜炎（IE）（自体瓣膜、不吸毒、有基础性心脏疾病）　甲型溶血链球菌。

（5）社区获得性尿路感染和插管相关性尿路感染（catheter-associated UTI，CAUTI）　大肠埃希菌。

（6）自发性细菌性腹膜炎（spontaneous bacterial peritonitis，SBP）、胆囊炎/胆管炎等腹腔内感染（intra-abdominal infection，IAI）　肠杆菌目。

（7）细菌性肝脓肿　肺炎克雷伯菌。

（8）封闭囊腔的脓肿　厌氧菌。

（9）恶性外耳炎（malignant external otitis）/游泳者耳（swimmer's ear）、牙签刺伤/足底钉刺伤　铜绿假单胞菌。

（10）儿童骨关节感染（osteoarticular infection，OAI）　金氏金杆菌[1,2]。

（11）沙眼　沙眼衣原体。

（12）鹅口疮　白假丝酵母菌。

（13）女性外阴阴道假丝酵母菌病　白假丝酵母菌。

（14）浅部真菌感染　三类皮肤癣菌。

（15）病毒性肝炎　五种肝炎病毒，国内主要是乙型肝炎病毒（HBV）、丙型肝炎病毒（HCV）。

（16）脑炎　单纯疱疹病毒[3]。

（17）流行期/流行区典型症状和对应病原　如 COVID-19 流行区。

11. 正常无微生物部位（normally sterile site），即所谓"正常无菌部位"。

（1）分离株若非标本采集入路定植菌　除外后期流程污染如实验室污染，则几乎都是病原。

（2）分离株是标本采集入路定植菌　高比例污染。如果是经皮穿刺，则以表皮葡萄球菌为代表的血浆凝固酶阴性葡萄球菌（Coagulase-negative Staphylococcus，CoNS）等皮肤正常定植菌是最常见的污染菌。参见血液标本病原谱和污染谱。

---

[1]　Coulin B，Demarco G，Spyropoulou V，et al. Osteoarticular infection in children. Bone Joint J，2021，103-B（3）：578-583. doi：10.1302/0301-620X. 103B3. BJJ-2020-0936. R2. PMID：33641416.

[2]　Wong M，Williams N，Cooper C. Systematic Review of Kingella kingae Musculoskeletal Infection in Children：Epidemiology，Impact and Management Strategies. Pediatric Health Med Ther，2020，11：73-84. doi：10.2147/PHMT. S217475. PMID：32158303；PMCID：PMC7048951.

[3]　Chow FC，Glaser CA，Sheriff H，et al. Use of clinical and neuroimaging characteristics to distinguish temporal lobe herpes simplex encephalitis from its mimics. Clin Infect Dis，2015，60（9）：1377-1383. doi：10.1093/cid/civ051. Epub 2015 Jan 30. PMID：25637586；PMCID：PMC4462661.

（3）注意判断该部位采集标本时是封闭状态还是开放状态　是经引流管获得标本还是经皮穿刺获得。封闭状态、经皮穿刺标本分离株可信度比经引流管的高。

（4）正常无微生物部位引流管/血管内插管　有指南[1]提到引流管留置24h内分离株应该是病原，此时定植很少，污染很少。另有指南[2]提到血管内插管超过48h则疑为感染起源，可资参考。就感染/污染判断而言，笔者见到的血管内插管最长的时间阈值是＜3～5天[3]，这个时间过于宽泛。另外，这个时间和导管护理水平有关，护理水平特别良好，则该时间阈值可以延长。

（5）侵袭性真菌性疾病的确诊参见 EORTC/MSG 指南。假丝酵母菌属是人类正常定植菌，标本采集入路有定植菌时分析要谨慎。其他因素（封闭状态、导管引流）分析同前面的分析。

12. 血液标本分离株

（1）污染谱　血浆凝固酶阴性葡萄球菌（包括表皮葡萄球菌）（80％污染）、草绿色链球菌群（50％污染）、棒杆菌属（不包括杰氏棒杆菌）、芽孢杆菌属（不包括炭疽芽孢杆菌）、丙酸杆菌属、气球菌属、微球菌属[4]。此外，肠球菌属30％污染、曲霉菌近70％污染[5]、产气荚膜梭菌76.9％污染。血培养污染的综述参见相关文献[6]。

（2）病原谱[7]　下列菌种只要有分离即可认定是真正的病原：金黄色葡萄

［1］　De Pauw B，Walsh TJ，Donnelly JP，et al. Revised definitions of invasive fungal disease from the European Organization for Research and Treatment of Cancer/Invasive Fungal Infections Cooperative Group and the National Institute of Allergy and Infectious Diseases Mycoses Study Group （EORTC/MSG） Consensus Group. Clin Infect Dis，2008，46（12）：1813-1821.

［2］　Dellinger RP，Levy MM，Carlet JM，et al. Surviving Sepsis Campaign：international guidelines for management of severe sepsis and septic shock：2008. Crit Care Med，2008，36（1）：296-327.

［3］　Textoris J，Wiramus S，Martin C，et al. Antibiotic therapy in patients with septic shock. Eur J Anaesthesiol，2011，28（5）：318-324.

［4］　Horan TC，Andrus M，Dudeck MA. CDC/NHSN surveillance definition of health care-associated infection and criteria for specific types of infections in the acute care setting. Am J Infect Control，2008，36（5）：309-332.

［5］　Kontoyiannis DP，Sumoza D，Tarrand J，et al. Significance of aspergillemia in patients with cancer：a 10-year study. Clin Infect Dis，2000，31（1）：188-189.

［6］　Doern GV，Carroll KC，Diekema DJ，et al. Practical Guidance for Clinical Microbiology Laboratories：A Comprehensive Update on the Problem of Blood Culture Contamination and a Discussion of Methods for Addressing the Problem. Clin Microbiol Rev，2019，33（1）：e00009-19. doi：10.1128/CMR.00009-19. PMID：31666280；PMCID：PMC6822992.

［7］　Hall KK，Lyman JA. Updated review of blood culture contamination. Clin Microbiol Rev，2006，19（4）：788-802.

球菌、肺炎链球菌、大肠埃希菌和其他肠杆菌目细菌、铜绿假单胞菌、白假丝酵母菌。而下列分离菌种污染的概率很低，血培养阳性时它们几乎都是血流感染的病原：化脓链球菌、无乳链球菌、单核细胞增生李斯特菌、脑膜炎奈瑟菌、淋病奈瑟菌、流感嗜血杆菌、脆弱拟杆菌群、假丝酵母菌属全部菌种以及新型隐球菌。参见王辉教授相关研究[1]。笔者遇到过直接说血培养金黄色葡萄球菌是污染的实例，而且不止一次。可见正确观念普及之难。

（3）以表皮葡萄球菌为代表的血浆凝固酶阴性葡萄球菌（CoNS） 80％污染，10％感染，10％不确定。尚无良好单一技术手段可确定感染，排除污染。需要下列手段综合判断。

① 24h内采集3套：每套都有分离，注意一套内多瓶有分离，并不能说明致病。

② 阳性报警时间短：有研究[2,3]显示<16h为感染，>20h为污染。注意这是科研条件下的结果，实际应用时不要机械。

③ 结合感染起源的病原：皮肤源；呼吸道源；胆源；尿道源；肠道源；假体、血管内插管等医学操作/介入。感染来源不明时考虑原发、腹腔、皮肤。

④ 结合临床表现。结合系统性炎症反应综合征（SIRS）、插管与否进行判断[4]：a.体温［比值比（OR）2.93，95％可信区间（CI）1.91～4.5］；b.心率（OR 2.29，95％ CI 1.50～3.50）；c.呼吸频率（OR 2.4，95％ CI 1.30～4.43）；d.白细胞（OR 4.15，95％ CI 2.17～6.36）；e.有中心静脉插管（OR 5.38，95％ CI 3.25～8.88）。分别符合a～c标准时，是菌血症的可能性分别是42.4％、56.7％、72.3％。满足3条标准，或满足2条标准伴中心静脉插管，则可认为是真正的菌血症。对于儿童参见相关文献[5]。

［1］ Jin L，Zhao C，Li H，et al. Clinical Profile，Prognostic Factors，and Outcome Prediction in Hospitalized Patients With Bloodstream Infection：Results From a 10-Year Prospective Multicenter Study. Front Med（Lausanne），2021，8：629671. doi：10.3389/fmed.2021.629671. PMID：34095163；PMCID：PMC8172964.

［2］ Kassis C，Rangaraj G，Jiang Y，et al. Differentiating culture samples representing coagulase-negative staphylococcal bacteremia from those representing contamination by use of time-to-positivity and quantitative blood culture methods. J Clin Microbiol，2009，47（10）：3255-3260.

［3］ Morioka S，Ichikawa M，Mori K，et al. Coagulase-negative staphylococcal bacteraemia in cancer patients. Time to positive culture can distinguish bacteraemia from contamination. Infect Dis（Lond），2018，50（9）：660-665. doi：10.1080/23744235.2018.1451917. Epub 2018 Mar 16. PMID：29544362.

［4］ Elzi L，Babouee B，Vögeli N，et al. How to discriminate contamination from bloodstream infection due to coagulase-negative staphylococci：a prospective study with 654 patients. Clin Microbiol Infect，2012，18（9）：E355-361.

［5］ Segal GS，Chamberlain JM. Resource utilization and contaminated blood cultures in children at risk for occult bacteremia. Arch Pediatr Adolesc Med，2000，154（5）：469-473.

⑤ 西班牙回顾性研究[1]纳入病例 269 例，其中 97 例（36%）被认为是具有临床意义的菌血症（clinically significant bacteraemia，CSB）。多变量分析显示 CSB 预测因素为：阳性报警时间（TTP）<16h(OR 4.540，95% CI 1.734～11.884)、表皮葡萄球菌（OR 4.273，95% CI 2.124～5.593)、中心静脉导管（OR 4.932，95% CI 2.467～9.858)、多套培养中 CoNS 阳性瓶数>2 瓶（OR 1.957，95% CI 1.401～2.733）和查尔森评分（Charlson score）≥3（OR 2.102，95% CI 1.078～4.099)。判断临床意义的算法分析纳入如下参数：查尔森评分≥3、匹兹堡评分（Pitt score）≥1、中性粒细胞减少、有中心静脉导管、表皮葡萄球菌、TTP<16h，此时统计学上判断效果最佳，对应敏感性 62%、特异性 93%、阳性预测值 83%、阴性预测值 81%、阳性似然比 8.87。

⑥ 结合生物学标志物　如降钙素原（PCT）对癌症患者[2]。

⑦ 对退热药没有治疗反应者，菌血症可能性大[3]。

⑧ 排除其他感染。

⑨ 新进展：已经纳入基因检测、人工智能分析[4]。

（4）其他正常无微生物部位液体标本，如心包积液、胸水、腹水、盆腔积液、后穹窿穿刺液、羊水、关节液/滑囊液可以比照血液标本进行判断。因为这些标本采集时操作更严谨，消毒更彻底，所以污染率理论上要低一些。

13. 以 CoNS 为代表的皮肤源菌群是下列情况的最常见病原：假体感染、血管内插管相关感染、术后感染［急性术后眼内炎、涉及中枢神经系统（central nervous system，CNS）的手术、人工心脏瓣膜引起的感染性心内膜炎］，这些操作/手术一般经皮肤为入路。研究显示，某部位外伤时的主要感染病原，和该

---

［1］ Garcia-Vázquez E，Fernández-Rufete A，Hernández-Torres A，et al. When is coagulase-negative Staphylococcus bacteraemia clinically significant? Scand J Infect Dis，2013，45（9）：664-671. doi：10.3109/00365548.2013.797599. Epub 2013 Jul 1. PMID：23808723.

［2］ Shomali W，Hachem R，Chaftari AM，et al. Can procalcitonin differentiate *Staphylococcus aureus* from coagulase-negative staphylococci in clustered gram-positive bacteremia? Diagn Microbiol Infect Dis，2013，76（2）：158-161. doi：10.1016/j.diagmicrobio.2013.03.004. Epub 2013 Apr 8. Erratum in：Diagn Microbiol Infect Dis. 2019 May；94（1）：105. Hanania A［corrected to Hanania AN］. PMID：23578976.

［3］ Mazur LJ，Jones TM，Kozinetz CA. Temperature response to acetaminophen and risk of occult bacteremia：a case-control study. J Pediatr，1989，115（6）：888-891.

［4］ VanAken SM，Newton D，VanEpps JS. Improved diagnostic prediction of the pathogenicity of bloodstream isolates of *Staphylococcus epidermidis*. PLoS One，2021，16（3）：e0241457. doi：10.1371/journal.pone.0241457. PMID：33770084；PMCID：PMC7997010.

部位的正常微生物群有很大的相关性[1,2]。比如 CoNS 导致皮肤软组织感染（SSTI）[3]，并不奇怪，只是概率。相似类推：肠道菌群对腹腔内感染（IAI）；肠道菌群和女性生殖道菌群对女性泌尿道感染、女性上生殖道感染、新生儿感染；上呼吸道菌群对上呼吸道感染……庶几近之。

14. 正常有微生物部位　定量培养阈值（threshold）浓度以上分离株意义大。伴相应临床表现则可确诊。

（1）清洁中段尿培养细菌分离株对尿路感染（UTI）的诊断　10^5 CFU/ml。特殊情况[4]可低至 10^2 CFU/ml。CFU 即菌落形成单位（colony-forming unit）。

（2）血管插管对插管相关性血流感染（catheter-related bloodstream infection，CRBSI）[5]　定量培养阈值 10^3 CFU/片段或 10^2 CFU/片段，未取得共识。半定量培养阈值 15 CFU/片段。

（3）鼻窦抽吸液培养对鼻窦炎[6]　10^5 CFU/ml。

（4）咳痰（expectorated sputum）培养对肺炎　10^7 CFU/ml，有文献[7]提到是 10^6 CFU/ml。国际上很早就有对肺炎时咳痰病原学诊断价值的研究。有报道显示清洗加定量两种方式结合，是咳痰处理的较好方法[8]。该研究提到，单纯清洗后，仍有 26% 的咳痰标本的污染菌浓度 $>10^6$ CFU/ml。

（5）支气管抽吸痰（tracheal aspiration，TA；tracheobronchial aspirated

［1］　Brook I. Microbiology and management of post-surgical wounds infection in children. Pediatr Rehabil，2002，5（3）：171-176.

［2］　Brook I. Aerobic and anaerobic microbiology of infections after trauma in children. J Accid Emerg Med，1998，15（3）：162-167.

［3］　Natsis NE，Cohen PR. Coagulase-Negative Staphylococcus Skin and Soft Tissue Infections. Am J Clin Dermatol，2018，19（5）：671-677. doi：10.1007/s40257-018-0362-9. PMID：29882122.

［4］　Horan TC，Andrus M，Dudeck MA. CDC/NHSN surveillance definition of health care-associated infection and criteria for specific types of infections in the acute care setting. Am J Infect Control，2008，36（5）：309-332.

［5］　Mermel LA，Allon M，Bouza E，et al. Clinical practice guidelines for the diagnosis and management of intravascular catheter-related infection：2009 Update by the Infectious Diseases Society of America. Clin Infect Dis，2009，49（1）：1-45.

［6］　Hickner JM，Bartlett JG，Besser RE，et al. Principles of appropriate antibiotic use for acute rhinosinusitis in adults：background. Ann Intern Med，2001，134（6）：498-505.

［7］　Bartlett JG. Diagnostic tests for agents of community-acquired pneumonia. Clin Infect Dis，2011，52 Suppl 4：S296-304.

［8］　Bartlett JG，Finegold SM. Bacteriology of expectorated sputum with quantitative culture and wash technique compared to transtracheal aspirates. Am Rev Respir Dis，1978，117（6）：1019-1027.

secretions，TBAS）定量培养对肺炎[1,2] 10^5CFU/ml。

（6）咳痰和抽吸痰的半定量结果 有文献以咳痰半定量（＋＋＋）（且限定菌种）、抽吸痰（＋＋）为阈值[3]。此类文献很少。没有更好标本且不进行定量培养的情况时，可资参考。半定量的起始接种量没有统一（多为$10\mu l$），导致此类阈值从逻辑上讲，严格来说，不能成立。参见"极似诊断"一节。

（7）支气管肺泡灌洗液（bronchoalceolar lavage fluid，BALF）培养细菌分离株对肺炎 10^4CFU/ml。经或不经纤维支气管镜的标本阈值一样。BALF会被污染，英文常常冠以"minimally contaminated"进行形容，可见一斑。

（8）防污染样本毛刷（protected specimen brush，PSB）细菌分离株对肺炎 10^3CFU/ml。经或不经纤维支气管镜的PSB标本阈值一样。

（9）肺组织培养对肺炎 10^4CFU/g。无菌条件下对组织进行称重、研磨对实验室来说是个考验。事实上国内大部分微生物学实验室还不具备这个能力。

（10）纤维支气管镜管端（telescoping plugged catheter，TPC；pulmonary distal catheter）对肺炎[4] 10^3CFU/ml。国际上对TPC的研究应用是将近30年前的事情了。目前实用的肺炎病原学标本基本上以抽吸痰、BALF、PSB三者为主[5]，尤其是基于支气管镜的标本定量培养方式[6]，TPC较少。

（11）烧伤组织培养对烧伤感染 10^5CFU/g。

（12）精液对男性特发性不育 10^3CFU/ml[7]或10^5CFU/ml[8]。有文章

［1］ Vidaur L，Planas K，Sierra R，et al. Ventilator-associated pneumonia：impact of organisms on clinical resolution and medical resources utilization. Chest，2008，133（3）：625-632.

［2］ el-Ebiary M，Torres A，González J，et al. Quantitative cultures of endotracheal aspirates for the diagnosis of ventilator-associated pneumonia. Am Rev Respir Dis，1993，148（6 Pt 1）：1552-1557.

［3］ Krüger S，Ewig S，Papassotiriou J，et al. Inflammatory parameters predict etiologic patterns but do not allow for individual prediction of etiology in patients with CAP：results from the German competence network CAPNETZ. Respir Res，2009，10：65.

［4］ Jiménez P，Saldias F，Meneses M，et al. Diagnostic fiberoptic bronchoscopy in patients with community-acquired pneumonia. Comparison between bronchoalveolar lavage and telescoping plugged catheter cultures. Chest，1993，103（4）：1023-7.

［5］ Garcia-Vázquez E，Marcos MA，Mensa J，et al. Assessment of the usefulness of sputum culture for diagnosis of community-acquired pneumonia using the PORT predictive scoring system. Arch Intern Med，2004，164（16）：1807-1811.

［6］ Baselski V，Klutts JS，Baselski V，et al. Quantitative cultures of bronchoscopically obtained specimens should be performed for optimal management of ventilator-associated pneumonia. J Clin Microbiol，2013，51（3）：740-744.

［7］ Jehl，et al. 抗菌药物临床应用——从抗菌谱到临床处方. 第2版. 倪语星，等译. 上海：上海科技出版社，2006.

［8］ Grizard G，Janny L，Hermabessiere J，et al. Seminal biochemistry and sperm characteristics in infertile men with bacteria in ejaculate. Arch Androl，1985，15（2-3）：181-186.

以尿路感染病原浓度超过 10^3 CFU/ml 为菌精症 (bacteriospermia) 的阈值[1]，治疗反应也以此为有效阈值[2]。提供精液阈值的文献少。

（13）粒细胞缺乏患者粪便定量培养 (quantitative stool culture)[3,4] 非胃肠炎病原阈值是 10^3 CFU/ml[5]。胃肠炎病原没有阈值。这仅见于一本专业书籍，未见其他文献，待核实。因为大量高浓度正常定植菌存在，设定条件致病菌致病的阈值，本身近乎不可能。

（14）注意 应用有活性抗生素后，阈值下调一个数量级。有影响浓度相关因素，如尿路感染 (UTI) 时大量饮水，阈值也要下调。阈值不是绝对的。

（15）数值的连续变化比单纯根据阈值判断一次结果的阴阳性更有价值。

（16）上述阈值多为细菌性感染的阈值，如清洁中段尿对尿路感染 (UTI)，如支气管肺泡灌洗液 (BALF) 对肺炎、对真菌性感染不适用。

（17）定量检查比起非定量/半定量是一个进步 高于定量检查阈值的结果高度提示感染。不过仍需要结合临床和指南，具体患者的具体结果都要分析判断，才能确立病原。

15. 并发菌血症和迁徙感染时，多部位有相同分离株 如肺炎时的呼吸道标本、血标本、胸水标本。因为菌血症和迁徙感染是前提，所以血培养分离株、转移后感染灶分离株往往可供比较。再如导管分离株和血培养分离株相同，有差异报警时间 (differential time to positivity，缩写 DTTP 或 DTP) 支持，可确诊插管相关性血流感染 (CRBSI)[6,7]。

［1］ Ventimiglia E，Capogrosso P，Boeri L，et al. Leukocytospermia is not an informative predictor of positive semen culture in infertile men: results from a validation study of available guidelines. Hum Reprod Open，2020，2020 (3): hoaa039. doi: 10.1093/hropen/hoaa039. PMID: 32995564；PMCID: PMC7508024.

［2］ La Vignera S，Calogero AE，Arancio A，et al. Transrectal ultrasonography in infertile patients with persistently elevated bacteriospermia. Asian J Androl，2008，10 (5): 731-740. doi: 10.1111/j. 1745-7262. 2008. 00425. x. PMID: 18645676.

［3］ Forbes D，Ee L，Camer-Pesci P，et al. Faecal candida and diarrhoea. Arch Dis Child，2001，84 (4): 328-331.

［4］ Abbassi MS，Achour W，Ben Hassen A. Characteristics of Enterococcus strains isolated from neutropenic patients at the National Bone-Marrow Transplantation Center of Tunis. Bull Soc Pathol Exot，2004，97 (2): 91-94.

［5］ Jehl，et al. 抗菌药物临床应用——从抗菌谱到临床处方. 第 2 版. 倪语星，等译. 上海: 上海科技出版社，2006.

［6］ Bouza E，Alvarado N，Alcalá L，et al. A randomized and prospective study of 3 procedures for the diagnosis of catheter-related bloodstream infection without catheter withdrawal. Clin Infect Dis，2007，44 (6): 820-826.

［7］ Wolf HH，Leithäuser M，Maschmeyer G，et al. Central venous catheter-related infections in hematology and oncology: guidelines of the Infectious Diseases Working Party (AGIHO) of the German Society of Hematology and Oncology (DGHO). Ann Hematol，2008，87 (11): 863-876. doi: 10.1007/s00277-008-0509-5. Epub 2008 Jul 16. PMID: 18629501.

16. 流行病学关联

（1）暴发时，已经明确病原　有明确流行病学关联宿主分离出相同微生物。如有症状即可确诊。相信经过了 SARS-CoV-2 疫情，大家都已明了。

（2）分离株和感染来源分离株的相关性　如新生儿感染和母亲产道定植菌；外伤感染病原和刺入物/接触物分离株。

（3）上述二者，如果确定是克隆传播，结合临床，可以直接确诊。

17. 和正常定植菌相比较

（1）首先要明确各部位的正常定植菌谱　国际上，如果健康人群携带比例<1%，则一般认为不是正常携带，不是正常定植菌[1]。

（2）肺炎，咳痰标本　比正常菌群（甲型溶血链球菌、奈瑟菌属等）浓度高的细菌类分离株、条件致病菌。咳痰标本有可能致病菌（probable pathogen，PP）时，PP 和正常菌群分离株都要准确进行半定量以资比较。这一点在现实中容易为微生物学实验室忽略——不报正常菌群半定量结果，导致无法比较。

（3）前列腺炎[2,3]　前列腺液分离株比膀胱尿首段尿分离株浓度高 10 倍以上，或按摩后尿液比按摩前中段尿浓度高 10 倍以上。有对四杯法的简化方法——两杯法（the pre and post massage test，PPMT）[4~6]，见相关指南[7]。

（4）当然前提是要有可比对象　比如呼吸道分泌物分离出曲霉菌，该菌是病原谱成员，也可以定植，但没有可资比较的对象，所以不能用比较思路。

18. 正常有微生物部位分离株与该部位的病原谱、定植谱、污染谱相比较确定临床意义

（1）分离株不在病原谱内　这是最简单的情况。绝大多数没有临床意义。需

［1］　Janda JM，Abbott SL. The genus Aeromonas：taxonomy，pathogenicity，and infection. Clin Microbiol Rev，2010，23（1）：35-73.

［2］　Henry D Isenberg，et al. Clinical Microbiology Procedure Handbook. ASM press，2007.

［3］　Domingue GJ Sr，Hellstrom WJ. Prostatitis. Clin Microbiol Rev，1998，11（4）：604-613.

［4］　Nickel JC. The Pre and Post Massage Test（PPMT）：a simple screen for prostatitis. Tech Urol，1997，3（1）：38-43.

［5］　Baron EJ，Miller JM，Weinstein MP，et al. A Guide to Utilization of the Microbiology Laboratory for Diagnosis of Infectious Diseases：2013 Recommendations by the Infectious Diseases Society of America（IDSA）and the American Society for Microbiology（ASM）. Clin Infect Dis，2013，57（4）：e22-e121.

［6］　Deves E，Novotny R，Barazzetti FH，et al. An investigation about chronic prostatitis in ankylosing spondylitis. Adv Rheumatol，2021，61（1）：23. doi：10.1186/s42358-021-00180-w. PMID：33947462.

［7］　Lipsky BA，Byren I，Hoey CT. Treatment of bacterial prostatitis. Clin Infect Dis，2010，50（12）：1641-1652.

要注意的是例外，可以检索 PubMed 中的病例报告进行判断。如呼吸道分泌物分离出假丝酵母菌属，不在病原谱内（通过呼吸道导致感染的病例罕见，通过呼吸道分泌物也不能确诊），就简单了，绝大多数直接否定即可。难在病例报道很多，却不是公认病原谱成员的分离株。如腹泻患者气单胞菌的分离，详见后文。现在的挑战是 mNGS 技术报了很多菌种，需要一一稽核。

（2）分离株是病原谱、定植谱成员　可以通过上述的阈值、与其他定植菌相比较等方式进行判断。并结合其他信息。

（3）分离株是病原谱、污染谱成员，不是定植谱成员　这时要看量（原始标本的浓度、培养基生长的量），量少时污染可能性大，并结合其他信息。考虑污染时要适度考虑污染源。

（4）分离株是病原谱成员，不是污染谱、定植谱成员　很理想。结合其他信息可确诊。这是所谓绝对致病微生物。

（5）注意前提是有比较明确的病原谱、定植谱、污染谱。注意病原谱是真正确诊病例的病原谱，不是实验室报告的分离株谱，也不是该部位正常定植菌的定植谱。注意病原谱是公认病原谱。有争议菌种不是公认病原谱成员。注意污染谱和定植谱有交叉。

（6）其他信息　临床表现、影像学、病理学、感染的标志物如 PCT。上述情况都要结合多种信息综合判断。

（7）上述情况第 2、第 3 条有难度，是临床和实验室要共同面对的难点。需要一例一例去仔细甄别分析。也有少数患者最终也不能确定分离株的临床价值。

（8）区分病原与否、界定三谱的进展　利用人体炎症反应/免疫反应、微生物毒力等证据，国际上逐渐开始使用。

19. 重视标本

（1）标本是分析前环节的核心　标本容易不合格[1]，容易陷入医、护、检三不管状态，需要实验室时刻判断、总结反馈。重视标本与否，是重视医学和微生物学与否的体现——对医、护、检都是。

（2）把标本分层，重视最有价值的标本　如肺炎时支气管肺泡灌洗液（BALF）价值高，咳痰相对价值低；糖尿病足感染并发骨髓炎时，溃疡拭子价

---

［1］ Vemu L, Sudhaharan S, Mamidi N, et al. Need for appropriate specimen for microbiology diagnosis of chronic osteomyelitis. J Lab Physicians, 2018, 10 (1): 21-25. doi: 10.4103/JLP.JLP_14_17. PMID: 29403199; PMCID: PMC5784287.

值低，骨活检价值高。要区分确诊性标本、非确诊性标本，尽量送检确诊性标本。如对于肺炎条件致病菌，咳痰不是确诊性标本。

（3）标本配套、连续送检　如插管相关性血液感染（CRBSI）时导管和导管血；肺炎时呼吸道标本、血液标本、胸水标本、尿液标本（肺炎链球菌抗原、军团菌抗原）；新生儿筛查时的系列标本。一般而言，微生物学范围内的标本基本都是配套的、连续的，整个病程只送检一个标本，结果分析有难度。除了标本配套连续，检查方法也有配套关联。

20. 重视方法

（1）敏感性、阳性预测值高/最高、似然比高的方法　过筛实验是敏感性高的方法；确诊实验是阳性预测值高、阳性似然比高的方法。排除诊断需要阴性预测值高、阴性似然比低的方法。

（2）公认的诊断方法　如细菌性阴道病（bacterial vaginosis，BV）时革兰染色，不用培养。而多数感染性疾病以培养为金方法。

（3）多方法同时进行，结果横向比较，互证、互补　如镜检、培养之间、PCR 和培养、抗原抗体检查等。

（4）分子生物学方法的独立性　严格来讲，结核分枝杆菌、曲霉菌等感染，单纯的一次 PCR 检测阳性结果不能确诊。笔者理解这是因为其高灵敏度导致的假阳性可能。目前流行的宏基因组下一代测序技术（mNGS）也是如此——不能成为决策（确诊、排除诊断）的唯一关键证据。

（5）尚未获得官方批准的技术方法　比如 mNGS 技术的实际应用，没有获准[1]。这可能是热点新方法都会有的一个过程。未获准技术除了规避法律风险外，一定要知道其不稳定性、不准确性，一定得有不同方法加以验证。

（6）国际没有、国内特有的方法，需要慎用慎解。

21. 重视结果的分析　微生物学阳性结果可分类为真正病原（true pathogen）或确定病原（definitive pathogen、confirmed pathogen）、极似病原（probable pathogen）、可能病原（possible pathogen）、污染/可能污染（probable contaminant）等几类。

（1）临床微生物学领域重量级书籍 CMPH[2]中，咳痰标本一节的分离株就

　　［1］　中华医学会检验医学分会.高通量宏基因组测序技术检测病原微生物的临床应用规范化专家共识［J］.中华检验医学杂志，2020，43（12）：1181-1195.
　　［2］　Lynne S Garcia，LSG & Associates.Clinical Microbiology Procedures Handbook.3rd edition.ASM Press，2010.

用"probable"来形容。

（2）比如有关眶蜂窝织炎（orbital cellulitis）病原学的研究，按下列定义对外科标本培养结果进行分类[1]：

① 真正病原（true pathogen）　下列菌种任何数量的生长：肺炎链球菌、金黄色葡萄球菌、流感嗜血杆菌、咽峡炎链球菌（*Streptococcus anginosus*）、A 群 β溶血链球菌；其他细菌中重度生长，且不考虑污染。

② 可能病原（possible pathogen）　极少量（rare）或少量（few）生长，不考虑是真正病原或污染。

③ 可能污染（probable contaminant）　血浆凝固酶阴性葡萄球菌、乳杆菌、酵母菌（yeast）。

④ 注意该分类针对外科标本。该文献正文还涉及血液标本、硬脑膜下（subdural）标本，讨论中提到鼻拭子（nasal swabs）结果分析要谨慎。

比如脑炎领域非常有名的加利福尼亚脑炎计划（the California Encephalitis Project）[2,3]：病因按确定（confirmed）病原、极似（probable）病原、可能（possible）病原、非感染病因（noninfectious etiology）、无法确定病因分为五种情况。

（3）由上可见，任何阳性结果都须结合标本情况、微生物种属和生长情况、临床表现、治疗效果进行综合分析，不要顾此失彼。在任何具体患者标本/分离株分析之前，一定要先明确病原谱、污染谱、定植谱。

22. 重视多微生物感染（polymicrobial infection）　危重患者、治疗无效患者、感染起源明显有多种微生物时要考虑。多微生物感染，既是临床实际感染病诊治的关注点[4]，也是临床感染病研究的发展方向[5]，是基础研究多微生物相

［1］　Seltz LB，Smith J，Durairaj VD，et al. Microbiology and antibiotic management of orbital cellulitis. Pediatrics，2011，127（3）：e566-572.

［2］　Glaser CA，Honarmand S，Anderson LJ，et al. Beyond viruses：clinical profiles and etiologies associated with encephalitis. Clin Infect Dis，2006，43（12）：1565-1577.

［3］　Krishnan P，Glenn OA，Samuel MC，et al. Acute Fulminant Cerebral Edema：A Newly Recognized Phenotype in Children With Suspected Encephalitis. J Pediatric Infect Dis Soc，2021，10（3）：289-294. doi：10.1093/jpids/piaa063. PMID：32667036.

［4］　Ochi F，Tauchi H，Miyata T，et al. Brain Abscess Associated with Polymicrobial Infection after Intraoral Laceration：A Pediatric Case Report. Case Rep Pediatr，2020，2020：8304302. doi：10.1155/2020/8304302. PMID：32231839；PMCID：PMC7085370.

［5］　Vila T，Kong EF，Montelongo-Jauregui D，et al. Therapeutic implications of *C. albicans-S. aureus* mixed biofilm in a murine subcutaneous catheter model of polymicrobial infection. Virulence，2021，12（1）：835-851. doi：10.1080/21505594.2021.1894834. PMID：33682623；PMCID：PMC7946022.

互作用的发展方向[1,2]。目前 mNGS 技术、广谱 PCR 技术、多引物芯片技术等，都为这一理念的实现提供了基础。

23. 和重视罕见临床表现一样，重视罕见微生物[3]，如儿科免疫正常患者眼眶毛霉菌感染[4]、产气荚膜梭菌导致腰椎间盘炎[5]、微小脲原体（*Ureaplasma parvum*）导致新生儿脑膜炎[6]。

24. 注意，对正常有微生物部位，同一部位连续多次分离相同的正常定植菌株，不能判断就是致病病原，因为可能都是定植，需要进一步的证据才能确定。比如咳痰，多次分离出念珠菌也没有意义。

25. 注意，经验治疗有效后反推的病原，多数不可信。除非某药物的针对性/特异性非常强，即该药物只覆盖某菌种病原体，对其他病原体无效时，才可信。广谱药物有效后反推的病原不可信。实际工作中，有实际价值的反推，仅见于结核、特定寄生虫感染的情况。

26. 注意，即使是尽最大努力，可能还是有一少部分感染性疾病最终无法确定病原，或无法判断分离株是污染菌还是真正病原。现实中，部分病例不能明确病原是比较常见的现象，想所有感染都能明确病原，是一种极端。

27. 多数感染性疾病和多数分离株，只要想判断，总还是有办法进行判断的。最可怕的是以下几种情况。

（1）根本不想获得病原，表现为不送标本，或随意送检标本，其中不合格比例严重超过预期或平均水平。

［1］ Stacy A，McNally L，Darch SE，et al. The biogeography of polymicrobial infection. Nat Rev Microbiol，2016，14（2）：93-105. doi：10.1038/nrmicro. 2015. 8. Epub 2015 Dec 30. PMID：26714431；PMCID：PMC5116812.

［2］ Ibberson CB，Stacy A，Fleming D，et al. Co-infecting microorganisms dramatically alter pathogen gene essentiality during polymicrobial infection. Nat Microbiol，2017，2：17079. doi：10.1038/nmicrobiol. 2017. 79. PMID：28555625；PMCID：PMC5774221.

［3］ （Burke A Cunha）. 抗生素的应用. 第 8 版. 师少军译. 北京：人民卫生出版社，2010：265.

［4］ Amanati A，Barzegar H，Pouladfar G，et al. Orbital mucormycosis in immunocompetent children：review of risk factors，diagnosis，and treatment approach. BMC Infect Dis，2020，20（1）：770. doi：10.1186/s12879-020-05460-2. PMID：33076815；PMCID：PMC7574198.

［5］ Bhatt H，Singh S. A 64-Year-Old Man with Low Back Pain Due to Clostridium perfringens Lumbar Discitis. Am J Case Rep，2021，22：e928014. doi：10.12659/AJCR. 928014. PMID：33479190；PMCID：PMC7836320.

［6］ Zhan C，Chen L，Hu L. Neonatal Ureaplasma parvum meningitis complicated with subdural hematoma：a case report and literature review. BMC Infect Dis，2021，21（1）：268. doi：10.1186/s12879-021-05968-1. PMID：33731039；PMCID：PMC7968305.

（2）根本不想区分定植、污染还是病原，把全部分离株直接等同于致病病原，表现为全部都使用抗生素/抗微生物药物，或推卸责任给实验室。就区分定植、污染，确立病原而言，医生的责任是最重要的，因为医生是诊疗主体，具有全部患者资料，对信息综合判断负责。而实验室不具备全部信息，无法充分判断，只有相对次要责任。实验室也可以参与会诊，获得特定病例的全部信息，但不会对所有患者这样。这是分工所致的必然性。

28. 确定某微生物是某感染性疾病病原的原则[1]

（1）克隆株导致暴发　例如，产碱普罗威登登菌（*Providencia alcalifaciens*）致病性的确定时，暴发后确定克隆性传播是很重要的因素[2]。后文提到的气单胞菌在这一点是反例。这一条暗含的前提是，该菌在正常群体的携带率低或没有携带。另见金氏金杆菌暴发[3]，主要是儿科骨关节感染。

（2）亨利-郭霍法则（Henle-Koch's postulates），简称郭霍法则（koch's postulates）　百年经典，内容不必赘述，参见郭霍同志光荣事迹[4~6]。该法则有助于我们深入了解感染性疾病的病因确立条件和微生物传播性[7]，但实用性并不好，多微生物致病时也有挑战[8]。该法则的进展[9]：20世纪70年代针对病毒、慢性感染的建议[10]；80年代的分子郭霍法则（molecular Koch's postu-

[1] Janda JM，Abbott SL. The genus Aeromonas：taxonomy，pathogenicity，and infection. Clin Microbiol Rev，2010，23（1）：35-73.

[2] Murata T，Iida T，Shiomi Y，et al. A large outbreak of foodborne infection attributed to *Providencia alcalifaciens*. J Infect Dis，2001，184（8）：1050-1055.

[3] El Houmami N，Minodier P，Dubourg G，et al. Patterns of Kingella kingae Disease Outbreaks. Pediatr Infect Dis J，2016，35（3）：340-346. doi：10.1097/INF.0000000000001010. PMID：26658382.

[4] Kaufmann SH，Schaible UE. 100th anniversary of Robert Koch's Nobel Prize for the discovery of the tubercle bacillus. Trends Microbiol，2005，13（10）：469-475.

[5] Münch R. Robert Koch. Microbes Infect，2003，5（1）：69-74.

[6] Gradmann C. A matter of methods：the historicity of Koch's postulates 1840-2000. Medizinhist J，2008，43（2）：121-148.

[7] Mazzarello P. The explicative power of the rules：the case of the Koch's postulates. Med Secoli，2004，16（2）：293-316.

[8] Nelson A，De Soyza A，Perry JD，et al. Polymicrobial challenges to Koch's postulates：ecological lessons from the bacterial vaginosis and cystic fibrosis microbiomes. Innate Immun，2012，18（5）：774-783.

[9] Byrd AL，Segre JA. Infectious disease. Adapting Koch's postulates. Science，2016，351（6270）：224-226. doi：10.1126/science. aad6753. PMID：26816362.

[10] Evans AS. Causation and disease：the Henle-Koch postulates revisited. Yale J Biol Med，1976，49（2）：175-195.

lates）及发展[1~3]；21 世纪针对感染性蛋白质（infectious proteins）的讨论[4]；对郭霍法则本身的修订升级和讨论[5,6]、正常定植/共生微生物郭霍法则（commensal Koch's postulates）[7]、生态郭霍法则（ecological Koch's postulates）[8]、腹泻领域[9]、针对非感染性疾病[10,11]。

（3）基于分子手段的修正版郭霍法则[12]

① 比起正常部位，疾病部位大多甚至全部的感染过程都有相应病原的核酸被检出；在显微镜或其他技术展示下可以直接看到菌体或其组分，如通过杂交或免疫组化或其他手段显示核酸或蛋白的存在，能显著增加病原与疾病间的关联。

② 核酸的检出、其强度或拷贝数与疾病的发生、缓解以及复发成正相关。

［1］ Falkow S. Molecular Koch's postulates applied to microbial pathogenicity. Rev Infect Dis，1988，10 Suppl 2：S274-276.

［2］ Falkow S. Molecular Koch's postulates applied to bacterial pathogenicity—a personal recollection 15 years later. Nat Rev Microbiol，2004，2（1）：67-72.

［3］ Ramakrishnan L. Mycobacterium tuberculosis pathogenicity viewed through the lens of molecular Koch's postulates. Curr Opin Microbiol，2020，54：103-110. doi：10.1016/j. mib. 2020.01.011. Epub 2020 Feb 13. PMID：32062573.

［4］ Walker L，Levine H，Jucker M. Koch's postulates and infectious proteins. Acta Neuropathol，2006，112（1）：1-4.

［5］ Inglis TJ. Principia aetiologica：taking causality beyond Koch's postulates. J Med Microbiol，2007，56（Pt 11）：1419-1422.

［6］ Hosainzadegan H，Khalilov R，Gholizadeh P. The necessity to revise Koch's postulates and its application to infectious and non-infectious diseases：a mini-review. Eur J Clin Microbiol Infect Dis，2020，39（2）：215-218. doi：10.1007/s10096-019-03681-1. Epub 2019 Aug 22. PMID：31440916.

［7］ Neville BA，Forster SC，Lawley TD. Commensal Koch's postulates：establishing causation in human microbiota research. Curr Opin Microbiol，2018，42:47-52. doi：10.1016/j. mib. 2017.10.001. Epub 2017 Nov 4. PMID：29112885.

［8］ Vonaesch P，Anderson M，Sansonetti PJ. Pathogens，microbiome and the host：emergence of the ecological Koch's postulates. FEMS Microbiol Rev，2018，42（3）：273-292. doi：10.1093/femsre/fuy003. PMID：29325027.

［9］ Sultana S，Sarker SA，Brüssow H. What happened to Koch's postulates in diarrhoea？Environ Microbiol，2017，19（8）：2926-2934. doi：10.1111/1462-2920.13787. Epub 2017 May 29. PMID：28474475.

［10］ Jialal I，Vikram NK. Inflammation and atherosclerosis：fulfilling Koch's postulates. Ther Adv Cardiovasc Dis，2018，12（1）：5-6. doi：10.1177/1753944717744740. Epub 2017 Nov 30. PMID：29187060；PMCID：PMC5933640.

［11］ Sackstein R. Fulfilling Koch's postulates in glycoscience：HCELL，GPS and translational glycobiology. Glycobiology，2016，26（6）：560-570. doi：10.1093/glycob/cww026. Epub 2016 Feb 29. PMID：26933169；PMCID：PMC4847618.

［12］ Fredericks DN，Relman DA. Sequence-based identification of microbial pathogens：a reconsideration of Koch's postulates. Clin Microbiol Rev，1996，9（1）：18-33.

③ 微生物病原的以序列为基础的证据与其他证据，如疾病病理学特征、临床特征、治疗反应等相吻合。

④ 推定的因果关联可以重复。

（4）*Cutibacterium acnes*（*C. acnes*；即之前的痤疮丙酸杆菌 *Propionibacterium acnes*，这个更名仍在讨论中[1]）导致痤疮。因为该菌也是皮肤正常定植菌，致病似乎无法满足郭霍法则。基于基因组的对比研究显示，痤疮影响的毛囊、未影响的毛囊里，该菌都有一定的丰度；痤疮微生物组有着不同于健康个体的多样性群体结构；致病菌存在着新的谱系特异性毒力决定因素（new lineage-specific virulence determinants）[2~4]。谱系特异性毒力决定因素从分子层面满足了郭霍法则。此例说明，对非典型的感染性疾病，尤其是人体正常定植微生物所致感染而言，基因组学为郭霍法则增加了更为精细的实用角度。

（5）志愿者研究（volunteer study），就是平时说的人体实验　众所周知，幽门螺杆菌（*Helicobacter pylori*）感染所致胃炎时，病原学确立过程中实验者自己就喝下了幽门螺杆菌纯菌菌悬液，导致感染后经抗生素治疗并治愈[5]。中国学者汤飞凡也拿自己做过实验，致敬。此类志愿者研究在西医领域屡有建树[6]，相信对少见病原所致疾病、轻度表现疾病等会有更大的价值。后文提到的气单胞菌在这一点仍是反例。

（6）毒素、毒力基因的存在　它们是确立病原学地位的必要条件（necessary condition），不是充分条件（sufficient condition）。目前的难点在，近乎所有菌种都有毒力基因。寻找特异性毒力基因/毒力决定因素，是必然方向，如前述痤疮病原体研究。

---

［1］ 许德田，郑捷，王秀丽. 痤疮丙酸杆菌更名为相关问题的探讨［J］. 中华皮肤科杂志，2020，53（11）：948-949.

［2］ Fitz-Gibbon S，Tomida S，Chiu BH，et al. Propionibacterium acnes strain populations in the human skin microbiome associated with acne. J Invest Dermatol，2013，133（9）：2152-2160. doi：10.1038/jid.2013.21. Epub 2013 Jan 21. PMID：23337890；PMCID：PMC3745799.

［3］ Segre JA. What does it take to satisfy Koch's postulates two centuries later? Microbial genomics and Propionibacteria acnes. J Invest Dermatol，2013，133（9）：2141-2142. doi：10.1038/jid.2013.260. Epub 2013 Jul 11. PMID：23842116；PMCID：PMC3775492.

［4］ O'Neill AM，Gallo RL. Host-microbiome interactions and recent progress into understanding the biology of acne vulgaris. Microbiome，2018，6（1）：177. doi：10.1186/s40168-018-0558-5. PMID：30285861；PMCID：PMC6169095.

［5］ http：//en.wikipedia.org/wiki/Helicobacter_pylori

［6］ Cohen S，Janicki-Deverts D，Turner RB，et al. Association between telomere length and experimentally induced upper respiratory viral infection in healthy adults. JAMA，2013，309（7）：699-705.

（7）流行病学标准　参见 Bradford-Hill 标准（the Bradford-Hill criteria）[1]。该标准是确定因果关系的流行病学标准。此类流行病学手段有助于我们识别、筛检病原，不过需要注意的是流行病学上有关联，是某微生物成为致病病原的必要条件，而非充分条件。本质而言，确定致病性需要临床、病理学/病理生理学、生物学等方面的证据。前述第一条中的暴发：首先是流行病学上强烈关联；如果是克隆传播，就等于有了生物学证据。参见盘尾丝虫与癫痫[2]、间日疟导致营养不良[3]、人乳头瘤病毒导致口腔癌[4]的相关研究。

（8）除此之外，笔者以为下面几点应该也是确立病原地位的重要支持性证据，待方家指正！

① 针对某病原抗原产生了特异性单克隆抗体，时间关联、临床表现等与因果关系不相矛盾，因果关系可重复，疾病表现确定属于感染性疾病范畴（除外免疫性疾病、肿瘤性疾病等情况）。

② 类似上一条，特异性的炎症标志物也有相应价值，需要研究领域有突破性进展。

③ 严格的随机双盲对照试验（或相似的严格试验）情况下，排除其他病原，针对可疑病原的靶向治疗比对照组有明显好转。不过这会有伦理学的限制和约束。

④ 新检测方法（如 mNGS、广谱 PCR、多引物芯片）中没有公认致病菌，但某种微生物会反复出现，需要纳入考虑。如支气管肺泡灌洗液（BALF）中的惠普尔养障体（*Tropheryma whipplei*）[5]，现在逐渐明确可以导致肺炎。

29. 确定某微生物是某感染性疾病病原的实例　幽门螺杆菌胃部致病性确立

---

［1］ Dickerson MC，Johnston J，Delea TE，et al. The causal role for genital ulcer disease as a risk factor for transmission of human immunodeficiency virus. An application of the Bradford Hill criteria. Sex Transm Dis，1996，23（5）：429-440.

［2］ Colebunders R，Njamnshi AK，Menon S，et al. Onchocerca volvulus and epilepsy：A comprehensive review using the Bradford Hill criteria for causation. PLoS Negl Trop Dis，2021，15（1）：e0008965. doi：10.1371/journal. pntd. 0008965. PMID：33411705；PMCID：PMC7790236.

［3］ Monteiro WM，Alexandre MA，Siqueira A，et al. Could Plasmodium vivax malaria trigger malnutrition? Revisiting the Bradford Hill criteria to assess a causal relationship between two neglected problems. Rev Soc Bras Med Trop，2016，49（3）：274-278. doi：10.1590/0037-8682-0397-2015. PMID：27384822.

［4］ Raj AT，Patil S，Gupta AA，et al. Reviewing the role of human papillomavirus in oral cancer using the Bradford Hill criteria of causation. Dis Mon，2019，65（6）：155-163. doi：10.1016/j. disamonth. 2018.09. 007. Epub 2018 Nov 28. PMID：30502099.

［5］ Lagier JC，Papazian L，Fenollar F，et al. Tropheryma whipplei DNA in bronchoalveolar lavage samples：a case control study. Clin Microbiol Infect，2016，22（10）：875-879. doi：10.1016/j. cmi. 2016.07. 010. Epub 2016 Jul 16. PMID：27432769.

的故事已经尽人皆知[1,2]，确立者也喜获诺贝尔奖[3]，兹不赘述。其他实例如 Whipple 病病原的确定[4]、艾滋病（AIDS）患者 Kaposi 肉瘤的病原 HHV8[5]。目前川崎病（Kawasaki disease，又称皮肤黏膜淋巴结综合征，mucocutaneous lymphnode syndrome）时人腺病毒（human adenovirus，HAdV）的作用成为关注的焦点[6~8]，另外也涉及 SARS-CoV-2［儿童会引起多系统炎症综合征（multisystem inflammatory syndrome，MIS)][9]、其他冠状病毒[10]、流感和副流感病毒[11]、细环病毒变体等[12]。下面以肠道感染、呼吸道感染等情况的正反例子来介绍。

（1）产酸克雷伯菌（*Klebsiella oxytoca*，KOX）是抗生素相关性出血性结肠炎（antibiotic-associated hemorrhagic colitis，AAHC）的病原[13]，确立证据包括：

① 结肠镜确诊的 AAHC 患者多数可以分离到 KOX（5/6），而健康个体

［1］ Marshall BJ，Warren JR. Unidentified curved bacilli on gastric epithelium in active chronic gastritis. Lancet，1983，1（8336）：1273-1275.

［2］ Marshall BJ，Warren JR. Unidentified curved bacilli in the stomach of patients with gastritis and peptic ulceration. Lancet，1984，1（8390）：1311-1315.

［3］ Mignon M. The Nobel Prize in Medicine，2005. Barry J. Marshall and J. Robin Warren. Helicobacter pylori honored. Med Sci（Paris），2005，21（11）：993-994.

［4］ Relman DA，Schmidt TM，MacDermott RP，et al. Identification of the uncultured bacillus of Whipple's disease. N Engl J Med，1992，327（5）：293-301.

［5］ Chang Y，Cesarman E，Pessin MS，et al. Identification of herpesvirus-like DNA sequences in AIDS-associated Kaposi's sarcoma. Science，1994，266（5192）：1865-1869.

［6］ Jaggi P，Kajon AE，Mejias A，et al. Human adenovirus infection in Kawasaki disease：a confounding bystander? Clin Infect Dis，2013，56（1）：58-64.

［7］ Rowley AH，Shulman ST. Editorial commentary：missing the forest for the trees：respiratory viral assays in patients with kawasaki disease. Clin Infect Dis，2013，56（1）：65-66.

［8］ Fukuda S，Ito S，Fujiwara M，et al. Simultaneous development of Kawasaki disease following acute human adenovirus infection in monozygotic twins：A case report. Pediatr Rheumatol Online J，2017，15（1）：39. doi：10.1186/s12969-017-0169-x. PMID：28511718；PMCID：PMC5432973.

［9］ Roe K. A viral infection explanation for Kawasaki disease in general and for COVID-19 virus-related Kawasaki disease symptoms. Inflammopharmacology，2020，28（5）：1219-1222. doi：10.1007/s10787-020-00739-x. Epub 2020 Jul 7. PMID：32638151；PMCID：PMC7340733.

［10］ Giray T，Biçer S，Küçük Ö，et al. Four cases with Kawasaki disease and viral infection：aetiology or association. Infez Med，2016，24（4）：340-344. PMID：28011972.

［11］ Wang J，Sun F，Deng HL，et al. Influenza A（H1N1）pdm09 virus infection in a patient with incomplete Kawasaki disease：A case report. Medicine（Baltimore），2019，98（15）：e15009. doi：10.1097/MD.0000000000015009. PMID：30985646；PMCID：PMC6485757.

［12］ Thissen JB，Isshiki M，Jaing C，et al. A novel variant of torque teno virus 7 identified in patients with Kawasaki disease. PLoS One，2018，13（12）：e0209683. doi：10.1371/journal.pone.0209683. PMID：30592753；PMCID：PMC6310298.

［13］ Högenauer C，Langner C，Beubler E，et al. *Klebsiella oxytoca* as a causative organism of antibiotic-associated hemorrhagic colitis. N Engl J Med，2006，355（23）：2418-2426.

KOX 携带率仅 1.6%。这些患者之前接受了青霉素类、非甾体抗炎药物（nonsteroidal antiinflammatory drugs，NSAID）治疗。

② 这些患者都没有艰难梭菌分离，也没有其他普通常见肠道病原分离。

③ 患者 KOX 分离株都产细胞毒素。

④ 动物模型：接受阿莫西林/克拉维酸（amoxicillin-clavulanate，AMC）治疗和 KOX 接种后，才会有 KOX 定植。反之则没有。

⑤ 动物模型：定植 KOX 的小鼠出现出血性结肠炎，而单纯接受 AMC 者、单纯接受 NSAID 者，或同时接受 AMC 和 NSAID 者，没有出血性结肠炎。

⑥ 因为满足了郭霍法则，有克隆株暴发，有毒素和动物实验，所以产毒素 KOX 是 AAHC 的病原。

⑦ 后续研究：肺炎致病株和 AAHC 致病株分型不同[1]、细胞毒效应[2]、致病基因和机制研究[3,4]。

（2）反例之一，肺炎克雷伯菌导致腹泻，致病性始终没有明确。

① 1980 年和之前，有该菌可能导致腹泻的报道，包括暴发[5]。

② 20 世纪 80 年代，意大利研究显示该菌的热稳定肠毒素可能是分泌性腹泻的原因[6]。加拿大研究也认同这一观点[7]。后续 CID 这样的重量级杂志有 2

［1］ Herzog KA，Schneditz G，Leitner E，et al. Genotypes of *Klebsiella oxytoca* isolates from patients with nosocomial pneumonia are distinct from those of isolates from patients with antibiotic-associated hemorrhagic colitis. J Clin Microbiol，2014，52（5）：1607-1616. doi：10.1128/JCM.03373-13. Epub 2014 Mar 5. PMID：24599976；PMCID：PMC3993621.

［2］ Joainig MM，Gorkiewicz G，Leitner E，et al. Cytotoxic effects of *Klebsiella oxytoca* strains isolated from patients with antibiotic-associated hemorrhagic colitis or other diseases caused by infections and from healthy subjects. J Clin Microbiol，2010，48（3）：817-824. doi：10.1128/JCM.01741-09. Epub 2010 Jan 6. PMID：20053860；PMCID：PMC2832427.

［3］ Ghasemian A，Mohabati Mobarez A，Najar Peerayeh S，et al. Expression of adhesin genes and biofilm formation among *Klebsiella oxytoca* clinical isolates from patients with antibiotic-associated haemorrhagic colitis. J Med Microbiol，2019，68（7）：978-985. doi：10.1099/jmm.0.000965. Epub 2019 May 28. PMID：31136296.

［4］ Tse H，Gu Q，Sze KH，et al. A tricyclic pyrrolobenzodiazepine produced by *Klebsiella oxytoca* is associated with cytotoxicity in antibiotic-associated hemorrhagic colitis. J Biol Chem，2017，292（47）：19503-19520. doi：10.1074/jbc.M117.791558. Epub 2017 Sep 26. PMID：28972161；PMCID：PMC5702686.

［5］ Deb M，Bhujwala RA，Shriniwas，et al. *Klebsiella pneumoniae* as the possible cause of an outbreak of diarrhoea in a neonatal special care unit. Indian J Med Res，1980，71：359-362. PMID：6993349.

［6］ Guarino A，Guandalini S，Alessio M，et al. Characteristics and mechanism of action of a heat-stable enterotoxin produced by *Klebsiella pneumoniae* from infants with secretory diarrhea. Pediatr Res，1989，25（5）：514-518. doi：10.1203/00006450-198905000-00018. PMID：2470015.

［7］ Rennie RP，Anderson CM，Wensley BG，et al. *Klebsiella pneumoniae* gastroenteritis masked by Clostridium perfringens. J Clin Microbiol，1990，28（2）：216-219. doi：10.1128/jcm.28.2.216-219.1990. PMID：2179254；PMCID：PMC269578.

个病例报道：一例是旅游、血便、"纯培养"[1]；一例是免疫低下、腹泻、"纯培养"（同一报告还有另外一例，见原文）[2]。之所以"纯培养"打引号，是因为都没有考虑厌氧菌。南非有该菌导致坏死性小肠结肠炎的报道[3]。

③ 法国、中国[4]、印度[5]有致病性相关的基础研究，但不能确定是否真正是腹泻病原。通过这些文献可知，致病性的基础研究结论不确定，没有流行病学相关性研究，目前还不能确立该菌是腹泻病原的地位。从科学研究角度来看，该菌还有进一步研究的必要。笔者理解，该菌的特殊成员会导致个例腹泻。只是如何确立其致病性和病原地位，还需要证据；临床如何检出，还需要技术开发。

④ 从临床实践角度来看，目前不考虑该菌是腹泻病原体。目前文献正规研究的表述是：分离自（isolated from）[6]、携带者（carriage）[7]。临床实际工作中，退一步，如果患者腹泻明确，粪便普通培养和厌氧培养（必须）都是肺炎克雷伯菌纯培养，同一原始标本镜检符合，也可以考虑治疗覆盖。但这不能说明该菌是腹泻病原，因果关系无法确立。

（3）反例之二，气单胞菌属（*Aeromonas* spp.）导致肠炎，致病性始终没有明确。

［1］ Guerin F，Le Bouguenec C，Gilquin J，et al. Bloody diarrhea caused by *Klebsiella pneumoniae*：a new mechanism of bacterial virulence？Clin Infect Dis，1998，27（3）：648-649. doi：10.1086/517141. PMID：9770172.

［2］ Gassama-Sow A，Diallo MH，Wane AA，et al. Genetic determinants of antibiotic resistance in diarrheagenic *Klebsiella pneumoniae* subspecies ozaenae：an emerging enteropathogen in Senegal. Clin Infect Dis，2010，50（3）：453-455. doi：10.1086/649892. PMID：20064035.

［3］ Cotton MF，Pieper CH，Kirsten GF，et al. Necrotising enterocolitis as an infectious disease—evidence from an outbreak of invasive disease due to extended-spectrum beta-lactamase-producing *Klebsiella pneumoniae*. S Afr Med J，2001，91（2）：133-135. PMID：11288393.

［4］ Zhang C，Sherman MP，Prince LS，et al. Paneth cell ablation in the presence of *Klebsiella pneumoniae* induces necrotizing enterocolitis（NEC）-like injury in the small intestine of immature mice. Dis Model Mech，2012，5（4）：522-532. doi：10.1242/dmm.009001. Epub 2012 Feb 10. PMID：22328592；PMCID：PMC3380715.

［5］ Pal A，Hoque KM，Niyogi SK，et al. Rise in free intracellular calcium in HeLa cells infected with aggregative *Klebsiella pneumoniae* strains isolated from cases of diarrhoea. Indian J Med Res，2001，113：1-4. PMID：11280164.

［6］ Gu DX，Huang YL，Ma JH，et al. Detection of Colistin Resistance Gene mcr-1 in Hypervirulent *Klebsiella pneumoniae* and *Escherichia coli* Isolates from an Infant with Diarrhea in China. Antimicrob Agents Chemother，2016，60（8）：5099-5100. doi：10.1128/AAC.00476-16. PMID：27270278；PMCID：PMC4958155.

［7］ Koh TH，Lee V，Chng J，et al. Hypervirulent *Klebsiella pneumoniae* carriage in polyclinic attendees and national servicemen presenting with diarrhoea. Ann Acad Med Singap，2021，50（1）：90-91. doi：10.47102/annals-acadmedsg.2020323. PMID：33623964.

① 2010 年 CMR 中的一篇文章[1]认为：该菌没有公认的克隆株暴发，不符合郭霍法则和分子郭霍法则，志愿者研究不支持，只有毒力基因/肠毒素和流行病学 2 条符合，所以其病原学地位至今没有获得公认。注意这里仅指气单胞菌属所致肠炎的情况，该菌的伤口感染、菌血症和脓毒症的病原学地位是毋庸置疑的。对于危重患者腹泻、迁延不愈患者腹泻，有该菌分离时，可予抗生素针对气单胞菌进行靶向治疗。

② 近十年来关于腹泻、肠炎的研究依然没有得出明确结论。比较明确的是，这常见于儿童、免疫受损患者，且没有单一毒力因素[2]。台湾地区研究显示成人腹泻患者（514 例）和健康对照者（167 例）的携带率分别是 2.5%、3.6%[3]。三个报道涉及暴发，但两个是霍乱暴发时的分离株[4,5]；一个是 2004 年暴发，也伴有很多经典病原（原文是葡萄牙语）[6]，都不是单独致病暴发。该菌的特点之一是伴随经典病原的比例很高，有文献甚至近 44%[7]。因此其致病独立性无法确认。

③ 两篇文献提示我们需要继续就该菌在肠炎中的病原体地位进行努力。全球肠炎多中心研究（the Global Enteric Multicenter Study，GEMS）是大型研究[8]，48 个月时间共 12110 个病例和 17291 个匹配对照纳入。在巴基斯坦和孟加拉国 736 例

［1］ Janda JM，Abbott SL. The genus Aeromonas：taxonomy，pathogenicity，and infection. Clin Microbiol Rev，2010，23（1）：35-73.

［2］ Gonçalves Pessoa RB，de Oliveira WF，Marques DSC，et al. The genus Aeromonas：A general approach. Microb Pathog，2019，130：81-94. doi：10.1016/j.micpath.2019.02.036. Epub 2019 Mar 5. PMID：30849490.

［3］ Chen PL，Tsai PJ，Chen CS，et al. Aeromonas stool isolates from individuals with or without diarrhea in southern Taiwan：Predominance of Aeromonas veronii. J Microbiol Immunol Infect，2015，48（6）：618-624. doi：10.1016/j.jmii.2014.08.007. Epub 2014 Nov 1. PMID：25440979.

［4］ Silva LCAD，Leal-Balbino TC，Melo BST，et al. Genetic diversity and virulence potential of clinical and environmental Aeromonas spp. isolates from a diarrhea outbreak. BMC Microbiol，2017，17（1）：179. doi：10.1186/s12866-017-1089-0. PMID：28821241；PMCID：PMC5563053.

［5］ Mendes-Marques CL，Nascimento LM，Theophilo GN，et al. Molecular characterization of Aeromonas spp. and Vibrio cholerae O1 isolated during a diarrhea outbreak. Rev Inst Med Trop Sao Paulo，2012，54（6）：299-304. doi：10.1590/s0036-46652012000600001. PMID：23152310.

［6］ Hofer E，Reis CM，Theophilo GN，et al. Envolvimento de Aeromonas em surto de doença diarréica aguda em São Bento do Una，Pernambuco [Aeromonas associated with an acute diarrhea outbreak in São Bento do Una，Pernambuco]. Rev Soc Bras Med Trop，2006，39（2）：217-220. Portuguese. doi：10.1590/s0037-86822006000200016. Epub 2006 May 5. PMID：16699653.

［7］ Wang W，Wang D，Zhu L，et al. [Infection status and virulent genes of Aeromonas in diarrhea patients in Pudong New Area，Shanghai]. Zhonghua Liu Xing Bing Xue Za Zhi，2016，37（3）：402-405. Chinese. doi：10.3760/cma.j.issn.0254-6450.2016.03.023. PMID：27005546.

［8］ Qamar FN，Nisar MI，Quadri F，et al. Aeromonas-Associated Diarrhea in Children Under 5 Years：The GEMS Experience. Am J Trop Med Hyg，2016，95（4）：774-780. doi：10.4269/ajtmh.16-0321. Epub 2016 Aug 15. PMID：27527635；PMCID：PMC5062620.

中重度腹泻病例中，气单胞菌确定为重要病原体（22.2%）。即使调整了其他病原体和社会人口因素，气单胞菌仍然是一种重要的病原体。志贺菌存在时，气单胞菌的优势比（OR）更高 [匹配 OR：6.2，95%可信区间（CI）：1.9～20.2]。感染该菌的患者可出现痢疾，尤其是 0～11 个月（OR：1.4，95% CI：1.0～2.0）和 12～23 个月（OR：1.8，95% CI：1.3～2.5）年龄组。该菌感染概率随着发育迟缓程度的增加而增加，严重发育迟缓的概率最高（OR：10.1，95% CI：3.6～28.9）。

④ 西班牙研究显示[1]：3 年时间搜集了人类腹泻粪便分离株 29 个、饮用水 13 个、兔肉 13 个和海鱼 5 个。气单胞菌种类分布因来源而异。豚鼠气单胞菌 HG4 和媒介气单胞菌 HG5 分别在临床分离株和水分离株中占优势，而运动型杀鲑气单胞菌 HG3 在鱼类和肉类中最常见。分子分型揭示特定分离株亚群之间的基因型关系：a. HG5 在研究期间持续存在于饮用水中；b. 不同患者在几个月内拥有相同或密切相关的克隆；c. 在两组水和人类分离株中观察到克隆相关性。第一组 HG5：水 9 株、人类 2 株。第二组 HG4：水 1 株、人 1 株。说明该菌在研究区域遵循水传播途径。2006 年 6 月三个与水分离株密切相关的人分离株在 4 天时间内从没有基础疾病、不相关患者身上分离。这些患者其他肠道病原检测呈阴性。这些数据提示导致人类疾病的豚鼠气单胞菌经水传播。

（4）卡他莫拉菌（*Moraxella catarrhalis*）在呼吸道黏膜致病性的确定经历了 10 余年[2~5]。参见其相关毒力和疫苗[6,7]、相互作用[8]的文献。有文献建

[1] Pablos M，Huys G，Cnockaert M，et al. Identification and epidemiological relationships of Aeromonas isolates from patients with diarrhea，drinking water and foods. Int J Food Microbiol，2011，147（3）：203-210. doi：10.1016/j.ijfoodmicro.2011.04.006. Epub 2011 Apr 21. PMID：21550680.

[2] Radzuweit S，Kalich R. Branhamella（Moraxella）catarrhalis—a clinically relevant pathogen of bronchopulmonary diseases?. Z Erkr Atmungsorgane，1991，177（1-2）：82-87.

[3] Helminen ME，Maciver I，Latimer JL，et al. A major outer membrane protein of Moraxella catarrhalis is a target for antibodies that enhance pulmonary clearance of the pathogen in an animal model. Infect Immun，1993，61（5）：2003-2010.

[4] Blandino G，Boccazzi A，Cavallo GP，et al. Moraxella catarrhalis：an emerging respiratory pathogen. Infez Med，1996，4（3）：127-136.

[5] Verduin CM，Hol C，Fleer A，et al. Moraxella catarrhalis：from emerging to established pathogen. Clin Microbiol Rev，2002，15（1）：125-144.

[6] Murphy TF，Parameswaran GI. Moraxella catarrhalis，a human respiratory tract pathogen. Clin Infect Dis，2009，49（1）：124-131. doi：10.1086/599375. PMID：19480579.

[7] Perez AC，Murphy TF. Potential impact of a Moraxella catarrhalis vaccine in COPD. Vaccine，2019，37（37）：5551-5558. doi：10.1016/j.vaccine.2016.12.066. Epub 2017 Feb 6. PMID：28185742；PMCID：PMC5545157.

[8] Singh B，Alvarado-Kristensson M，Johansson M，et al. The Respiratory Pathogen Moraxella Catarrhalis Targets Collagen for Maximal Adherence to Host Tissues. mBio，2016，7（2）：e00066. doi：10.1128/mBio.00066-16. PMID：27006460；PMCID：PMC4807357.

议，下呼吸道感染时咽拭子的优势生长和纯生长需要考虑[1]。

（5）反例 相对而言，人体正常定植微生物导致宿主个体疾病时，病原地位的确定较难，尤其是在定植部位导致的感染。这里给出一个实例：副流感嗜血杆菌（*Haemophilus parainfluenzae*）导致社区获得性肺炎（CAP）[2]。该菌正常定植于人类上呼吸道，一般不会导致肺炎。该例确定感染与病原所用证据包括：

① 41 岁女性社区获得性肺炎患者，对初始经验治疗药物阿莫西林、头孢克洛没有治疗反应。

② 痰定量培养：副流感嗜血杆菌纯生长。

③ 按敏感试验结果选择敏感药物环丙沙星进行治疗后缓解。

④ 免疫学检查显示：患者血清中副流感嗜血杆菌特异性 IgM 抗体浓度高。

⑤ 通过这些证据可知，对于一般不认为是病原的微生物，确立其致病地位要特别严谨，不能随意认定。对此类个例，一定要看是否是权威杂志，登出后是否受到认可。如果杂志不够权威，或者登出后被否定，则不能认可此类个例报道的价值。而即便是个例确定诊断正确无争议，也并不具有普遍意义。上例在 PubMed 数据库中仅是个例，目前仍不认为该菌是 CAP 病原谱成员。

（6）下面我们再以慢性阻塞性肺疾病急性加重期（acute exacerbations of chronic obstructive pulmonary disease，AECOPD）为例，展示细菌性病因的确定过程。

① S. Sethi 和 TF. Murphy 研究团队 2002 年首次证实了细菌新获得菌株与 AECOPD 的相关性[3] 在分子分型的基础上，分离出新菌株的慢性阻塞性肺疾病（COPD）患者，33.0% 出现急性加重，而没有分离出新菌株的患者，仅 15.4% 出现加重（$P<0.001$；RR：2.15；95% CI：1.83～2.53）。流感嗜血杆菌、卡他莫拉菌、肺炎链球菌新分离株和急性加重增加的风险有显著相关性。该研究支持细菌新获得菌株作为 AECOPD 病因的地位。同一团队关于细菌载量的研究显示[4]：细菌载量变化不太可能是 AECOPD 的重要机制。

[1] Gupta N，Arora S，Kundra S. Moraxella catarrhalis as a respiratory pathogen. Indian J Pathol Microbiol，2011，54（4）：769-771. doi：10.4103/0377-4929.91496. PMID：22234107.

[2] Pillai A，Mitchell JL，Hill SL，et al. A case of Haemophilus parainfluenzae pneumonia. Thorax，2000，55（7）：623-624.

[3] Sethi S，Evans N，Grant BJ，et al. New strains of bacteria and exacerbations of chronic obstructive pulmonary disease. N Engl J Med，2002，347（7）：465-471.

[4] Sethi S，Sethi R，Eschberger K，et al. Airway bacterial concentrations and exacerbations of chronic obstructive pulmonary disease. Am J Respir Crit Care Med，2007，176（4）：356-361.

② 气道抗微生物肽（antimicrobial protein/peptides，AMPs）相关研究显示[1]：和基线相比，新获得的流感嗜血杆菌非典型菌株（nontypeable *Haemophilus influenzae*，NTHI）和卡他莫拉菌（*Moraxella catarrhalis*，MCA）在定植和导致加重时，AMPs 有显著性变化。溶菌酶（lysozyme）在定植和导致加重时都会显著下降；分泌性白细胞蛋白酶抑制剂（secretory leukocyte protease inhibitor，SLPI）在二者导致加重时和卡他莫拉菌（MCA）定植时会下降；LL-37 在二者导致加重时会升高。

③ 气道和血液的炎症谱研究显示[2]：AECOPD 患者分为新菌株、菌株持续存在、其他病原、没有病原四组时，其中新菌株组痰 TNFα、痰中性粒细胞弹性蛋白酶（neutrophil elastase）、血清 C 反应蛋白和基线相比的升高幅度，比其他三组更大，其他三组升高程度相似。临床缓解与炎症谱恢复到发病前水平相伴随，症状持续与炎症谱持续升高相伴随。临床上加重的严重程度和四个炎症标志物水平（还有 IL-8）呈正相关。由此可见，炎症谱的变化和细菌性急性加重的关系要比与非细菌性急性加重的关系更为密切。

④ 其他科研团队动物模型研究显示[3]：流感嗜血杆菌裂解产物会诱导动物模型出现 COPD 炎症表型。

⑤ AECOPD 时抗生素使用的荟萃分析显示[4]：使用抗生素会减少病死率（RR 0.23；95% CI：0.10～0.52 with NNT of 8；95% CI：6～17），减少治疗失败（RR 0.47；95% CI 0.36～0.62 with NNT of 3；95% CI：3～5），减少脓性痰（sputum purulence）（RR 0.56；95% CI 0.41～0.77 with NNT of 8；95% CI：6～17）。NNT 即 number needed to treat to benefit（治疗才能受益所需的人数，即 1 例受益所需治疗的例数）。该分析支持对中重度 AECOPD 伴脓痰时抗生素使用的正面价值。

⑥ 上述信息显示细菌感染是导致 AECOPD 的原因之一。《慢性阻塞性肺疾病全球倡议》（GOLD 指南）2011 版[5]提到了四种细菌：流感嗜血杆菌、肺炎

[1] Parameswaran GI, Sethi S, Murphy TF. Effects of bacterial infection on airway antimicrobial peptides and proteins in COPD. Chest，2011，140（3）：611-617.

[2] Sethi S, Wrona C, Eschberger K, et al. Inflammatory profile of new bacterial strain exacerbations of chronic obstructive pulmonary disease. Am J Respir Crit Care Med，2008，177（5）：491-497.

[3] Moghaddam SJ, Clement CG, De la Garza MM, et al. Haemophilus influenzae lysate induces aspects of the chronic obstructive pulmonary disease phenotype. Am J Respir Cell Mol Biol，2008，38（6）：629-638.

[4] Ram FS, Rodriguez-Roisin R, Granados-Navarrete A, et al. Antibiotics for exacerbations of chronic obstructive pulmonary disease. Cochrane Database Syst Rev，2006，19；（2）：CD004403.

[5] http：//www.goldcopd.org/

链球菌、卡他莫拉菌、铜绿假单胞菌，支持在急性加重后有相应指征时使用抗生素。同时期文献列出的病毒包括鼻病毒、冠状病毒、流感和副流感病毒、腺病毒、呼吸道合胞病毒[1]。到 2020 年，上述病原谱没有改变[2]。而军团菌属、肺炎支原体、肺炎衣原体在 COPD 急性加重中的作用：既有研究结论矛盾，基于分子生物学的研究显示没有作用[3,4]。

⑦ 明确了 AECOPD 中细菌性病原的致病地位后，S. Sethi 和 TF. Murphy 团队给出了 AECOPD 时合理使用抗生素的流程图[5]，也设计了一个 proof-of-concept（为观点提供证据）的随机对照研究，证实了抗生素预防应用（莫西沙星间歇给药）防止 AECOPD 的价值[6]。此外，还对 AECOPD 时抗生素治疗（莫西沙星与阿莫西林克拉维酸）进行了随机双盲非劣效（non-inferiority）研究[7]。同时对 AECOPD 感染的分子诊断进行了探讨[8]。注意，预防用药是一个有争议的话题。除轻度加重外，中重度加重者推荐进行抗生素治疗[9,10]。

［1］ Wedzicha JA，Seemungal TA. COPD exacerbations：defining their cause and prevention. Lancet，2007，370（9589）：786-796. doi：10. 1016/S0140-6736（07）61382-8. PMID：17765528；PMCID：PMC7134993.

［2］ Ritchie AI，Wedzicha JA. Definition，Causes，Pathogenesis，and Consequences of Chronic Obstructive Pulmonary Disease Exacerbations. Clin Chest Med，2020，41（3）：421-438. doi：10. 1016/j. ccm. 2020. 06. 007. PMID：32800196；PMCID：PMC7423341.

［3］ Diederen BM，van der Valk PD，Kluytmans JA，et al. The role of atypical respiratory pathogens in exacerbations of chronic obstructive pulmonary disease. Eur Respir J，2007，30（2）：240-244. doi：10. 1183/09031936. 00012707. Epub 2007 Apr 25. PMID：17459899.

［4］ Jouneau S. Facteurs déclenchant des exacerbations de BPCO［Triggering factors of acute COPD exacerbations］. Rev Mal Respir，2017，34（4）：343-348. French. doi：10. 1016/j. rmr. 2017. 03. 005. Epub 2017 May 2. PMID：28476417；PMCID：PMC7135495.

［5］ Sethi S，Murphy TF. Infection in the pathogenesis and course of chronic obstructive pulmonary disease. N Engl J Med，2008，359（22）：2355-2365.

［6］ Sethi S，Jones PW，Theron MS，et al. Pulsed moxifloxacin for the prevention of exacerbations of chronic obstructive pulmonary disease：a randomized controlled trial. Respir Res，2010，11：10.

［7］ Wilson R，Anzueto A，Miravitlles M，et al. Moxifloxacin versus amoxicillin/clavulanic acid in outpatient acute exacerbations of COPD：MAESTRAL results. Eur Respir J，2012，40（1）：17-27.

［8］ Sethi S. Molecular diagnosis of respiratory tract infection in acute exacerbations of chronic obstructive pulmonary disease. Clin Infect Dis，2011，52 Suppl 4：S290-295.

［9］ https：//goldcopd. org/2021-gold-reports/

［10］ Jacobs DM，Pandit U，Sethi S. Acute exacerbations in chronic obstructive pulmonary disease：should we use antibiotics and if so，which ones? Curr Opin Infect Dis，2019，32（2）：143-151. doi：10. 1097/QCO. 0000000000000533. PMID：30672788.

⑧ 近期进展包括生物标志物[1]、微生物组[2,3]、临床预防[4]等。GOLD 指南每年更新，目前版本中加入了 SARS-CoV-2 感染。

（7）上述内容展示了西方医学领域病原确立时，原则/抽象规律的概括性与进展变化，技术手段的丰富精细，思维逻辑的缜密严谨。此类因果关系的确立也多会受到最具影响力杂志如《新英格兰医学杂志》（*New England Journal of Medicine*）、《科学》（*Science*）等的青睐与肯定。

30. 致病性、微生态学等基础性研究可以确定病原谱、定植谱、污染谱，以及虽尚未取得公认地位但高度疑似为病原（如前述气单胞菌属和肠炎）的菌种范围。而临床指南、诊断标准会提供证据、推荐和共识。二者的结合，是临床医学领域具体患者分离株病原学地位确立的外部依据（相对于患者自身的证据而言）。

---

［1］ Mathioudakis AG，Janssens W，Sivapalan P，et al. Acute exacerbations of chronic obstructive pulmonary disease：in search of diagnostic biomarkers and treatable traits. Thorax，2020，75（6）：520-527. doi：10.1136/thoraxjnl-2019-214484. Epub 2020 Mar 26. PMID：32217784；PMCID：PMC7279206.

［2］ Mammen MJ，Sethi S. COPD and the microbiome. Respirology，2016，21（4）：590-599. doi：10.1111/resp.12732. Epub 2016 Jan 27. PMID：26852737.

［3］ Dima E，Kyriakoudi A，Kaponi M，et al. The lung microbiome dynamics between stability and exacerbation in chronic obstructive pulmonary disease（COPD）：Current perspectives. Respir Med，2019，157：1-6. doi：10.1016/j.rmed.2019.08.012. Epub 2019 Aug 21. PMID：31450162.

［4］ Criner GJ，Bourbeau J，Diekemper RL，et al. Prevention of acute exacerbations of COPD：American College of Chest Physicians and Canadian Thoracic Society Guideline. Chest，2015，147（4）：894-942. doi：10.1378/chest.14-1676. PMID：25321320；PMCID：PMC4388124.

诊断相关信息

肝气虚，则梦见菌香生草，得其时，则梦伏树下不敢起。
——《黄帝内经·方盛衰论》

1. 诊断是临床医学的核心　于医生而言，最重要的是诊断、鉴别诊断；于患者而言，最关心的是治疗、效果疗程。

2. 感染作为一种疾病/异常状态，本质表现包括：症状体征等异常表现（宏观）；结构功能的改变（宏观、微观都有）；免疫学反应（微观为主，也有宏观表现）；正常无微生物部位分离出微生物或其成分、产物（微观为主，也有宏观表现）。

3. 患者的评价包括下列三层，实际工作中这三层往往交织在一起。评价要规律、规范：普通患者每3天一次，危重患者每天一次；和抗微生物药物使用效果评价结合在一起。这三层评价也和严重程度有约略的对应关系。

（1）整体评价　一般状态、免疫状态[1]、特殊人群。也包括感染引起的全身性表现。

（2）感染部位结构/功能的评价　局部基础性疾病、感染导致的结构/功能改变。

（3）感染的评价　感染风险、鉴别诊断、严重程度、病原、分期、并发症、特别关注。

4. 一般状态的评价

（1）角度和方法　急性生理和慢性健康状态评分（acute physiology and chronic health evaluation，APACHE）Ⅱ评分[2]、CURB-65评分、系统性炎症

---

［1］　中国研究型医院学会休克与脓毒症专业委员会，中国人民解放军重症医学专业委员会，重症免疫研究协作组，等.脓毒症免疫抑制诊治专家共识［J］.中华危重病急救医学，2020，32（11）：1281-1289. DOI：10.3760/cma. j. cn121430-20201123-00719.

［2］　Knaus WA，Draper EA，Wagner DP，et al. APACHE Ⅱ：a severity of disease classification system. Crit Care Med，1985，13（10）：818-829.

反应综合征（systemic inflammatory response syndrome，SIRS）状态、NEWS（national early warning score）和 MEWS（modifed early warning score）[1,2]、脓毒症（sepsis）判断、不明原因发热的评价。这些方法也是感染严重程度的判断方法。

（2）《热病》社区获得性肺炎（community-acquired pneumonia，CAP）严重程度按 CURB-65 评分判断，总分＝1 分则门诊治疗；总分＞1 分则住院治疗。总分越高，病死率越高。英国胸科学会（British Thoracic Society，BTS）也有推荐[3]。CURB-65 评分[4]的内容如下。

① C，confusion，意识模糊：1 分。

② U，urea，尿素氮＞19mg/dl：1 分。

③ R，respiratory rate，呼吸频率＞30 次/分：1 分。

④ B，blood pressure，血压＜90/60mmHg：1 分。

⑤ 年龄≥65 岁：1 分。

（3）《热病》上提到系统性炎症反应综合征（SIRS）的判断。下列内容达到≥2 条即为 SIRS 状态：

① 体温＞38℃或＜36℃。

② 心率＞90 次/分。

③ 呼吸频率＞20 次/分，或 $PaCo_2$＜32mmHg。

④ WBC＞$12×10^9$/L，或＜$4×10^9$/L，或不成熟细胞（杆状核）＞10％。

⑤ 注意《热病》上判断标准的信息不全。Sepsis-3 定义没有完全否定 SIRS[5]，评价：非特异性的 SIRS 标准——如发热或白细胞增多，将继续有助于感染的一般诊断。这些发现作为特定感染表现（比如，皮疹、肺实变、排尿困

[1] Liu VX，Lu Y，Carey KA，et al. Comparison of Early Warning Scoring Systems for Hospitalized Patients With and Without Infection at Risk for In-Hospital Mortality and Transfer to the Intensive Care Unit. JAMA Netw Open，2020，3（5）：e205191. doi：10. 1001/jamanetworkopen. 2020. 5191. PMID：32427324；PMCID：PMC7237982.

[2] Evans L，Rhodes A，Alhazzani W，et al. Surviving sepsis campaign：international guidelines for management of sepsis and septic shock 2021. Intensive Care Med，2021. doi：10. 1007/s00134-021-06506-y. Epub ahead of print. PMID：34599691.

[3] Lim WS，Baudouin SV，George RC，et al. BTS guidelines for the management of community acquired pneumonia in adults：update 2009. Thorax，2009，64 Suppl 3：iii1-55.

[4] Aujesky D，Auble TE，Yealy DM，et al. Prospective comparison of three validated prediction rules for prognosis in community-acquired pneumonia. Am J Med，2005，118（4）：384-392.

[5] Singer M，Deutschman CS，Seymour CW，et al. The Third International Consensus Definitions for Sepsis and Septic Shock（Sepsis-3）. JAMA，2016，315（8）：801-810. doi：10. 1001/jama. 2016. 0287. PMID：26903338；PMCID：PMC4968574.

难、腹膜炎）的补充，共同提示可能的解剖部位、感染病原。当然，SIRS 可能仅仅反映了适宜的宿主反应，而这个反应常常是适应性的。SIRS 的阴性预测值也值得进一步研究。

（4）Severe SIRS　指 SIRS 伴器官功能障碍。可用 APACHE Ⅱ 评分[1]或心血管指标[2]判断全身或某器官功能。多用于非感染领域。另见免疫重建炎症综合征（immune reconstitution inflammatory syndrome，IRIS）相关的系统性炎症[3]。

（5）持续炎症-免疫抑制-分解代谢综合征（persistent inflammation，immunosuppression，and catabolism syndrome，PICS）[4~8]　相关概念：多器官功能衰竭（MOF）、多器官功能障碍综合征（MODS）、系统性炎症反应综合征（SIRS）、对抗性代偿性抗炎反应综合征（CARS）、混合性拮抗反应综合征（MARS）、未消退器官功能障碍综合征（non-resolving organ dysfunction syndrome，nRODs）[9]。MOF 有双相预激和双向免疫失衡的特点。若初始病情未得到及时控制，免疫系统将爆发性激活，触发"炎性因子风暴"，机体促炎反应对抗炎反应的优势逐步逆转，最终形成持续低水平炎症和严重免疫抑制，临床上

［1］　Werdan K，Pilz G，Müller-Werdan U，et al. Immunoglobulin G treatment of postcardiac surgery patients with score-identified severe systemic inflammatory response syndrome—the ESSICS study. Crit Care Med，2008，36（3）：716-723.

［2］　Kerbaul F，Giorgi R，Oddoze C，et al. High concentrations of N-BNP are related to non-infectious severe SIRS associated with cardiovascular dysfunction occurring after off-pump coronary artery surgery. Br J Anaesth，2004，93（5）：639-644.

［3］　Vinhaes CL，Araujo-Pereira M，Tibúrcio R，et al. Systemic Inflammation Associated with Immune Reconstitution Inflammatory Syndrome in Persons Living with HIV. Life（Basel），2021，11（1）：65. doi：10.3390/life11010065. PMID：33477581；PMCID：PMC7831327.

［4］　Gentile LF，Cuenca AG，Efron PA，et al. Persistent inflammation and immunosuppression：a common syndrome and new horizon for surgical intensive care. J Trauma Acute Care Surg，2012，72（6）：1491-1501. doi：10.1097/TA.0b013e318256e000. PMID：22695412；PMCID：PMC3705923.

［5］　Vanzant EL，Lopez CM，Ozrazgat-Baslanti T，et al. Persistent inflammation，immunosuppression，and catabolism syndrome after severe blunt trauma. J Trauma Acute Care Surg，2014，76（1）：21-29；discussion 29-30. doi：10.1097/TA.0b013e3182ab1ab5. PMID：24368353；PMCID：PMC4310749.

［6］　Haburchak DR，Alchreiki M. Inpatients With 'Unexplained' Leukocytosis. Am J Med，2020，133（4）：508-514. doi：10.1016/j.amjmed.2019.10.019. Epub 2019 Nov 9. PMID：31715161.

［7］　刘军. 持续炎症-免疫抑制-分解代谢综合征的共识与争议［J］. 中华医学杂志，2019，99（13）：961-964. DOI：10.3760/cma.j.issn.0376-2491.2019.13.001.

［8］　唐庭轩，张聪，李松波，等. 多发伤并发持续炎症-免疫抑制-分解代谢综合征患者的临床特征及预后分析［J］. 中华急诊医学杂志，2021，30（7）：862-865. DOI：10.3760/cma.j.issn.1671-0282.2021.07.012.

［9］　Alverdy JC，Krezalek MA. Collapse of the Microbiome，Emergence of the Pathobiome，and the Immunopathology of Sepsis. Crit Care Med，2017，45（2）：337-347. doi：10.1097/CCM.0000000000002172. PMID：28098630；PMCID：PMC5245179.

患者容易出现反复感染、贫血、营养不良、伤口愈合困难和呼吸机依赖等。在"SIRS-CARS-MARS"免疫模型基础上进一步发展出 PICS。早期 PICS 诊断标准包括以下几点。a. 住院时间>14 天；b. 炎症反应：CRP>150mg/L；c. 免疫抑制程度：淋巴细胞总数<0.80×10^9/L；d. 分解代谢：血清白蛋白<30g/L，前白蛋白<0.1g/L，肌酐/身高指数<80%，住院期间体重下降>10% 或 BMI<18kg/m^2。目前标准[1]如下。a. 住 ICU 时间>14 天；b. 持续性炎性反应：CRP>500μg/L，视黄醇结合蛋白（retinol binding protein）<10mg/L；c. 免疫抑制：外周血总淋巴细胞<0.8×10^9/L；d. 分解代谢：血清白蛋白<30g/L，肌酐/身高指数<80%，住院期间体重下降>10% 或 BMI<18kg/m^2。该标准仍有争议，需进一步研究。

（6）多系统炎症综合征（multisystem inflammatory syndrome，MIS）　在 SARS-CoV-2 肆虐之前，PubMed 里仅有 2 篇文章，关于白塞病[2]和成人 Still 病[3]。后者还有巨噬细胞活化综合征（macrophage activation syndrome，MAS）。COVID-19 之后，MIS 迅速蹿红，儿童 MIS（multisystem inflammatory syndrome in children，MIS-C）屡见不鲜[4]。一般理解就是字面含义——多个系统的炎症，形成综合征。早期诊断标准见美国 CDC 标准。中国《新型冠状病毒肺炎诊疗方案》（试行第八版）也有提示。参见意大利儿科学会指南[5]、美国风湿病学会指南[6]。意大利儿科学会指南诊断标准：患病儿童或青少年，发

［1］　Mira JC，Gentile LF，Mathias BJ，et al. Sepsis Pathophysiology，Chronic Critical Illness，and Persistent Inflammation-Immunosuppression and Catabolism Syndrome. Crit Care Med，2017，45（2）：253-262. doi：10.1097/CCM.0000000000002074. PMID：27632674；PMCID：PMC5243156.

［2］　Fisher CA，Sewell K，Baker A. Chronic behavior disturbance and neurocognitive deficits in neuro-Behcet′s disease：a case study. Neurocase，2016，22（3）：332-338. doi：10.1080/13554794.2016.1186701. Epub 2016 May 25. PMID：27223331.

［3］　Gulzar M，Sabir A，Hamdani MA，et al. Macrophage Activation Syndrome Associated With Adult Onset Still′s Disease. J Ayub Med Coll Abbottabad，2018，30（2）：289-292. PMID：29938438.

［4］　Pereira MFB，Litvinov N，Farhat SCL，et al. Severe clinical spectrum with high mortality in pediatric patients with COVID-19 and multisystem inflammatory syndrome. Clinics（Sao Paulo），2020，75：e2209. doi：10.6061/clinics/2020/e2209. Epub 2020 Aug 19. PMID：32844958；PMCID：PMC7426591.

［5］　Cattalini M，Taddio A，Bracaglia C，et al. Childhood multisystem inflammatory syndrome associated with COVID-19（MIS-C）：a diagnostic and treatment guidance from the Rheumatology Study Group of the Italian Society of Pediatrics. Ital J Pediatr，2021，47（1）：24. doi：10.1186/s13052-021-00980-2. PMID：33557873；PMCID：PMC7868856.

［6］　Henderson LA，Canna SW，Friedman KG，et al. American College of Rheumatology Clinical Guidance for Multisystem Inflammatory Syndrome in Children Associated With SARS-CoV-2 and Hyperinflammation in Pediatric COVID-19：Version 2. Arthritis Rheumatol，2021，73（4）：e13-e29. doi：10.1002/art.41616. Epub 2021 Feb 15. PMID：33277976.

热（＞38℃）持续24h以上＋至少2个器官受累的体征/症状（见原文列表）＋实验室检查显示全身炎症［白细胞增多伴中性粒细胞增多、红细胞沉降率（ESR）和C反应蛋白（CRP）（和PCT）增加，伴或不伴淋巴细胞减少］＋排除其他感染。该指南还有诊断流程图等信息。

（7）"sepsis"一般译为"脓毒症"：其他翻译包括全身性感染、系统性感染、败血症、脓毒血症、感染中毒症。"脓毒症"的翻译并不理想，但另外几个更不好。"全身性感染"是错误翻译，因为"sepsis"是感染导致了全身炎症反应，感染本身不必然是全身性的。而且全身性感染/系统性感染对应的词汇是"systemic infection"。"败血症"也容易误导，"sepsis"不必然和血、血流感染相关联。"septicemia"对应脓毒血症。"sepsis"也不建议翻译为脓毒血症，因为有"septicemia"在，会混淆。因为"sepsis"翻译的对应很多、错误不少，建议中文行文、出版以"脓毒症（sepsis）"为准，避免误解。本书所有"脓毒症"都是指"sepsis"，所以没有用"脓毒症（sepsis）"表达。以感染中毒症翻译"sepsis"也不太合适。比如一个局部感染，没有SIRS、没有sepsis，但有单纯的毒素中毒症状（比如形成了毒素血症），这种情况就混淆了。"sepsis"是一个单词，多词素翻译总会多少产生一些误解——全身＋感染、感染＋中毒。

（8）英文文献中，从20世纪90年代开始，sepsis的定义逐渐清晰。而除了"bacteremia"外，包括"septicemia"在内的其他词汇的定义依然不明确。英文文献应用逐渐以"sepsis"为主，"septicemia"与其持平——这个势头非常明确。PubMed中限定［Title/Abstract］，人类范围：到1980年底、1990年底（Sepsis-1发布前）、2015年底（Sepsis-3发布前）、2021.09.08（检索日），（sepsis or septic）和（septicemia or septicaemia）的数量及倍数分别是5345/3482/1.5、15826/6932/2.3、80071/14229/5.6、106254/15401/6.9。可见"sepsis"甚至有取代"septicemia"的趋势。国内有一些观点纠结于二者的内涵，甚至纠结于其中文翻译，实际意义并不大。此外，还有如下词汇和出现频率（2021.09.08在PubMed检索，［Title/Abstract］中出现，限定人类）：septicopyemia 69，pyemia 53，pyaemia 37，pyosepticemia 4（1947—1973），pyosepremia 0，pyosepthemia 0，"pyaemia septica" 0。都有pye/pyo的词根。"pyemia"有翻译作脓血症，"pyosepticemia"有翻译作脓毒败血症。这些词汇的含义不确切。另外，"bacteremia"（细菌血症，国内简化为菌血症）和"toxaemia"（毒素血症，毒血症）这两个概念明确。兹不赘述。

（9）Sepsis-1/Sepsis-2脓毒症定义　脓毒症即感染引起的SIRS。早期文献：

评价见拯救脓毒症运动指南[1,2]、资源有限的医疗环境中脓毒症处置指南[3]、儿童脓毒症共识[4]。

① 严重脓毒症　全身感染＋器官功能受损；低血压或器官灌注不足（乳酸酸中毒、尿少、神志改变）。

② 脓毒症休克　脓毒症引起低血压（收缩压＜90mmHg），静脉输液500ml无反应＋外周低灌注。

③ 严重脓毒症的感染来源[5]　肺部20%～50%，腹部15%～30%，尿路10%～20%，软组织5%～15%，血管内插管5%。1/3～1/2没有明显感染来源。

（10）Sepsis-3脓毒症定义　Sepsis-3于2016年发布[6]。其对脓毒症的定义是：由针对感染的失调的宿主反应所导致的威胁生命的器官功能障碍。从临床操作流程（operationalization）角度看，器官功能障碍可以由序列（脓毒症相关）器官功能障碍评价［sequential（sepsis-related）organ failure assessment，SOFA］评分升高2点或更高来体现，该值与住院病死率大于10%相关。Sepsis-3脓毒症休克定义：脓毒症的子集，此时非常严重的循环、细胞和代谢异常与比单纯脓毒症更高的病死风险相关。从临床角度，脓毒症休克可由下列参数确定：在没有低血容量的前提下，需要升压药物维持平均动脉压在65mmHg或更高，而血清乳酸水平超过2mmol/L（＞18mg/dl）。该组合与住院病死率大于40%相关。在医院外、急诊室或医院普通病房，成人患者疑似感染时，可以通过下列临床标准快速进行识别，以判断更有可能出现典型脓毒症导致的预后不良的情况：呼吸频率22次/分或更快，神志改变，或收缩压为100mmHg或更低——这些参数组合为新的床旁临床评分，命名为快速SOFA

［1］　Dellinger RP，Levy MM，Carlet JM，et al. Surviving sepsis campaign：international guidelines for management of severe sepsis and septic shock：2008. Crit Care Med，2008，36（1）：296-327.

［2］　Dellinger RP，Levy MM，Rhodes A，et al. Surviving sepsis campaign：international guidelines for management of severe sepsis and septic shock：2012. Crit Care Med，2013，41（2）：580-637.

［3］　Dünser MW，Festic E，Dondorp A，et al. Recommendations for sepsis management in resource-limited settings. Intensive Care Med，2012，38（4）：557-574.

［4］　Goldstein B，Giroir B，Randolph A；International Consensus Conference on Pediatric Sepsis. International pediatric sepsis consensus conference：definitions for sepsis and organ dysfunction in pediatrics. Pediatr Crit Care Med，2005，6（1）：2-8.

［5］　Mandell G L，et al. Principle and practice of infectious diseases. 7th ed. Churchill Livingstone. Elsevier Inc.，2010：995.

［6］　Singer M，Deutschman CS，Seymour CW，et al. The Third International Consensus Definitions for Sepsis and Septic Shock（Sepsis-3）. JAMA，2016，315（8）：801-810. doi：10.1001/jama.2016.0287. PMID：26903338；PMCID：PMC4968574.

（qSOFA）。

① 脓毒症是感染导致死亡的主要原因，尤其是没有迅速识别、处置的情况。脓毒症的识别有赖于紧急的关注。

② 脓毒症是一个综合征，由病原因素和宿主因素（比如，性别、种族及其他遗传特征、年龄、基础疾病、环境）共同导致，以随时变化为特征。与感染的区别在于，脓毒症是失常的（aberrant）或失调的（dysregulated）宿主反应，并且存在器官功能障碍。

③ 脓毒症诱导的器官功能障碍可能是隐性的。所以，任何存在感染的患者，都应该考虑脓毒症是否存在。反之，未予识别的感染可能是新发的器官功能障碍的原因。由此，任何无法解释的器官功能障碍都增加了潜在感染的可能性。

④ 脓毒症的临床表现、生物学表型可能因下列因素而改变：已经存在的急性疾病、长期的疾病状态、治疗和干预。

⑤ 特定感染可能会导致局部器官功能障碍、没有形成失调的（dysregulated）系统性宿主反应。

⑥ 器官功能障碍定义　感染导致 SOFA 总分急性改变≥2 分。除非已知存在器官功能障碍，否则基线 SOFA 评分可以假定为 0。SOFA 评分≥2 分，意味着普通住院患者疑似感染时总体病死风险大约是 10%。即使是中等程度的器官功能障碍，也可能会进一步恶化。这意味着该状态的严重性，需要立即进行恰当的干预，如果尚未着手干预的话。

⑦ 作为通俗的/非专业性的（lay）术语，脓毒症可以定义为：机体对感染的反应伤害了自身的组织和器官，进而导致的一种威胁生命的状态。

⑧ 疑似感染，ICU 停留时间可能延长或住院期间可能死亡者，应立即在床旁进行 qSOFA 判断，即神志改变、收缩压≤100mmHg，或呼吸频率≥22 次/分。

⑨ 脓毒症休克是脓毒症的子集，意味着基础性的循环和细胞/代谢异常已经严重到足以显著增加病死率的程度。

⑩ 脓毒症休克的判断　确定脓毒症的基础上，尽管有充分的液体容量复苏，仍然持续存在低血压，需要升压药物才能保持平均动脉压（MAP）≥65mmHg，并且血清乳酸水平>2mmol/L（18mg/dl）。以此为标准，住院病死率超过 40%。

⑪ SOFA 评分标准见表 1-2；识别脓毒症和脓毒症休克的临床标准的操作流程（operationalization）见图 1-1。

表 1-2 SOFA 评分[1]

系统	指标	0	1	2	3	4
呼吸	PaO_2/FiO_2 /[mmHg(kPa)]	≥400 (53.3)	<400 (53.3)	<300 (40)	<200(26.7) 伴呼吸支持	<100(13.3) 伴呼吸支持
凝血	血小板($×10^3/\mu l$)	≥150	<150	<100	<50	<20
肝脏	胆红素/[mg/dl ($\mu mol/L$)]	<1.2 (20)	1.2~1.9 (20~32)	2.0~5.9 (33~101)	6.0~11.9 (102~204)	>12.0(204)
心血管	—	MAP≥70 mmHg	MAP<70 mmHg	多巴胺<5μg/ (kg·min) 或多巴酚丁胺 (任何剂量)[2]	多巴胺5.1~15μg/(kg·min) 或肾上腺素≤0.1μg/(kg·min) 或去甲肾上腺素≤0.1μg/ (kg·min)[2]	多巴胺>15μg/ (kg·min) 或肾上腺素 >0.1μg/ (kg·min) 或去甲肾上腺素>0.1μg/ (kg·min)[2]
中枢神经系统	格拉斯哥昏迷量表[3]	15	13~14	10~12	6~9	<6
肾脏	肌酐/[mg/dl ($\mu mol/L$)]	<1.2 (110)	1.2~1.9 (110~170)	2.0~3.4 (171~299)	3.5~4.9 (300~440)	>5.0 (440)
	尿量/(ml/d)				<500	<200

① 引自参考文献 27 (原文中的文献)。②儿茶酚胺类给药量的单位是 $\mu g/(kg·min)$，至少给药 1h。
③格拉斯哥昏迷量表范围在 3~15，分数越高意味着神经系统功能越好。
注：FiO_2，吸入氧浓度；MAP，平均动脉压；PaO_2，动脉血氧分压。

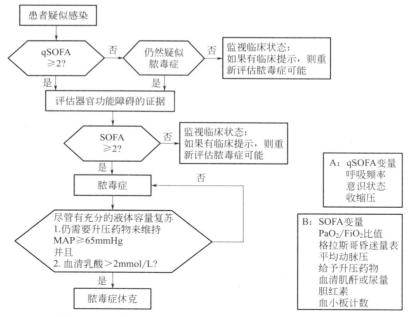

图 1-1 识别脓毒症和脓毒症休克的临床标准的操作流程

说明：基线 SOFA 应该假设为 0，除非已知感染开始前患者已经存在的（急性或慢性）器官功能障碍

（11）Sepsis-3 发布后，近期综述[1] 有文章认为 Sepsis-3 主要用于预后[2]；有研究[3]显示脓毒症休克（septic shock）28 天病死率为 23.4%，而且随着乳酸[4]浓度升高而升高，Sepsis-3 可以用于过筛高风险患者进入ICU；静脉使用糖皮质激素对 50 天病死率而言没有价值[5]；儿科脓毒症概念依然在讨论中[6]。实用角度资料：拯救脓毒症运动（SSC）指南[7,8]（包括筛查和早期治疗等）；SSC 儿科指南[9]；集束化处置措施（management bundle）有 SSC[10] 和 IDSA[11] 两篇文献（注意两个学会之间的著名争议）[12]；日本

［1］ Font MD，Thyagarajan B，Khanna AK. Sepsis and Septic Shock-Basics of Diagnosis，Pathophysiology and Clinical Decision Making. Med Clin North Am，2020，104（4）：573-585. doi：10.1016/j. mcna. 2020. 02. 011. Epub 2020 May 12. PMID：32505253.

［2］ Fernando SM，Rochwerg B，Seely AJE. Clinical implications of the Third International Consensus Definitions for Sepsis and Septic Shock（Sepsis-3）. CMAJ，2018，190（36）：E1058-E1059. doi：10.1503/cmaj. 170149. PMID：30201611；PMCID：PMC6131078.

［3］ Yang WS，Kang HD，Jung SK，et al. A mortality analysis of septic shock，vasoplegic shock and cryptic shock classified by the third international consensus definitions（Sepsis-3）. Clin Respir J，2020，14（9）：857-863. doi：10.1111/crj. 13218. Epub 2020 Jun 8. PMID：32438528.

［4］ Vincent JL，Bakker J. Blood lactate levels in sepsis：in 8 questions. Curr Opin Crit Care，2021，27（3）：298-302. doi：10.1097/MCC. 0000000000000824. PMID：33852499.

［5］ Wu YP，Lauffenburger JC. Effectiveness of corticosteroids in patients with sepsis or septic shock using the new third international consensus definitions（Sepsis-3）：A retrospective observational study. PLoS One，2020，15（12）：e0243149. doi：10.1371/journal. pone. 0243149. PMID：33270762；PMCID：PMC7714118.

［6］ McGovern M，Giannoni E，Kuester H，et al. Challenges in developing a consensus definition of neonatal sepsis. Pediatr Res，2020，88（1）：14-26. doi：10.1038/s41390-020-0785-x. Epub 2020 Mar 3. PMID：32126571.

［7］ Rhodes A，Evans LE，Alhazzani W，et al. Surviving Sepsis Campaign：International Guidelines for Management of Sepsis and Septic Shock：2016. Crit Care Med，2017，45（3）：486-552. doi：10.1097/CCM. 0000000000002255. PMID：28098591.

［8］ Evans L，Rhodes A，Alhazzani W，et al. Surviving sepsis campaign：international guidelines for management of sepsis and septic shock 2021. Intensive Care Med，2021，doi：10.1007/s00134-021-06506-y. Epub ahead of print. PMID：34599691.

［9］ Weiss SL，Peters MJ，Alhazzani W，et al. Surviving Sepsis Campaign International Guidelines for the Management of Septic Shock and Sepsis-Associated Organ Dysfunction in Children. Pediatr Crit Care Med，2020，21（2）：e52-e106.

［10］ Levy MM，Evans LE，Rhodes A. The Surviving Sepsis Campaign Bundle：2018 Update. Crit Care Med，2018，46（6）：997-1000. doi：10.1097/CCM. 0000000000003119. PMID：29767636.

［11］ Rhee C，Chiotos K，Cosgrove SE，et al. Infectious Diseases Society of America Position Paper：Recommended Revisions to the National Severe Sepsis and Septic Shock Early Management Bundle（SEP-1）Sepsis Quality Measure. Clin Infect Dis，2021，72（4）：541-552. doi：10.1093/cid/ciaa059. PMID：32374861.

［12］ IDSA Sepsis Task Force. Infectious Diseases Society of America（IDSA）POSITION STATEMENT：Why IDSA Did Not Endorse the Surviving Sepsis Campaign Guidelines. Clin Infect Dis，2018，66（10）：1631-1635. doi：10.1093/cid/cix997. PMID：29182749；PMCID：PMC6927848.

指南[1]等。国内资料：流行病学等信息[2,3]；2014 版[4]和 2018 版[5]治疗指南；预防共识[6]；脓毒症免疫抑制诊治共识[7]。

（12）相关词汇　尿源脓毒症（urosepsis）[8]、妊娠相关脓毒症（pregnancy-associated sepsis）[9]、母体脓毒症（maternal sepsis）[10,11]、输血相关脓毒症（transfusion-related sepsis）[12]、腹腔脓毒症[13]、病毒性脓毒症（viral sepsis）[14]、

［1］　Egi M，Ogura H，Yatabe T，et al. The Japanese Clinical Practice Guidelines for Management of Sepsis and Septic Shock 2020（J-SSCG 2020）. J Intensive Care，2021，9（1）：53. doi：10.1186/s40560-021-00555-7. PMID：34433491；PMCID：PMC8384927.

［2］　Xie J，Wang H，Kang Y，et al. The Epidemiology of Sepsis in Chinese ICUs：A National Cross-Sectional Survey. Crit Care Med，2020，48（3）：e209-e218. doi：10.1097/CCM.0000000000004155. PMID：31804299.

［3］　Qu Z，Zhu Y，Wang M，et al. Prognosis and Risk Factors of Sepsis Patients in Chinese Icus：A Retrospective Analysis of A Cohort Database. Shock，2021. doi：10.1097/SHK.0000000000001784. Epub ahead of print. PMID：33843790.

［4］　中华医学会重症医学分会.中国严重脓毒症/脓毒性休克治疗指南（2014）［J］.中华危重病急救医学，2015，（6）：401-426. DOI：10.3760/j.issn.2095-4352.2015.06.001.

［5］　中国医师协会急诊医师分会，中国研究型医院学会休克与脓毒症专业委员会.中国脓毒症/脓毒性休克急诊治疗指南（2018）［J］.中国急救医学，2018，38（9）：741-756. DOI：10.3969/j.issn.1002-1949.2018.09.001.

［6］　中国医疗保健国际交流促进会急诊医学分会，中华医学会急诊医学分会，中国医师协会急诊医师分会，等.中国"脓毒症早期预防与阻断"急诊专家共识［J］.中华危重病急救医学，2020，32（5）：518-530. DOI：10.3760/cma.j.cn121430-20200514-00414.

［7］　中国研究型医院学会休克与脓毒症专业委员会，中国人民解放军重症医学专业委员会，重症免疫研究协作组，等.脓毒症免疫抑制诊治专家共识［J］.中华危重病急救医学，2020，32（11）：1281-1289.

［8］　Bonkat G，Cai T，Veeratterapillay R，et al. Management of Urosepsis in 2018. Eur Urol Focus，2019，5（1）：5-9. doi：10.1016/j.euf.2018.11.003. Epub 2018 Nov 15. PMID：30448051.

［9］　Agarwal R，Goyal P，Mohta M，et al. Comparison of Sequential Organ Failure Assessment（SOFA）and Sepsis in Obstetrics Score（SOS）in Women with Pregnancy-Associated Sepsis with Respect to Critical Care Admission and Mortality：A Prospective Observational Study. J Obstet Gynaecol India，2021，71（1）：45-51. doi：10.1007/s13224-020-01375-9. Epub 2020 Sep 25. PMID：33814798；PMCID：PMC7960863.

［10］　Bonet M，Nogueira Pileggi V，Rijken MJ，et al. Towards a consensus definition of maternal sepsis：results of a systematic review and expert consultation. Reprod Health，2017，14（1）：67. doi：10.1186/s12978-017-0321-6. Erratum in：Reprod Health. 2018 Jan 8；15（1）：6. PMID：28558733；PMCID：PMC5450299.

［11］　Shields A，de Assis V，Halscott T. Top 10 Pearls for the Recognition，Evaluation，and Management of Maternal Sepsis. Obstet Gynecol，2021. doi：10.1097/AOG.0000000000004471. Epub ahead of print. PMID：34237760.

［12］　Crawford E，Kamm J，Miller S，et al. Investigating Transfusion-related Sepsis Using Culture-Independent Metagenomic Sequencing. Clin Infect Dis，2020，71（5）：1179-1185. doi：10.1093/cid/ciz960. PMID：31563940；PMCID：PMC7442849.

［13］　Sartelli M. Evaluation and management of abdominal sepsis. Curr Opin Crit Care，2020，26（2）：205-211. doi：10.1097/MCC.0000000000000696. PMID：32004193.

［14］　宁永忠，王辉.病毒性脓毒症的流行病学和处置［J］.中华医院感染学杂志，2018，28（10）：1446-1449. DOI：10.11816/cn.ni.2018-180860.

脓毒性心肌病（septic cardiomyopathy，与"sepsis-induced cardiomyopathy"是同义词）[1]、脓毒性关节炎（septic arthritis）[2]、脓毒性滑囊炎（septic bursitis）、脓毒性栓塞（septic emboli）、脓毒性腹膜炎（septic peritonitis）、脓毒性血栓性静脉炎（septic thrombophlebitis）、脓毒症相关脑病（sepsis-associated encephalopathy）[3]、脓毒症后综合征（post-sepsis syndrome）[4~6]。参见烧伤领域脓毒症定义[7]。世界脓毒症日（World Sepsis Day）：每年9月13日。2021年是第10个世界脓毒症日。

（13）"septicemia/septicaemia" 在PubMed中限定题目和人类，其出现的最高峰是1987年，之后逐年减少。笔者理解，这个词会逐渐被"sepsis"替代，因为"sepsis"的含义逐渐明确，而且越来越明确、实用。而"septicemia"的含义始终不太明确，只是一种描述。文献提到[8]"septicemia"是由微生物及其毒素通过循环血液传播引起的一种系统性（systemic，即全身性）疾病。该文作者明确建议不要再用"septicemia"。笔者理解，这个词指"sepsis"中比较重的，伴有明确的化脓或中毒的临床状态，是"sepsis"的子集。建议中文行文、出版以"脓毒血症（septicemia）"为准，避免误解。本书一律翻译作脓毒血症，即脓毒血症＝septicemia。

［1］ Ravikumar N，Sayed MA，Poonsuph CJ，et al. Septic Cardiomyopathy：From Basics to Management Choices. Curr Probl Cardiol，2021，46（4）：100767. doi：10.1016/j.cpcardiol.2020.100767. Epub 2020 Dec 11. PMID：33388489.

［2］ Lee JH，Park MS，Kwon H，et al. A guideline for differential diagnosis between septic arthritis and transient synovitis in the ED：a Delphi survey. Am J Emerg Med，2016，34（8）：1631-1636. doi：10.1016/j.ajem.2016.06.006. Epub 2016 Jun 7. PMID：27321938.

［3］ Klawitter F，Jager M，Klinkmann G，et al. Sepsis-assoziierte Enzephalopathie：Eine bundesweite Umfrage zu Verfahren der Diagnostik und des Neuromonitorings auf deutschen Intensivstationen［Sepsis-associated encephalopathy：A nationwide survey on diagnostic procedures and neuromonitoring in German intensive care units］. Anaesthesist，2021，70（2）：112-120. German. doi：10.1007/s00101-020-00853-z. Epub 2020 Sep 24. PMID：32970160；PMCID：PMC7851101.

［4］ Evans L，Rhodes A，Alhazzani W，et al. Surviving sepsis campaign：international guidelines for management of sepsis and septic shock 2021. Intensive Care Med，2021. doi：10.1007/s00134-021-06506-y. Epub ahead of print. PMID：34599691.

［5］ Mostel Z，Perl A，Marck M，et al. Post-sepsis syndrome-an evolving entity that afflicts survivors of sepsis. Mol Med，2019，26（1）：6. doi：10.1186/s10020-019-0132-z. PMID：31892321；PMCID：PMC6938630.

［6］ Leviner S. Post-Sepsis Syndrome. Crit Care Nurs Q，2021，44（2）：182-186. doi：10.1097/CNQ.0000000000000352. PMID：33595965.

［7］ Meza-Escobar LE，Rehou S，Jeschke MG. Sepsis Definitions in Burns. Surg Infect（Larchmt），2021，22（1）：28-36. doi：10.1089/sur.2020.297. Epub 2020 Oct 7. PMID：33026946；PMCID：PMC7826420.

［8］ Odeh M. Sepsis，septicaemia，sepsis syndrome，and septic shock：the correct definition and use. Postgrad Med J，1996，72（844）：66. doi：10.1136/pgmj.72.844.66. PMID：8871453；PMCID：PMC2398368.

（14）不明原因发热［fever of unknown origin，fever of undetermined origin，FUO（注意此时英文含义是不明来源发热、不明起源发热）；fever 也作 pyrexia，所以有 PUO 的缩写；也作 unexplained fever］　发热≥38.3℃（101℉），至少测量 2 次以上，疾病持续时间为 3 周或更长，或非免疫功能低下患者至少 3 周内多次发热；进行了全面的病史采集、体检及广泛的实验室和影像学检查，仍无诊断[1]。分经典 FUO、院内 FUO、粒细胞缺乏 FUO、HIV 感染者 FUO。区分发热地点/入院时间、是否粒细胞缺乏、是否 HIV 感染是前提。FUO 的主要原因是感染，但不全是感染。自身免疫、肿瘤是另外的常见原因。见北京协和医院数据[2,3]。FUO 一直是内科学、感染病学最难点[4]。现在是一个转折期——从没有共识、指南到逐渐有共识、指南，逐渐成熟[5]。国内已有经典 FUO 的诊疗共识《发热待查诊治专家共识》[6]——必读文献，国际上粒细胞缺乏发热、HIV 发热也有了指南。相信未来会有突飞猛进的发展。相关内容参见不明原因炎症（IUO）和潜在诊断线索（potentially diagnostic clue，PDC)[7]。

（15）参见综述[8~10]、诊断流程[11]、北京协和医院病因学分析[1]。近

［1］Arnow PM，Flaherty JP. Fever of unknown origin. Lancet，1997，350（9077）：575-580.

［2］Shi XC，Liu XQ，Zhou BT，et al. Major causes of fever of unknown origin at Peking Union Medical College Hospital in the past 26 years. Chin Med J（Engl），2013，126（5）：808-812. PMID：23489781.

［3］Tan Y，Liu X，Shi X. Clinical features and outcomes of patients with fever of unknown origin：a retrospective study. BMC Infect Dis，2019，19（1）：198. doi：10.1186/s12879-019-3834-5. PMID：30813923；PMCID：PMC6391771.

［4］倪武.疑难及少见不明原因发热病例的诊断难点与要点［J］.中华传染病杂志，2017，35（11）：658-663. DOI：10.3760/cma. j. issn. 1000-6680. 2017. 11. 003.

［5］Wright WF，Mulders-Manders CM，Auwaerter PG，et al. Fever of Unknown Origin（FUO）—a call for new research standards and updated clinical management. Am J Med，2021，23：S0002-9343（21）00526-X. doi：10.1016/j. amjmed. 2021. 07. 038. Epub ahead of print. PMID：34437835.

［6］张文宏，李太生.发热待查诊治专家共识［J］.中华传染病杂志，2017，35（11）：641-655.

［7］Torné Cachot J，Baucells Azcona JM，Blanch Falp J，et al. Classic fever of unknown origin：analysis of a cohort of 87 patients according to the definition with qualitative study criterion. Med Clin（Barc），2021，156（5）：206-213. English，Spanish. doi：10.1016/j. medcli. 2020. 03. 014. Epub 2020 Jun 24. PMID：32593415.

［8］Cunha A. Fever of unknown origin：focused diagnostic approach based on clinical clues from the history，physical examination，and laboratory tests. Infect Dis Clin North Am，2007，21（4）：1137-1187，xi.

［9］Hayakawa K，Ramasamy B，Chandrasekar PH. Fever of unknown origin：an evidence-based review. Am J Med Sci，2012，344（4）：307-316.

［10］Salzberger B，Birkenfeld G，Iberer M，et al. Infektionen als Ursache für Fieber unklarer Genese［Infections as a Cause of Unexplained Fever］. Dtsch Med Wochenschr，2017，142（13）：951-960. German. doi：10.1055/s-0043-102971. Epub 2017 Jul 3. PMID：28672417.

［11］Varghese GM，Trowbridge P，Doherty T. Investigating and managing pyrexia of unknown origin in adults. BMJ，2010，341：C5470.

年逐渐形成指南/共识：成人粒细胞缺乏[1,2]、儿童指南[3,4]。其他发热相关指南：成人危重患者新现发热评价[5]、长期护理机构老年患者发热评价[6~9]、癌症粒细胞缺乏评价[10]、发热伴肺部阴影[11]。儿科方面，如5岁以下[12]和3岁以下[13]、儿童癌症发热[14]、儿科抗生素

[1] Heinz WJ，Buchheidt D，Christopeit M，et al. Diagnosis and empirical treatment of fever of unknown origin (FUO) in adult neutropenic patients: guidelines of the Infectious Diseases Working Party (AGIHO) of the German Society of Hematology and Medical Oncology (DGHO). Ann Hematol，2017，96 (11): 1775-1792. doi: 10.1007/s00277-017-3098-3. Epub 2017 Aug 30. PMID: 28856437; PMCID: PMC5645428.

[2] 中华医学会血液分会，中国医师协会血液科医师分会. 中国中性粒细胞缺乏伴发热患者抗菌药物临床应用指南（2020年版）[J]. 中华血液学杂志，2020，41 (12): 969-978.

[3] 罗双红，舒敏，温杨，等. 中国0至5岁儿童病因不明急性发热诊断和处理若干问题循证指南（标准版）[J]. 中国循证儿科杂志，2016，11 (02): 81-96.

[4] Green R，Webb D，Jeena PM，et al. Management of acute fever in children: Consensus recommendations for community and primary healthcare providers in sub-Saharan Africa. Afr J Emerg Med，2021，11 (2): 283-296. doi: 10.1016/j.afjem.2020.11.004. Epub 2021 Apr 10. PMID: 33912381; PMCID: PMC8063696.

[5] O'Grady NP，Barie PS，Bartlett JG，et al. Guidelines for evaluation of new fever in critically ill adult patients: 2008 update from the American College of Critical Care Medicine and the Infectious Diseases Society of America. Crit Care Med，2008，36 (4): 1330-1349.

[6] High KP，Bradley SF，Gravenstein S，et al. Clinical Practice Guideline for the Evaluation of Fever and Infection in Older Adult Residents of Long-Term Care Facilities: 2008 Update by the Infectious Diseases Society of America. Clin Infect Dis，2009，48 (2): 149-171.

[7] Liang SY. Sepsis and Other Infectious Disease Emergencies in the Elderly. Emerg Med Clin North Am，2016，34 (3): 501-522. doi: 10.1016/j.emc.2016.04.005. PMID: 27475012; PMCID: PMC5022369.

[8] Jump RLP，Crnich CJ，Mody L，et al. Infectious Diseases in Older Adults of Long-Term Care Facilities: Update on Approach to Diagnosis and Management. J Am Geriatr Soc，2018，66 (4): 789-803. doi: 10.1111/jgs.15248. PMID: 29667186; PMCID: PMC5909836.

[9] Yoshikawa TT，Norman DC. Geriatric Infectious Diseases: Current Concepts on Diagnosis and Management. J Am Geriatr Soc，2017，65 (3): 631-641. doi: 10.1111/jgs.14731. Epub 2017 Jan 31. PMID: 28140454.

[10] Freifeld AG，Bow EJ，Sepkowitz KA，et al. Clinical practice guideline for the use of antimicrobial agents in neutropenic patients with cancer: 2010 update by the Infectious Diseases Society of America. Clin Infect Dis，2011，52 (4): 427-431.

[11] 谢灿茂，罗益锋，陈起航，等. 发热伴肺部阴影鉴别诊断专家共识 [J]. 中华结核和呼吸杂志，2016，39 (03): 169-176.

[12] Richardson M，Lakhanpaul M; Guideline Development Group and the Technical Team. Assessment and initial management of feverish illness in children younger than 5 years: summary of NICE guidance. BMJ，2007，334 (7604): 1163-1164.

[13] American College of Emergency Physicians Clinical Policies Committee; American College of Emergency Physicians Clinical Policies Subcommittee on Pediatric Fever. Clinical policy for children younger than three years presenting to the emergency department with fever. Ann Emerg Med，2003，42 (4): 530-545.

[14] Pakakasama S，Surayuthpreecha K，Pandee U，et al. Clinical practice guidelines for children with cancer presenting with fever to the emergency room. Pediatr Int，2011，53 (6): 902-905.

确定诊断（proven diagnosis）

使用[1]。FUO 的原因分析参见相关文献[2~6]。中国《发热待查诊治专家共识》有经典型 FUO 诊疗流程（图 1-2），该共识中的表 3-5 分别是病史与症状、体征、辅助检查提示，表 6-10 是伴皮疹、脾肿大、淋巴结肿大、血小板减少、关节疼痛，表 6-11 是病因针对性检查。

（16）不明原因炎症（inflammation of unknown origin，IUO）　温度不超过 38.3℃，升高的炎症标志物［CRP＞30mg/L 和（或）ESR 增加］＞3 次，持续 3 周或更长；进行了全面的病史采集、体检和广泛的实验室和影像学检查，仍无诊断[7]。FUO 和 IUO 的病因有相似之处[8]，进一步检查的思路、项目也类似。

① PubMed 中 1989 年才出现 IUO 这个词[9]。特定部位的炎症如果无法确诊，则可以归类，如关节炎[10~12]。如常染色体显性多囊肾病（autosomal dom-

［1］　Bruno M，Ellis A；Integrantes；Colaboradores. Consenso para el uso adecuado de antibióticos en el niño menor de 36 meses con fiebre sin foco de infección evidente. Resumen ejecutivo［Consensus for the proper use of antibiotics in children under 36 months with fever without source of infection. Executive summary］. Arch Argent Pediatr，2017，115（2）：205-206. Spanish. doi：10.5546/aap.2017.205. PMID：28318202.

［2］　Fernandez C，Beeching NJ. Pyrexia of unknown origin. Clin Med（Lond），2018，18（2）：170-174. doi：10.7861/clinmedicine.18-2-170. PMID：29626024；PMCID：PMC6303444.

［3］　Pannu AK，Golla R，Kumari S，et al. Aetiology of pyrexia of unknown origin in north India. Trop Doct，2021，51（1）：34-40. doi：10.1177/0049475520947907. Epub 2020 Aug 17. PMID：32807027.

［4］　Yenilmez E，Kakalicoglu D，Bozkurt F，et al. Fever of unknown origin（FUO）on a land on cross-roads between Asia and Europa：a multicentre study from Turkey. Int J Clin Pract，2021，75（6）：e14138. doi：10.1111/ijcp.14138. Epub 2021 Mar 14. PMID：33683769.

［5］　Bosilkovski M，Dimzova M，Stevanović M，et al. Fever of unknown origin--diagnostic methods in a European developing country. Vojnosanit Pregl，2016，73（6）：553-558. doi：10.2298/vsp140827050b. PMID：27498447.

［6］　Niven DJ，Laupland KB. Pyrexia：aetiology in the ICU. Crit Care，2016，20（1）：247. doi：10.1186/s13054-016-1406-2. PMID：27581757；PMCID：PMC5007859.

［7］　Arnon-Sheleg E，Israel O，Keidar Z. PET/CT Imaging in Soft Tissue Infection and Inflammation-An Update. Semin Nucl Med，2020，50（1）：35-49. doi：10.1053/j.semnuclmed.2019.07.005. Epub 2019 Aug 12. PMID：31843060.

［8］　Vanderschueren S，Del Biondo E，Ruttens D，et al. Inflammation of unknown origin versus fever of unknown origin：two of a kind. Eur J Intern Med，2009，20（4）：415-418. doi：10.1016/j.ejim.2009.01.002. Epub 2009 Feb 1. PMID：19524186.

［9］　Knockaert DC，Mortelmans LA，Deroo MC，et al. Clinical value of gallium-67 scintigraphy in the investigation of fever or inflammation of unknown origin in the ultrasound and computed tomography era. Acta Clin Belg，1989，44（2）：91-98. doi：10.1080/17843286.1989.11717995. PMID：2800888.

［10］　Gosi G，Pencz Z，Laczkó A. Takayasu arteritis：ritka kórkép，különleges megfontolások［Takayasu′s arteritis；rare disease with special considerations］. Magy Seb，2005，58（1）：9-15. Hungarian. PMID：16018595.

［11］　Bukovac LT，Perica M.［JUVENILE IDIOPATHIC ARTHRITIS］. Reumatizam，2016，63 Suppl 1：53-58. Croatian. PMID：29624302.

［12］　Schiettecatte E，Jans L，Jaremko JL，et al. MR Imaging of Rheumatic Diseases Affecting the Pediatric Population. Semin Musculoskelet Radiol，2021，25（1）：82-93. doi：10.1055/s-0041-1726435. Epub 2021 May 21. PMID：34020470.

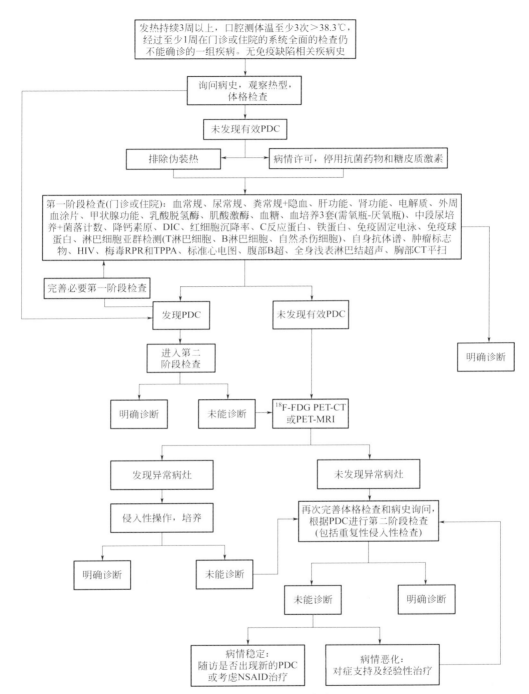

图 1-2　经典型 FUO 诊疗流程

说明：PDC 为潜在诊断线索；DIC 为弥漫性血管内凝血；CT 为计算机 X 线体层扫描；^{18}F-FDG 为 18-氟-脱氟葡萄糖；PET-CT 为正电子发射计算机 X 线体层扫描；PET-MRI 为正电子发射磁共振成像；NSAID 为非甾体抗炎药

inant polycystic kidney disease）导致急性发热腹部表现时，除了感染（cyst infection，CyI）、缺血（cyst hemorrhage，CyH）外，归类为 IUO[1]。可见这些是排除性诊断。

② 整体性的定义有两篇文献涉及[2]。

③ CT 或 PET/CT 技术有一定价值　土耳其研究显示[3]：97 例 IUO 患者，最后确定 47 例（54%）有炎症，30 例（34.4%）有恶性肿瘤，10 例（11.4%）有感染。尽管进行了细致检查，仍有 10 例未确诊。PET/CT 辅助诊断 59 例（60.8%），无效 38 例（39.2%）。47 例炎症性疾病患者中，PET/CT 阳性 30 例（63%），确诊为炎性风湿性疾病（大血管炎 19 例，风湿性多肌痛 7 例，血清阴性关节炎或其他少见疾病 4 例）。PET/CT 的敏感性为 67%，特异性为 100%，诊断准确率为 71%。瑞典有篇文章[4]提到，中枢神经系统炎症中，大约 50% 的病例原因未知。采用高通量测序技术从 26 例不明原因急性中枢神经系统炎症患者和 10 例明确病因的中枢神经系统疾病患者的脑脊液（CSF）样本中寻找病毒序列。为更好地掌握脑脊液病毒序列数据的临床意义，文章还分析了 30 例无中枢神经系统疾病的患者在选择性脊椎麻醉期间进行了腰椎穿刺。报告 1 例人星状细胞病毒（HAstV）-MLB2 相关脑膜炎和播散性感染。没有检测到其他容易与中枢神经系统炎症相关的病毒序列。

（17）不明原因白细胞增多（unexplained leukocytosis）[5]，原因可能是持续炎症-免疫抑制-分解代谢综合征（persistent inflammation，immunosuppres-

[1] Neuville M，Hustinx R，Jacques J，et al. Diagnostic Algorithm in the Management of Acute Febrile Abdomen in Patients with Autosomal Dominant Polycystic Kidney Disease. PLoS One，2016，11（8）：e0161277. doi：10. 1371/journal. pone. 0161277. PMID：27529555；PMCID：PMC4987061.

[2] Torné Cachot J，Baucells Azcona JM，Blanch Falp J，et al. Classic fever of unknown origin：analysis of a cohort of 87 patients according to the definition with qualitative study criterion. Med Clin（Barc），2021，156（5）：206-213. English，Spanish. doi：10. 1016/j. medcli. 2020. 03. 014. Epub 2020 Jun 24. PMID：32593415.

[3] Bilici Salman R，Gülbahar Ateş S，Satiş H，et al. Diagnostic Role of ^{18}F-Fluorodeoxyglucose Positron Emission Tomography for the Evaluation of Patients With Inflammation of Unknown Origin. J Clin Rheumatol，2020. doi：10. 1097/RHU. 0000000000001297. Epub ahead of print. PMID：32195847.

[4] Schibler M，Brito F，Zanella MC，et al. Viral Sequences Detection by High-Throughput Sequencing in Cerebrospinal Fluid of Individuals with and without Central Nervous System Disease. Genes（Basel），2019，10（8）：625. doi：10. 3390/genes10080625. PMID：31431002；PMCID：PMC6723360.

[5] Haburchak DR，Alchreiki M. Inpatients With 'Unexplained' Leukocytosis. Am J Med，2020，133（4）：508-514. doi：10. 1016/j. amjmed. 2019. 10. 019. Epub 2019 Nov 9. PMID：31715161.

sion，and catabolism syndrome，PICS），见于脓毒症、艰难梭菌感染[1]、副肿瘤综合征等。

（18）多器官功能障碍综合征［multiple organ dysfunction syndrome，MODS；"multiple organ dysfunction score 是多器官功能障碍评分；MODS 也是显微镜观察药物敏感性（microscopic observation drug susceptibility）的缩写］评价、序列器官衰竭评分（sequential organ failure assessment，SOFA）[2,3]。SARS-CoV-2 常常累及多器官，导致功能障碍，也称作 MODS-CoV-2[4]。SOFA 和 qSOFA 因为纳入 Sepsis-3 定义，备受瞩目，研究日多，比如急诊室感染[5]、急诊室菌血症[6]、急诊室老年患者死亡[7]、内科老年患者感染[8]、干细胞移植疑似

───────────────

［1］ Bouza E，Aguado JM，Alcalá L，et al. Recommendations for the diagnosis and treatment of Clostridioides difficile infection：An official clinical practice guideline of the Spanish Society of Chemotherapy（SEQ），Spanish Society of Internal Medicine（SEMI）and the working group of Postoperative Infection of the Spanish Society of Anesthesia and Reanimation（SEDAR）. Rev Esp Quimioter，2020，33（2）：151-175. doi：10.37201/req/2065.2020. Epub 2020 Feb 20. PMID：32080996；PMCID：PMC7111242.

［2］ Peres Bota D，Melot C，Lopes Ferreira F，et al. The Multiple Organ Dysfunction Score（MODS）versus the Sequential Organ Failure Assessment（SOFA）score in outcome prediction. Intensive Care Med，2002，28（11）：1619-1624.

［3］ Sharif AF，Fayed MM. Evaluation of Multiple Organ Dysfunction Score（MODS）and the Sequential Organ Failure Assessment（SOFA）score as in-hospital outcome predictors among cases of hydrogen cyanamide exposure：a cross-sectional study. Environ Sci Pollut Res Int，2021. doi：10.1007/s11356-021-13655-6. Epub ahead of print. PMID：33797718.

［4］ Robba C，Battaglini D，Pelosi P，et al. Multiple organ dysfunction in SARS-CoV-2：MODS-CoV-2. Expert Rev Respir Med，2020，14（9）：865-868. doi：10.1080/17476348.2020.1778470. Epub 2020 Jun 22. PMID：32567404；PMCID：PMC7441756.

［5］ Shiraishi A，Gando S，Abe T，et al. Quick sequential organ failure assessment versus systemic inflammatory response syndrome criteria for emergency department patients with suspected infection. Sci Rep，2021，11（1）：5347. doi：10.1038/s41598-021-84743-3. PMID：33674716；PMCID：PMC7935946.

［6］ Furuta K，Akamatsu H，Sada R，et al. Comparison of Systemic Inflammatory Response Syndrome and quick Sequential Organ Failure Assessment scores in predicting bacteremia in the emergency department. Acute Med Surg，2021，8（1）：e654. doi：10.1002/ams2.654. PMID：33968417；PMCID：PMC8088398.

［7］ Devia Jaramillo G，Ibáñez Pinilla M. Quick Sequential Organ Failure Assessment，Sequential Organ Failure Assessment，and Procalcitonin for Early Diagnosis and Prediction of Death in Elderly Patients with Suspicion of Sepsis in the Emergency Department，Based on Sepsis-3 Definition. Gerontology，2021，5：1-10. doi：10.1159/000515851. Epub ahead of print. PMID：33951628.

［8］ Falsetti L，Martino M，Zaccone V，et al. SOFA and qSOFA usefulness for in-hospital death prediction of elderly patients admitted for suspected infection in internal medicine. Infection，2020，48（6）：879-887. doi：10.1007/s15010-020-01494-5. Epub 2020 Aug 6. PMID：32767020.

感染[1]、妊娠脓毒症[2]、儿科 ICU 脓毒症[3]和临床试验[4]、处置指南[5,6]。

（19）重症监护后综合征（post-intensive care syndrome，PICS）[7,8]。

（20）休克　见定义[9]、经典文章[10]、欧洲共识[11]、国内共识[12]、国际

[1] Lind ML，Phipps AI，Mooney S，et al. Predictive Value of 3 Clinical Criteria for Sepsis（Quick Sequential Organ Failure Assessment，Systemic Inflammatory Response Syndrome，and National Early Warning Score）With Respect to Short-term Mortality in Allogeneic Hematopoietic Cell Transplant Recipients With Suspected Infections. Clin Infect Dis，2021，72（7）：1220-1229. doi：10.1093/cid/ciaa214. PMID：32133490；PMCID：PMC8028104.

[2] Agarwal R，Goyal P，Mohta M，et al. Comparison of Sequential Organ Failure Assessment（SOFA）and Sepsis in Obstetrics Score（SOS）in Women with Pregnancy-Associated Sepsis with Respect to Critical Care Admission and Mortality：A Prospective Observational Study. J Obstet Gynaecol India，2021，71（1）：45-51. doi：10.1007/s13224-020-01375-9. Epub 2020 Sep 25. PMID：33814798；PMCID：PMC7960863.

[3] Lalitha AV，Satish JK，Reddy M，et al. Sequential Organ Failure Assessment Score As a Predictor of Outcome in Sepsis in Pediatric Intensive Care Unit. J Pediatr Intensive Care，2021，10（2）：110-117. doi：10.1055/s-0040-1714705. Epub 2020 Jul 30. PMID：33884211；PMCID：PMC8052111.

[4] Lambden S，Laterre PF，Levy MM，et al. The SOFA score-development，utility and challenges of accurate assessment in clinical trials. Crit Care，2019，23（1）：374. doi：10.1186/s13054-019-2663-7. PMID：31775846；PMCID：PMC6880479.

[5] Weiss SL，Peters MJ，Alhazzani W，et al. Surviving Sepsis Campaign International Guidelines for the Management of Septic Shock and Sepsis-Associated Organ Dysfunction in Children. Pediatr Crit Care Med，2020，21（2）：e52-e106. doi：10.1097/PCC.0000000000002198. PMID：32032273.

[6] Davis AL，Carcillo JA，Aneja RK，et al. The American College of Critical Care Medicine Clinical Practice Parameters for Hemodynamic Support of Pediatric and Neonatal Septic Shock：Executive Summary. Pediatr Crit Care Med，2017，18（9）：884-890. doi：10.1097/PCC.0000000000001259. PMID：28723883；PMCID：PMC8341147.

[7] Smith S，Rahman O. Post Intensive Care Syndrome. 2021 Jul 29. In：StatPearls [Internet]. Treasure Island（FL）：StatPearls Publishing；2021 Jan-. PMID：32644390.

[8] Evans L，Rhodes A，Alhazzani W，et al. Surviving sepsis campaign：international guidelines for management of sepsis and septic shock 2021. Intensive Care Med，2021. doi：10.1007/s00134-021-06506-y. Epub ahead of print. PMID：34599691.

[9] Standl T，Annecke T，Cascorbi I，et al. The Nomenclature，Definition and Distinction of Types of Shock. Dtsch Arztebl Int，2018，115（45）：757-768. doi：10.3238/arztebl.2018.0757. PMID：30573009；PMCID：PMC6323133.

[10] Vincent JL，De Backer D. Circulatory shock. N Engl J Med，2013，369（18）：1726-1734. doi：10.1056/NEJMra1208943. PMID：24171518.

[11] Cecconi M，De Backer D，Antonelli M，et al. Consensus on circulatory shock and hemodynamic monitoring. Task force of the European Society of Intensive Care Medicine. Intensive Care Med，2014，40（12）：1795-1815. doi：10.1007/s00134-014-3525-z. Epub 2014 Nov 13. PMID：25392034；PMCID：PMC4239778.

[12] 中国医师协会急诊医师分会.急性循环衰竭中国急诊临床实践专家共识 [J].中国急救医学，2016（1）：1-8. DOI：10.3969/j.issn.1002-1949.2016.01.001.

分类[1]。苏州市立医院李勇教授概括其诊断标准为：两低一高（低血压、低灌注、高乳酸）、三个窗口（神志、皮肤、肾脏）。

5. 免疫状态评价　免疫受损（immunocompromised）不但会有一般的感染，还容易出现机会感染。临床医生对免疫受损/低下的患者要有分类（如区分黏膜受损和细胞免疫受损）、分层（无风险、低风险、中风险、高风险）的能力。免疫受损一般见于遗传性疾病、免疫抑制药物（中毒或癌症化疗）、辐射、导致免疫抑制的感染（如麻疹、疟疾、HIV 感染）、慢性疾病［如糖尿病、癌症、肺气肿（emphysema）、心衰、ICU 护理、严重营养不良］等。此外，还包括年龄太大或太小、生理或精神压力太大等状态。"compromised" 的一般含义：妥协、折中、让步；违背（原则、信念）；达不到（标准）；（尤指因行为不很明智）使陷入危险，使受到怀疑；使（自己）声誉受损。但 "immunocompromised" 不建议翻译为免疫妥协（妥协有主观性）、免疫缺乏（极端）、免疫低下（单向），建议翻译为免疫受损。

6. 免疫受损具体判断标准

（1）美国 CDC/NHSN 医院感染诊断标准[2]中提到：

① 中性粒细胞减少（neutropenia）（中性粒细胞绝对值<500/mm^3）。

② 白血病（leukemia）。

③ 淋巴瘤（lymphoma）。

④ HIV 感染者 CD4 细胞计数<200/mm^3。

⑤ 脾切除（splenectomy）。

⑥ 移植后早期（those who are early posttransplantation）。

⑦ 细胞毒药物化疗（cytotoxic chemotherapy）。

⑧ 大剂量类固醇激素（high-dose steroids）：如泼尼松（Prednisone）每天>40mg，超过 2 周；或其等效药物［氢化可的松（Hydrocortisone）每天>160mg、甲泼尼龙（Methylprednisolone）每天>32mg、地塞米松（Dexamethasone）每

[1]　Baran DA，Grines CL，Bailey S，et al. SCAI clinical expert consensus statement on the classifi- cation of cardiogenic shock：This document was endorsed by the American College of Cardiology（ACC）, the American Heart Association（AHA），the Society of Critical Care Medicine（SCCM），and the Society of Thoracic Surgeons（STS）in April 2019. Catheter Cardiovasc Interv，2019，94（1）：29-37. doi：10. 1002/ccd. 28329. Epub 2019 May 19. PMID：31104355.

[2]　Horan TC，Andrus M，Dudeck MA. CDC/NHSN surveillance definition of health care-associated infection and criteria for specific types of infections in the acute care setting. Am J Infect Control，2008，36（5）：309-332.

天＞6mg、可的松（Cortisone）每天＞200mg］超过 2 周。

（2）EORTC/MSG 指南里提到 IFD 的宿主因素[1]：

① 近期中性粒细胞减少 ［＜0.5×10^9/L（＜500/mm^3）且持续时间＞10 天］，与真菌病发病时间有相关性。

② 同种异体造血干细胞移植受者。

③ 长期使用类固醇激素（不包括过敏性支气管肺曲霉病患者），平均最小剂量为 0.3mg/（kg·d）的泼尼松等效剂量＞3 周。

④ 过去 90 天内，应用其他 T 细胞免疫抑制药，如环孢素、肿瘤坏死因子（TNF）α 阻滞药、特异性单克隆抗体（如阿仑单抗，Alemtuzumab）或核苷类似物。

⑤ 遗传性严重免疫缺陷（如慢性肉芽肿性疾病、重症联合免疫缺陷病）。

⑥ 2019 年第三版 EORTC 指南没有就上述内容进行调整，强调了不仅仅是风险，而是明确易于形成 IFD——a host factor has been defined as a characteristic of individuals clearly predisposed to，and not simply at risk of，an IFD.

（3）一篇关于社区获得性肺炎（CAP）共识[2,3]给出了特定免疫状态和容易罹患感染的微生物。包括：a. 中性粒细胞减少；b. 获得性免疫缺陷综合征（AIDS）；c. 去除 T 细胞（抗胸腺细胞球蛋白、阿仑单抗）；d. 低丙种球蛋白血症（普通变化型免疫缺陷病、多发性骨髓瘤、靶向 CD19/20 治疗如利妥昔单抗）；e. 钙调神经磷酸酶抑制药（环孢素和他克莫司）；f. 抗代谢药物（霉酚酸酯、硫唑嘌呤、6-MP、氟达拉滨）；g. 哺乳动物西罗莫司靶蛋白（mTOR）抑制药（西罗莫司、Everolimus）；h. 肿瘤坏死因子（TNF）抑制药；i. JAK 抑制药（如伊布替尼、达沙替尼）；j. 糖皮质激素；k. 那他珠单抗（治疗多发性硬化症）、维多株单抗（治疗炎症性肠病）、托珠单抗、乌司奴单抗（自身免疫病新药，治疗银屑病、克罗恩病）、苏金单抗（一种人白介素-17 拮抗药，治疗中度至严重斑块性银屑病）、依库珠单抗（治疗成人和儿童阵发性睡眠性血红蛋白尿症和非典型

［1］ De Pauw B，Walsh TJ，Donnelly JP，et al. Revised definitions of invasive fungal disease from the European Organization for Research and Treatment of Cancer/Invasive Fungal Infections Cooperative Group and the National Institute of Allergy and Infectious Diseases Mycoses Study Group （EORTC/MSG） Consensus Group. Clin Infect Dis，2008，46 （12）：1813-1821.

［2］ Ramirez JA，Musher DM，Evans SE，et al. Treatment of Community-Acquired Pneumonia in Immunocompromised Adults：A Consensus Statement Regarding Initial Strategies. Chest，2020，158 （5）：1896-1911. doi：10.1016/j.chest.2020.05.598. Epub 2020 Jun 16. PMID：32561442；PMCID：PMC7297164.

［3］ 宁永忠，白志宇，王辉. 成人肺炎的病原学检查和病原谱［J］. 中华检验医学杂志，2021，44 （02）：175-178.

溶血性尿毒症综合征）、硼替佐米。

（4）肺炎领域免疫受损标准[1]　原发性免疫缺陷性疾病；活动性恶性肿瘤或恶性肿瘤1年内合并CAP，除外局限性皮肤癌或早期癌症（如Ⅰ期肺癌）；癌症接受化疗；HIV感染者$CD4^+$T淋巴细胞计数<200个/μl或百分比<14%；实体器官移植；造血干细胞移植；接受激素治疗泼尼松20mg，≥14天或累积剂量>600mg（或等效剂量激素）；接受生物免疫调节药；接受改善病情的抗风湿药或其他免疫抑制药（如环孢素、环磷酰胺、羟氯喹、甲氨蝶呤）。

（5）一篇早期文献，出自MSG，报道了曲霉菌培养阳性时不同疾病状态时侵袭性曲霉菌病（invasive aspergillosis，IA）的风险[2]。

① 高风险［曲霉菌培养阳性对IA的阳性预测值（PPV）在50%以上］：异体骨髓移植（64%）、粒细胞缺乏（64%）、血液系统恶性疾病（50%）。

② 中等风险（PPV在10%~50%间）：自体骨髓移植（28%）、营养不良（27%）、应用糖皮质激素（20%）、HIV感染者（19%）、实体器官移植（17%）、糖尿病（11%）、有基础性肺部疾病（9%）、实体器官癌症（8%）。

③ 低风险（PPV<1%）：囊性纤维化（0.7%）、结缔组织病（0）。

（6）要单独考虑的特殊人群　粒细胞缺乏（granulocytopenia）/中性粒细胞减少（neutropenia）[3]、移植（干细胞移植[4]、实体器官移植[5]）、无脾[6]、糖尿病、HIV/获得性免疫缺陷综合征（acquired immune deficiency syn-

［1］ Ramirez JA，Musher DM，Evans SE，et al. Treatment of Community-Acquired Pneumonia in Immunocompromised Adults：A Consensus Statement Regarding Initial Strategies. Chest，2020，158（5）：1896-1911. doi：10.1016/j. chest. 2020. 05. 598. Epub 2020 Jun 16. PMID：32561442；PMCID：PMC7297164.

［2］ Perfect JR，Cox GM，Lee JY，et al. The impact of culture isolation of Aspergillus species：a hospital-based survey of aspergillosis. Clin Infect Dis，2001，33（11）：1824-1833.

［3］ Freifeld AG，Bow EJ，Sepkowitz KA，et al. Clinical practice guideline for the use of antimicrobial agents in neutropenic patients with cancer：2010 Update by the Infectious Diseases Society of America. Clin Infect Dis，2011，52（4）：427-431.

［4］ Tomblyn M，Chiller T，Einsele H，et al. Guidelines for preventing infectious complications among hematopoietic cell transplantation recipients：a global perspective. Biol Blood Marrow Transplant，2009，15（10）：1143-1238.

［5］ Fishman JA. Infection in solid-organ transplant recipients. N Engl J Med，2007，357（25）：2601-2614.

［6］ Davies JM，Lewis MP，Wimperis J，et al. Review of guidelines for the prevention and treatment of infection in patients with an absent or dysfunctional spleen：prepared on behalf of the British Committee for Standards in Haematology by a working party of the Haemato-Oncology task force. Br J Haematol，2011，155（3）：308-317.

drome，AIDS）[1]、终末期肝病[2]、ICU（intensive care unit，重症监护病房）内人群[3]、静脉吸毒/药瘾、激素和免疫抑制药物使用[4]。其他如妊娠期和哺乳期女性[5]、新生儿和儿童、老年。

（7）免疫细胞功能，淋巴细胞亚群[6] B 淋巴细胞，CD19$^+$：反映机体体液免疫功能状态；自然杀伤细胞，CD3-CD16/56$^+$：反映机体天然免疫功能状态；辅助性及杀伤性 T 淋巴细胞，CD3$^+$CD4$^+$/CD8$^+$：反映机体细胞免疫功能状态；T 淋巴细胞纯真和记忆亚群，CD4$^+$CD45RA$^+$/CD45RO$^+$：判断 CD3$^+$CD4$^+$ 降低的重要指标；T 淋巴细胞的激活亚群，CD4$^+$/CD8$^+$CD38$^+$/HLA-DR$^+$：评价细胞的激活状态；T 淋巴细胞的功能亚群，CD4$^+$/CD8$^+$CD28$^+$：衡量 T 淋巴细胞功能。参考范围见国内相关文献[7~10]，参见儿科领域共识[11]。可用于感染性疾病严重程度判断、治疗反应等[12]。这是非特异性

[1] Nelson M，Dockrell D，Edwards S，et al. British HIV Association and British Infection Association guidelines for the treatment of opportunistic infection in HIV-seropositive individuals 2011. HIV Med，2011，12（Suppl 2）：1-140.

[2] 中华医学会感染病学分会.终末期肝病合并感染诊治专家共识［J］.临床肝胆病杂志，2018，34（9）：1862-1872. DOI：10.3969/j. issn. 1001-5256. 2018.09.008.

[3] Lemmen S. Infection control guidelines for the intensive care unit. Dtsch Med Wochenschr，2009，134（41）：2064-2068.

[4] Roger G Finch，et al. Antibiotic and Chemotherapy：anti-infective agents and their use in therapy. 9th ed. Churchill Livingstone，2010：515.

[5] Greub G. Infections and pregnancy：from a dream to a nightmare. Clin Microbiol Infect，2011，17（9）：1283-1284.

[6] 李太生.T 淋巴细胞亚群和病毒感染［J］.中华内科杂志，2011，50（12）：995-998. DOI：10.3760/cma. j. issn. 0578-1426. 2011. 12. 002.

[7] Jiao Y，Qiu Z，Xie J，et al. Reference ranges and age-related changes of peripheral blood lymphocyte subsets in Chinese healthy adults. Sci China C Life Sci，2009，52（7）：643-650. doi：10.1007/s11427-009-0086-4. Epub 2009 Jul 30. PMID：19641869.

[8] Zhang K，Wang F，Zhang M，et al. Reference ranges of lymphocyte subsets balanced for age and gender from a population of healthy adults in Chongqing District of China. Cytometry B Clin Cytom，2016，90（6）：538-542. doi：10.1002/cyto. b. 21323. Epub 2015 Oct 6. PMID：26352589.

[9] 詹文丽，杨笑涵，郭浩，等.826 例 0 岁至学龄前健康儿童外周血淋巴细胞亚群分布的调查分析［J］.中国当代儿科杂志，2019，21（2）：180-183. DOI：10.7499/j. issn. 1008-8830.2019.02.015.

[10] 吴士及，徐丽娟，黄劲，等. 健康成年人和儿童外周血淋巴细胞亚群参考区间的建立［J］. 国际检验医学杂志，2017，38（5）：593-595. DOI：10.3969/j. issn. 1673-4130.2017.05.007.

[11] 中国儿童免疫与健康联盟免疫评估工作组，中国医师协会儿科医师分会风湿免疫专委会，中国医师协会儿科医师分会儿童过敏专委会，等.流式细胞术分析外周血淋巴细胞亚群在儿科的临床应用专家共识（2019 版）［J］.中华儿科杂志，2019，57（6）：424-428. DOI：10.3760/cma. j. issn. 0578-1310. 2019. 06. 005.

[12] Luo Y，Mao L，Yuan X，et al. Prediction Model Based on the Combination of Cytokines and Lymphocyte Subsets for Prognosis of SARS-CoV-2 Infection. J Clin Immunol，2020，40（7）：960-969. doi：10.1007/s10875-020-00821-7. Epub 2020 Jul 13. PMID：32661797；PMCID：PMC7357264.

检查。

（8）参见脓毒症免疫抑制诊治共识[1]。

7. 基础性疾病

（1）明确基础性疾病。

（2）明确该基础性疾病易于并发的感染性疾病、病原谱 如糖尿病相关感染[2]、癌症感染[3]、肺部血管性疾病和感染[4]、肺部 COPD 与支气管扩张等和感染[5]。

（3）明确感染性疾病易于继发的其他感染性疾病、病原谱 如 AIDS 时多种继发感染、COVID-19 继发细菌、真菌感染等[6]。

8. 风险因素（risk factors，RF）

（1）风险因素指使疾病或感染发生概率即风险（risk）升高的因素或变量。需要注意的是，RF 一般指统计学上有相关性，并不一定有必然的因果联系。risk 有很多译作"危险"。建议将"risk factors"译作"风险因素"。

（2）衡量指标是风险比（relative risk，RR）值和优势比（odds ratio，OR）值。RR 为 1.0～1.1 表示无关联；1.2～1.4 是弱关联；1.5～2.9 是中等关联；3.0～9.0 是强关联；10 以上是超强关联。OR 是 RR 的估计值，可以理解为有暴露时该疾病的风险是没有暴露时的 OR 倍。有业内专家认为 OR≥5 才有临床意义，笔者理解也不尽然。

[1] 中国研究型医院学会休克与脓毒症专业委员会，中国人民解放军重症医学专业委员会，重症免疫研究协作组，等.脓毒症免疫抑制诊治专家共识 [J].中华危重病急救医学，2020，32（11）：1281-1289.DOI：10.3760/cma.j.cn121430-20201123-00719.

[2] Kimachi K，Miyoshi H. Infectious disease associated with diabetes mellitus—mechanisms，classification，diagnosis and therapy. Nihon Rinsho，2012，70 Suppl 5：507-510.

[3] Thirumala R，Ramaswamy M，Chawla S. Diagnosis and management of infectious complications in critically ill patients with cancer. Crit Care Clin，2010，26（1）：59-91.

[4] Petrosillo N. Pulmonary vascular disease and infection：a tale of two diseases. Clin Microbiol Infect，2011，17（1）：5-6.

[5] Fitzpatrick ME，Sethi S，Daley CL，et al. Infections in 'noninfectious' lung diseases. Ann Am Thorac Soc，2014，11 Suppl 4（Suppl 4）：S221-226. doi：10.1513/AnnalsATS.201401-041PL. PMID：25148428；PMCID：PMC4200575.

[6] Rouzé A，Martin-Loeches I，Povoa P，et al. Relationship between SARS-CoV-2 infection and the incidence of ventilator-associated lower respiratory tract infections：a European multicenter cohort study. Intensive Care Med，2021，47（2）：188-198. doi：10.1007/s00134-020-06323-9. Epub 2021 Jan 3. PMID：33388794；PMCID：PMC7778569.

（3）风险因素可以分为高、中、低三层[1]。

（4）RF 可以进一步分为可变（modifiable）风险因素和不可变（nonmodifiable）风险因素两类[2] 前者如年龄、性别，对于疾病的预防有重要意义。

（5）上述 EORTC/MSG 关于 IFD 的指南 2002 版本[3]和 2008 升级版都使用了宿主因素，而没有使用风险因素。这一点引起了业界的关注。笔者理解宿主因素其实就是风险因素的一部分。只是具备宿主因素时疾病的发生概率很高，几乎是必然的。而风险因素一般而言没有这么高的可能。换句话说，宿主因素有生物学上的必然性，风险因素只是统计学上的关联。宿主因素是风险因素，风险因素不全是宿主因素。由此引发的问题是风险因素高到多少可以成为诊断依据。笔者不知，待方家查证。

（6）一些具体疾病的风险因素见感染控制部分，病原风险因素见经验治疗部分。

脓毒症容易见于 8 种情况[4]：a.＞60 岁；b.＜1 岁；c. 糖尿病患者；d. 尿毒症透析治疗；e. 免疫受损，如血液系统恶性肿瘤、癌症（尤其是化疗期间）、器官移植、风湿免疫病、长期糖皮质激素、AIDS 等；f. 严重烧伤、皮肤疾病；g. 无脾；h. 有脓毒症病史者。

（7）实际工作中要避免"具备风险因素＝诊断"的误区，仅仅具备风险因素时使用抗微生物药物，其实是预防用药。

9. 感染的评估和确立

（1）诊断标准　符合相应标准诊断即成立。参见美国 CDC 诊断标准[5]。

［1］ Classen AY，Henze L，von Lilienfeld-Toal M，et al. Primary prophylaxis of bacterial infections and *Pneumocystis jirovecii* pneumonia in patients with hematologic malignancies and solid tumors：2020 updated guidelines of the Infectious Diseases Working Party of the German Society of Hematology and Medical Oncology（AGIHO/DGHO）. Ann Hematol，2021，100（6）：1603-1620. doi：10. 1007/s00277-021-04452-9. Epub 2021 Apr 13. PMID：33846857；PMCID：PMC8116237.

［2］ American Thoracic Society. Infectious Diseases Society of America. Guidelines for the management of adults with hospital-acquired，ventilator-associated，and healthcare-associated pneumonia. Am J Respir Crit Care Med，2005，171（4）：388-416.

［3］ Ascioglu S，Rex JH，de Pauw B，et al. Defining opportunistic invasive fungal infections in immunocompromised patients with cancer and hematopoietic stem cell transplants：an international consensus. Clin Infect Dis，2002，34（1）：7-14.

［4］ Shanawani H，Chen C. What Is Sepsis? Am J Respir Crit Care Med，2017，196（11）：P21-P22. doi：10. 1164/rccm. 19611P21. PMID：29192834.

［5］ Horan TC，Andrus M，Dudeck MA. CDC/NHSN surveillance definition of health care-associated infection and criteria for specific types of infections in the acute care setting. Am J Infect Control，2008，36（5）：309-332.

（2）诊断评分　如肺炎临床肺部感染评分（clinical pulmonary infection score，CPIS）[1]、细菌性阴道病的 Nugent 评分[2]。

（3）炎症指标和生物标志物（biomarker）　CRP、PCT、presepsin、白介素、G 试验、GM 试验等。

（4）笔者建议将评估结果分为四层　即明确不是感染、不能除外感染、很有可能是感染、明确是感染。对于细菌性感染，一般情况下前两者不用抗生素。

10. 感染性疾病相应检查

（1）微生物学检查　见"临床微生物学——辅助诊断"部分。

（2）非微生物学检查

① 炎症指标和生物标志物——实用指标　体温；WBC[3]、中性粒细胞、核左移和形态学[4,5]；CRP、红细胞沉降率（erythrocyte sedimentation rate，ESR）。核左移有明确临床意义，也是 SIRS 标准之一。国内部分实验室不提供该项检测结果，是为遗憾。新生儿感染可以参考 CRP 连续测定结果[6]。有业界专家强调中性粒细胞碱性磷酸酶（neutrophil alkaline phosphatase，NAP）积分对区分病毒性感染和细菌性感染的价值，国内一些书籍也有类似信息[7]。不过检索 PubMed 数据库，可知 NAP 与感染的相关文献极少，虽然动物实验显示细菌感染时 NAP 确实会升高[8]，但也有报道提到部分呼吸道病毒（腺病毒、RSV）感染时 NAP 也会升高[9]，因此难以区分细菌性感染和病毒性感染。所以其临床价值有限。

［1］　Zilberberg MD，Shorr AF. Ventilator-associated pneumonia：the clinical pulmonary infection score as a surrogate for diagnostics and outcome. Clin Infect Dis，2010，51 Suppl 1：S131-S135.

［2］　Colonna C，Steelman M. Amsel Criteria. 2020 Jul 13. In：StatPearls［Internet］. Treasure Island（FL）：StatPearls Publishing；2021 Jan-. PMID：31194459.

［3］　Prokocimer M，Potasman I. The added value of peripheral blood cell morphology in the diagnosis and management of infectious diseases—part 1：basic concepts. Postgrad Med J，2008，84（997）：579-585.

［4］　Bain BJ. Diagnosis from the blood smear. N Engl J Med，2005，353（5）：498-507.

［5］　Potasman I，Prokocimer M. The added value of peripheral blood cell morphology in the diagnosis and management of infectious diseases—part 2：illustrative cases. Postgrad Med J，2008，84（997）：586-589.

［6］　Benitz WE，Han MY，Madan A，et al. Serial serum C-reactive protein levels in the diagnosis of neonatal infection. Pediatrics，1998，102（4）：E41.

［7］　王鸿利主编.实验诊断学.第 2 版.北京：人民卫生出版社.2011，4：87.

［8］　van Werven T，Burvenich C，Piens K，et al. Flow cytometric measurement of neutrophil alkaline phosphatase before and during initiation of an induced *Escherichia coli* mastitis in cattle. Vet Immunol Immunopathol，1998，62（3）：235-244.

［9］　Kubota M，Haruta T. Neutrophil alkaline phosphatase activity in respiratory viral infection. J Infect Chemother，2006，12（6）：387-390.

② 降钙素原（PCT）[1,2]　急性相炎症指标。目前 PCT 是临床实测项目，对细菌性全身感染有良好特异性，和疾病严重程度成正比，对抗生素使用决策、预后判断都有价值。参见相关文献：首篇报道[3]以及脓毒症[4,5]、儿童不明原因发热[6]、儿童脓毒症[7]、各种临床场景[8]、急性呼吸道感染抗生素启动和停用[9,10]。PCT 可以区分菌血症病原体，甚至特定条件下区分血浆凝固酶阴性葡萄球菌（CoNS）是否污染[11,12]。参见血流感染综述[13]。

［1］　Gilbert DN. Use of plasma procalcitonin levels as an adjunct to clinical microbiology. J Clin Microbiol，2010，48（7）：2325-2329.

［2］　Wacker C，Prkno A，Brunkhorst FM，et al. Procalcitonin as a diagnostic marker for sepsis：a systematic review and meta-analysis. Lancet Infect Dis，2013. pii：S1473-3099（12）70323-7. doi：10.1016/S1473-3099（12）70323-7.［Epub ahead of print］

［3］　Assicot M，Gendrel D，Carsin H，et al. High serum procalcitonin concentrations in patients with sepsis and infection. Lancet，1993，341（8844）：515-518.

［4］　Wacker C，Prkno A，Brunkhorst FM，et al. Procalcitonin as a diagnostic marker for sepsis：a systematic review and meta-analysis. Lancet Infect Dis，2013，13（5）：426-435.

［5］　Chen Z，Turxun N，Ning F. Meta-analysis of the diagnostic value of procalcitonin in adult burn sepsis. Adv Clin Exp Med，2021，30（4）：455-463. doi：10.17219/acem/131755. PMID：33908201.

［6］　Yo CH，Hsieh PS，Lee SH，et al. Comparison of the test characteristics of procalcitonin to C-reactive protein and leukocytosis for the detection of serious bacterial infections in children presenting with fever without source：a systematic review and meta-analysis. Ann Emerg Med，2012，60（5）：591-600.

［7］　Downes KJ，Fitzgerald JC，Weiss SL. Utility of Procalcitonin as a Biomarker for Sepsis in Children. J Clin Microbiol，2020，58（7）：e01851-19. doi：10.1128/JCM.01851-19. PMID：32350044；PMCID：PMC7315022.

［8］　Azzini AM，Dorizzi RM，Sette P，et al. A 2020 review on the role of procalcitonin in different clinical settings：an update conducted with the tools of the Evidence Based Laboratory Medicine. Ann Transl Med，2020，8（9）：610. doi：10.21037/atm-20-1855. PMID：32566636；PMCID：PMC7290560.

［9］　Schuetz P，Müller B，Christ-Crain M，et al. Procalcitonin to initiate or discontinue antibiotics in acute respiratory tract infections. Cochrane Database Syst Rev，2012，9：CD007498.

［10］　降钙素原在成人下呼吸道感染性疾病分级管理中的应用专家共识组. 降钙素原在成人下呼吸道感染性疾病分级管理中的应用专家共识［J］. 中华急诊医学杂志，2021，30（4）：393-401. DOI：10.3760/cma.j.issn.1671-0282.2021.04.004.

［11］　Shomali W，Hachem R，Chaftari AM，et al. Can procalcitonin differentiate *Staphylococcus aureus* from coagulase-negative staphylococci in clustered gram-positive bacteremia? Diagn Microbiol Infect Dis，2013，76（2）：158-161. doi：10.1016/j.diagmicrobio.2013.03.004. Epub 2013 Apr 8. Erratum in：Diagn Microbiol Infect Dis. 2019 May；94（1）：105. Hanania A［corrected to Hanania AN］. PMID：23578976.

［12］　Leli C，Ferranti M，Moretti A，et al. Procalcitonin levels in gram-positive，Gram-negative，and fungal bloodstream infections. Dis Markers，2015，2015：701480. doi：10.1155/2015/701480. Epub 2015 Mar 17. PMID：25852221；PMCID：PMC4380090.

［13］　El Haddad H，Chaftari AM，Hachem R，et al. Biomarkers of Sepsis and Bloodstream Infections：The Role of Procalcitonin and Proadrenomedullin With Emphasis in Patients With Cancer. Clin Infect Dis，2018，67（6）：971-977. doi：10.1093/cid/ciy331. PMID：29668936.

有文献[1]给出了 14 种感染病的阈值、证据基础等。在外科领域，有基于降钙素原减少抗生素使用的推荐[2]。

③ 基础研究中炎症指标很多，包括细胞因子、细胞表达蛋白、免疫学指标等。如白介素（IL-2[3]、IL-6[4]）、肿瘤坏死因子（TNF-α）、presepsin（sCD14-ST）[5~7]、血管生成素（angiopoietins-1/angiopoietins-2）[8]、脂多糖结合蛋白（lipopolysaccharide-binding protein，LBP）[9]、巨噬细胞移动抑制因子、髓细胞表达激活受体等[10]、肾上腺髓质素原（proadrenomedullin，proADM）[11]。参见脓毒症指标[12.13]。presepsin 在成人脓毒症及其分

[1] Cleland DA，Eranki AP. Procalcitonin. 2020 Sep 3. In：StatPearls [Internet]. Treasure Island (FL)：StatPearls Publishing；2021 Jan-. PMID：30969616.

[2] Sartelli M，Ansaloni L，Bartoletti M，et al. The role of procalcitonin in reducing antibiotics across the surgical pathway. World J Emerg Surg，2021，16（1）：15. doi：10.1186/s13017-021-00357-0. PMID：33761972；PMCID：PMC7988639.

[3] Xu Y，Li S，Liu J，et al. Impact of Epstein-Barr virus coinfection in Mycoplasma pneumoniae pneumonia. Medicine（Baltimore），2020，99（16）：e19792. doi：10.1097/MD.0000000000019792. PMID：32311992；PMCID：PMC7440268.

[4] Meynaar IA，Droog W，Batstra M，et al. In Critically Ill Patients，Serum Procalcitonin Is More Useful in Differentiating between Sepsis and SIRS than CRP，Il-6，or LBP. Crit Care Res Pract，2011，2011：594645.

[5] Yaegashi Y，Shirakawa K，Sato N，et al. Evaluation of a newly identified soluble CD14 subtype as a marker for sepsis. J Infect Chemother，2005，11（5）：234-238.

[6] Ulla M，Pizzolato E，Lucchiari M，et al. Diagnostic and prognostic value of presepsin in the management of sepsis in the emergency department：a multicentre prospective study. Crit Care，2013，17（4）：R168.

[7] 宁永忠，王雪茹，程田，等. 血清 presepsin 临床检测的研究进展 [J]. 中华检验医学杂志，2019，（08）：700-704.

[8] Mussap M，Noto A，Cibecchini F，et al. The importance of biomarkers in neonatology. Semin Fetal Neonatal Med，2013，18（1）：56-64.

[9] Rumende CM，Mahdi D. Role of Combined Procalcitonin and Lipopolysaccharide-binding Protein as Prognostic Markers of Mortality in Patients with Ventilator-associated Pneumonia. Acta Med Indones，2013，45（2）：89-93.

[10] Kofoed K，Andersen O，Kronborg G，et al. Use of plasma C-reactive protein，procalcitonin，neutrophils，macrophage migration inhibitory factor，soluble urokinase-type plasminogen activator receptor，and soluble triggering receptor expressed on myeloid cells-1 in combination to diagnose infections：a prospective study. Crit Care，2007，11（2）：R38.

[11] El Haddad H，Chaftari AM，Hachem R，et al. Biomarkers of Sepsis and Bloodstream Infections：The Role of Procalcitonin and Proadrenomedullin With Emphasis in Patients With Cancer. Clin Infect Dis，2018，67（6）：971-977. doi：10.1093/cid/ciy331. PMID：29668936.

[12] Reinhart K，Bauer M，Riedemann NC，et al. New approaches to sepsis：molecular diagnostics and biomarkers. Clin Microbiol Rev，2012，25（4）：609-634.

[13] Dupuy AM，Philippart F，Péan Y，et al. Role of biomarkers in the management of antibiotic therapy：an expert panel review：I-currently available biomarkers for clinical use in acute infections. Ann Intensive Care，2013，3（1）：22.

层[1,2]、腹腔脓毒症[3]、新生儿脓毒症[4,5]、儿童粒细胞缺乏发热[6]、尸检[7]中都有应用，可以床边检查[8]。有文献对脓毒症的生物标志物进行了精彩总结[9]。到 2019 年 9 月，共有 258 个生物标志物。大多数的评估少于 5 项研究，81 个（31%）仅有一项评估研究。除了 CRP 或 PCT 的研究外，只有 26 个在超过 300 名参与者的临床研究中进行了评估。40 个生物标记物的诊断价值通过与 PCT 和（或）CRP 的比较获得；9 个对脓毒症的诊断价值证明比这两个生物标记物中的一个或两个都有更好的诊断价值。有 11 个生物标记物如果与 PCT 和（或）CRP 联合应用，效果更好。同时也评估了 44 个生物标记物在特定临床问题方面的作用，而非脓毒症中的一般诊断或预后特性。9 个更好的生物标志物是：血栓弹性溶解指数（thromboelastometry lysis index）、诱饵受体 3（decoy receptor 3）、Ⅱ型磷脂酶 A2（group Ⅱ phospholipase A2，PLA2-Ⅱ）、hepcidin、sCD163、血清淀粉样蛋白 A（Serum amyloid A）、CD64、肝素结合蛋白（heparin-binding protein）、δ 样规范缺口配体 1（delta-like canonical notch ligand 1，DLL1）。其中后三个比 PCT 和 CRP 都好。

［1］ Endo S，Suzuki Y，Takahashi G，et al. Usefulness of presepsin in the diagnosis of sepsis in a multicenter prospective study. J Infect Chemother，2012，18（6）：891-897.

［2］ Shozushima T，Takahashi G，Matsumoto N，et al. Usefulness of presepsin（sCD14-ST）measurements as a marker for the diagnosis and severity of sepsis that satisfied diagnostic criteria of systemic inflammatory response syndrome. J Infect Chemother，2011，17（6）：764-769.

［3］ Vodnik T，Kaljevic G，Tadic T，et al. Presepsin（sCD14-ST）in preoperative diagnosis of abdominal sepsis. Clin Chem Lab Med，2013，5：1-10.

［4］ Mussap M，Puxeddu E，Burrai P，et al. Soluble CD14 subtype（sCD14-ST）presepsin in critically ill preterm newborns：preliminary reference ranges. J Matern Fetal Neonatal Med，2012，25（Suppl 5）：51-53.

［5］ Mussap M，Noto A，Fravega M，et al. Soluble CD14 subtype presepsin（sCD14-ST）and lipopolysaccharide binding protein（LBP）in neonatal sepsis：new clinical and analytical perspectives for two old biomarkers. J Matern Fetal Neonatal Med，2011，24（Suppl 2）：12-14.

［6］ Urbonas V，Eidukaite A，Tamuliene I. The predictive value of soluble biomarkers（CD14 subtype，interleukin-2 receptor，human leucocyte antigen-G）and procalcitonin in the detection of bacteremia and sepsis in pediatric oncology patients with chemotherapy-induced febrile neutropenia. Cytokine，2013，62（1）：34-37.

［7］ Palmiere C，Mussap M，Bardy D，et al. Diagnostic value of soluble CD14 subtype（sCD14-ST）presepsin for the postmortem diagnosis of sepsis-related fatalities. Int J Legal Med，2013，127（4）：799-808.

［8］ Okamura Y，Yokoi H. Development of a point-of-care assay system for measurement of presepsin（sCD14-ST）. Clin Chim Acta，2011，412（23-24）：2157-2161.

［9］ Pierrakos C，Velissaris D，Bisdorff M，et al. Biomarkers of sepsis：time for a reappraisal. Crit Care，2020，24（1）：287. doi：10.1186/s13054-020-02993-5. PMID：32503670；PMCID：PMC7273821.

④ 其他实验室指标　见感染性疾病的实验室表现相关文献[1~3]。

⑤ 影像学检查　诊断和治疗效果评估。

⑥ 其他检查　比如实验室医学的其他检查，可用于严重程度、并发症判断等。

11. 下一代诊断（next-generation diagnosis）[4]　即基于组学的诊断理念。在人类血液中，细菌刺激（金黄色葡萄球菌和大肠埃希菌）后的转录谱，可通过随机森林分类（random forest classification）方式，与真菌刺激（白念珠菌和烟曲霉）后的转录谱相区分[5]。急性念珠菌感染患者循环血白细胞的转录组学分析定义了念珠菌感染期间人类免疫反应广度的新方面，并提出在高危急性病患者中区分多种临床疾病的充满希望的新诊断方法[6]。代谢组学也有诊断价值[7,8]，还涉及新技术开发[9]。代谢组学在COVID-19诊断和预后方面有相关研究[10]。

12. 感染部位判断

（1）局部感染较容易判断　须准确细分，不能混淆。比如鼻窦炎时采集鼻腔

［1］　Sarah S Long，et al. Principles and Practice of Pediatric Infectious Diseases. 3rd ed. 2008：chapter 288．page 1368.

［2］　Drew Provan，et al. 牛津临床与实验室检查手册. 杜万良译. 北京：人民卫生出版社，2006：376.

［3］　Thompson S，Bohn MK，Mancini N，et al. IFCC Interim Guidelines on Biochemical/Hematological Monitoring of COVID-19 Patients. Clin Chem Lab Med，2020，58（12）：2009-2016. doi：10.1515/cclm-2020-1414. PMID：33027044.

［4］　Smeekens SP，van de Veerdonk FL，Netea MG. An Omics Perspective on Candida Infections：Toward Next-Generation Diagnosis and Therapy. Front Microbiol，2016，7：154. doi：10.3389/fmicb. 2016. 00154. PMID：26909070；PMCID：PMC4754423.

［5］　Dix A，Hünniger K，Weber M，et al. Biomarker-based classification of bacterial and fungal whole-blood infections in a genome-wide expression study. Front Microbiol，2015，6：171. doi：10.3389/fmicb. 2015. 00171. PMID：25814982；PMCID：PMC4356159.

［6］　Steinbrink JM，Myers RA，Hua K，et al. The host transcriptional response to Candidemia is dominated by neutrophil activation and heme biosynthesis and supports novel diagnostic approaches. Genome Med，2021，13（1）：108. doi：10.1186/s13073-021-00924-9. PMID：34225776；PMCID：PMC8259367.

［7］　Fernàndez-Garcia M，Rojo D，Rey-Stolle F，et al. Metabolomic-Based Methods in Diagnosis and Monitoring Infection Progression. Exp Suppl，2018，109：283-315. doi：10.1007/978-3-319-74932-7_7. PMID：30535603；PMCID：PMC7124096.

［8］　Moshkovskii SA. Omiks-biomarkery i ranniaia diagnostika Omics biomarkers and early diagnostics. Biomed Khim，2017，63（5）：369-372. Russian. doi：10.18097/PBMC20176305369. PMID：29080866.

［9］　Courbet A，Renard E，Molina F. Bringing next-generation diagnostics to the clinic through synthetic biology. EMBO Mol Med，2016，8（9）：987-991. doi：10.15252/emmm. 201606541. PMID：27402339；PMCID：PMC5009805.

［10］　Hasan MR，Suleiman M，Pérez-López A. Metabolomics in the Diagnosis and Prognosis of COVID-19. Front Genet，2021，12：721556. doi：10.3389/fgene. 2021. 721556. PMID：34367265；PMCID：PMC8343128.

拭子，鼻腔拭子采不到鼻窦内；肺炎时采集咽拭子，但咽部不是肺部；女性盆腔炎时采集阴道拭子，而阴道不是盆腔。感染须区分浅表和深部，这涉及严重性判断、标本采集。

（2）血流感染、脓毒症、经淋巴管播散的感染，有时确定起点/部位比较难。其英文有不明来源的血流感染（bloodstream infection of unknown origin）[1,2]、不明来源的菌血症（bacteremia of unknown origin）[3]、菌血症的来源不明（unclear source of bacteremia）[4]等描述。判断重点在三个方面：外科感染灶、人工置入装置、影像学检查。

PET/CT[5,6]、白细胞闪烁成像（leucocytes scintigraphy）[7]有助于发现感染灶。

（3）人工置入装置须考虑放入路径、留置部位，有时还涉及取出路径。

13. 感染严重程度判断是经验治疗的基础 中重度感染需要住院，甚至入住ICU治疗。感染严重程度共分三层。

（1）轻（mild） 感染比较局限。只有局部症状体征，没有局部结构性改变，局部功能改变轻微。

（2）中（moderate） 局部功能受到较大影响，甚至有局部结构性改变，没

［1］Shima H，Okamoto T，Tashiro M，et al. Clinical Characteristics and Risk Factors for Mortality due to Bloodstream Infection of Unknown Origin in Hemodialysis Patients：A Single-Center，Retrospective Study. Blood Purif，2021，50（2）：238-245. doi：10.1159/000510291. Epub 2020 Sep 4. PMID：32892202.

［2］Pijl JP，Kwee TC，Slart RHJA，et al. PET/CT Imaging for Personalized Management of Infectious Diseases. J Pers Med，2021，11（2）：133. doi：10.3390/jpm11020133. PMID：33669375；PMCID：PMC7920259.

［3］Courjon J，Demonchy E，Degand N，et al. Patients with community-acquired bacteremia of unknown origin：clinical characteristics and usefulness of microbiological results for therapeutic issues：a single-center cohort study. Ann Clin Microbiol Antimicrob，2017，16（1）：40. doi：10.1186/s12941-017-0214-0. PMID：28526094；PMCID：PMC5438554.

［4］Al-Farsi F，Al-Busaidi I，Al-Zeedi K. Acute Streptococcus mitis Sacroiliitis in a Teenager with Unclear Source of Bacteremia：A Case Report and Literature Review. Case Rep Infect Dis，2018，2018：2616787. doi：10.1155/2018/2616787. PMID：30402304；PMCID：PMC6198560.

［5］Georga S，Exadaktylou P，Petrou I，et al. Diagnostic Value of 18F-FDG-PET/CT in Patients with FUO. J Clin Med，2020，9（7）：2112. doi：10.3390/jcm9072112. PMID：32635566；PMCID：PMC7408628.

［6］Castaigne C，Tondeur M，de Wit S，et al. Clinical value of FDG-PET/CT for the diagnosis of human immunodeficiency virus-associated fever of unknown origin：a retrospective study. Nucl Med Commun，2009，30（1）：41-47. doi：10.1097/mnm.0b013e328310b38d. PMID：19306513.

［7］Malherbe C，Dupont AC，Maia S，et al. Estimation of the added value of 99mTc-HMPAO-labelled white blood cell scintigraphy for the diagnosis of infectious foci. Q J Nucl Med Mol Imaging，2019，63（4）：371-378. doi：10.23736/S1824-4785.17.02964-8. Epub 2017 May 3. PMID：28478665.

有全身表现或全身表现轻。

（3）重（severe）　感染引起了全身表现，而且重，出现系统性症状体征、代谢性紊乱等。

（4）注意区分感染严重和基础性疾病严重　基础性疾病严重时，不一定有感染，有了感染也不一定重，也不一定是耐药菌株所致。

（5）感染严重程度判断中的微生物学指标　见下一节内容。

（6）以 CAP 严重程度判断为例　20 世纪 90 年代的判断[1]、肺炎严重程度指数（pneumonia severity index，PSI）[2,3]（也适用于 AECOPD[4]）（2019 ATS&IDSA 的 CAP 指南有推荐，对入院决策的价值比 CURB-65 大）、SCAP[5~7]及在 COVID-19 的应用[8]、不同方式比较[9]。

14. 预后判断　根据感染部位、严重程度、病原菌、基础性疾病等进行判断。如保健相关肺炎（healthcare associated pneumonia，HCAP）时预后判断的

［1］　Fine MJ，Auble TE，Yealy DM，et al. A prediction rule to identify low-risk patients with community-acquired pneumonia. N Engl J Med，1997，336（4）：243-250.

［2］　Renaud B，Coma E，Labarere J，et al. Routine use of the Pneumonia Severity Index for guiding the site-of-treatment decision of patients with pneumonia in the emergency department：a multicenter，prospective，observational，controlled cohort study. Clin Infect Dis，2007，44（1）：41-49.

［3］　Kim MA，Park JS，Lee CW，et al. Pneumonia severity index in viral community acquired pneumonia in adults. PLoS One，2019，14（3）：e0210102. doi：10.1371/journal. pone. 0210102. PMID：30840626；PMCID：PMC6402623.

［4］　Hu G，Zhou Y，Wu Y，et al. The Pneumonia Severity Index as a Predictor of In-Hospital Mortality in Acute Exacerbation of Chronic Obstructive Pulmonary Disease. PLoS One，2015，10（7）：e0133160. doi：10.1371/journal. pone. 0133160. PMID：26186637；PMCID：PMC4506124.

［5］　Yandiola PP，Capelastegui A，Quintana J，et al. Prospective comparison of severity scores for predicting clinically relevant outcomes for patients hospitalized with community-acquired pneumonia. Chest，2009，135（6）：1572-1579.

［6］　Espana PP，Capelastegui A，Quintana JM，et al. Validation and comparison of SCAP as a predictive score for identifying low-risk patients in community-acquired pneumonia. J Infect，2010，60（2）：106-113.

［7］　Marti C，Garin N，Grosgurin O，et al. Prediction of severe community-acquired pneumonia：a systematic review and meta-analysis. Crit Care，2012，16（4）：R141. doi：10.1186/cc11447. PMID：22839689；PMCID：PMC3580727.

［8］　Anurag A，Preetam M. Validation of PSI/PORT，CURB-65 and SCAP scoring system in COVID-19 pneumonia for prediction of disease severity and 14-day mortality. Clin Respir J，2021，15（5）：467-471. doi：10.1111/crj. 13326. Epub 2021 Jan 23. PMID：33417280.

［9］　Marti C，Garin N，Grosgurin O，et al. Prediction of severe community-acquired pneumonia：a systematic review and meta-analysis. Crit Care，2012，16（4）：R141.

评分系统（PSI、CURB-65）[1]、金黄色葡萄球菌菌血症预测因素[2,3]。蛋白质组学可能可用于预后判断[4]。

15. 病原谱、可能病原和确诊病原

（1）病原谱　即所有相同或相似疾病的病原构成[5]。

（2）可能病原（possible pathogen）　是推测某具体患者具体感染的最可能病原，比病原谱范围小，但不唯一。病原谱/可能病原是经验治疗的基础。

（3）极似病原（probable pathogen）[6]　有一定的微生物学证据，比如GM试验阳性提示曲霉菌属、G试验阳性提示真菌等。

（4）确定病原　即该患者的明确了的病原。确定病原是靶向治疗的前提。

16. 感染分期　潜伏期、前驱期、发病期/症状明显期、恢复期。典型传染病未经医学干预时分期明显，如HIV感染早期[7]。病程经医学干预后，或医院内感染时，分期往往不明显。

17. 并发症　如菌血症并发IE[8]，糖尿病足感染并发骨髓炎，急性细菌性脑膜炎并发癫痫，肺炎并发低氧血症，感染后肠易激综合征[9]等。注意菌血症、脓毒症、骨髓炎、转移性感染等本身也可能是并发症。

［1］　Jeong BH，Koh WJ，Yoo H，et al. Performances of prognostic scoring systems in patients with healthcare-associated pneumonia. Clin Infect Dis，2013，56（5）：625-632.

［2］　van Hal SJ，Jensen SO，Vaska VL，et al. Predictors of mortality in *Staphylococcus aureus* Bacteremia. Clin Microbiol Rev，2012，25（2）：362-386.

［3］　Szubert A，Bailey SL，Cooke GS，et al. Predictors of recurrence，early treatment failure and death from *Staphylococcus aureus* bacteraemia：Observational analyses within the ARREST trial. J Infect，2019，79（4）：332-340. doi：10.1016/j.jinf.2019.08.001. Epub 2019 Aug 6. PMID：31398375.

［4］　Smeekens SP，van de Veerdonk FL，Netea MG. An Omics Perspective on Candida Infections：Toward Next-Generation Diagnosis and Therapy. Front Microbiol，2016，7：154. doi：10.3389/fmicb.2016.00154. PMID：26909070；PMCID：PMC4754423.

［5］　宁永忠，白志宇，王辉. 成人肺炎的病原学检查和病原谱［J］. 中华检验医学杂志，2021，44（02）：175-178.

［6］　Chen L，Zhou F，Li H，et al. Disease characteristics and management of hospitalised adolescents and adults with community-acquired pneumonia in China：a retrospective multicentre survey. BMJ Open，2018，8（2）：e018709. doi：10.1136/bmjopen-2017-018709. PMID：29449294；PMCID：PMC5829872.

［7］　Musinguzi N，Stanford FC，Boatin AA，et al. Association between obesity and combination antiretroviral therapy（cART）adherence among persons with early-stage HIV infection initiating cART. Int J Obes（Lond），2021. doi：10.1038/s41366-021-00837-y. Epub ahead of print. PMID：34007011.

［8］　McLennan D，Morgan G. Infective Endocarditis，a Rare Complication of Late Neonatal Group B Strep Sepsis. Front Pediatr，2018，6：274. doi：10.3389/fped.2018.00274. PMID：30338251；PMCID：PMC6178889.

［9］　DuPont AW. Postinfectious irritable bowel syndrome. Clin Infect Dis，2008，46（4）：594-599.

18. 感染性疾病和病原的三间分布　时间[1,2]、空间[3]〔涉及生物地理学（biogeography）〕、人间。注意感染性疾病的流行病学分布和致病病原的流行病学分布，二者常常是同义的。当然也可以看单纯的致病病原分布，就是包括了自然分布、携带而未发病的情况。毒素、耐药基因等还涉及微生物间分布——笔者称之为四间分布。

19. 特别关注的感染

（1）重症感染（severe infection[4]，serious infection[5]）　感染性心内膜炎、感染性脑膜炎、重症肺炎[6]、坏死性筋膜炎、坏死性肌炎、持续性菌血症[7]和脓毒症、骨髓炎。这些疾病有的本身就很重，有的会有重度表现。注意"serious infection"和"severe infection"的区别：前者指感染本身就重；而在感染可轻可重的情况下，其中的重度感染用后者〔一般分为轻（mild）、中（moderate）、重（severe）〕。参见国内诊疗流程[8]、神经系统重症感染（severe infections）[9]。

（2）血流感染（bloodstream infection，BSI）、细菌血症（bacteremia，bacteraemia）和真菌血症（fungemia）　即循环血液中有了微生物/细菌/真菌，甚至引起临床表现。分为一过性、间歇性、持续性三种。菌血症其实不必然有临

［1］　Paul M. Seasonality in infectious diseases：does it exist for all pathogens? Clin Microbiol Infect，2012，18（10）：925-926.

［2］　Nah K，Wu J. Long-term transmission dynamics of tick-borne diseases involving seasonal variation and co-feeding transmission. J Biol Dyn，2021，15（1）：269-286. doi：10.1080/17513758.2021.1919322. PMID：33905296.

［3］　Liu J，Hansen A，Cameron S，et al. The geography of Ross River virus infection in South Australia，2000-2013. Commun Dis Intell（2018），2020，18：44. doi：10.33321/cdi.2020.44.39. PMID：32418511.

［4］　Matsuda N，Takatani Y，Higashi T，et al.［Severe infection in critical emergency care］. Nihon Rinsho，2016，74（2）：245-251. Japanese. PMID：26915247.

［5］　Shoor S. Risk of Serious Infection Associated with Agents that Target T-Cell Activation and Interleukin-17 and Interleukin-23 Cytokines. Infect Dis Clin North Am，2020，34（2）：179-189. doi：10.1016/j.idc.2020.02.001. PMID：32444009.

［6］　Martin-Loeches I，Torres A. New guidelines for severe community-acquired pneumonia. Curr Opin Pulm Med，2021，27（3）：210-215. doi：10.1097/MCP.0000000000000760. PMID：33405483.

［7］　Liu C，Bayer A，Cosgrove SE，et al. Clinical practice guidelines by the infectious diseases society of america for the treatment of methicillin-resistant *Staphylococcus aureus* infections in adults and children：executive summary. Clin Infect Dis，2011，52（3）：285-292.

［8］　翟茜，胡波，郑瑞强，等. 重症感染诊疗流程［J］. 中华重症医学电子杂志（网络版），2017，3（2）：127-132. DOI：10.3877/j.issn.2096-1537.2017.02.010.

［9］　Martin-Loeches I，Blake A，Collins D. Severe infections in neurocritical care. Curr Opin Crit Care，2021，27（2）：131-138. doi：10.1097/MCC.0000000000000796. PMID：33395081.

床表现——菌血症，英文字面含义也只是"菌血"（类似于菌尿），不过习惯了叫"菌血症"，需要尊重约定俗成。菌血症可以从感染灶、病原两个角度细分。后者如肠球菌菌血症（enterococcal bacteremia）[1]、念珠菌菌血症（fungemia candidiasis，candidemia）[2]、马拉色菌菌血症[3]。

（3）复杂感染（complex infection[4]，complicated infection[5]）　如复杂血流感染、复杂插管相关性血流感染（CRBSI）、复杂皮肤软组织感染（SSTI）、复杂尿路感染（UTI）……有时复杂感染和重症感染近乎同义，不过重症感染一般仅指诊断，而复杂感染有时包括了治疗。"complex infection"和"complicated infection"微有不同，前者指患者复杂，如合并糖尿病、心血管疾病；后者指感染本身复杂。如美国 FDA 定义的复杂性腹腔内感染（complicated intraabdominal infection，cIAI）指通过手术方式不能完全去除感染组织的腹腔感染。

（4）难诊断感染（difficult to diagnose）[6,7]　多微生物感染、与基础性疾病交织在一起的感染、不明部位/不明病原的感染、正常微生物群所致感染、免疫受损患者的机会感染、潜伏感染。可分为 2 层：感染的临床诊断难以确立、感染的病原学诊断难以确立。

［1］　Rosselli Del Turco E，Bartoletti M，et al. How do i manage a patient with enterococcal bacteraemia? Clin Microbiol Infect，2021，27（3）：364-371. doi：10.1016/j. cmi. 2020. 10. 029. Epub 2020 Nov 2. PMID：33152537.

［2］　Mora Carpio AL，Climaco A. Fungemia Candidiasis. 2020 Aug 12. In：StatPearls［Internet］. Treasure Island（FL）：StatPearls Publishing；2021 Jan-. PMID：28613783.

［3］　Rhimi W，Theelen B，Boekhout T，et al. Malassezia spp. Yeasts of Emerging Concern in Fungemia. Front Cell Infect Microbiol，2020，10：370. doi：10. 3389/fcimb. 2020. 00370. PMID：32850475；PMCID：PMC7399178.

［4］　Guarro J. Fusariosis, a complex infection caused by a high diversity of fungal species refractory to treatment. Eur J Clin Microbiol Infect Dis，2013，32（12）：1491-1500. doi：10. 1007/s10096-013-1924-7. Epub 2013 Aug 11. PMID：23934595.

［5］　Sullivan SB，Austin ED，Stump S，et al. Reduced Vancomycin Susceptibility of Methicillin-Susceptible *Staphylococcus aureus* Has No Significant Impact on Mortality but Results in an Increase in Complicated Infection. Antimicrob Agents Chemother，2017，61（7）：e00316-e00317. doi：10. 1128/AAC. 00316-17. PMID：28507105；PMCID：PMC5487643.

［6］　Matsumoto Y，Yokoi H，Ikeda T，et al. Odontogenic infection and antiresorptive agent-related osteonecrosis of the jaw with facial subcutaneous abscess formation：A retrospective clinical study of difficult-to-diagnose cases. Auris Nasus Larynx，2021，48（4）：758-763. doi：10.1016/j. anl. 2020. 12. 005. Epub 2021 Jan 9. PMID：33436301.

［7］　Shah D，Chag M，Shah D，et al. Late coronary stent infection：a difficult to diagnose rare complication after percutaneous coronary intervention. Indian J Thorac Cardiovasc Surg，2019，35（1）：74-77. doi：10. 1007/s12055-018-0698-z. Epub 2018 Aug 9. PMID：33060976；PMCID：PMC7525717.

（5）潜伏感染（latent infection） 最经典的话题是 HIV[1]、巨细胞病毒（CMV）和结核分枝杆菌[2]的潜伏感染。对经典的病原微生物而言，潜伏感染也是异常状态，可以考虑干预。对人体正常微生物群中的条件致病微生物，这个名词似乎不适用——可以理解为等同于定植。对非人体正常微生物群的条件致病微生物，如果导致临床疾病，则指到人体开始至出现疾病的过程。如何避免潜伏感染是一个很好的话题[3]。动物模型显示新型隐球菌可以潜伏感染[4]。细菌性感染后的疲劳综合征不是潜伏感染[5]。

（6）急性感染（acute infection）[6] 和慢性感染（chronic infection）[7,8] 慢性感染的好处是有充分的时间可以进行鉴别诊断、可以获得病原学证据。部分慢性感染不可以进行经验治疗，国内常常违背这一点。微生物组对人体的生长、发育影响巨大，与一些疾病的发生、发展密切相关，而且影响是长期的、缓慢的、渐进的或间接的。由此可见，在时间维度上，微生物致病可以进一步细分。在急性致病、慢性致病（数月、几年）分类的基础上，可以增加长期致病（10年以上？）、终生致病。急、慢性致病包括感染、过敏、中毒、微生态疾病等。长期、终生致病包括感染、生长发育受影响、致癌、内分泌等受影响、微生态疾病等。

（7）早发（early-onset）感染和迟发（late-onset）感染 比如新生儿脓毒

［1］ Sahay B，Mergia A. The Potential Contribution of Caveolin 1 to HIV Latent Infection. Pathogens，2020，9（11）：896. doi：10.3390/pathogens9110896. PMID：33121153；PMCID：PMC7692328.

［2］ Druszczyńska M，Kowalewicz-Kulbat M，Fol M，et al. Latent M. tuberculosis infection—pathogenesis，diagnosis，treatment and prevention strategies. Pol J Microbiol，2012，61（1）：3-10.

［3］ Kunze C，Herrmann A，Bauer A，et al. Gibt es Strategien gegen die latente Infektion？［Are there strategies against latent infection？]. MMW Fortschr Med，2018，160（Suppl 2）：35-37. German. doi：10.1007/s15006-018-0655-1. PMID：29943330.

［4］ Normile TG，Bryan AM，Del Poeta M. Animal Models of Cryptococcus Neoformans in Identifying Immune Parameters Associated With Primary Infection and Reactivation of Latent Infection. Front Immunol，2020，11：581750. doi：10.3389/fimmu.2020.581750. PMID：33042164；PMCID：PMC7522366.

［5］ Melenotte C，Drancourt M，Gorvel JP，et al. Post-bacterial infection chronic fatigue syndrome is not a latent infection. Med Mal Infect，2019，49（2）：140-149. doi：10.1016/j.medmal.2019.01.006. Epub 2019 Feb 2. PMID：30722945.

［6］ Musher DM，Abers MS，Corrales-Medina VF. Acute Infection and Myocardial Infarction. N Engl J Med，2019，380（2）：171-176. doi：10.1056/NEJMra1808137. PMID：30625066.

［7］ Forsberg JA，Potter BK，Cierny G 3rd，et al. Diagnosis and management of chronic infection. J Am Acad Orthop Surg，2011，19 Suppl 1：S8-S19.

［8］ Ibberson CB，Whiteley M. The social life of microbes in chronic infection. Curr Opin Microbiol，2020，53：44-50. doi：10.1016/j.mib.2020.02.003. Epub 2020 Mar 4. PMID：32145635；PMCID：PMC7244389.

症。比如移植后感染会有时间轴（timeline）[1,2]——新加坡 Tan Ban Hock 在 ISHAM Asia 2021 提到：实体器官移植后真菌感染以念珠菌为主，常发生在移植后 100 天内。

（8）多微生物感染（polymicrobial infection，mixed infection，polyinfection）有文献尝试给出定义[3]，尚无指南、共识。其现实意义［如 HIV 感染[4]、盆腔炎症性疾病[5]、动物咬伤感染[6]、牙周炎[7]、生物膜（biofilm）[8]］和未来价值［如多微生物性炎症性疾病（polymicrobial inflammatory diseases）[9,10]；伤口感染的病理生理机制[11]］共存[12,13]。多微生物感染是感染严重性标志、经验治疗失败的原因之一[14]。关于结核分枝杆菌的多微生物

［1］ Fishman JA. Infection in Organ Transplantation. Am J Transplant，2017，17（4）：856-879. doi：10.1111/ajt.14208. Epub 2017 Mar 10. PMID：28117944.

［2］ van Delden C，Stampf S，Hirsch HH，et al. Burden and Timeline of Infectious Diseases in the First Year After Solid Organ Transplantation in the Swiss Transplant Cohort Study. Clin Infect Dis，2020，71（7）：e159-e169. doi：10.1093/cid/ciz1113. PMID：31915816；PMCID：PMC7583409.

［3］ Rolston KV，Bodey GP，Safdar A. Polymicrobial infection in patients with cancer：an underappreciated and underreported entity. Clin Infect Dis，2007，45（2）：228-233.

［4］ Mendelson F，Griesel R，Tiffin N，et al. C-reactive protein and procalcitonin to discriminate between tuberculosis，*Pneumocystis jirovecii* pneumonia，and bacterial pneumonia in HIV-infected inpatients meeting WHO criteria for seriously ill：a prospective cohort study. BMC Infect Dis，2018，18（1）：399. doi：10.1186/s12879-018-3303-6. PMID：30107791；PMCID：PMC6092834.

［5］ Cazanave C，de Barbeyrac B. Les infections génitales hautes：diagnostic microbiologique. RPC infections génitales hautes CNGOF et SPILF［Pelvic inflammatory diseases：Microbiologic diagnosis-CNGOF and SPILF Pelvic Inflammatory Diseases Guidelines］. Gynecol Obstet Fertil Senol，2019，47（5）：409-417. French. doi：10.1016/j. gofs. 2019.03.007. Epub 2019 Mar 13. PMID：30878688.

［6］ Abrahamian FM，Goldstein EJ. Microbiology of animal bite wound infections. Clin Microbiol Rev，2011，24（2）：231-246.

［7］ Darveau RP. Periodontitis：a polymicrobial disruption of host homeostasis. Nat Rev Microbiol，2010，8（7）：481-490.

［8］ Wolcott R，Costerton JW，Raoult D，et al. The polymicrobial nature of biofilm infection. Clin Microbiol Infect，2013，19（2）：107-112.

［9］ Peters BM，Jabra-Rizk MA，O'May GA，et al. Polymicrobial interactions：impact on pathogenesis and human disease. Clin Microbiol Rev，2012，25（1）：193-213.

［10］ Liljestrand JM，Paju S，Pietiäinen M，et al. Immunologic burden links periodontitis to acute coronary syndrome. Atherosclerosis，2018，268：177-184. doi：10.1016/j. atherosclerosis. 2017.12.007. Epub 2017 Dec 6. PMID：29232563.

［11］ Pastar I，Nusbaum AG，Gil J，et al. Interactions of Methicillin Resistant *Staphylococcus aureus* USA300 and *Pseudomonas aeruginosa* in Polymicrobial Wound Infection. PLoS One，2013，8（2）：e56846.

［12］ Brogden K A & Guthmiller J M. Polymicrobial Diseases. ASM press，2002.

［13］ Hajishengallis G，Darveau RP，Curtis MA. The keystone-pathogen hypothesis. Nat Rev Microbiol，2012，10（10）：717-725.

［14］ Rogers GB，Hoffman LR，Whiteley M，et al. Revealing the dynamics of polymicrobial infections：implications for antibiotic therapy. Trends Microbiol，2010，18（8）：357-364.

感染参见相关文献[1]。另有所谓多株感染（multiple-strain infections）[2]。笔者以为从临床角度看，这种同种不同株的情况似可纳入多微生物感染的范畴进行考量，待方家查证。"polymicrobial infection"国内有译作"复数菌感染"，这是错误的。一方面，菌字把病毒排除了，英语语义是包括病毒的；另一方面，"复数"是性质相同数量增加，仅仅是数量，而"polymicrobial infection"是指不同种微生物。参见细菌真菌相互作用[3,4]、病毒细菌相互作用[5]的相关文献。

（9）共感染（co-infection）　即两种微生物学同时感染，如流感相关肺曲霉菌病（IAPA）、冠状病毒相关肺曲霉菌病（CAPA）。我理解共感染即多微生物感染[6]，似乎共感染更强调微生物之间内在的关联，比如因果关系。余跃天教授强调要区分"co-infection"和"co-exist"[7]。我理解后者中至少一种微生物是定植，而不是感染。

（10）机会感染（opportunistic infection）　"机会"多指免疫受损（immunocompromised）。该词指免疫受损患者的特殊感染。其病原即机会病原（opportunistic pathogens），对免疫正常者一般不构成威胁，如新型隐球菌、曲霉菌、肺孢子菌、人体正常定植的微生物。免疫受损的具体原因见前面

　　[1]　Cohen T，van Helden PD，Wilson D，et al. Mixed-strain mycobacterium tuberculosis infections and the implications for tuberculosis treatment and control. Clin Microbiol Rev，2012，25（4）：708-719.

　　[2]　Balmer O，Tanner M. Prevalence and implications of multiple-strain infections. Lancet Infect Dis，2011，11（11）：868-878.

　　[3]　Saito F，Ikeda R. Killing of cryptococcus neoformans by *Staphylococcus aureus*：the role of cryptococcal capsular polysaccharide in the fungal-bacteria interaction. Med Mycol，2005，43（7）：603-612. doi：10.1080/13693780500078417. PMID：16396245.

　　[4]　Sam QH，Chang MW，Chai LY. The Fungal Mycobiome and Its Interaction with Gut Bacteria in the Host. Int J Mol Sci，2017，18（2）：330. doi：10.3390/ijms18020330. PMID：28165395；PMCID：PMC5343866.

　　[5]　Almand EA，Moore MD，Jaykus LA. Virus-Bacteria Interactions：An Emerging Topic in Human Infection. Viruses，2017，9（3）：58. doi：10.3390/v9030058. PMID：28335562；PMCID：PMC5371813.

　　[6]　Elkins JM，Cantillo-Campos S，Sheele JM. Frequency of Coinfection on the Vaginal Wet Preparation in the Emergency Department. Cureus，2020，19；12（11）：e11566. doi：10.7759/cureus.11566. PMID：33364093；PMCID：PMC7749810.

　　[7]　Yu Y，Li J，Wang S，et al. Effect of *Candida albicans* bronchial colonization on hospital-acquired bacterial pneumonia in patients with systemic lupus erythematosus. Ann Transl Med，2019，7（22）：673. doi：10.21037/atm.2019.10.44. PMID：31930074；PMCID：PMC6944617.

確定诊断（proven diagnosis）

所述。HIV 阳性者机会感染见相关指南[1～3]，还有糖尿病[4]、卒中[5,6]患者机会感染相关指南。

（11）医院感染（nosocomial infection[7]，NI）

① 入院 48h 后出现的感染　不包括入院时处于潜伏期者。包括院内获得、出院后发病的情况。潜伏期明确时可按潜伏期反推感染开始时间。

② 有置入物时时间界限为 1 年内。

③ 注意区分社区感染、保健相关感染（healthcare-associated infection，HCAI）和医院感染　对于经验治疗方案，前者和后两者不同，后两者本来含义不同。最初，HCAI 特指在养老院、康复中心、护理中心等环境中的感染。后来一度，医院感染（NI）和 HCAI 有合并为一个概念的趋势[8]。现在有文献把社区感染、医院感染和 HCAI 并列：HCAI 指感染患者入院前 90 天内曾经住院，或有诊疗经历[9]。另有

[1]　Nelson M，Dockrell D，Edwards S，et al. British HIV Association and British Infection Association guidelines for the treatment of opportunistic infection in HIV-seropositive individuals 2011. HIV Med，2011，12 Suppl 2：1-140.

[2]　Chadwick DR，Sutherland RK，Raffe S，et al. British HIV Association guidelines on the management of opportunistic infection in people living with HIV：the clinical management of gastrointestinal opportunistic infections 2020. HIV Med，2020，21 Suppl 5：1-19. doi：10.1111/hiv.13004. PMID：33271637.

[3]　Dockrell DH，O'Shea D，Cartledge JD，et al. British HIV Association guidelines on the management of opportunistic infection in people living with HIV：The clinical management of Candidiasis 2019. HIV Med，2019，20 Suppl 8：2-24. doi：10.1111/hiv.12806. PMID：31670458.

[4]　Lipsky BA，Senneville É，Abbas ZG，et al. Guidelines on the diagnosis and treatment of foot infection in persons with diabetes（IWGDF 2019 update）. Diabetes Metab Res Rev，2020，36 Suppl 1：e3280. doi：10.1002/dmrr.3280. PMID：32176444.

[5]　Kishore AK，Jeans AR，Garau J，et al. Antibiotic treatment for pneumonia complicating stroke：Recommendations from the pneumonia in stroke consensus（PISCES）group. Eur Stroke J，2019，4（4）：318-328. doi：10.1177/2396987319851335. Epub 2019 May 27. PMID：31903430；PMCID：PMC6921946.

[6]　赵佩瑶，单凯，郭伟. 卒中并发肺炎的抗感染药物治疗：卒中并发肺炎共识研究组的建议（全译）[J]. 临床急诊杂志，2020，21（12）：933-938. DOI：10.13201/j.issn.1009-5918.2020.12.001.

[7]　Kollef MH，Torres A，Shorr AF，et al. Nosocomial Infection. Crit Care Med，2021，49（2）：169-187. doi：10.1097/CCM.0000000000004783. PMID：33438970.

[8]　Kollef MH，Napolitano LM，Solomkin JS，et al. Health care-associated infection（HAI）：a critical appraisal of the emerging threat-proceedings of the HAI Summit. Clin Infect Dis，2008，47 Suppl 2：S55-99；quiz S100-1.

[9]　Jain M，Sanglodkar U，Venkataraman J. Risk factors predicting nosocomial，healthcare-associated and community-acquired infection in spontaneous bacterial peritonitis and survival outcome. Clin Exp Hepatol，2019，5（2）：133-139. doi：10.5114/ceh.2019.85073. Epub 2019 May 13. PMID：31501789；PMCID：PMC6728864.

文献把 HCAI 当作 NI 的同义词[1]，也有文献认为 NI 包括 HCAI。该文献[2]将医院肺炎（nosocomial pneumonia，NP）与社区获得性肺炎（CAP）对列，NP 包括医院获得性肺炎（hospital-acquired pneumonia，HAP）、呼吸机相关肺炎（ventilator-associated pneumonia，VAP）、保健相关肺炎（healthcare-associated pneumonia，HCAP），NP 的范围比 HAP 大。由此可知 HCAI 含义的变迁与多义，具体阅读要结合文章定义。

④ 见 COVID-19 患者的 HAI[3,4]。

⑤ 患者来自社区，不一定是社区感染。见"经验治疗"一节耐药菌感染风险。

⑥ 因为有涉讼风险，如果真是医院感染，要勇于面对、理智面对。有时个别医生会有意否定。

⑦ 当下正是医院感染 COVID-19 肆虐全球的时刻![5]祝福!

（12）ICU 内感染[6]、需要重症监护的（requiring intensive care）感染[7~9]　注意二者的区别：前者指在 ICU 内获得的感染；后者指感染表现很重，需要重症监护。

———————

[1] Rickman HM，Rampling T，Shaw K，et al. Nosocomial Transmission of Coronavirus Disease 2019：A Retrospective Study of 66 Hospital-acquired Cases in a London Teaching Hospital. Clin Infect Dis，2021，72（4）：690-693. doi：10.1093/cid/ciaa816. PMID：32562422；PMCID：PMC7337682.

[2] Pahal P，Rajasurya V，Sharma S. Typical Bacterial Pneumonia. 2021 May 7. In：StatPearls [Internet]. Treasure Island（FL）：StatPearls Publishing；2021 Jan-. PMID：30485000.

[3] Grasselli G，Scaravilli V，Mangioni D，et al. Hospital-Acquired Infections in Critically Ill Patients With COVID-19. Chest，2021，20；S0012-3692（21）00679-6. doi：10.1016/j.chest.2021.04.002. Epub ahead of print. PMID：33857475；PMCID：PMC8056844.

[4] Rouzé A，Martin-Loeches I，Povoa P，et al. Relationship between SARS-CoV-2 infection and the incidence of ventilator-associated lower respiratory tract infections：a European multicenter cohort study. Intensive Care Med，2021，47（2）：188-198. doi：10.1007/s00134-020-06323-9. Epub 2021 Jan 3. PMID：33388794；PMCID：PMC7778569.

[5] Abbas M，Robalo Nunes T，Martischang R，et al. Nosocomial transmission and outbreaks of coronavirus disease 2019：the need to protect both patients and healthcare workers. Antimicrob Resist Infect Control，2021，10（1）：7. doi：10.1186/s13756-020-00875-7. PMID：33407833；PMCID：PMC7787623.

[6] Vincent JL，Rello J，Marshall J，et al. International study of the prevalence and outcomes of infection in intensive care units. JAMA，2009，302（21）：2323-2329.

[7] Istúriz RE，Torres J，Besso J. Global distribution of infectious diseases requiring intensive care. Crit Care Clin，2006，22（3）：469-88，ix.

[8] Ackerman AD，Singhi S. Pediatric infectious diseases：2009 update for the Rogers' Textbook of Pediatric Intensive Care. Pediatr Crit Care Med，2010，11（1）：117-123.

[9] Yang WS，Kang HD，Jung SK，et al. A mortality analysis of septic shock，vasoplegic shock and cryptic shock classified by the third international consensus definitions（Sepsis-3）. Clin Respir J，2020，14（9）：857-863. doi：10.1111/crj.13218. Epub 2020 Jun 8. PMID：32438528.

（13）二重感染（secondary infection）[1]　对一轮感染进行治疗的过程中或之后出现的继发感染，该感染和该治疗有因果联系。"secondary infection"本意是继发感染，也指继发于非感染性疾病的感染。译作二重感染时，专指继发于感染的感染。目前的热点是：流感相关性肺曲霉菌病（influenza-associated pulmonary aspergillosis，IAPA）[2]、COVID-19 相关肺曲霉菌病（COVID-19-associated pulmonary aspergillosis，CAPA）[3]、COVID-19 相关念珠菌菌血症[4]。

（14）第二次感染　本意既指同一病原的第二次感染，也指同一部位的第二次感染。涉及"reinfection""infection relapse""recurrent infection"三个词。一般而言，"recurrent"指临床表现相同/相似的感染第二次出现。"reinfection""infection relapse"多是从病原角度说的，前者指不同的病原，后者指相同的病原。至于相同的程度/层面则没有统一。如有的文献以同种复发为"relapse"（没有分型，不考虑同种不同株的情况）[5]，有的文献以同型复发为"relapse"（不但同种，分型还要一样才行）[6]。严谨的专业文章会自行界定清楚再予深入探讨，如实体器官移植受者肠杆菌目感染定植研究[7]。该文提到了反复定植（初始阳性，之后阴性，90 天后阳性）、复发感染（首次感染治愈后，再次培养阳性

［1］　Marcus JE，Sams VG，Barsoumian AE. Elevated secondary infection rates in patients with coronavirus disease 2019（COVID-19）requiring extracorporeal membrane oxygenation. Infect Control Hosp Epidemiol，2021，9：1-3. doi：10.1017/ice. 2021. 61. Epub ahead of print. PMID：33557987；PMCID：PMC7925975.

［2］　Verweij PE，Rijnders BJA，Brüggemann RJM，et al. Review of influenza-associated pulmonary aspergillosis in ICU patients and proposal for a case definition：an expert opinion. Intensive Care Med，2020，46（8）：1524-1535. doi：10.1007/s00134-020-06091-6. Epub 2020 Jun 22. PMID：32572532；PMCID：PMC7306567.

［3］　Koehler P，Bassetti M，Chakrabarti A，et al. Defining and managing COVID-19-associated pulmonary aspergillosis：the 2020 ECMM/ISHAM consensus criteria for research and clinical guidance. Lancet Infect Dis，2021，21（6）：e149-e162. doi：10.1016/S1473-3099（20）30847-1. Epub 2020 Dec 14. PMID：33333012；PMCID：PMC7833078.

［4］　Nucci M，Barreiros G，Guimarães LF，et al. Increased incidence of candidemia in a tertiary care hospital with the COVID-19 pandemic. Mycoses，2021，64（2）：152-156. doi：10.1111/myc. 13225. Epub 2020 Dec 10. PMID：33275821；PMCID：PMC7753494.

［5］　Rangel EL，Butler KL，Johannigman JA，et al. Risk factors for relapse of ventilator-associated pneumonia in trauma patients. J Trauma，2009，67（1）：91-95；discussion 95-96.

［6］　Nadelman RB，Hanincová K，Mukherjee P，et al. Differentiation of reinfection from relapse in recurrent Lyme disease. N Engl J Med，2012，367（20）：1883-1890.

［7］　Nguyen MH，Shields RK，Chen L，et al. Molecular epidemiology，natural history and long-term outcomes of multi-drug resistant Enterobacterales colonization and infections among solid organ transplant recipients. Clin Infect Dis，2021，10：ciab427. doi：10.1093/cid/ciab427. Epub ahead of print. PMID：33970222.

且导致症状体征）。

（15）转移性感染（metastatic infection）[1] 和播散性感染（disseminated infection）[2] 菌血症、淋巴管播散后在远端形成新的感染灶。

（16）新现感染（emerging infection）和再现感染（re-emerging infection）[3~5] 新现感染即新发现的病原和感染类型。如20世纪80年代发现HIV，21世纪出现SARS，2019年出现SARS-CoV-2，2020年出现人血支原体（暂定种）（*Candidatus* Mycoplasma haemohominis）[6,7]。真菌领域的耳念珠菌、"*Emergomyces*"[8]（建议译作：急霉）。WHO列出了需要立即研究的新现感染[9]，包括SARS。再现感染即已经逐渐减少趋于消失的感染又死灰复燃，原因包括出现耐药株、控制力度减弱、特殊情况如恐怖行为释放病原等。

（17）罕见感染/少见感染（rare infection） 指以极低概率发生的感染。既包括罕见病原，也包括常见病原的罕见部位感染、常见病原的罕见临床表现、常见病原在常见疾病中的罕见致病，也包括某地区、某年龄段、某状态的罕见致病

[1] Horino T，Hori S. Metastatic infection during *Staphylococcus aureus* bacteremia. J Infect Chemother，2020，26（2）：162-169. doi：10.1016/j.jiac.2019.10.003. Epub 2019 Oct 30. PMID：31676266.

[2] Ramirez I，Moncada D. Fatal Disseminated Infection by Trichosporon asahii Under Voriconazole Therapy in a Patient with Acute Myeloid Leukemia：A Review of Breakthrough Infections by Trichosporon spp. Mycopathologia，2020，185（2）：377-388. doi：10.1007/s11046-019-00416-w. Epub 2019 Dec 18. PMID：31853871.

[3] Morens DM，Folkers GK，Fauci AS. Emerging infections：a perpetual challenge. Lancet Infect Dis，2008，8（11）：710-719.

[4] Morens DM，Folkers GK，Fauci AS. The challenge of emerging and re-emerging infectious diseases. Nature，2004，430（6996）：242-249. Review. Erratum in：Nature，2010，463（7277）：122.

[5] Janes CR，Corbett KK，Jones JH，et al. Emerging infectious diseases：the role of social sciences. Lancet，2012，380（9857）：1884-1886.

[6] Atkinson TP. *Candidatus* Mycoplasma haemohominis：Emerging Infection in New Caledonia. Clin Infect Dis，2020，29：ciaa1657. doi：10.1093/cid/ciaa1657. Epub ahead of print. PMID：33119730.

[7] Alkan ML. Hemoplasma haemohominis. A New Human Pathogen. Clin Infect Dis，2021，72（4）：641-642. doi：10.1093/cid/ciaa094. PMID：31999827.

[8] Schwartz IS，Govender NP，Sigler L，et al. Emergomyces：The global rise of new dimorphic fungal pathogens. PLoS Pathog，2019，15（9）：e1007977. doi：10.1371/journal.ppat.1007977. PMID：31536607；PMCID：PMC6752945.

[9] Mehand MS，Al-Shorbaji F，Millett P，et al. The WHO R&D Blueprint：2018 review of emerging infectious diseases requiring urgent research and development efforts. Antiviral Res，2018，159：63-67. doi：10.1016/j.antiviral.2018.09.009. Epub 2018 Sep 24. PMID：30261226；PMCID：PMC7113760.

确定诊断（proven diagnosis）

等。如皮肤原藻病（cutaneous protothecosis）[1]、结肠小袋纤毛虫（*Balantidium coli*）肺部感染[2]、隐球菌性腹膜炎[3]。

（18）生物膜相关感染（biofilm-related infections）[4]　对此，2014年欧洲有诊治指南[5]。可参见金黄色葡萄球菌综述[6]。

（19）我个人关注的"有新意"的感染　呼吸机相关气管支气管炎（ventilator-associated tracheobronchitis，VAT）[7,8]［高密度（≥10^7 CFU/ml）、有抗生素使用证据[9]］、需氧菌性阴道炎（aerobic vaginitis，AV）[10~12]。从这些疾病

［1］　Lu Y，Zhang X，Ni F，et al. Cutaneous Protothecosis with Meningitis Due to *Prototheca wickerhamii* in an Immunocompetent Teenager：Case Report and Literature Review. Infect Drug Resist，2021，14：2787-2794. doi：10. 2147/IDR. S320795. PMID：34321895；PMCID：PMC8312625.

［2］　Joshi M，Scarff G. Rare infection diagnosed by cytology in a bronchoalveolar lavage specimen in a patient with massive pulmonary hemorrhage. Cytojournal，2020，17：23. doi：10. 25259/Cytojournal_86_2019. PMID：33193805；PMCID：PMC7656020.

［3］　Ferreira da Silva AC，Cunha-Silva M，Ferraz Mazo D，et al. Cryptococcal peritonitis in patients on the liver transplant waitlist：Reporting two cases with opposite outcomes. Transpl Infect Dis，2021，14：e13583. doi：10. 1111/tid. 13583. Epub ahead of print. PMID：33583111.

［4］　Del Pozo JL. Novel treatment dynamics for biofilm-related infections. Expert Rev Anti Infect Ther，2021，22：1-14. doi：10. 1080/14787210. 2021. 1917993. Epub ahead of print. PMID：33857401.

［5］　Høiby N，Bjarnsholt T，Moser C，et al. ESCMID guideline for the diagnosis and treatment of biofilm infections 2014. Clin Microbiol Infect，2015，21 Suppl 1：S1-25. doi：10. 1016/j. cmi. 2014. 10. 024. Epub 2015 Jan 14. PMID：25596784.

［6］　Idrees M，Sawant S，Karodia N，et al. *Staphylococcus aureus* Biofilm：Morphology，Genetics，Pathogenesis and Treatment Strategies. Int J Environ Res Public Health，2021，18（14）：7602. doi：10. 3390/ijerph18147602. PMID：34300053；PMCID：PMC8304105.

［7］　Salluh JIF，Souza-Dantas VC，Martin-Loeches I，et al. Ventilator-associated tracheobronchitis：an update. Rev Bras Ter Intensiva，2019，31（4）：541-547. doi：10. 5935/0103-507X. 20190079. Erratum in：Rev Bras Ter Intensiva. 2020 Mar；32（1）：165. PMID：31967230；PMCID：PMC7008988.

［8］　Koulenti D，Arvaniti K，Judd M，et al. Ventilator-Associated Tracheobronchitis：To Treat or Not to Treat? Antibiotics（Basel），2020，9（2）：51. doi：10. 3390/antibiotics9020051. PMID：32023886；PMCID：PMC7168312.

［9］　Migiyama Y，Sakata S，Iyama S，et al. Airway *Pseudomonas aeruginosa* density in mechanically ventilated patients：clinical impact and relation to therapeutic efficacy of antibiotics. Crit Care，2021，25（1）：59. doi：10. 1186/s13054-021-03488-7. PMID：33573691；PMCID：PMC7876981.

［10］　中华医学会妇产科学分会感染性疾病协作组. 需氧菌性阴道炎诊治专家共识（2021版）[J]. 中华妇产科杂志，2021，56（1）：11-14. DOI：10. 3760/cma. j. cn112141-20201009-00763.

［11］　Sonthalia S，Aggarwal P，Das S，et al. Aerobic vaginitis—An underdiagnosed cause of vaginal discharge-Narrative review. Int J STD AIDS，2020，31（11）：1018-1027. doi：10. 1177/0956462420913435. Epub 2020 Aug 25. PMID：32842907.

［12］　Donders G，Greenhouse P，Donders F，et al. Genital Tract GAS Infection ISIDOG Guidelines. J Clin Med，2021，10（9）：2043. doi：10. 3390/jcm10092043. PMID：34068785；PMCID：PMC8126195.

的确立、发展过程，可以获得很多启发。

（20）旅游相关感染[1~3]　相关词汇有：旅游医学（travel medicine）[4]、旅行者腹泻（traveler's diarrhea）[5,6]、进口病（imported diseases）[7]、航线相关感染性疾病（airline-associated infectious diseases）[8]。对此已有指南[9~12]。

　　[1]　Mangili A，Gendreau MA. Transmission of infectious diseases during commercial air travel. Lancet，2005，365（9463）：989-96. doi：10.1016/S0140-6736（05）71089-8. PMID：15767002；PMCID：PMC7134995.

　　[2]　Throckmorton L，Hancher J. Management of Travel-Related Infectious Diseases in the Emergency Department. Curr Emerg Hosp Med Rep，2020，6：1-10. doi：10.1007/s40138-020-00213-6. Epub ahead of print. PMID：32377443；PMCID：PMC7200320.

　　[3]　Torres Soto M，Kotton CN. Infectious disease complications of transplant tourism. Expert Rev Anti Infect Ther，2021，19（6）：671-673. doi：10.1080/14787210.2020.1851196. Epub 2021 Jan 8. PMID：33186078.

　　[4]　Hill DR，Ericsson CD，Pearson RD，et al. The practice of travel medicine：guidelines by the Infectious Diseases Society of America. Clin Infect Dis，2006，43（12）：1499-1539.

　　[5]　Ramzan NN. Traveler's diarrhea. Gastroenterol Clin North Am，2001，30（3）：665-678，viii.

　　[6]　Steffen R，Hill DR，DuPont HL. Traveler's diarrhea：a clinical review. JAMA，2015，313（1）：71-80. doi：10.1001/jama.2014.17006. PMID：25562268.

　　[7]　Ramos-Rincón JM. Imported diseases and travel medicine. Med Clin（Barc），2021，26：S0025-7753（21）00033-6. English，Spanish. doi：10.1016/j.medcli.2020.12.019. Epub ahead of print. PMID：33648722.

　　[8]　Grout A，Howard N，Coker R，et al. Guidelines，law，and governance：disconnects in the global control of airline-associated infectious diseases. Lancet Infect Dis，2017，17（4）：e118-e122. doi：10.1016/S1473-3099（16）30476-5. Epub 2017 Feb 1. PMID：28159533；PMCID：PMC7106501.

　　[9]　Pérez-Arellano JL，Görgolas-Hernández-Mora M，Salvador F，et al. Executive summary of imported infectious diseases after returning from foreign travel：Consensus document of the Spanish Society for Infectious Diseases and Clinical Microbiology（SEIMC）. Enferm Infecc Microbiol Clin（Engl Ed），2018，36（3）：187-193. doi：10.1016/j.eimc.2017.02.009. Epub 2017 Apr 7. PMID：28396090；PMCID：PMC7127768.

　　[10]　Beeching NJ，Carratalà J，Razonable RR，et al. Traveler's Diarrhea Recommendations for Solid Organ Transplant Recipients and Donors. Transplantation，2018，102（2S Suppl 2）：S35-S41. doi：10.1097/TP.0000000000002015. PMID：29381576.

　　[11]　Clemente WT，Pierrotti LC，Abdala E，et al. Recommendations for Management of Endemic Diseases and Travel Medicine in Solid-Organ Transplant Recipients and Donors：Latin America. Transplantation，2018，102（2）：193-208. doi：10.1097/TP.0000000000002027. Erratum in：Transplantation. 2019 Jan；103（1）：e38. Rabagliatti，Ricardo［corrected to Rabagliati，Ricardo］. PMID：29381647.

　　[12]　Buchan CA，Kotton CN；AST Infectious Diseases Community of Practice. Travel medicine，transplant tourism，and the solid organ transplant recipient—Guidelines from the American Society of Transplantation Infectious Diseases Community of Practice. Clin Transplant，2019，33（9）：e13529. doi：10.1111/ctr.13529. Epub 2019 Apr 14. PMID：30859623.

（21）特殊社会群体感染　如监狱人员[1]、吸毒者（drug addicts，drug abuser）。

（22）疫苗可预防的感染（vaccine-preventable infection）[2~5]和可预防感染（preventable infection）。

（23）人畜共患/人兽共患（zoonoses，zoonosis）　参见诊治[6]、蜱[7]、猫[8]、鱼[9]、移植患者[10]相关文献。SARS-CoV-2是不是？文献提到[11]，人畜共患病占感染病的60%以上，占新发感染病的75%。确定疾病原因，以及确定暴露与影响多个物种的"新出现的人畜共患病"的结果之间的关系，被认为是促使采用"一体健康（One Health）"观念的公共卫生研究和实践的标志。该文涉及Bradford Hill标准。

[1]　Tavoschi L，O'Moore É，Hedrich D. Challenges and opportunities for the management of infectious diseases in Europes' prisons：evidence-based guidance. Lancet Infect Dis，2019，19（7）：e253-e258. doi：10.1016/S1473-3099（18）30756-4. Epub 2019 Mar 19. PMID：30902441.

[2]　Spokes PJ，Gilmour RE. NSW annual vaccine-preventable disease report，2010. N S W Public Health Bull，2011，22（9-10）：171-178.

[3]　Agrawal A，Murphy TF. Haemophilus influenzae infections in the H. influenzae type b conjugate vaccine era. J Clin Microbiol，2011，49（11）：3728-3732.

[4]　Piccirilli G，Lazzarotto T，Chiereghin A，et al. Spotlight on measles in Italy：why outbreaks of a vaccine-preventable infection continue in the 21st century. Expert Rev Anti Infect Ther，2015，13（3）：355-362. doi：10.1586/14787210.2015.1003808. Epub 2015 Jan 22. PMID：25612664.

[5]　Tsang RSW. A Narrative Review of the Molecular Epidemiology and Laboratory Surveillance of Vaccine Preventable Bacterial Meningitis Agents：Streptococcus pneumoniae，Neisseria meningitidis，Haemophilus influenzae and Streptococcus agalactiae. Microorganisms，2021，9（2）：449. doi：10.3390/microorganisms9020449. PMID：33671611；PMCID：PMC7926440.

[6]　Gunaratnam P，Massey PD，Eastwood K，et al. Diagnosis and management of zoonoses—a tool for general practice. Aust Fam Physician，2014，43（3）：124-128. PMID：24600674.

[7]　Springer A，Glass A，Probst J，et al. Tick-borne zoonoses and commonly used diagnostic methods in human and veterinary medicine. Parasitol Res，2021. doi：10.1007/s00436-020-07033-3. Epub ahead of print. PMID：33459849.

[8]　Lappin MR，Elston T，Evans L，et al. 2019 AAFP Feline Zoonoses Guidelines. J Feline Med Surg，2019，21（11）：1008-1021. doi：10.1177/1098612X19880436. Epub 2019 Oct 15. PMID：31613173.

[9]　Cong W，Elsheikha HM. Biology，Epidemiology，Clinical Features，Diagnosis，and Treatment of Selected Fish-borne Parasitic Zoonoses. Yale J Biol Med，2021，94（2）：297-309. PMID：34211350；PMCID：PMC8223542.

[10]　Mrzljak A，Novak R，Pandak N，et al. Emerging and neglected zoonoses in transplant population. World J Transplant，2020，10（3）：47-63. doi：10.5500/wjt.v10.i3.47. PMID：32257849；PMCID：PMC7109593.

[11]　Asokan GV，Asokan V. Bradford Hill's criteria，emerging zoonoses，and One Health. J Epidemiol Glob Health，2016，6（3）：125-129. doi：10.1016/j.jegh.2015.10.002. Epub 2015 Nov 14. PMID：26589252；PMCID：PMC7104114.

（24）实验室证实的感染（laboratory-confirmed infection）[1] 最常见的是实验室证实的血流感染[2,3]。

（25）生态紊乱导致的感染 如抗生素相关性腹泻[4,5]、细菌性阴道病（BV）/需氧菌性阴道炎（AV）[6]、混合性阴道炎[7]。这类疾病不一定适合分层诊断模式（还在发展中）。BV 和 AV 需要涂片诊断，一般不推荐普通培养。

（26）假感染（pseudoinfection）或假的感染（spurious infection） *Hospital Epidemiology and Infection Control* 一书专章论述了"pseudoinfection"和"pseudo-outbreak"[8]。它们是临床微生物学工作者、临床医生和感控部门共同的焦点。当某部位分离出非常少见的病原，或者分离出的病原和临床表现不相符时，需要仔细判断是否是假感染，如缝合相关假感染（suture-related pseudoinfection）[9]。此外，也许可以顺便提及，"spurious"和"spur"（骨刺）、"sprue"（口炎性腹泻）容易混淆。

---

［1］ Berkhout A，Kapoor V，Heney C，et al. Herpes Simplex Virus Infection in Infants：13 Year Evaluation（2005-2017）of Laboratory Confirmed Cases in Queensland，Australia. Pediatr Infect Dis J，2021，40（3）：209-214. doi：10. 1097/INF. 0000000000002970. PMID：33165280.

［2］ Haddadin Y，Annamaraju P，Regunath H. Central Line Associated Blood Stream Infections. 2020 Dec 14. In：StatPearls［Internet］. Treasure Island（FL）：StatPearls Publishing；2021 Jan-. PMID：28613641.

［3］ Dandoy CE，Kim S，Chen M，et al. Incidence，Risk Factors，and Outcomes of Patients Who Develop Mucosal Barrier Injury-Laboratory Confirmed Bloodstream Infections in the First 100 Days After Allogeneic Hematopoietic Stem Cell Transplant. JAMA Netw Open，2020，3（1）：e1918668. doi：10. 1001/jamanetworkopen. 2019. 18668. PMID：31913492；PMCID：PMC6991246.

［4］ De Castro JA，Kesavelu D，Lahiri KR，et al. Recommendations for the adjuvant use of the poly-antibiotic-resistant probiotic Bacillus clausii（O/C，SIN，N/R，T）in acute，chronic，and antibiotic-associated diarrhea in children：consensus from Asian experts. Trop Dis Travel Med Vaccines，2020，6：21. doi：10. 1186/s40794-020-00120-4. PMID：33110611；PMCID：PMC7583175.

［5］ Squellati R. Evidence-Based Practice in the Treatment for Antibiotic-Associated Diarrhea in the Intensive Care Unit. Crit Care Nurs Clin North Am，2018，30（1）：87-99. doi：10. 1016/j. cnc. 2017. 10. 008. Epub 2017 Nov 29. PMID：29413218.

［6］ Sonthalia S，Aggarwal P，Das S，et al. Aerobic vaginitis-An underdiagnosed cause of vaginal discharge—Narrative review. Int J STD AIDS，2020，31（11）：1018-1027. doi：10. 1177/0956462420913435. Epub 2020 Aug 25. PMID：32842907.

［7］ 中华医学会妇产科学分会感染性疾病协作组. 混合性阴道炎诊治专家共识（2021 版）［J］. 中华妇产科杂志，2021，56（1）：15-18. DOI：10. 3760/cma. j. cn112141-20200603-00472.

［8］ Glen Mayhall C，et al. Hospital Epidemiology and Infection Control. 3rd edition. Lippincott Williams & Wilkins，2004：123.

［9］ Pierannunzii L，Fossali A，De Lucia O，et al. Suture-related pseudoinfection after total hip arthroplasty. J Orthop Traumatol，2015，16（1）：59-65. doi：10. 1007/s10195-014-0300-4. Epub 2014 Jun 11. PMID：24916148；PMCID：PMC4348502.

20. 诊断管理（diagnostic stewardship）[1]　　大家对抗微生物药物管理/抗生素管理（antibiotics stewardship）比较熟悉。诊断管理指适当地使用实验室检查来指导患者处置，包括治疗，以优化临床结局并限制耐药性的传播。实现诊断管理的理想效果，需要临床实验室、药师和感染病临床医师之间的无缝合作，以便选择、实施适当的检查，并将诊断信息实时转化为适当的处置。由此可知，诊断管理是比抗生素管理更进一步、更靠前的思维决策、运行模式。对此可见相关专业网站[2]，促进理性检测。其中有美国临床病理学会（American Society for Clinical Pathology）文章《医生和患者应该问的 35 件事》（*Thirty Five Things Physicians and Patients Should Question*）[3]　（国内有的翻译只有 25 件事）：①不要对维生素 D 缺乏症进行人群筛查。②不要对低风险人群进行 HPV 检测。③避免低风险手术前无临床指征的常规术前检查。④只有进行了甲基化 Septin 9 检测，才能对常规诊断不可行的患者进行结肠癌筛查。⑤不要使用出血时间检查来指导患者照护；⑥不要用红细胞沉降率（血沉）来检测未确诊患者的炎症，用 CRP 检测急性期炎症。⑦除非患者的国际标准化比值异常且对维生素 K 治疗无效，否则不要检测维生素 K 水平。⑧除非有睾酮（testosterone）缺乏的实验室证据，否则不要开睾酮处方。⑨在诊断急性心肌梗死时不要检测肌红蛋白或 CK-MB，相反，使用肌钙蛋白 I 或肌钙蛋白 T。⑩对疑似甲状腺疾病患者进行初步评估时，不要进行多项检查。检测促甲状腺激素时如果出现异常，根据检查结果进行额外评估或治疗。⑪评估早期薄黑色素瘤（thin melanoma），不要常规进行前哨淋巴结活检（SLNB）或其他诊断试验，因为这些试验不能提高生存率。⑫不要常规进行脂质扩大检查（包括颗粒大小、核磁共振）作为心血管疾病的筛查试验。⑬在疑似急性胰腺炎的病例中不要检测淀粉酶，应该检测脂肪酶。⑭不要对幽门螺杆菌进行血清学检查，改用粪便抗原或呼吸测试。⑮已经获得适当的常规核型后，对骨髓增生异常综合征相关异常，不要因细胞减少而去采集骨髓样本进行荧光原位杂交。⑯如果结果不会影响即刻的（即术中或围手术期）患者处置，请勿对病理标本进行冰冻切片。⑰对于有先前结果且不需要治疗干预或监测血红蛋白变异水平的患者，不要重复进行血红蛋白电泳。⑱不要在活动性凝血事件期间检测蛋白 C、蛋白 S 或抗凝血酶进行遗传缺陷诊断，因为这些检测在活动

　　[1]　Patel R，Fang FC. Diagnostic Stewardship：Opportunity for a Laboratory-Infectious Diseases Partnership. Clin Infect Dis，2018，67（5）：799-801. doi：10.1093/cid/ciy077. PMID：29547995；PMCID：PMC6093996.

　　[2]　https：//www.choosingwisely.org/

　　[3]　https：//www.choosingwisely.org/societies/american-society-for-clinical-pathology/

性凝血事件期间会发生数值波动，无法准确分析遗传缺陷。⑲对成人大细胞性贫血患者，直接考虑补充叶酸，不必检测红细胞叶酸水平。⑳不要使用痰细胞学检查来评估肺周围病变。㉑不要仅仅通过血清肌酐来检测患有糖尿病和（或）高血压的成年患者是否患有慢性肾脏病（CKD），要使用肾脏曲线［血清肌酐与肾小球滤过率估值（eGFR）和尿白蛋白肌酐比率］。㉒不要为纠正实验室结果而输注血浆，需要针对性治疗的是患者的临床状态。㉓不要通过 IgM 抗体血清学检查来评估美国不再流行的传染源是否造成急性感染，并且通常要避免在没有足够验前概率的情况下使用 IgM 抗体检测急性感染。㉔在成熟中性粒细胞增多症、嗜碱性粒细胞增多症、红细胞增多症、血小板增多症、单纯性贫血或单纯性血小板减少症的情况下，不要进行外周血流式细胞术来筛查血液系统恶性肿瘤。㉕在没有明确的循证依据时，不要进行降钙素原检测。㉖对住院第 3 天后出现腹泻的住院患者，不要常规检测社区性胃肠道腹泻病原体。㉗不要对之前丙型肝炎病毒检测呈阳性的患者重复该抗体检测；相反，要进行载量测试，以评估活动性感染及缓解与否。㉘不要对使用因子 X a 或凝血酶抑制药的患者进行高凝检查。㉙不要用血浆儿茶酚胺来评估患者是否患有嗜铬细胞瘤或副神经节瘤，改用血浆游离肾上腺素或尿液肾上腺素。㉚除非结果会影响患者处置，否则不要常规进行广谱呼吸道病原体检测。㉛通常不要使用拭子进行手术标本微生物采集来进行培养；为实现微生物学最佳结果，应提交手术获得的组织或液体样本（如果可用且足够）。㉜无论年龄大小，无症状成年人要避免每年进行促甲状腺激素筛查。㉝常规血尿检查时不要进行尿液细胞学检查。㉞对于预期失血量最小、输血使用概率较低、输血指数（患者输血单位的比值）较低的患者，请勿进行血型检测和交叉匹配。㉟不要使用血小板功能或基因检测监测抗血小板药物对血小板活性的抑制作用。

21. 上面诊断管理和抗生素管理等理念，在西方发展为"Less Is More""Choosing Wisely""Smarter Medicine"[1] 等运动。面对诊断、治疗等不理性扩大化的局面，欧美有识之士提出要有自我约束，选择要"更聪明""更明智"一些，不要机械性地进行全项检查，要深入分析，给出了具体的专业建议[2]。

---

［1］ Gaspoz JM. Smarter medicine：do physicians need political pressure to eliminate useless interventions？ Swiss Med Wkly，2015，145：w14125. doi：10. 4414/smw. 2015. 14125. PMID：25811142.

［2］ Neuner-Jehle S，Senn O，Rosemann T. Neue "Choosing wisely" Empfehlungen zu unangemessenen medizinischen Interventionen：Sicht von Schweizer Hausärzten［New "choosing wisely" recommendations of inappropriate interventions：the perspective of general practioners in Switzerland］. Z Evid Fortbild Qual Gesundhwes，2016，118-119：82-86. German. doi：10. 1016/j. zefq. 2016. 09. 001. Epub 2016（Oct 10. PMID：27987574.

目前德国[1]、法国[2]都有与此相关呼应。"Smarter Medicine"的字面含义是更聪明的医学、明智的医学。我翻译为"致慧医学"，致是给予、实现、引起的意思，谐音是智慧，呼应智慧医学（Intelligent Medicine）但各有不同。致慧医学这个理念，在我国尤其有实践意义。

22. 错误理念　以结核分枝杆菌为例：看到抗酸染色阳性，直接理解为结核分枝杆菌（而不考虑非结核分枝杆菌）；对于结核分枝杆菌抗体，WHO 已经废止，现实却继续检测此抗体，并用于诊断；否认 IFN-γ 释放试验（IGRAs）的诊断价值，或反之，IGRAs 阳性则直接确诊，不分析；PCR 阳性或宏基因组下一代测序技术（mNGS）阳性后不进一步确认，直接确诊；结核菌素皮肤试验（TST）阳性则直接确诊，不分析。参见《非活动性肺结核诊断及预防发病专家共识》[3]。

23. 相关信息　如感染性疾病经济学研究[4~6]，技术进步会带来非医学的效益[7]。

建议阅读书籍：

- 张树基，罗明绮著. 内科症状鉴别诊断学. 第 3 版. 北京：科学出版

［1］ Welge-Lüssen A，Baumann A，Tasman AJ，et al. Smarter Medicine in der ORL［Smarter medicine in Otorhinolaryngology-Top 5 List］. Ther Umsch，2021，78（7）：381-388. German. doi：10.1024/0040-5930/a001288. PMID：34427108.

［2］ Bianchi C，Blondet F，Aebischer O，et al. Comment lutter contre la surmédicalisation à l'hôpital? —Exemple des neuroleptiques dans l'état confusionnel aigu［How to fight against overtreatment? Example of neuroleptic prescriptions for acute delirium］. Rev Med Suisse，2020，16（716）：2248-2252. French. PMID：33237641.

［3］ 成诗明，周林，周新华. 非活动性肺结核诊断及预防发病专家共识［J］. 结核和肺部疾病杂志，2021，2（3）：197-201. DOI：10.3969/j. issn. 2096-8493. 202110085.

［4］ Roberts RR，Mensah EK，Weinstein RA. A guide to interpreting economic studies in infectious diseases. Clin Microbiol Infect，2010，16（12）：1713-1720.

［5］ McFarland A，Reilly J，Manoukian S，et al. The economic benefits of surgical site infection prevention in adults：a systematic review. J Hosp Infect，2020，106（1）：76-101. doi：10.1016/j. jhin. 2020.05. 011. Epub 2020 May 15. PMID：32417433.

［6］ Hammeken LH，Baunwall SMD，Hvas CL，et al. Health economic evaluations comparing faecal microbiota transplantation with antibiotics for treatment of recurrent Clostridioides difficile infection：a systematic review. Health Econ Rev，2021，11（1）：3. doi：10.1186/s13561-021-00301-7. PMID：33439367；PMCID：PMC7805077.

［7］ Soto M，Sampietro-Colom L，Vilella A，et al. Economic Impact of a New Rapid PCR Assay for Detecting Influenza Virus in an Emergency Department and Hospitalized Patients. PLoS One，2016，11（1）：e0146620. doi：10.1371/journal. pone. 0146620. PMID：26788921；PMCID：PMC4720278.

社，2011.

- 西根塔勒（Siegenthaler）著.内科鉴别诊断学.第 19 版.陆再英，苗懿德译.北京：中国医药科技出版社，2011.

- 约翰·莫塔著.全科医学.第 5 版.张泽灵，刘先霞译.北京：科学技术文献出版社.笔者按：该书第三部分是症状鉴别诊断。

- 坎哈（Burke A. Cunha）著.抗生素的应用.师少军译.北京：人民卫生出版社，2010.笔者按：该书第九章有感染病鉴别诊断。

- 李定国，黄治平.不可忽视的病症假象.北京：中国医药科技出版社，2011.

- L Michael Snyder. Wallach's Interpretation of Diagnostic Tests. 11th Edition. LWW，2020.笔者按：其第 10 版有中译本《诊断性实验解释：临床诊断的实验选择》，人民卫生出版社出版。

- Maxine A Papadakis，Stephen J. McPhee，Michael W Rabow. Current Medical Diagnosis and Treatment 2018. 57th Edition. McGraw-Hill Education/Medical，2017.

- Robert E Porter. The Merck Manual of Diagnosis and Therapy. 20th Edition. Merck，2018.

- PPID9：John E Bennett，Raphael Dolin，Martin J Blaser. Mandell，Douglas，and Bennett's Principles and Practice of Infectious Diseases. 9th edition. Elsevier，2019.笔者按：尚无中译本，是为遗憾。

- 丹尼斯·L.卡斯珀（Dennis L. Kasper），安东尼·S. 福西（Anthony S. Fauci）著.哈里森感染病学.胡必杰，潘珏，高晓东译.上海：上海科学技术出版社，2019.

- Cheston B Cunha，Burke A Cunha. Infectious Diseases and Antimicrobial Stewardship in Critical Care Medicine. 4th edition. CRC Press，2020.笔者按：这是库尼亚（Cunha）两大名作之一。

- Edward T Ryan，David R Hill，Tom Solomon，et al. Hunter's Tropical Medicine and Emerging Infectious Diseases：Expert Consult. 10th edition. Elsevier，2019.

- Nigar Kirmani，Michael Durkin，Stephen Liang. Washington Manual Infectious Disease Subspecialty Consult. 3rd edition. LWW，2019.

- 儿科红皮书：American Academy of Pediatrics Committee on Infectious Diseases，David W Kimberlin. Red Book®：2018—2021 Report of the Commit-

tee on Infectious Diseases. 31st edition. American Academy of Pediatrics，2018.
笔者按：在儿科领域这本书著名。

  • 儿科蓝皮书：Mike Sharland，Karina Butler，Andrew Cant，et al. Manual of Childhood Infection：The Blue Book（Oxford Specialist Handbooks in Paediatrics）. 4th Edition. Oxford University Press，2016. 该书第三版有中译本：《儿童感染性疾病蓝皮书》，科学技术文献出版社出版，2015 年。

  • Peter H Gilligan，Daniel S Shapiro，Melissa B Miller. Cases in Medical Microbiology and Infectious Diseases. 4th edition. ASM Press，2014.

  • Emerging Infectious Diseases of the 21st Century 系列丛书。

  • 曹彬，王辰著.感染性疾病——基于临床病例的诊治析评.北京：人民卫生出版社出版，2009.

  • 胡必杰，潘珏，金文婷，等.细菌和真菌感染诊治能力训练——病例剖析与临床思维.上海：上海科学技术出版社，2021.

  • 协和病例书籍，翁心华、张文宏教授系列病例书籍，都是经典。

临床影像学——辅助诊断

旦余沐于清原兮，晞余发于朝阳。漱飞泉之沥液兮，咀石菌之流英。

翻鸟举而鱼跃兮，将往走乎八荒。过少暭之穷野兮，问三丘乎句芒。

——东汉·张衡《思玄赋》

1. 临床影像学（clinical imaging） 包括诊断影像学和介入影像学两类。诊断影像学包括：

（1）放射检查 X线检查、CT（computed tomography，计算体层摄影；一般指 X-ray computed tomography，X-CT）、MRI（magnetic resonance imaging，磁共振成像）等。造影技术如内镜逆行胰胆管造影（endoscopic retrograde cholangiopancreatography，ERCP）和静脉肾盂造影（intravenous pyelography，IVP）等。

（2）核素检查 γ闪烁成像（γ-scintigraphy）[1]、正电子发射体层成像（positron emission tomography，PET）、单光子发射计算机断层成像（single-photon emission computed tomography，SPECT）。这些技术可以形成分子影像（molecular imaging）[2]。

（3）超声检查 如超声心动图（ultrasonic cardiography，UCG）。

（4）心电图检查。

（5）脑电图检查。

2. 感染影像学（infection imaging） 其作用包括以下几方面。

（1）确定有无病变/感染 如术后伤口下积脓/积液与否的判断；可通过 B 超进行判断。

（2）确定病变性质 进展：由 CT 确定中枢神经系统（CNS）异常的性质[3]；

---

[1] Sciuk J. Scintigraphic techniques for the diagnosis of infectious disease of the musculoskeletal system. Semin Musculoskelet Radiol，2004，8（3）：205-213.

[2] Sollini M，Lauri C，Boni R，et al. Current Status of Molecular Imaging in Infections. Curr Pharm Des，2018，24（7）：754-771. doi：10.2174/1381612824666180110103348. PMID：29318965.

[3] Tate DF，Khedraki R，McCaffrey D，et al. The role of medical imaging in defining CNS abnormalities associated with HIV-infection and opportunistic infections. Neurotherapeutics，2011，8（1）：103-116.

确定诊断（proven diagnosis）

用氟 18-氟代脱氧葡萄糖正电子发射体层摄影（18-fluorine fluorodeoxyglucose positron emission tomography，^{18}F-FDG PET）结合 CT 区分炎症和感染[1~3]，该技术对骨髓炎、不明原因发热（FUO）有价值[4]，对此有中国专家共识[5]。放射性抗生素标记细菌技术[6]，可以"影像细菌（imaging bacteria）"，可以区分炎症和感染[7]。

（3）确立诊断　如肺炎、感染性心内膜炎（IE）、骨髓炎。

（4）明确部位　如脓肿、感染性心内膜炎（IE）。进展：放射性标记特异性药物（radiolabeled specific agents）判断感染部位[8]。

（5）评估病原体[9]。

（6）明确感染起源　如脓毒症、菌血症、经淋巴管转移的感染。日本 2020 脓毒症指南提到，当感染起源不明时，应进行影像学检查，以寻找感染起源[10]。

（7）严重程度评估　如肺炎、骨髓炎、糖尿病足感染。进展：判断细菌

［1］　Parisi MT. Functional imaging of infection：conventional nuclear medicine agents and the expanding role of 18-F-FDG PET. Pediatr Radiol，2011，41（7）：803-810.

［2］　Treglia G. Diagnostic Performance of ^{18}F-FDG PET/CT in Infectious and Inflammatory Diseases according to Published Meta-Analyses. Contrast Media Mol Imaging，2019，2019：3018349. doi：10.1155/2019/3018349. PMID：31427907；PMCID：PMC6683817.

［3］　Sollini M，Berchiolli R，Kirienko M，et al. PET/MRI in Infection and Inflammation. Semin Nucl Med，2018，48（3）：225-241. doi：10.1053/j. semnuclmed. 2018.02.003. PMID：29626940.

［4］　Kumar R，Basu S，Torigian D，et al. Role of modern imaging techniques for diagnosis of infection in the era of ^{18}F-fluorodeoxyglucose positron emission tomography. Clin Microbiol Rev，2008，21（1）：209-224.

［5］　Li Y，Wang Q，Wang X，et al. Expert Consensus on clinical application of FDG PET/CT in infection and inflammation. Ann Nucl Med，2020，34（5）：369-376. doi：10.1007/s12149-020-01449-8. Epub 2020 Feb 21. PMID：32086761.

［6］　Auletta S，Galli F，Lauri C，et al. Imaging bacteria with radiolabelled quinolones，cephalosporins and siderophores for imaging infection：a systematic review. Clin Transl Imaging，2016，4：229-252. doi：10.1007/s40336-016-0185-8. Epub 2016 Jul 18. PMID：27512687；PMCID：PMC4960278.

［7］　Sajadi MM，Chen W，Dilsizian V. Targeted Bacteria-Specific ^{18}F-Fluoro-Maltohexaose But Not FDG PET Distinguishes Infection From Inflammation. JACC Cardiovasc Imaging，2019，12（5）：887-889. doi：10.1016/j. jcmg. 2018.03.008. Epub 2018 Apr 18. PMID：29680348.

［8］　Ferro-Flores G，Ocampo-Garcia BE，Melendez-Alafort L. Development of specific radiopharmaceuticals for infection imaging by targeting infectious micro-organisms. Curr Pharm Des，2012，18（8）：1098-1106.

［9］　金文婷，马玉燕，王萌冉，等. 基于胸部 CT 影像学表现的肺部感染病原体的评估与甄别 ［J］. 中国临床医学，2020，27（4）：543-548. DOI：10.12025/j. issn. 1008-6358. 2020. 20201746.

［10］　Egi M，Ogura H，Yatabe T，et al. The Japanese Clinical Practice Guidelines for Management of Sepsis and Septic Shock 2020（J-SSCG 2020）. J Intensive Care，2021，9（1）：53. doi：10.1186/s40560-021-00555-7. PMID：34433491；PMCID：PMC8384927.

载量[1,2]。

（8）治疗效果评估　如肺炎、脓肿。笔者之前理解，治疗效果评估是诊断内容的延续，不是独立作用。但近期文献[3]显示，18F-FDG PET/CT 作为非侵入性生物标志物，可用于充分评估肺结核疗效及预测复发，抗结核标准治疗完成后，18F-FDG PET/CT 阴性提示不复发，具有残余代谢活性者9％复发。

（9）在精准医学/个体化医学时代，PET/CT 对感染病（不明来源血流感染、感染性心内膜炎、血管移植物感染、脊柱炎和囊肿感染）有一定价值[4]。

3. 指南　和其他诊断领域临床辅助学科一样，2010—2020 年是逐渐形成指南的起步阶段[5]。

欧洲18F-FDG 指南[6]　就形成循证指征（evidence-based indication）而言，目前已发表文献仍有不足。

① 基于累积报告精确性（＞85％）和专家观点，可以就炎症和感染时应用18F-FDG PET/CT 检查的指征得出结论。主要指征包括：a. 结节病；b. 周围骨骨髓炎（非术后，非糖尿病足）；c. 怀疑脊柱感染（椎间盘炎症或椎体骨髓炎，非术后）；d. 评估不明原因发热（FUO），包括明确的 FUO（根据 Durack 和 Street 标准进行定义）、术后发热和复发性脓毒症、免疫缺陷［包括诱导性（induced）免疫缺陷和获得性免疫缺陷］相关 FUO、中性粒细胞减少性发热、孤立性急性相炎症标志物（C 反应蛋白和红细胞沉降率持续升高）；e. 评估转移性感染，评估菌血症高风险患者；f. 初步评估血管炎病（例如，巨细胞动脉炎）。

［1］　Niska JA，Meganck JA，Pribaz JR，et al. Monitoring Bacterial Burden，Inflammation and Bone Damage Longitudinally Using Optical and μCT Imaging in an Orthopaedic Implant Infection in Mice. PLoS One，2012，7（10）：e47397.

［2］　Thompson JM，Saini V，Ashbaugh AG，et al. Oral-Only Linezolid-Rifampin Is Highly Effective Compared with Other Antibiotics for Periprosthetic Joint Infection：Study of a Mouse Model. J Bone Joint Surg Am，2017，99（8）：656-665. doi：10.2106/JBJS.16.01002. PMID：28419033；PMCID：PMC6181281.

［3］　Lawal IO，Fourie BP，Mathebula M，et al. 18F-FDG PET/CT as a Noninvasive Biomarker for Assessing Adequacy of Treatment and Predicting Relapse in Patients Treated for Pulmonary Tuberculosis. J Nucl Med，2020，61（3）：412-417. doi：10.2967/jnumed.119.233783. Epub 2019 Aug 26. PMID：31451489.

［4］　Pijl JP，Kwee TC，Slart RHJA，et al. PET/CT Imaging for Personalized Management of Infectious Diseases. J Pers Med，2021，11（2）：133. doi：10.3390/jpm11020133. PMID：33669375；PMCID：PMC7920259.

［5］　Rouzet F，Hyafil F，Le Guludec D. FDG PET/CT in cardiac electronic devices infection：Now is the time to target guidelines implementation. J Nucl Cardiol，2015，22（4）：800-803. doi：10.1007/s12350-015-0102-y. Epub 2015 Apr 25. PMID：25910755.

［6］　Jamar F，Buscombe J，Chiti A，et al. EANM/SNMMI guideline for 18F-FDG use in inflammation and infection. J Nucl Med，2013，54（4）：647-658. doi：10.2967/jnumed.112.112524. Epub 2013 Jan 28. PMID：23359660.

② 其他应用良好，但没有充分的循证证据，包括：a.多囊性疾病中，可能感染肝和肾囊肿的评估；b.疑似血管内装置、起搏器和导管感染；c.AIDS 相关机会感染、相关肿瘤和 Castleman 病；d.肺结核病灶的代谢活性评估。

③ 就已经公布的数据，尚不清楚在下列情形时，^{18}F-FDG 影像学检查是否比放射性标记的白细胞或抗粒细胞单克隆抗体更具意义的优势：a.糖尿病足部感染；b.假体关节感染；c.假体血管感染；d.炎症性肠病；e.心内膜炎。

必须强调的是，针对不同的核医学检查之间的比较，往往缺乏大型的前瞻性研究。然而，就目前很多指征而言，既有证据水平还不足以强烈建议将 ^{18}F-FDG 显像作为一线诊断工具。证据水平最好的是 Cochrane B 级，尤其是针对真正的 FUO、脊柱感染和血管炎。其他指征证据水平低（Cochrane C 或 D）。必须牢记 ^{18}F-FDG 显像和替代技术之间的选择，可能取决于快速诊断的需要，以及设备和标记性试剂在当地是否存在。例如，血管假体和糖尿病足评估等一些特定指征，需要利用混合型 PET/CT 来获得 ^{18}F-FDG 摄取的精确的解剖定位。

4.脓毒症 有肛肠脓毒症（anal sepsis）共识[1]。

5.肺炎影像学[2]

（1）肺炎的诊断必须有影像学证据[3] 现实工作中也许有特殊原因导致个例没有影像学检查，但一般而言，肺炎的诊断须基于影像学检查。

（2）诊断性描述 新产生的或进展的和持续的浸润；肺实变；空洞形成；年龄≤1 岁婴儿出现肺大疱。

（3）有基础疾病患者，2 次或 2 次以上胸片有上述情况之一；无基础性疾病，1 次即可；基础肺部或心脏疾病，比如呼吸窘迫综合征、支气管肺发育不良、肺水肿或 COPD。

（4）通常对于没有使用机械通气的患者来说，根据症状、体征和单次明确的胸部 X 射线表现可以清楚地诊断医疗保健相关肺炎，但是，对于具有肺部或心脏基础疾病（如间质性肺部疾病或充血性心衰）的患者来说，肺炎的诊断可能特别困难。其他非感染性疾病（如由于失代偿充血性心衰引起的肺水肿）表现可能

---

［1］ Halligan S，Tolan D，Amitai MM，et al. ESGAR consensus statement on the imaging of fistula-in-ano and other causes of anal sepsis. Eur Radiol，2020，30（9）：4734-4740. doi：10.1007/s00330-020-06826-5. Epub 2020 Apr 19. PMID：32307564；PMCID：PMC7431441.

［2］ Horan TC，Andrus M，Dudeck MA. CDC/NHSN surveillance definition of health care-associated infection and criteria for specific types of infections in the acute care setting. Am J Infect Control，2008，36（5）：309-332.

［3］ Mandell LA，Wunderink RG，Anzueto A，et al. Infectious Diseases Society of America/American Thoracic Society consensus guidelines on the management of community-acquired pneumonia in adults. Clin Infect Dis，2007，44（Suppl 2）：S27-72.

类似于肺炎。在这些较难诊断的病例中，需连续观察胸部 X 射线表现以区别感染性的和非感染性的肺部病变。对于难诊断的病例，复习诊断当日、前 3 日和以后的第 2 日、第 7 日的 X 射线表现将有助于明确诊断。

（5）肺炎的病变出现和进展可能很快，但是消失慢。肺炎的 X 射线改变可以持续数周，因此，X 射线的迅速改善提示患者可能不是肺炎，而是非感染性病变，如肺不张或充血性心衰。而感染治疗效果，不能因影像学改变慢而误导判断。

（6）参见相关文献 如肺部感染 X 线片分类表现[1]、血液系统恶性肿瘤患者肺部侵袭性霉菌感染 CT 影像[2]、免疫受损宿主侵袭性霉菌感染晕征表现（注意：不仅仅是霉菌，很多微生物肺部感染会出现晕征）[3]、粒细胞缺乏和固体器官移植受体侵袭性曲霉菌病表现不同[4]。

（7）超声 有波兰《肺部超声在儿童肺炎和毛细支气管炎的应用共识》[5]，一般性推荐 4 条，肺炎推荐 9 条，毛细支气管炎推荐 4 条。对肺炎诊断而言，超声与 X 线片有同样价值，正常的肺部超声结果会显著降低社区获得性肺炎（CAP）诊断概率，对实变的敏感性更高。

6. 感染性心内膜炎（IE）时超声心动图的检查[6]

（1）经食道超声心动图（transesophageal echocardiography，TEE） 推荐用于人工瓣膜患者和复杂 IE（瓣周脓肿）患者，TEE 检测人工瓣膜显示阳性证据时至少可以通过临床标准分层为"可疑 IE"。

（2）其他患者首选经胸超声心动图（transthoracic echocardiography，TTE）。

（3）显示 IE 阳性证据的定义 活动赘生物附着于瓣膜、瓣下支持结构、反流喷射路线上或没有其他解释可能的置入物表面；或脓肿；或人工瓣膜新的部分

［1］ Burke A Cunha. 抗生素的应用. 第 8 版. 师少军，等译. 北京：人民卫生出版社，2010：455.

［2］ Stanzani M，Battista G，Sassi C，et al. Computed tomographic pulmonary angiography for diagnosis of invasive mold diseases in patients with hematological malignancies. Clin Infect Dis，2012，54（5）：610-616.

［3］ Georgiadou SP，Sipsas NV，Marom EM，et al. The diagnostic value of halo and reversed halo signs for invasive mold infections in compromised hosts. Clin Infect Dis，2011，52（9）：1144-1155.

［4］ Park SY，Kim SH，Choi SH，et al. Clinical and radiological features of invasive pulmonary aspergillosis in transplant recipients and neutropenic patients. Transpl Infect Dis，2010，12（4）：309-315.

［5］ Jaworska J，Komorowska-Piotrowska A，Pomiećko A，et al. Consensus on the Application of Lung Ultrasound in Pneumonia and Bronchiolitis in Children. Diagnostics（Basel），2020，10（11）：935. doi：10.3390/diagnostics10110935. PMID：33187099；PMCID：PMC7697535.

［6］ Baddour LM，Wilson WR，Bayer AS，et al. Infective endocarditis：diagnosis，antimicrobial therapy，and management of complications：a statement for healthcare professionals from the Committee on Rheumatic Fever，Endocarditis，and Kawasaki Disease，Council on Cardiovascular Disease in the Young，and the Councils on Clinical Cardiology，Stroke，and Cardiovascular Surgery and Anesthesia，American Heart Association：endorsed by the Infectious Diseases Society of America. Circulation，2005，111（23）：e394-434.

撕裂；新瓣膜反流（之前既有的杂音加重或改变不是足够的证据）。

（4）参见金黄色葡萄球菌血流感染后超声心动图应用建议[1~3]、粪肠球菌[4]。

7. 糖尿病足感染（diabetic foot infection，DFI）[5~7]

（1）所有患者新现 DFI 时，应该对受累足部进行平片检查，以寻找骨的异常表现（畸形、损坏）、软组织气体和异物影像。

（2）对需要进一步影像学评估（即更敏感或更特异的检查）的患者，尤其是疑似软组织脓肿，或骨髓炎诊断不明确时，使用 MRI。

8. 骨科　欧洲多个学会联合制定了系列指南[8]：外周骨感染[9]、假体关节感染[10]、脊柱感染[11]。

---

［1］　Kim AI，Adal KA，Schmitt SK. *Staphylococcus aureus* bacteremia：using echocardiography to guide length of therapy. Cleve Clin J Med，2003，70（6）：517，520-521，525-526 passim.

［2］　Palraj BR，Sohail MR. Appropriate use of echocardiography in managing *Staphylococcus aureus* bacteremia. Expert Rev Anti Infect Ther，2012，10（4）：501-508.

［3］　Peinado-Acevedo JS，Hurtado-Guerra JJ，Hincapié-Osorno C，et al. Validation of VIRSTA and PRE-DICT scores to determine the priority of echocardiography in patients with *Staphylococcus aureus* bacteremia. Clin Infect Dis，2021，4：ciaa1844. doi：10.1093/cid/ciaa1844. Epub ahead of print. PMID：33537758.

［4］　Dahl A，Iversen K，Tonder N，et al. Prevalence of Infective Endocarditis in *Enterococcus faecalis* Bacteremia. J Am Coll Cardiol，2019，74（2）：193-201. doi：10.1016/j. jacc. 2019.04.059. PMID：31296291.

［5］　Lipsky BA，Berendt AR，Cornia PB，et al. Executive summary：2012 infectious diseases society of america clinical practice guideline for the diagnosis and treatment of diabetic foot infections. Clin Infect Dis，2012，54（12）：1679-1684.

［6］　Capriotti G，Chianelli M，Signore A. Nuclear medicine imaging of diabetic foot infection：results of meta-analysis. Nucl Med Commun，2006，27（10）：757-764.

［7］　Iyengar KP，Jain VK，Awadalla Mohamed MK，et al. Update on functional imaging in the evaluation of diabetic foot infection. J Clin Orthop Trauma，2021，16：119-124. doi：10.1016/j. jcot. 2020.12.033. PMID：33680832；PMCID：PMC7919944.

［8］　Sconfienza LM，Signore A，Cassar-Pullicino V，et al. Diagnosis of peripheral bone and prosthetic joint infections：overview on the consensus documents by the EANM，EBJIS，and ESR（with ESCMID endorsement）. Eur Radiol，2019，29（12）：6425-6438. doi：10.1007/s00330-019-06326-1. Epub 2019 Jun 27. PMID：31250170.

［9］　Glaudemans AWJM，Jutte PC，Cataldo MA，et al. Consensus document for the diagnosis of peripheral bone infection in adults：a joint paper by the EANM，EBJIS，and ESR（with ESCMID endorsement）. Eur J Nucl Med Mol Imaging，2019，46（4）：957-970. doi：10.1007/s00259-019-4262-x. Epub 2019 Jan 24. PMID：30675635；PMCID：PMC6450853.

［10］　Signore A，Sconfienza LM，Borens O，et al. Consensus document for the diagnosis of prosthetic joint infections：a joint paper by the EANM，EBJIS，and ESR（with ESCMID endorsement）. Eur J Nucl Med Mol Imaging，2019，46（4）：971-988. doi：10.1007/s00259-019-4263-9. Epub 2019 Jan 26. Erratum in：Eur J Nucl Med Mol Imaging. 2019 Feb 9；PMID：30683987；PMCID：PMC6450843.

［11］　Lazzeri E，Bozzao A，Cataldo MA，et al. Joint EANM/ESNR and ESCMID-endorsed consensus document for the diagnosis of spine infection（spondylodiscitis）in adults. Eur J Nucl Med Mol Imaging，2019，46（12）：2464-2487. doi：10.1007/s00259-019-04393-6. Epub 2019 Aug 9. PMID：31399800.

9. 骨髓炎（osteomyelitis）[1]　连续 X 线片检查，尤其是 MRI 有助于其诊断，核素扫描和 CT 对其诊断价值小一些。可参见相关综述[2,3]，以及相关指南[4,5]。

10. 脓肿　影像学检查包括超声检查、CT、MRI 或核素（镓、锝等）扫描、脊髓造影术、腹部 X 线。参见相关文献[6,7]。

11. 腹腔感染（IAI）[8~11]　近期有中国共识。可参见腹膜炎重要文献[12]。

［1］ Lipsky BA，Peters EJ，Berendt AR，et al. Specific guidelines for the treatment of diabetic foot infections 2011. Diabetes Metab Res Rev，2012，28 Suppl 1：234-235.

［2］ Pineda C，Vargas A，Rodriguez AV. Imaging of osteomyelitis：current concepts. Infect Dis Clin North Am，2006，20（4）：789-825.

［3］ Donovan A，Schweitzer ME. Current concepts in imaging diabetic pedal osteomyelitis. Radiol Clin North Am，2008，46（6）：1105-1124，Ⅶ.

［4］ Expert Panel on Musculoskeletal Imaging，Walker EA，Beaman FD，et al. ACR Appropriateness Criteria® Suspected Osteomyelitis of the Foot in Patients With Diabetes Mellitus. J Am Coll Radiol，2019，16（11S）：S440-S450. doi：10.1016/j. jacr. 2019. 05. 027. PMID：31685111.

［5］ Expert Panel on Musculoskeletal Imaging，Beaman FD，von Herrmann PF，et al. ACR Appropriateness Criteria® Suspected Osteomyelitis，Septic Arthritis，or Soft Tissue Infection（Excluding Spine and Diabetic Foot）. J Am Coll Radiol，2017，14（5S）：S326-S337. doi：10.1016/j. jacr. 2017. 02. 008. PMID：28473089.

［6］ Nguyen JB，Black BR，Leimkuehler MM，et al. Intracranial pyogenic abscess：imaging diagnosis utilizing recent advances in computed tomography and magnetic resonance imaging. Crit Rev Comput Tomogr，2004，45（3）：181-224.

［7］ Davis DP，Salazar A，Chan TC，et al. Prospective evaluation of a clinical decision guideline to diagnose spinal epidural abscess in patients who present to the emergency department with spine pain. J Neurosurg Spine，2011，14（6）：765-770. doi：10.3171/2011. 1. SPINE1091. Epub 2011 Mar 18. PMID：21417700.

［8］ Solomkin JS，Mazuski JE，Bradley JS，et al. Diagnosis and management of complicated intra-abdominal infection in adults and children：guidelines by the Surgical Infection Society and the Infectious Diseases Society of America. Clin Infect Dis，2010，50（2）：133-164.

［9］ Mazuski JE，Tessier JM，May AK，et al. The Surgical Infection Society Revised Guidelines on the Management of Intra-Abdominal Infection. Surg Infect（Larchmt），2017，18（1）：1-76. doi：10. 1089/sur. 2016. 261. PMID：28085573.

［10］ Chinese Society of Surgery of Chinese Medical Association，Infectious Diseases Society for Evidence-based and Translational Medicine of Chinese Research Hospital Association，Editorial Board of Chinese Journal of Surgery. ［Expert consensus on multidisciplinary management of intra-abdominal infections］. Zhonghua Wai Ke Za Zhi，2021，59（3）：161-178. Chinese. doi：10. 3760/cma. j. cn112139-20201223-00874. PMID：33685050.

［11］ Lalisang TJM，Usman N，Hendrawidjaya I，et al. Clinical Practice Guidelines in Complicated Intra-Abdominal Infection 2018：An Indonesian Perspective. Surg Infect（Larchmt），2019，20（1）：83-90. doi：10. 1089/sur. 2018. 120. Epub 2018 Nov 14. PMID：30427771.

［12］ Montravers P，Assadi M，Gouel-Cheron A. Priorities in peritonitis. Curr Opin Crit Care，2021，27（2）：201-207. doi：10. 1097/MCC. 0000000000000805. PMID：33395082.

（1）有明显弥漫性腹膜炎症状，需要立刻进行外科干预时，无需进行诊断性影像学检查。

（2）不能立即进行剖腹探查的成人患者，应作 CT 扫描以明确是否有 IAI 及其来源。

（3）疑似阑尾炎时

① 建议腹部及盆腔增强 CT 检查，静脉注射对比剂，而非口服或灌肠。

② 所有女性患者，都应进行诊断性影像学检查。育龄期妇女应在影像学检查前做妊娠试验。在妊娠的前 3 个月，只能进行超声和磁共振检查，而不能进行有电离辐射的检查。如果以上检查无法确诊，需剖腹探查或局部 CT 扫描。

③ 当阑尾炎诊断不明确时，所有儿童都应进行影像学检查，尤其是＜3 岁的儿童。推荐 CT 扫描，如果为了避免电离辐射，可以选择超声检查。

12. 急性细菌性鼻窦炎（acute bacterial rhinosinusitis，ABRS）[1～3]　急性非复杂性鼻-鼻窦炎是一种临床诊断。影像学检查仅用于复杂性鼻窦感染、复发性或慢性鼻窦疾病，或计划手术者。对此近期有中国指南[4]、国际共识[5]。

（1）非复杂性 ABRS 的诊断不需要放射影像学检查　如果进行该检查，其解释必须结合临床发现，因为影像学不能区分其他细菌性感染，放射影像学上的改变也可见于病毒性上呼吸道感染。

（2）诊断标准　ABRS 表现为气/液平面，或完全模糊不透明。单纯黏膜增厚不足以构成诊断。

（3）鼻窦三视图 X 线平片（three-view plain sinus X-rays）方式是标准方式 CT 扫描主要用于评估可能的并发症，或用于没有 three-view plain sinus X-rays

［1］ Desrosiers M，Evans GA，Keith PK，et al. Canadian clinical practice guidelines for acute and chronic rhinosinusitis. Allergy Asthma Clin Immunol，2011，7（1）：2.

［2］ Gregurić T，Prokopakis E，Vlastos I，et al. Imaging in chronic rhinosinusitis：A systematic review of MRI and CT diagnostic accuracy and reliability in severity staging. J Neuroradiol，2021，1；S0150-9861（21）00038-9. doi：10.1016/j. neurad. 2021. 01. 010. Epub ahead of print. PMID：33539844.

［3］ Frerichs N，Brateanu A. Rhinosinusitis and the role of imaging. Cleve Clin J Med，2020，87（8）：485-492. doi：10. 3949/ccjm. 87a. 19092. PMID：32737049.

［4］ Liu Z，Chen J，Cheng L，et al. Chinese Society of Allergy and Chinese Society of Otorhinolaryngology-Head and Neck Surgery Guideline for Chronic Rhinosinusitis. Allergy Asthma Immunol Res，2020，12（2）：176-237. doi：10. 4168/aair. 2020. 12. 2. 176. PMID：32009319；PMCID：PMC6997287.

［5］ Orlandi RR，Kingdom TT，Smith TL，et al. International consensus statement on allergy and rhinology：rhinosinusitis 2021. Int Forum Allergy Rhinol，2021，11（3）：213-739. doi：10. 1002/alr. 22741. PMID：33236525.

方式的机构。

（4）放射学检查考虑用于确定多次反复的 ABRS 的诊断或排除其他病因。

（5）中国指南　CT 是诊断慢性鼻-鼻窦炎（CRS）的重要辅助手段，尤其是识别额隐窝周围细胞。通过 CT 可检测到的 CRS 特征包括单侧或双侧黏骨膜增厚、软组织肿块、窦扩张。鼻窦主要是双侧受累。CT 越来越多地用于辅助内窥镜鼻窦手术，而内窥镜鼻窦手术通常是根据 CRS 的 CT 特征进行。软组织肿块在 CT 扫描上的某些特征有助于鉴别 CRS 和其他鼻腔疾病（如良性鼻腔肿瘤或鼻窦囊肿）。鼻腔成像导航技术也是基于 CT。磁共振成像（MRI）显示，黏膜水肿和黏液积聚是 CRS 的主要病理改变。除非单侧窦受到影响，否则 MRI 不常规用于 CRS 检查。

13. 鼻窦炎导致的眼眶感染（orbital infection）中，CT 对疾病性质、严重程度、后续处置都有重要提示作用。参见相关指南[1~4]。眼眶感染的处置分四级[5]：

Ⅰ级：前隔膜蜂窝织炎，眼睑肿胀，CT 显示正常。门诊口服抗生素治疗。

Ⅱ级：水肿（edema），结膜水肿（chemosis），突眼，眼外肌活动受限，CT 显示黏膜肿胀无渗液。静脉滴注抗生素 10~14 天。

Ⅲ级：有时失明，CT 示骨膜下脓肿，眼外肌受累。静脉滴注抗生素，24h 无好转则手术清创引流。

Ⅳ级：眼肌麻痹伴失明，CT 示眼球突出，脓肿形成，骨膜开裂。治疗：抗生素+手术。

① 注意：上述分级和鼻窦炎眶内并发症的分级[6]有对应关系。

② 注意：眶内感染（orbital infection）分前隔膜蜂窝织炎（preseptal cellu-

［1］Uzcátegui N，Warman R，Smith A，et al. Clinical practice guidelines for the management of orbital cellulitis. J Pediatr Ophthalmol Strabismus，1998，35（2）：73-79；quiz 110-111.

［2］Howe L，Jones NS. Guidelines for the management of periorbital cellulitis/abscess. Clin Otolaryngol Allied Sci，2004，29（6）：725-728.

［3］Atfeh MS，Khalil HS. Orbital infections：five-year case series，literature review and guideline development. J Laryngol Otol，2015，129（7）：670-676. doi：10.1017/S0022215115001371. Epub 2015 Jun 10. PMID：26059425.

［4］Okonkwo ACO，Powell S，Carrie S，et al. A review of periorbital cellulitis guidelines in Fifty-One Acute Admitting Units in the United Kingdom. Clin Otolaryngol，2018，43（2）：718-721. doi：10.1111/coa.13020. Epub 2017 Nov 28. PMID：29054126.

［5］John GB，Paul GA，Paul A. ABX 指南——感染性疾病的诊断与治疗. 第 2 版. 马小军，徐英春，刘正印译. 北京：科学技术文献出版社，2012：73.

［6］Brook I. Microbiology and antimicrobial treatment of orbital and intracranial complications of sinusitis in children and their management. Int J Pediatr Otorhinolaryngol，2009，73（9）：1183-1186.

litis) 和眶（后隔膜）蜂窝织炎 ［orbital（postseptal）cellulitis，posterior orbital cellulitis］。"preseptal cellulitis" 有时会用 "periorbital cellulitis" 表示，但后者易致混淆，所以不建议使用[1]。

14. 侵袭性真菌感染（invasive fungal infections，IFI；invasive fungal disease，IFD）

（1）检查适应证[2]

① 所有白血病、造血干细胞移植患者，正处于或曾经处于严重粒细胞缺乏状态（中性粒细胞<500 个/ml），伴如下情况时，应于 48h 内行高分辨率或螺旋 CT 检查，并立即会诊：

a. 新出现的咳嗽、胸痛、咯血；

b. 异常胸部影像学表现；

c. 任何部位新出现曲霉菌属或其他霉菌培养阳性；

d. 任何侵袭性方式获得的标本中镜检可见菌丝；

e. 经 7 天抗生素和（或）抗真菌治疗，发热不缓解时。

② 所有移植受体，伴新出现曲霉菌属或其他霉菌培养阳性，应于 48h 内行 CT 扫描。

③ 所有免疫受损患者，伴神经系统表现（如意识改变、惊厥、中风、持续头痛）或可能的/确定的脑膜炎时，应行脑部 CT 或 MRI。

（2）EORTC/MSG 指南中侵袭性真菌病诊断临床证据中包括影像学检查证据[3]。

① 下呼吸道真菌病　CT 可见下列 3 个表现之一：致密、包绕良好的病变，伴或不伴晕征（dense，well-circumscribed lesions with or without halo sign）；新月征（air crescent sign）；空腔（cavity）。近期有文献建议放宽侵袭性肺部曲霉菌病（invasive pulmonary aspergillosis，IPA）的影像学标准[4]。参见粒细胞

─────────────

［1］ Brugha RE，Abrahamson E. Ambulatory intravenous antibiotic therapy for children with preseptal cellulitis. Pediatr Emerg Care，2012，28（3）：226-228.

［2］ Denning DW，Kibbler CC，Barnes RA. British Society for Medical Mycology proposed standards of care for patients with invasive fungal infections. Lancet Infect Dis，2003，3（4）：230-240.

［3］ De Pauw B，Walsh TJ，Donnelly JP，et al. Revised definitions of invasive fungal disease from the European Organization for Research and Treatment of Cancer/Invasive Fungal Infections Cooperative Group and the National Institute of Allergy and Infectious Diseases Mycoses Study Group（EORTC/MSG）Consensus Group. Clin Infect Dis，2008，46（12）：1813-1821.

［4］ Girmenia C，Guerrisi P，Frustaci AM，et al. New category of probable invasive pulmonary aspergillosis in haematological patients. Clin Microbiol Infect，2012，18（10）：990-996.

缺乏、IPA 的早期文献[1]、造血干细胞移植后肺部假丝酵母菌病 CT 影像[2]。

② 中枢神经系统感染　下列 2 个表现之一：影像学显示局灶病变；MRI 或 CT 显示脑膜增强（meningeal enhancement）。

③ 播散性假丝酵母菌病时肝或脾出现小的靶样脓肿（牛眼征，bull's-eye lesions）。

④ 第 3 版 EORTC 指南配套有曲霉和毛霉感染的影像学指引[3]　CT 是肺部成像首选方法。尽管没有 CT 影像学表现是侵袭性真菌感染（IFD）的特征，但在适当的临床环境中，晕轮征高度提示侵袭性肺曲霉病（IPA），并与疾病特定阶段相关。新月征与晕轮征相反，它出现在 IPA 后期，对 IFD 无特异性，诊断价值有限。反晕轮征和低密度征是肺毛霉病典型 CT 表现，但出现频率较低。恶性血液病时，与细菌或病毒感染相比，IFD 患者的 CT 中更常见到结节，但结节对 IPA 不具特异性。在非癌症患者群，IPA 和毛霉病均与"非典型性"非结节性表现有关，包括实变和毛玻璃样阴影或与支气管壁增厚相关的树芽征。

15. 其他[4]　如尿路感染（UTI）[5]；手术切口部位感染；中枢神经系统感染[6]；心包炎和纵隔炎[7]；新现感染与再现感染[8]等。有综述对应用 ^{18}F-

［1］　Caillot D，Couaillier JF，Bernard A，et al. Increasing volume and changing characteristics of invasive pulmonary aspergillosis on sequential thoracic computed tomography scans in patients with neutropenia. J Clin Oncol，2001，19（1）：253-259.

［2］　Franquet T，Müller NL，Lee KS，et al. Pulmonary candidiasis after hematopoietic stem cell transplantation：thin-section CT findings. Radiology，2005，236（1）：332-337.

［3］　Alexander BD，Lamoth F，Heussel CP，et al. Guidance on Imaging for Invasive Pulmonary Aspergillosis and Mucormycosis：From the Imaging Working Group for the Revision and Update of the Consensus Definitions of Fungal Disease from the EORTC/MSGERC. Clin Infect Dis，2021，72（Suppl 2）：S79-S88. doi：10.1093/cid/ciaa1855. PMID：33709131.

［4］　Horan TC，Andrus M，Dudeck MA. CDC/NHSN surveillance definition of health care-associated infection and criteria for specific types of infections in the acute care setting. Am J Infect Control，2008，36（5）：309-332.

［5］　Riccabona M，Avni FE，Blickman JG，et al. Imaging recommendations in paediatric uroradiology：minutes of the ESPR workgroup session on urinary tract infection，fetal hydronephrosis，urinary tract ultrasonography and voiding cystourethrography，Barcelona，Spain，June 2007. Pediatr Radiol，2008，38（2）：138-145.

［6］　Li S，Nguyen IP，Urbanczyk K. Common infectious diseases of the central nervous system-clinical features and imaging characteristics. Quant Imaging Med Surg，2020，10（12）：2227-2259. doi：10.21037/qims-20-886. PMID：33269224；PMCID：PMC7596403.

［7］　Abu-Omar Y，Kocher GJ，Bosco P，et al. European Association for Cardio-Thoracic Surgery expert consensus statement on the prevention and management of mediastinitis. Eur J Cardiothorac Surg，2017，51（1）：10-29. doi：10.1093/ejcts/ezw326. PMID：28077503.

［8］　Carmo RLD，Alves Simão AK，Amaral LLFD，et al. Neuroimaging of Emergent and Reemergent Infections. Radiographics，2019，39（6）：1649-1671. doi：10.1148/rg.2019190020. PMID：31589575.

FDG PET/CT 的常见感染病进行了讨论[1]，包括不明原因的血流感染（bloodstream infection of unknown origin）、感染性心内膜炎、血管移植感染（vascular graft infection）、椎间盘炎（spondylodiscitis）和囊肿感染（cyst infections）。

16. 下一代影像学（next generation imaging）[2]、下一代放射学（next generation radiology）通过检索可知，影像学领域有的"下一代"专指设备[3]，有的指分子成像[4]。可参见医生指南[5]。

17. 从病原体到影像学，从影像学到病原体

（1）因为病原体感染在先，所以时间顺序是从病原体到影像学。而且病原体是确诊性因素，所以专业逻辑上也是从病原体到影像学。这个顺序很好理解。从病原体到影像学这一角度探讨的文章、书籍很多。如张嵩教授的两本名著[6,7]，干脆按照微生物分类进行书籍构架，在某个种/类微生物后，给出病例和影像学图示。

（2）但在实际工作中，患者是发病后才入院检查，是从影像学思考、推测病原体。所以从影像学到病原体是实用顺序，更有实践意义，当然这样很难。对此涉及的文章不多[8~10]，其中胡必杰教授的文章可以重点看。

（3）需要注意的是，看到菌体猜菌种，都很难。通过宏观的放射影像学，猜

［1］ Pijl JP，Kwee TC，Slart RHJA，et al. PET/CT Imaging for Personalized Management of Infectious Diseases. J Pers Med，2021，11（2）：133. doi：10.3390/jpm11020133. PMID：33669375；PMCID：PMC7920259.

［2］ Rousseau C，Le Thiec M，Maucherat B，et al. Place de l'imagerie moléculaire dans la prise en charge du cancer de la prostate［Place of molecular imaging in the management of prostate cancer］. Cancer Radiother，2021，25（6-7）：663-666. French. doi：10.1016/j.canrad.2021.07.032. Epub 2021 Aug 14. PMID：34404605.

［3］ Sanduleanu S，Wiel AMAV，Lieverse RIY，et al. Hypoxia PET Imaging with ［18F］-HX4-A Promising Next-Generation Tracer. Cancers（Basel），2020，12（5）：1322. doi：10.3390/cancers12051322. PMID：32455922；PMCID：PMC7280995.

［4］ Jin Y，Liu B，Younis MH，et al. Next-Generation Molecular Imaging of Thyroid Cancer. Cancers（Basel），2021，13（13）：3188. doi：10.3390/cancers13133188. PMID：34202358；PMCID：PMC8268517.

［5］ Crawford ED，Koo PJ，Shore N，et al. A Clinician's Guide to Next Generation Imaging in Patients With Advanced Prostate Cancer（RADAR III）. J Urol，2019，201（4）：682-692. doi：10.1016/j.juro.2018.05.164. PMID：30077557.

［6］ 张嵩.肺部细菌感染临床与影像解析.北京：科学出版社，2020.

［7］ 张嵩.肺部真菌感染临床与影像解析.北京：科学出版社，2020.

［8］ 金文婷，马玉燕，王萌冉，等.基于胸部 CT 影像学表现的肺部感染病原体的评估与甄别［J］.中国临床医学，2020，27（4）：543-548. DOI：10.12025/j.issn.1008-6358.2020.20201746.

［9］ 张波，王东.不同病原体所致肺炎的临床影像学特点［J］.国际呼吸杂志，2018，38（20）：1533-1534. DOI：10.3760/cma.j.issn.1673-436X.2018.20.004.

［10］ 谷兴丽，曹明芹，徐思成，等.肺侵袭性真菌感染患者临床与影像学特征对真菌病原体的提示［J］.中华急诊医学杂志，2016，25（7）：920-926. DOI：10.3760/cma.j.issn.1671-0282.2016.07.016.

微观的微生物学种属，更是难上加难。所以须特别小心谨慎，不要随意为之。因此而夸夸其谈，不是严谨的专业态度。而仅仅基于影像学推测的病原学结果进行处置，不再进行（本可以进行的）微生物学检测，更是专业的背反。切记！

（4）国际上有病原特异性细菌影像（pathogen-specific bacterial imaging）[1] 的表达，是针对细菌加示踪剂[2]，即所谓病原影像（pathogen imaging）[3]！

建议阅读书籍：

• Elena Lazzeri，Alberto Signore，Paola Anna Erba，et al. Radionuclide Imaging of Infection and Inflammation：A Pictorial Case-Based Atlas. 2nd edition. Springer，2021.

• Alberto Signore，Andor W J M Glaudemans. Nuclear Medicine in Infectious Diseases 1st ed（2020 edition）. Springer，2019.

• Sanjay K Jain. Imaging Infections：From Bench to Bedside. 1st ed. Springer，2017.

• Alberto Signore，Ana Maria Quintero. Diagnostic Imaging of Infections and Inflammatory Diseases：A Multidiscplinary Approach. Wiley-Blackwell，2013.

• 陆普选，周伯平 主编. 新发传染病临床影像诊断. 北京：人民卫生出版社，2013. 笔者按：此书有英文版。

• Nestor L Muller，Tomás Franquet，Kyung Soo Lee，et al. Imaging of Pulmonary Infections. LWW，2006.

• 影像学经典 15 本[4]、10 本[5,6] 和更广泛的介绍[7]。

［1］ Ordonez AA，Jain SK. Pathogen-Specific Bacterial Imaging in Nuclear Medicine. Semin Nucl Med，2018，48（2）：182-194. doi：10.1053/j. semnuclmed. 2017.11.003. Epub 2017 Dec 14. PMID：29452620；PMCID：PMC5819618.

［2］ Mota F，Ordonez AA，Firth G，et al. Radiotracer Development for Bacterial Imaging. J Med Chem，2020，63（5）：1964-1977. doi：10.1021/acs. jmedchem. 9b01623. Epub 2020 Feb 21. PMID：32048838；PMCID：PMC7069783.

［3］ Taylor MC，Ward TH. Pathogen imaging applications. Methods，2017，127：1-2. doi：10.1016/j. ymeth. 2017.08.011. PMID：28867066.

［4］ http：//www. 360doc. com/content/16/0704/20/11468940_573092381. shtml

［5］ http：//www. 360doc. com/content/17/0422/18/35665032_647676110. shtml

［6］ https：//www. jianshu. com/p/86ccb9ea1edb

［7］ https：//zhuanlan. zhihu. com/p/144541390

临床微生物学——辅助诊断

居不乐以时思兮，食草木之秋实。饮菌若之朝露兮，构桂木而为室。
杂橘柚以为圃兮，列新夷与椒桢。鹍鹤孤而夜号兮，哀居者之诚贞。
——战国楚·屈原《七谏·自悲》

1.临床医学领域涉及六大类微生物，实际工作以病毒、细菌、真菌、寄生虫四类为主。

（1）感染性蛋白质（infectious proteins）　如朊病毒（目前基础研究的热点之一）。

（2）病毒　包括 RNA 病毒、DNA 病毒。

（3）细菌　包括普通常见细菌、苛养菌、厌氧菌、分枝杆菌、广义细菌（支原体、螺旋体、衣原体等）。古菌（archaea）目前受到关注[1,2]。

（4）真菌　包括单细胞类（如假丝酵母菌、隐球菌）和多细胞类（如曲霉、毛霉）。

（5）寄生虫　注意它是微生物的一类，寄生虫学是微生物学的分支之一。国内寄生虫学的管理和教育一直单列，容易使人误解其隶属。可参见国内寄生虫学进展[3,4]和国际

［1］　Drancourt M. Archaea as emerging, fastidious members of the human microbiota. Clin Microbiol Infect，2012，18（9）：823-824.

［2］　Higuchi ML，Kawakami JT，Ikegami RN，et al. Archaea Symbiont of T. cruzi Infection May Explain Heart Failure in Chagas Disease. Front Cell Infect Microbiol，2018，8：412. doi：10.3389/fcimb.2018.00412. PMID：30519544；PMCID：PMC6259288.

［3］　Chen JH，Wang H，Chen JX，et al. Frontiers of parasitology research in the People's Republic of China：infection，diagnosis，protection and surveillance. Parasit Vectors，2012，5：221.

［4］　Song LG，Zheng XY，Lin DT，et al. Parasitology should not be abandoned：data from outpatient parasitological testing in Guangdong，China. Infect Dis Poverty，2017，6（1）：119. doi：10.1186/s40249-017-0332-0. PMID：28866980；PMCID：PMC5582392.

进展综述[1~4]。

（6）体外寄生虫（ectoparasite）[5,6]　即虱、螨、蜱等[7]，比如蝇蛆病[8]。体外寄生虫与动物传播感染有关[9]。此类感染相对较少。这些微生物本身及其携带的病原都值得关注。

2. 微生物和人的关系　如无关、过路、正常定植、感染、其他疾病状态。异常定植是感染致病的前提，感染性疾病是异常定植的延续。

3. 除感染外，微生物导致的其他疾病状态

（1）免疫反应介导疾病　不是感染，可以经由感染致病。a. 过敏：如过敏性支气管肺曲霉病（allergic bronchopulmonary aspergillosis，ABPA）、严重哮喘伴真菌过敏（severe asthma with fungal sensitization，SAFS；severe asthma with fungal allergy，SAFA）。一些感染和过敏互相伴随，所以有过敏性内源性感染（allergic endogenous infection）一词[10]，也有肺曲霉重叠综合征（pulmonary aspergillus overlap syndrome）一说[11]。b. 急性链球菌感染后的急性肾小

［1］　Chammartin F，Scholte RG，Guimarães LH，et al. Soil-transmitted helminth infection in South America：a systematic review and geostatistical meta-analysis. Lancet Infect Dis，2013，13（6）：507-518.

［2］　Mathison BA，Bradbury RS，Pritt BS. Medical Parasitology Taxonomy Update，January 2018 to May 2020. J Clin Microbiol，2021，59（2）：e01308-e01320. doi：10.1128/JCM.01308-20. Erratum in：J Clin Microbiol. 2021 Apr 20；59（5）：PMID：33028601.

［3］　Ospina-Villa JD，Cisneros-Sarabia A，Sánchez-Jiménez MM，et al. Current Advances in the Development of Diagnostic Tests based on Aptamers in Parasitology：A Systematic Review. Pharmaceutics，2020，12（11）：1046. doi：10.3390/pharmaceutics12111046. PMID：33142793；PMCID：PMC7693570.

［4］　Reiczigel J，Marozzi M，Fábián I，et al. Biostatistics for Parasitologists—A Primer to Quantitative Parasitology. Trends Parasitol，2019，35（4）：277-281. doi：10.1016/j. pt. 2019.01.003. Epub 2019 Jan 31. PMID：30713051.

［5］　Wells B，Burgess ST，McNeilly TN，et al. Recent developments in the diagnosis of ectoparasite infections and disease through a better understanding of parasite biology and host responses. Mol Cell Probes，2012，26（1）：47-53. doi：10.1016/j. mcp. 2011.07.002. Epub 2011 Oct 1. PMID：21982815.

［6］　Nenoff P，Süß A，Schulze I，et al. Skabies-Renaissance einer Ektoparasitose：Diagnostik und Therapie-Vorgehen in der Praxis［Scabies-Renaissance of an ectoparasite infection：Diagnosis and therapy-How to proceed in practice］. Hautarzt，2021，72（2）：125-136. German. doi：10.1007/s00105-020-04729-6. PMID：33346858.

［7］　Chosidow O. Scabies and pediculosis：neglected diseases to highlight. Clin Microbiol Infect，2012，18（4）：311-312.

［8］　Francesconi F，Lupi O. Myiasis. Clin Microbiol Rev，2012，25（1）：79-105.

［9］　Pappas G. Of mice and men：defining，categorizing and understanding the significance of zoonotic infections. Clin Microbiol Infect，2011，17（3）：321-325.

［10］　Eishi Y. Etiologic Aspect of Sarcoidosis as an Allergic Endogenous Infection Caused by Propionibacterium acnes. Biomed Res Int，2013：935289.

［11］　Horiuchi K，Asakura T，Hasegawa N，et al. Recurrence of allergic bronchopulmonary aspergillosis after adjunctive surgery for aspergilloma：a case report with long-term follow-up. BMC Pulm Med，2018，18（1）：185. doi：10.1186/s12890-018-0743-0. PMID：30514257；PMCID：PMC6280523.

确定诊断（proven diagnosis）

球肾炎。c. 病毒感染后免疫反应导致的急性骨髓炎。d. 病毒感染后的急性感染性多发性神经根炎（即格林-巴利综合征）。

（2）中毒　毒素所致。部分没有感染，单纯毒素致病；部分有感染，感染后毒素致病。其实很多感染性疾病的表现都是致病微生物释放的毒素所致。

（3）致癌/肿瘤　一般是慢性感染的后果。大约 25％ 的癌症由感染尤其是病毒性感染引起[1]。目前美国国家毒理学项目（National Toxicology Program，NTP）中，第 11 版致癌物（Carcinogen）报告已经将某些病毒明确列为致癌物[2]。其中，第 11 版是 3 个病毒，第 14 版是 8 个病毒[3]。国际癌症研究机构（International Agency for Research on Cancer，IARC）确定了 11 种致癌病原体：1 种细菌——幽门螺杆菌；7 种病毒——HBV、HCV、HPV、EBV、HIV 等；3 种寄生虫——泰国肝吸虫、华支睾吸虫（肝吸虫）、埃及血吸虫。参见结肠癌相关信息[4]，尤其是具核梭杆菌[5,6]。相关但不同的词汇有肿瘤特异性细菌、肿瘤特异性微生物组[7]和肿瘤特异性感染性微生物（tumor-specific infectious microbes）[8]。后者是治疗领域用语。除了微生物致癌，微生物还可以促进癌症[9]、拮抗癌症[10]。

[1]　Pagano JS，Blaser M，Buendia MA，et al. Infectious agents and cancer：criteria for a causal relation. Semin Cancer Biol，2004，14（6）：453-471.

[2]　http：//ntp. niehs. nih. gov

[3]　https：//ntp. niehs. nih. gov/whatwestudy/assessments/cancer/roc/index. html? utm _ source ＝ direct&utm_medium＝prod&utm_campaign＝ntpgolinks&utm_term＝roc14 # V

[4]　Antonic V，Stojadinovic A，Kester KE，et al. Significance of infectious agents in colorectal cancer development. J Cancer，2013，4（3）：227-240.

[5]　Janati AI，Karp I，Laprise C，et al. Detection of Fusobaterium nucleatum in feces and colorectal mucosa as a risk factor for colorectal cancer：a systematic review and meta-analysis. Syst Rev，2020，9（1）：276. doi：10. 1186/s13643-020-01526-z. PMID：33272322；PMCID：PMC7716586.

[6]　Villar-Ortega P，Expósito-Ruiz M，Gutiérrez-Soto M，et al. The association between Fusobacterium nucleatum and cancer colorectal：a systematic review and meta-analysis. Enferm Infecc Microbiol Clin（Engl Ed），2021，S0213-005X（21）00026-4. English，Spanish. doi：10. 1016/j. eimc. 2021. 01. 005. Epub ahead of print. PMID：33632539.

[7]　Udayasuryan B，Nguyen TTD，Slade DJ，et al. Harnessing Tissue Engineering Tools to Interrogate Host-Microbiota Crosstalk in Cancer. iScience，2020，23（12）：101878. doi：10. 1016/j. isci. 2020.101878. PMID：33344921；PMCID：PMC7736992.

[8]　Forbes NS，Coffin RS，Deng L，et al. White paper on microbial anti-cancer therapy and prevention. J Immunother Cancer，2018，6（1）：78. doi：10. 1186/s40425-018-0381-3. PMID：30081947；PMCID：PMC6091193.

[9]　Jin C，Lagoudas GK，Zhao C，et al. Commensal Microbiota Promote Lung Cancer Development via γδ T Cells. Cell，2019，176（5）：998-1013. e16. doi：10. 1016/j. cell. 2018. 12. 040. Epub 2019 Jan 31. PMID：30712876；PMCID：PMC6691977.

[10]　Li Q，Hu W，Liu WX，et al. Streptococcus thermophilus Inhibits Colorectal Tumorigenesis Through Secreting β-Galactosidase. Gastroenterology，2021，160（4）：1179-1193. e14. doi：10. 1053/j. gastro. 2020. 09. 003. Epub 2020 Sep 11. PMID：32920015.

（4）加重原有非感染性疾病　如慢性阻塞性肺疾病急性细菌性加重（acute bacterial exacerbations of chronic obstructive pulmonary disease，ABECOPD）、慢性支气管炎急性细菌性加重（acute bacterial exacerbations of chronic bronchitis，ABECB）、病毒所致哮喘急性加重[1]。此时发生的其实就是感染[2]。

（5）其他生理和病理生理改变　如微生物引起肥胖[3,4]；幽门螺杆菌存在时宿主出现缺铁性贫血[5]；肠道细菌性感染后溃疡性结肠炎、主动脉瘤、反应性关节炎等发生概率升高[6]。肠道病毒感染和糖尿病有相关性[7,8]；巨细胞病毒、单纯疱疹病毒、幽门螺杆菌、肺炎衣原体可能和动脉粥样硬化有关[9]，其中肺炎衣原体的相关性最高[10,11]。COVID-19 的并发症竟然如此之多[12]，叹为观止。

（6）心理和精神改变　如谵妄[13]、抑郁[14]。

［1］　Wark PA，Gibson PG. Asthma exacerbations. 3：Pathogenesis. Thorax，2006，61（10）：909-915.

［2］　Sethi S，Mallia P，Johnston SL. New paradigms in the pathogenesis of chronic obstructive pulmonary disease Ⅱ. Proc Am Thorac Soc，2009，6（6）：532-534.

［3］　Lyons MJ，Faust IM，Hemmes RB，et al. A virally induced obesity syndrome in mice. Science，1982，216（4541）：82-85.

［4］　Raoult D. It is about time physicians and clinical microbiologists in infectious diseases investigated the aetiology of obesity. Clin Microbiol Infect，2013，19（4）：303-304.

［5］　Yokota S，Konno M，Mino E，et al. Enhanced Fe ion-uptake activity in Helicobacter pylori strains isolated from patients with iron-deficiency anemia. Clin Infect Dis，2008，46（4）：e31-e33.

［6］　Ternhag A，Törner A，Svensson A，et al. Short-and long-term effects of bacterial gastrointestinal infections. Emerg Infect Dis，2008，14（1）：143-148.

［7］　Hober D，Sauter P. Pathogenesis of type 1 diabetes mellitus：interplay between enterovirus and host. Nat Rev Endocrinol，2010，6（5）：279-289.

［8］　Yeung WC，Rawlinson WD，Craig ME. Enterovirus infection and type 1 diabetes mellitus：systematic review and meta-analysis of observational molecular studies. BMJ，2011，342：d35.

［9］　Hemmat N，Ebadi A，Badalzadeh R，et al. Viral infection and atherosclerosis. Eur J Clin Microbiol Infect Dis，2018，37（12）：2225-2233. doi：10.1007/s10096-018-3370-z. Epub 2018 Sep 5. PMID：30187247.

［10］　Jay L Metha，Birkhauser Verlab，P. O. Inflammatory and infectious basis of atherosclerosis. Springer，2001：188.

［11］　Khoshbayan A，Taheri F，Moghadam MT，et al. The association of Chlamydia pneumoniae infection with atherosclerosis：Review and update of in vitro and animal studies. Microb Pathog，2021，154：104803. doi：10.1016/j. micpath. 2021. 104803. Epub 2021 Feb 17. PMID：33609645.

［12］　Lusczek ER，Ingraham NE，Karam BS，et al. Characterizing COVID-19 clinical phenotypes and associated comorbidities and complication profiles. PLoS One，2021，16（3）：e0248956. doi：10.1371/journal. pone. 0248956. PMID：33788884；PMCID：PMC8011766.

［13］　Hariyanto TI，Putri C，Hananto JE，et al. Delirium is a good predictor for poor outcomes from coronavirus disease 2019（COVID-19）pneumonia：A systematic review，meta-analysis，and meta-regression. J Psychiatr Res，2021，142：361-368. doi：10.1016/j. jpsychires. 2021. 08. 031. Epub 2021 Aug 20. PMID：34425488；PMCID：PMC8376475.

［14］　Nayeri Chegeni T，Sharif M，Sarvi S，et al. Is there any association between Toxoplasma gondii infection and depression？A systematic review and meta-analysis. PLoS One，2019，14（6）：e0218524. doi：10.1371/journal. pone. 0218524. PMID：31194852；PMCID：PMC6564815.

4. 基于感染性疾病的特质，临床微生物学可以为感染性疾病的诊断、治疗、预防、控制提供证据[1] 感染科医生要尽可能深入了解、掌握临床微生物学知识。无论对个体还是整体，临床微生物学都是感染性疾病诊治防控水平提升的限速步骤。可参见呼吸系统感染国内专家共识[2]、美国胸科学会（ATS）真菌感染指南[3]。

5. 确诊层面、极似诊断层面的微生物学证据详见前面相关章节。

6. 对象、标本、方法的选择

（1）对象　包括微生物层面、蛋白层面、核酸层面、代谢产物等，以及人体成分。

（2）标本　包括正常无微生物部位的标本、正常有微生物定植部位的标本。

① 经验治疗前留取微生物学标本是感染性疾病诊治的根本原则之一。

② 从微生物的角度看，浅部溃疡时拭子和组织标本优劣不同，肺炎时支气管肺泡灌洗液（BALF）和咳痰的价值不同。而胸水和胸腔引流液更是有着本质的不同，一个正常无微生物，一个因为开放，引流管上迟早会有微生物定植，会导致引流液中的分离株定位困难。

③ 取样代表性　涉及分离株、耐药性、分型，见"共性话题、几点思考"内容部分。

④ 指南、行标、共识等　MCM12、微生物学检查应用指南[4,5]、美国约翰·霍普金斯医院微生物学标本采集指南[6]、国内标本采集行标（WS/T

［1］ 李荷楠，王辉. 正确运用临床微生物学检验指导抗感染诊治 ［J］. 中华临床感染病杂志，2016，9（2）：133-136. DOI：10.3760/cma.j.issn.1674-2397.2016.02.007.

［2］ 中国研究型医院学会呼吸病学专业委员会，成人呼吸系统感染性疾病病原学诊断专家意见编写组. 成人呼吸系统感染性疾病病原学诊断专家意见 ［J］. 中华结核和呼吸杂志，2020，43（9）：757-764. DOI：10.3760/cma.j.cn112147-20200212-00081.

［3］ Hage CA，Carmona EM，Epelbaum O，et al. Microbiological Laboratory Testing in the Diagnosis of Fungal Infections in Pulmonary and Critical Care Practice. An Official American Thoracic Society Clinical Practice Guideline. Am J Respir Crit Care Med，2019，200（5）：535-550. doi：10.1164/rccm.201906-1185ST. Erratum in：Am J Respir Crit Care Med. 2019 Nov 15；200（10）：1326. PMID：31469325；PMCID：PMC6727169.

［4］ Baron EJ，Miller JM，Weinstein MP，et al. A Guide to Utilization of the Microbiology Laboratory for Diagnosis of Infectious Diseases：2013 Recommendations by the Infectious Diseases Society of America（IDSA）and the American Society for Microbiology（ASM）. Clin Infect Dis，2013，57（4）：e22-e121.

［5］ Miller JM，Binnicker MJ，Campbell S，et al. A Guide to Utilization of the Microbiology Laboratory for Diagnosis of Infectious Diseases：2018 Update by the Infectious Diseases Society of America and the American Society for Microbiology. Clin Infect Dis，2018，67（6）：e1-e94. doi：10.1093/cid/ciy381. PMID：29955859；PMCID：PMC7108105.

［6］ http：//www.hopkinsmedicine.org/microbiology/specimen/

640—2018）和指南[1]、成人危重患者新现发热评价指南[2]、长期护理机构老年患者发热评价指南[3]，以及血培养[4]、BALF[5~7]、成人呼吸道[8]、儿童呼吸道[9,10]、ATS真菌检测指南[11]，还有阴道湿片检测[12]、眼部[13,14]、

［1］ 中华预防医学会医院感染控制分会.临床微生物标本采集和送检指南［J].中华医院感染学杂志，2018，28（20）：3192-3200. DOI：10.11816/cn. ni. 2018-183362.

［2］ O'Grady NP，Barie PS，Bartlett JG，et al. Guidelines for evaluation of new fever in critically ill adult patients：2008 update from the American College of Critical Care Medicine and the Infectious Diseases Society of America. Crit Care Med，2008，36（4）：1330-1349.

［3］ High KP，Bradley SF，Gravenstein S，et al. Clinical Practice Guideline for the Evaluation of Fever and Infection in Older Adult Residents of Long-Term Care Facilities：2008 Update by the Infectious Diseases Society of America. Clin Infect Dis，2009，48（2）：149-171.

［4］ De Plato F，Fontana C，Gherardi G，et al. Collection，transport and storage procedures for blood culture specimens in adult patients：recommendations from a board of Italian experts. Clin Chem Lab Med，2019，57（11）：1680-1689. doi：10.1515/cclm-2018-1146. PMID：31348753.

［5］ Meyer KC，Raghu G，Baughman RP，et al. An Official American Thoracic Society Clinical Practice Guideline：the clinical utility of bronchoalveolar lavage cellular analysis in interstitial lung disease. Am J Respir Crit Care Med，2012，185（9）：1004-1014. doi：10.1164/rccm. 201202-0320ST. PMID：22550210.

［6］ 中华医学会呼吸病学分会.肺部感染性疾病支气管肺泡灌洗病原体检测中国专家共识（2017年版）［J].中华结核和呼吸杂志，2017，40（8）：578-583. DOI：10.3760/cma. j. issn. 1001-0939. 2017.08. 007.

［7］ 中华医学会呼吸病学分会呼吸危重症医学学组，中国医师协会呼吸医师分会危重症医学工作委员会.ICU患者支气管肺泡灌洗液采集、送检、检测及结果解读规范［J].中华结核和呼吸杂志，2020，43（9）：744-756. DOI：10.3760/cma. j. cn112147-20200506-00566.

［8］ 中国研究型医院学会呼吸病学专业委员会，成人呼吸系统感染性疾病病原学诊断专家意见编写组.成人呼吸系统感染性疾病病原学诊断专家意见［J].中华结核和呼吸杂志，2020，43（9）：757-764. DOI：10.3760/cma. j. cn112147-20200212-00081.

［9］ 中华医学会儿科学分会呼吸学组呼吸道感染协作组，《中国实用儿科杂志》编辑委员会.儿童呼吸道感染微生物检验标本采集转运与检测建议（细菌篇）［J].中国实用儿科杂志，2018，33（9）：663-669. DOI：10.19538/j. ek2018090602.

［10］ 中华医学会儿科学分会呼吸学组呼吸道感染协作组，《中国实用儿科杂志》编辑委员会.儿童呼吸道感染微生物检验标本采集转运与检测建议（病毒篇）［J].中国实用儿科杂志，2018，33（9）：657-662. DOI：10.19538/j. ek2018090601.

［11］ Hage CA，Carmona EM，Epelbaum O，et al. Microbiological Laboratory Testing in the Diagnosis of Fungal Infections in Pulmonary and Critical Care Practice. An Official American Thoracic Society Clinical Practice Guideline. Am J Respir Crit Care Med，2019，200（5）：535-550. doi：10.1164/rccm. 201906-1185ST. Erratum in：Am J Respir Crit Care Med. 2019 Nov 15；200（10）：1326. PMID：31469325；PMCID：PMC6727169.

［12］ Vieira-Baptista P，Grincevičiene Š，Oliveira C，et al. The International Society for the Study of Vulvovaginal Disease Vaginal Wet Mount Microscopy Guidelines：How to Perform，Applications，and Interpretation. J Low Genit Tract Dis，2021，25（2）：172-180. doi：10.1097/LGT. 0000000000000595. PMID：33631782.

［13］ 眼科检验协助组.感染性眼病细菌学检查操作专家共识（2015年）［J].中华眼视光学与视觉科学杂志，2016，18（1）：1-4. DOI：10.3760/cma. j. issn. 1674-845X. 2016.01. 001.

［14］ Leal SM Jr，Rodino KG，Fowler WC，et al. Practical Guidance for Clinical Microbiology Laboratories：Diagnosis of Ocular Infections. Clin Microbiol Rev，2021，2：e0007019. doi：10. 1128/CMR. 00070-19. Epub ahead of print. PMID：34076493.

确定诊断（proven diagnosis）

胃肠炎[1]相关指南、共识。

⑤ 存在的问题[2]、标本质量要及时总结[3]，并反馈给相关各方。

⑥ 特例　天津医科大学冯靖教授、无锡第一医院移植专家吴波教授等专家倡导实践诊断性介入肺脏病学，以快速现场评价（rapid on-site evaluation，ROSE）技术为基础，提出了"看到即取到（ROSE）、取到即测到（mNGS）、测到即打到（SL，即系统支持下的局部治疗）"观念。操作角度有指南[4]，取材角度有标准和原则[5,6]，还有治疗[7]。当然测到不仅仅是 mNGS，肯定还有镜检（Feng′cell，即 F 细胞和 Clara 细胞）。"一个人的 MDT（multidisciplinary team，多学科团队）""ROSE 组学"很有魅力，值得深入挖掘。

（3）方法分类 1　按检查对象分。

① 靶向检查　目标指定找某微生物，指定分离某菌种，种属特异性免疫反应，种属特异性核酸结合，特定毒素检查。

② 非靶向检查　针对目标并不明确的情况。包括非选择培养基普通培养、广谱 PCR（broad-range PCR）、泛病毒检测技术［泛病毒芯片（pan-viral microarray)[8]和宏基因组下一代测序技术（mNGS）/ "深度" 测序技术（unbiased deep sequencing approach[9,10]）］。这是临床微生物学工作的难点，也是感染性疾病工作的难点。笔

［1］ Humphries RM，Linscott AJ. Practical Guidance for Clinical Microbiology Laboratories：Diagnosis of Bacterial Gastroenteritis. Clin Microbiol Rev，2015，28（1）：3-31. doi：10.1128/CMR.00073-14. PMID：25567220；PMCID：PMC4284301.

［2］ 王瑶，徐英春.临床微生物标本采集在感染性疾病诊断中应注意的若干问题.临床实验室，2020，10.

［3］ 宁永忠，张淑英，张捷.细菌学/真菌学检验常见标本的分析前质量［J］.中国误诊学杂志，2011，11（08）：1769-1771.

［4］ 国家卫计委海峡两岸医药卫生交流协会呼吸病学专业委员会，中华医学会结核病学分会呼吸内镜专业委员会，中国医师协会儿科学分会内镜专业委员会，等.诊断性介入肺脏病学快速现场评价临床实施指南［J］.天津医药，2017，45（4）：441-448. DOI：10.11958/20170320.

［5］ 冯靖，周国武，李雯，等.基于快速现场评价的诊断性介入肺脏病学标准取材技术［J］.天津医药，2017，45（6）：638-642. DOI：10.11958/20170514.

［6］ 吴波，冯靖，王家卉，等.诊断性介入肺脏病学取材联合病原微生物宏基因组测序在肺部感染应用的原则［J］.天津医药，2019，47（4）：368-370. DOI：10.11958/20190835.

［7］ 冯靖，吴波，张静，等.两性霉素 B 经支气管镜肺部局部注入的理论依据和操作流程［J］.天津医药，2019，47（4）：365-367. DOI：10.11958/20190583.

［8］ Chiu CY，Rouskin S，Koshy A，et al. Microarray detection of human parainfluenzavirus 4 infection associated with respiratory failure in an immunocompetent adult. Clin Infect Dis，2006，43（8）：e71-e76.

［9］ Yu G，Greninger AL，Isa P，et al. Discovery of a novel polyomavirus in acute diarrheal samples from children. PLoS One，2012，7（11）：e49449.

［10］ Greninger AL，Chen EC，Sittler T，et al. A metagenomic analysis of pandemic influenza A（2009 H1N1）infection in patients from North America. PLoS One，2010，5（10）：e13381.

者以为广谱 PCR 技术、泛病毒检测技术包括 mNGS 技术在未来会大行其道。

③ 消化道感染、性传播感染都是靶向检查　生殖道感染、下呼吸道感染是非靶向检查、靶向检查相结合。血流感染、中枢神经系统（CNS）感染以非靶向检查为主，可以结合靶向检查。尿路感染几乎都是非靶向检查。

④ 症候群组合检查、综合征检查（syndromic testing，syndromic panel testing，syndromic panel-based testing）是发展趋势[1~3]，已经有成熟商品可以使用。呼吸道、胃肠道、血流感染、脑膜炎和脑炎[4]都有应用。参见综述评价[5]，还可以关注 FilmArray。

⑤ 感染综合征（infectious syndromes）联合检查　如肺炎、血流感染、关节炎和假体关节感染、血管内感染和心内膜炎[6]。

（4）方法分类 2　按发展阶段分。

① 传统检查　即涂片染色显微镜检查和分离、培养、鉴定、药敏试验。培养包括直接培养、增菌培养（如血培养）两种方式。涂片镜检和培养是最经典的方式。很多感染性疾病以病原的培养、分离、鉴定为诊断的金方法。

② 现代检查　包括菌体计数、免疫学检查、分子生物学检查（原位杂交、扩增、测序等）、炎症指标、代谢产物检查、症候群组合检查。

（5）方法分类 3　按检查过程分。

① 直接检查　从标本直接得出检查结果，如形态学、免疫学、分子生物学、炎症指标、代谢产物、毒素、计数……即标本⇒结果。

② 基于培养的检查　经过培养，分离出病原后，对分离的病原进行鉴定、药敏试验、毒素测定、分型……即标本⇒分离株⇒结果。

［1］马筱玲.感染性疾病症候群病原体组合检测方法及其临床应用中的问题与挑战.临床实验室，2020，14：24-32.

［2］Dien Bard J，McElvania E. Panels and Syndromic Testing in Clinical Microbiology. Clin Lab Med，2020，40（4）：393-420. doi：10.1016/j.cll.2020.08.001. Epub 2020 Oct 1. PMID：33121611；PMCID：PMC7528880.

［3］Ramanan P，Bryson AL，Binnicker MJ，et al. Syndromic Panel-Based Testing in Clinical Microbiology. Clin Microbiol Rev，2017，31（1）：e00024-17. doi：10.1128/CMR.00024-17. PMID：29142077；PMCID：PMC5740973.

［4］Dien Bard J，Alby K. Point-Counterpoint：Meningitis/Encephalitis Syndromic Testing in the Clinical Laboratory. J Clin Microbiol，2018，56（4）：e00018-18. doi：10.1128/JCM.00018-18. PMID：29343540；PMCID：PMC5869827.

［5］Miller MB. Opinion on Syndromic Panel-Based Testing in Clinical Microbiology. Clin Chem，2020，66（1）：42-44. doi：10.1373/clinchem.2019.304832. PMID：31604757.

［6］Tiseo G，Arena F，Borrè S，et al. Diagnostic stewardship based on patient profiles：differential approaches in acute versus chronic infectious syndromes. Expert Rev Anti Infect Ther，2021，14：1-11. doi：10.1080/14787210.2021.1926986. Epub ahead of print. PMID：33970746.

确定诊断（proven diagnosis）

（6）方法分类4　按临床价值分。有的证据是确诊证据，有的是极似诊断证据。

（7）方法的关联　如 HIV 诊断、梅毒诊断。鲁炳怀教授提出，正常无微生物部位体液先做 PCR，再抗酸染色找抗酸杆菌，都是方法学关联。关联：有的是先后、有的是同时（比如涂片、培养应该同时进行）。

（8）关于方法的讨论（正反观点，point-counterpoint）　临床微生物学实验室是否应该开展病毒培养始终是争议焦点[1~3]。微生物学实验室自动化[4]、流感病毒抗原免疫层析检测[5]、化脓链球菌核酸检测[6]、艰难梭菌检测[7,8]、脑膜炎脑炎检测[9]、PCP 用 G 试验[10]、实验室自建检测中 FDA 的作用[11]。

［1］　Hodinka RL. Point：is the era of viral culture over in the clinical microbiology laboratory? J Clin Microbiol，2013，51（1）：2-4.

［2］　Kaiser L. Counterpoint：is the era of viral culture over in the clinical microbiology laboratory? J Clin Microbiol，2013，51（1）：4-8.

［3］　Iroh Tam PY，Zhang L，Cohen Z. Impact of a Transition from Respiratory Virus Shell Vial to Multiplex PCR on Clinical Outcomes and Cost in Hospitalized Children. Children（Basel），2017，4（1）：3. doi：10.3390/children4010003. PMID：28067857；PMCID：PMC5296664.

［4］　Ledeboer NA，Dallas SD. The automated clinical microbiology laboratory：fact or fantasy? J Clin Microbiol，2014，52（9）：3140-3146. doi：10.1128/JCM.00686-14. Epub 2014 Mar 19. PMID：24648549；PMCID：PMC4313129.

［5］　Dunn JJ，Ginocchio CC. Can newly developed，rapid immunochromatographic antigen detection tests be reliably used for the laboratory diagnosis of influenza virus infections? J Clin Microbiol，2015，53（6）：1790-1796. doi：10.1128/JCM.02739-14. Epub 2014 Oct 1. PMID：25274999；PMCID：PMC4432049.

［6］　Pritt BS，Patel R，Kirn TJ，et al. Point-Counterpoint：A Nucleic Acid Amplification Test for Streptococcus pyogenes Should Replace Antigen Detection and Culture for Detection of Bacterial Pharyngitis. J Clin Microbiol，2016，54（10）：2413-2419. doi：10.1128/JCM.01472-16. Epub 2016 Jul 20. PMID：27440817；PMCID：PMC5035405.

［7］　Fang FC，Polage CR，Wilcox MH. Point-Counterpoint：What Is the Optimal Approach for Detection of *Clostridium difficile* Infection? J Clin Microbiol，2017，55（3）：670-680. doi：10.1128/JCM.02463-16. Epub 2017 Jan 11. PMID：28077697；PMCID：PMC5328433.

［8］　McDonald LC，Diekema DJ. Point-Counterpoint：Active Surveillance for Carriers of Toxigenic *Clostridium difficile* Should Be Performed To Guide Prevention Efforts. J Clin Microbiol，2018，56（8）：e00782-18. doi：10.1128/JCM.00782-18. PMID：29769275；PMCID：PMC6062805.

［9］　Dien Bard J，Alby K. Point-Counterpoint：Meningitis/Encephalitis Syndromic Testing in the Clinical Laboratory. J Clin Microbiol，2018，56（4）：e00018-18. doi：10.1128/JCM.00018-18. PMID：29343540；PMCID：PMC5869827.

［10］　Corsi-Vasquez G，Ostrosky-Zeichner L，Pilkington EF 3rd，et al. Point-Counterpoint：Should Serum β-d-Glucan Testing Be Used for the Diagnosis of *Pneumocystis jirovecii* Pneumonia? J Clin Microbiol，2019，58（1）：e01340-19. doi：10.1128/JCM.01340-19. PMID：31434728；PMCID：PMC6935916.

［11］　Caliendo AM，Hanson KE. Point-Counterpoint：The FDA Has a Role in Regulation of Laboratory-Developed Tests. J Clin Microbiol，2016，54（4）：829-833. doi：10.1128/JCM.00063-16. Epub 2016 Jan 20. PMID：26791369；PMCID：PMC4809918.

（9）关注中国临床实验室特有的检查　阴道微生态检查[1]、内毒素检查、革兰染色显微镜镜检进行粪便菌群分析、阴道分泌物普通培养、末梢血查支原体Ig、纸片扩散法协同实验。

（10）标本⇒方法⇒对象　三者有对应关系，是一个整体。比如，血液标本不能做革兰染色，革兰染色看不见病毒颗粒。医生要明确检查对象、标本的级别和诊断方法的级别，尽量选择有确诊价值的标本和方法。医生对对象、标本、方法必须足够熟悉，才能灵活自如地指挥临床微生物学工作。参见肺炎时标本留取位点、处理方法的相关讨论[2]，感染性腹泻检查时机、方法的选择[3]，结核分枝杆菌感染[4,5]。

7. 分析流程　分析前（临床医生负责）、分析中（临床微生物学负责）、分析后（以临床医生为主，医生、临床微生物学、药师、感控等共同负责）。

8. 分析前（pre-analytical phase）　从疑似某项疾病需要进行相应某项检查的判断开始，到实验室接到标本、明确检查项目、确认标本合格、接收为止。具体包括以下几方面。

（1）充分性/适应征（indication）　前提是某部位的感染明确或基本明确。目前最难的是血培养[6~8]、呼吸道标本培养[9]的适应征。对耐药菌的系统性监

［1］ 中华医学会妇产科学分会感染性疾病协作组.阴道微生态评价的临床应用专家共识［J］.中华妇产科杂志，2016，51（10）：721-723. DOI：10.3760/cma.j.issn.0529-567x.2016.10.001.

［2］ Loens K，Van Heirstraeten L，Malhotra-Kumar S，et al. Optimal sampling sites and methods for detection of pathogens possibly causing community-acquired lower respiratory tract infections. J Clin Microbiol，2009，47（1）：21-31.

［3］ Hatchette TF，Farina D. Infectious diarrhea：when to test and when to treat. CMAJ，2011，183（3）：339-344.

［4］ Parrish NM，Carroll KC. Role of the clinical mycobacteriology laboratory in diagnosis and management of tuberculosis in low-prevalence settings. J Clin Microbiol，2011，49（3）：772-776.

［5］ Bastian I，Shephard L，Lumb R；National Tuberculosis Advisory Committee. Revised guidelines for Australian laboratories performing mycobacteriology testing. Commun Dis Intell（2018），2020，15：44.doi：10.33321/cdi.2020.44.2.PMID：31940451.

［6］ Shapiro NI，Wolfe RE，Wright SB，et al. Who needs a blood culture？ A prospectively derived and validated prediction rule. J Emerg Med，2008，35（3）：255-264.

［7］ Verboom DM，van de Groep K，Boel CHE，et al. The Diagnostic Yield of Routine Admission Blood Cultures in Critically Ill Patients. Crit Care Med，2021，49（1）：60-69.doi：10.1097/CCM.0000000000004717.PMID：33165029.

［8］ Woods-Hill CZ，Fackler J，Nelson McMillan K，et al. Association of a Clinical Practice Guideline With Blood Culture Use in Critically Ill Children. JAMA Pediatr，2017，171（2）：157-164.doi：10.1001/jamapediatrics.2016.3153.PMID：27942705.

［9］ Bartlett JG. Diagnostic tests for agents of community-acquired pneumonia. Clin Infect Dis，2011，52 Suppl 4：S296-304.

测性培养值得关注[1,2]。"Indication" 翻译为适应证、"适应症" 都是不合适的，前者突出了证明/证据（这应该是"之后"），不如征——征象（之前）恰当；后者局限在医学，范围给缩窄了（按照全国科学技术名词审定委员会审定的规范名词，本书中的"适应征"用"适应证"代替，"禁忌征"用"禁忌证"代替，但这不是作者本意）。适应征角度不要只局限于诊断，治疗、防控等都有可能成为检查适应征。比如血培养是为治疗[3]（随访血培养，follow-up blood culture，当然翻译为"随访"容易产生歧义）、为预防[4]（监测血培养，surveillance blood culture）目的的检测。另外，一定要注意复查的适应征，比如 IE 时血培养的复查。还需要注意，当没有公认适应征时，适应征的总结一定要全面——对应不同情况，可以有不同的适应征表达，如血培养对 ICU 和重症[5]、对脓毒症（Sepsis-3）、对低收入人群[6]、对尿路感染这种少见的需要血培养的情况[7]等。笔者撰写了血培养适应征、mNGS 适应征[8]等，谨供大家参考，请多指正。

［1］ Depuydt PO，Blot SI，Benoit DD，et al. Antimicrobial resistance in nosocomial bloodstream infection associated with pneumonia and the value of systematic surveillance cultures in an adult intensive care unit. Crit Care Med，2006，34（3）：653-659.

［2］ Papadomichelakis E，Kontopidou F，Antoniadou A，et al. Screening for resistant gram-negative microorganisms to guide empiric therapy of subsequent infection. Intensive Care Med，2008，34（12）：2169-2175.

［3］ Cogliati Dezza F，Curtolo A，Volpicelli L，et al. Are Follow-Up Blood Cultures Useful in the Antimicrobial Management of Gram Negative Bacteremia? A Reappraisal of Their Role Based on Current Knowledge. Antibiotics（Basel），2020，9（12）：895. doi：10.3390/antibiotics9120895. PMID：33322549；PMCID：PMC7764048.

［4］ Stohs E，Chow VA，Liu C，et al. Limited Utility of Outpatient Surveillance Blood Cultures in Hematopoietic Cell Transplant Recipients on High-Dose Steroids for Treatment of Acute Graft-versus-Host-Disease. Biol Blood Marrow Transplant，2019，25（6）：1247-1252. doi：10.1016/j.bbmt.2019.01.031. Epub 2019 Feb 1. PMID：30711778；PMCID：PMC6559865.

［5］ Timsit JF，Ruppé E，Barbier F，et al. Bloodstream infections in critically ill patients：an expert statement. Intensive Care Med，2020，46（2）：266-284. doi：10.1007/s00134-020-05950-6. Epub 2020 Feb 11. PMID：32047941；PMCID：PMC7223992.

［6］ Ombelet S，Barbé B，Affolabi D，et al. Best Practices of Blood Cultures in Low-and Middle-Income Countries. Front Med（Lausanne），2019，6：131. doi：10.3389/fmed.2019.00131. PMID：31275940；PMCID：PMC6591475.

［7］ Karakonstantis S，Kalemaki D. Blood culture useful only in selected patients with urinary tract infections—a literature review. Infect Dis（Lond），2018，50（8）：584-592. doi：10.1080/23744235.2018.1447682. Epub 2018 Mar 6. PMID：29508659.

［8］ 中华医学会检验医学分会临床微生物学组，中华医学会微生物学与免疫学分会临床微生物学组，中国医疗保健国际交流促进会临床微生物与感染分会.宏基因组高通量测序技术应用于感染性疾病病原检测中国专家共识［J］.中华检验医学杂志，2021，44（2）：107-120. DOI：10.3760/cma.j.cn114452-20201026-00794.

（2）针对性　病原谱/可能的病原，这是经验治疗的前提。

（3）必要性　有些感染不必进行病原学检查，如免疫正常患者轻症上呼吸道感染（URTI）、急性非复杂性女性尿路感染（UTI）不必常规尿培养。重症感染/免疫受损患者机会感染/医院感染/暴发时，要尽量做病原学检查。技术选择也要考虑必要性[1]。

（4）可行性　现实可行、没有禁忌证（contraindication）（有创检查，如脑脊液，颅内高压时不可以抽取）。

（5）时效性　实际而言，比如抢救，需要尽快获得信息；学科而言，长期需要总结。不过，即使是急查，也有一个最低消耗时限，医生需要耐心。

（6）非感染性疾病的微生物学检查

① 微生物是病因　宫颈癌癌前病变查 HPV[2]、不孕不育与结核[3]、血管炎与慢性活动性 EBV 感染[4]。

② 需要排除感染　如自身免疫性疾病。

（7）增加阳性检出的方法

① 严格适应证　适应证把握得越好，阳性率越高。血培养的适应证很难把握，所以国际上阳性率也只有 10% 左右。脑脊液更难，国内近期研究显示其阳性率仅仅 3.1%[5]。

② 具体部位越合适，阳性率越高。

③ 抗生素/抗微生物药物使用前、停药后，或血药浓度最低时采集标本。抗微生物药物影响巨大，可以使阳性率大幅度下降。

④ 培养时选择增菌方法　最好是增菌、直接培养同时进行。

⑤ 涂片　结合荧光的单克隆抗体方法，最好多种方法同时进行。

⑥ 多次送检。

---

［1］ Miller S，Chiu C，Rodino KG，et al. Point-Counterpoint：Should We Be Performing Metagenomic Next-Generation Sequencing for Infectious Disease Diagnosis in the Clinical Laboratory? J Clin Microbiol，2020，58（3）：e01739-19. doi：10.1128/JCM.01739-19. PMID：31619533；PMCID：PMC7041574.

［2］ https：//www. who. int/news/item/06-07-2021-q-and-a-screening-and-treatment-cervical-pre-cancer-lesions-for-cervical-cancer-prevention

［3］ Madjid TH，Ardhi I，Permadi W，et al. Correlation of Clinical Features，Laboratory Finding，and Pelvic Ultrasonography of Pulmonary Tuberculosis Women with Infertility. Int J Gen Med，2019，12：485-489. doi：10.2147/IJGM. S228464. PMID：32021385；PMCID：PMC6942526.

［4］ Jamal O，Sahel N，Saouab R，et al. Fatal Systemic Vasculitis Associated with Chronic Active Epstein-Barr Virus Infection. Mo Med，2021，118（3）：226-232. PMID：34149082；PMCID：PMC8210988.

［5］ 赵静丽，华春珍，周明明，等.2007 至 2019 年儿童脑脊液培养菌种分析［J］.中华检验医学杂志，2021，44（4）：298-303. DOI：10.3760/cma. j. cn114452-20210112-00029.

⑦ 配套送检。

⑧ 尽快送检[1]。

⑨ 决策者、采集者专业越精深、经验越丰富，阳性率越高。

（8）根据上述因素确定检查目标和方法，标本种类，采集部位、时机、频率、量、方式。

（9）检验申请，采集。

① 无菌理念和操作很重要　涉及 3 个角度 6 个方向。即患者：其正常微生物群不要污染标本，采集标本不要导致病原播散；操作者：其正常微生物群不要污染标本，采集送检标本不要导致操作者感染；环境：环境菌群不要污染标本，采集送检不要导致病原在环境中扩散。

② 注意抗生素的影响　在抗生素使用前、停用后或血药浓度最低时采集。抗生素的影响巨大，见细菌性脑膜炎的脑脊液标本[2,3]、血培养[4,5]、支气管肺泡灌洗液（BALF）[6]、以差异报警时间（DTTP）方式诊断插管相关性血流感染（CRBSI）[7]。如果抗生素不能停，又需要确诊，也要尽量采集。一般而言，采集总比不采强。

③ 结合临床操作规范　如静脉血采集[8]、呼吸系统气道分泌物吸引[9]。

④ 申请单上建议额外注明：患者临床信息，是否应用抗生素，社区还是院内感染，重点关注的病原。血培养要标注采血时间，精确到分。

（10）运输　运输要快。采集和运输环节要保证无菌操作。运输常常是非医

---

[1]　Venturelli C，Righi E，Borsari L，et al. Impact of Pre-Analytical Time on the Recovery of Pathogens from Blood Cultures：Results from a Large Retrospective Survey. PLoS One，2017，12（1）：e0169466. doi：10.1371/journal. pone. 0169466. PMID：28046040；PMCID：PMC5207733.

[2]　Kanegaye JT，Soliemanzadeh P，Bradley JS. Lumbar puncture in pediatric bacterial meningitis：defining the time interval for recovery of cerebrospinal fluid pathogens after parenteral antibiotic pretreatment. Pediatrics，2001，108（5）：1169-1174.

[3]　Greenlee JE. Approach to diagnosis of meningitis. Cerebrospinal fluid evaluation. Infect Dis Clin North Am，1990，4（4）：583-598.

[4]　Grace CJ，Lieberman J，Pierce K，et al. Usefulness of blood culture for hospitalized patients who are receiving antibiotic therapy. Clin Infect Dis，2001，32（11）：1651-1655.

[5]　Ehrenstein BP，Ehrenstein V，Henke C，et al. Risk factors for negative blood cultures in adult medical inpatients—a retrospective analysis. BMC Infect Dis，2008，8：148.

[6]　Canadian Critical Care Trials Group. A randomized trial of diagnostic techniques for ventilator-associated pneumonia. N Engl J Med，2006，355（25）：2619-2630.

[7]　Raad I，Hanna HA，Alakech B，et al. Differential time to positivity：a useful method for diagnosing catheter-related bloodstream infections. Ann Intern Med，2004，140（1）：18-25.

[8]　中华人民共和国卫生行业标准：《静脉血液标本采集指南》（WS/T 661—2020）.

[9]　中华医学会呼吸病学分会呼吸治疗学组. 成人气道分泌物的吸引专家共识（草案）[J]. 中华结核和呼吸杂志，2014，37（11）：809-811. DOI：10.3760/cma. j. issn. 1001-0939. 2014. J1. 004.

务工作者完成，常常是最薄弱环节。对低频率意外的处理有一定挑战性。

（11）质量判断、标本接收　咳痰标本必须判断质量。血培养标本、BALF、尿液、伤口分泌物等可以判断质量。质量不合格，实验室有权利拒收标本，但须理性、良性沟通，做好记录。

（12）分析前环节是分析中环节的前提，对分析前环节的最低要求是可信、信任。

① "明骗"　比如2007年、2012年两次茶水代替尿液进行尿液检验事件，是对检验医学的无知，近乎对检验专业的侮辱。社会有权验证检验质量，但无权欺骗；可以大胆假设，但一定要小心、理性求证。求证的专业方式：用质控品或分割标本的方式进行验证。

② 无意识的严重错误　比如不区分脑脊液、脑室分流液、脑室引流液；不区分清洁中段尿、24h尿液、术中肾盂液体。这些标本的实验室内流程、结果解释彼此不同。

③ 随意　把微生物学检查、标本留取，当作应付上级检查、应付同行评议的手段。随意、漫漶、混乱地采集、送检。比如，为了标本送检率达标，随意送大量咽拭子；无论任何临床表现，都送咽拭子。

④ 专业水平不足导致误解　比如把咳痰、抽吸痰，当作确诊标本。把长置引流液，当作经皮穿刺的正常无微生物部位体液。

9. 分析中（analytical phase）

（1）实验室增加阳性检出的方法　操作准确、应用新方法、应用灵敏度更高的方法、增加检查体积或对液体进行浓缩、增加检查次数。

（2）标本前处理方式　浓缩、稀释；振荡或超声（血管内插管、关节内假体[1]）；呼吸道分泌物（咳痰、抽吸痰）的洗涤、消化。

（3）检验方法

① 分类　见前述第6条的相关内容。

② 很多感染性疾病是以分离、培养、鉴定出病原体为金方法。注意金方法的结果也要辩证分析，不能绝对化。

③ 近期检验方法的进展　质谱法（mass spectrometry）[2,3]（微生物菌种

［1］ Trampuz A，Piper KE，Jacobson MJ，et al. Sonication of removed hip and knee prostheses for diagnosis of infection. N Engl J Med，2007，357（7）：654-663.

［2］ van Belkum A，Welker M，Erhard M，et al. Biomedical mass spectrometry in today's and tomorrow's clinical microbiology laboratories. J Clin Microbiol，2012，50（5）：1513-1517.

［3］ Emonet S，Shah HN，Cherkaoui A，et al. Application and use of various mass spectrometry methods in clinical microbiology. Clin Microbiol Infect，2010，16（11）：1604-1613.

确定诊断（proven diagnosis）　　135

鉴定[1]、耐药性[2]、血培养直接应用[3]、分型[4]）；分子生物学［方法优化[5]、快速 PCR 检测（Cepheid Xpert 公司)[6,7]、广谱 PCR 技术[8]、基因组学方法[9]和宏基因组下一代测序技术（mNGS)[10,11]、其他技术[12]］；PCR 和质谱技术相结合[13]；芯片技术和标本准备[14]；自动化标本处理[15]、细菌学领域自动化技术[15,16]以及微生物学实验室全自动化（full microbiology lab auto-

［1］　Bille E，Dauphin B，Leto J，et al. MALDI-TOF MS Andromas strategy for the routine identification of bacteria，mycobacteria，yeasts，Aspergillus spp. and positive blood cultures. Clin Microbiol Infect，2012，18（11）：1117-1125.

［2］　Hrabák J，Chudácková E，Walková R. Matrix-assisted laser desorption ionization-time of flight（maldi-tof）mass spectrometry for detection of antibiotic resistance mechanisms：from research to routine diagnosis. Clin Microbiol Rev，2013，26（1）：103-114.

［3］　Drancourt M. Detection of microorganisms in blood specimens using matrix-assisted laser desorption ionization time-of-flight mass spectrometry：a review. Clin Microbiol Infect，2010，16（11）：1620-1625.

［4］　Murray PR. Matrix-assisted laser desorption ionization time-of-flight mass spectrometry：usefulness for taxonomy and epidemiology. Clin Microbiol Infect，2010，16（11）：1626-1630.

［5］　Loeffelholz M. Towards improved accuracy of Bordetella pertussis nucleic acid amplification tests. J Clin Microbiol，2012，50（7）：2186-2190.

［6］　Kok J，Wang Q，Thomas LC，et al. Presumptive identification of Clostridium difficile strain 027/NAP1/BI on Cepheid Xpert：interpret with caution. J Clin Microbiol，2011，49（10）：3719-3721.

［7］　Jenny SL，Hu Y，Overduin P，et al. Evaluation of the Xpert Flu A Panel nucleic acid amplification-based point-of-care test for influenza A virus detection and pandemic H1 subtyping. J Clin Virol，2010，49（2）：85-89.

［8］　Kommedal Ø，Simmon K，Karaca D，et al. Dual priming oligonucleotides for broad-range amplification of the bacterial 16S rRNA gene directly from human clinical specimens. J Clin Microbiol，2012，50（4）：1289-1294.

［9］　Rothman RE，Yang S，Hardick J，et al. Harnessing genomic approaches for infectious disease diagnosis in emergency medicine：getting closer to prime time. Ann Emerg Med，2012，60（5）：621-623.

［10］　Filkins LM，Bryson AL，Miller SA，et al. Navigating Clinical Utilization of Direct-from-Specimen Metagenomic Pathogen Detection：Clinical Applications，Limitations，and Testing Recommendations. Clin Chem，2020，66（11）：1381-1395. doi：10.1093/clinchem/hvaa183. PMID：33141913.

［11］　Wang C，Huang Z，Li W，et al. Can metagenomic next-generation sequencing identify the pathogens responsible for culture-negative prosthetic joint infection? BMC Infect Dis，2020，20（1）：253. doi：10.1186/s12879-020-04955-2. PMID：32228597；PMCID：PMC7106575.

［12］　Pingle M，Rundell M，Das S，et al. PCR/LDR/universal array platforms for the diagnosis of infectious disease. Methods Mol Biol，2010，632：141-57.

［13］　Wolk DM，Kaleta EJ，Wysocki VH. PCR-electrospray ionization mass spectrometry：the potential to change infectious disease diagnostics in clinical and public health laboratories. J Mol Diagn，2012，14（4）：295-304.

［14］　Ritzi-Lehnert M. Development of chip-compatible sample preparation for diagnosis of infectious diseases. Expert Rev Mol Diagn，2012，12（2）：189-206.

［15］　Greub G，Prod'hom G. Automation in clinical bacteriology：what system to choose? Clin Microbiol Infect，2011，17（5）：655-660.

［16］　Dumitrescu O，Dauwalder O，Lina G. Present and future automation in bacteriology. Clin Microbiol Infect，2011，17（5）：649-650.

mation)（法国生物梅里埃公司[1]和 KIESTRA Lab Automation[2]）；适配体技术（aptamer）[3]；侧流技术（lateral flow assay)[4]；检测标志技术[5,6]；纳米技术[7]；病毒学领域新技术[8]；IgG 成熟度检测试验（IgG avidity assay)，主要用于病毒学领域，如巨细胞病毒[9]，但不限于病毒，如弓浆虫[10]、布鲁菌[11]）。参见相关文献[12~14]。

④ 观察技术发展的良好角度　如质谱、mNGS。基质辅助激光解析电离时间飞行质谱：已经批准用于临床检验。其相关文献有：国内最先介绍[15]、微生物学

［1］　http：//www.biomerieux-diagnostics.com/servlet/srt/bio/clinical-diagnostics/dynPage？node＝Full_Microbiology_Lab_Automation_2.

［2］　Matthews S，Deutekom J. The future of diagnostic bacteriology. Clin Microbiol Infect，2011，17（5）：651-654.

［3］　Trunzo NE，Hong KL. Recent Progress in the Identification of Aptamers Against Bacterial Origins and Their Diagnostic Applications. Int J Mol Sci，2020，21（14）：5074. doi：10.3390/ijms21145074. PMID：32708376；PMCID：PMC7404326.

［4］　Arkell P，Mahboobani S，Wilson R，et al. Bronchoalveolar lavage fluid IMMY Sona Aspergillus lateral-flow assay for the diagnosis of invasive pulmonary aspergillosis：a prospective，real life evaluation. Med Mycol，2021，59（4）：404-408. doi：10.1093/mmy/myaa113. PMID：33479770.

［5］　Chua A，Yean CY，Ravichandran M，et al. A rapid DNA biosensor for the molecular diagnosis of infectious disease. Biosens Bioelectron，2011.［Epub ahead of print］

［6］　Zhou Q，Kwa T，Liu Y，et al. Cytokine biosensors：the future of infectious disease diagnosis？Expert Rev Anti Infect Ther，2012，10（10）：1079-1081.

［7］　Blecher Paz K，Friedman A. Nanotechnology and the diagnosis of dermatological infectious disease. J Drugs Dermatol，2012，11（7）：846-851.

［8］　Antonelli G. Emerging new technologies in clinical virology. Clin Microbiol Infect，2013，19（1）：8-9.

［9］　Vauloup-Fellous C，Berth M，Heskia F，et al. Re-evaluation of the VIDAS® cytomegalovirus（CMV）IgG avidity assay：determination of new cut-off values based on the study of kinetics of CMV-IgG maturation. J Clin Virol，2013，56（2）：118-123.

［10］　Gay-Andrieu F，Fricker-Hidalgo H，Sickinger E，et al. Comparative evaluation of the ARCHITECT Toxo IgG，IgM，and IgG avidity assays for anti-Toxoplasma antibodies detection in pregnant women sera. Diagn Microbiol Infect Dis，2009，65（3）：279-287.

［11］　Pajuaba AC，Silva DA，Mineo JR. Evaluation of indirect enzyme-linked immunosorbent assays and IgG avidity assays using a protein A-peroxidase conjugate for serological distinction between Brucella abortus S19-vaccinated and-infected cows. Clin Vaccine Immunol，2010，17（4）：588-595.

［12］　Mitsuma SF，Mansour MK，Dekker JP，et al. Promising new assays and technologies for the diagnosis and management of infectious diseases. Clin Infect Dis，2013，56（7）：996-1002.

［13］　Krishna NK，Cunnion KM. Role of molecular diagnostics in the management of infectious disease emergencies. Med Clin North Am，2012，96（6）：1067-1078.

［14］　Ince J，McNally A. Development of rapid，automated diagnostics for infectious disease：advances and challenges. Expert Rev Med Devices，2009，6（6）：641-651.

［15］　王洪奇，黄舜彦.REFLEXⅢ基质辅助激光解析电离时间飞行（MALDI-TOF）质谱仪的特点及应用［J］.现代仪器使用与维修，1999，（3）：3-6.

领域应用[1]、形成共识[2]、非纯菌应用[3]，国内尚无临床指南。mNGS：处于研究阶段[4]，还没有国家/地区批准，还没有进入临床实践指南，刚写入共识。可参见国际共识 2[5,6]，以及国内一般性临床指南/共识 2[7,8]、专门针对微生物 mNGS 检测的基础医学共识 1[9]、临床共识 7[10～16]。

[1] 刘海洪. 基质辅助激光解析电离飞行时间质谱分析细菌方法的规范化研究［D］. 解放军军事医学科学院，2004. DOI：10.7666/d. Y605655.

[2] 中国临床微生物质谱共识专家组. 中国临床微生物质谱应用专家共识［J］. 中华医院感染学杂志，2016，26（10）：前插 1-前插 4.

[3] 吴彩霞，高玉芳，郭梦，等. 基质辅助激光解析电离飞行时间质谱在血流感染快速鉴定中的应用［J］. 甘肃科学学报，2019，31（4）：66-69. DOI：10.16468/j. cnki. issn1004-0366. 2019.04.012.

[4] Bharucha T，Oeser C，Balloux F，et al. STROBE-metagenomics：a STROBE extension statement to guide the reporting of metagenomics studies. Lancet Infect Dis，2020，20（10）：e251-e260. doi：10.1016/S1473-3099（20）30199-7. Epub 2020 Aug 5. Erratum in：Lancet Infect Dis. 2020 Dec；20（12）：e298. PMID：32768390；PMCID：PMC7406238.

[5] Timsit JF，Ruppé E，Barbier F，et al. Bloodstream infections in critically ill patients：an expert statement. Intensive Care Med，2020，46（2）：266-284. doi：10.1007/s00134-020-05950-6. Epub 2020 Feb 11. PMID：32047941；PMCID：PMC7223992.

[6] Garcia-Velasco JA，Budding D，Campe H，et al. The reproductive microbiome-clinical practice recommendations for fertility specialists. Reprod Biomed Online，2020，41（3）：443-453. doi：10.1016/j. rbmo. 2020.06.014. Epub 2020 Jun 27. PMID：32753361.

[7] 中国医师协会血液科医师分会，中国侵袭性真菌感染工作组. 血液病/恶性肿瘤患者侵袭性真菌病的诊断标准与治疗原则（第六次修订版）［J］. 中华内科杂志，2020，59（10）：754-763. DOI：10.3760/cma. j. cn112138-20200627-00624.

[8] 中华医学会呼吸病学分会感染学组. 中国成人医院获得性肺炎与呼吸机相关性肺炎诊断和治疗指南（2018 年版）［J］. 中华结核和呼吸杂志，2018，41（4）：255-280. DOI：10.3760/cma. j. issn. 1001-0939. 2018.04.006.

[9] 段云峰，王升跃，陈禹保，等. 微生物组测序与分析专家共识［J］. 生物工程学报，2020，36（12）：2511-2524. DOI：10.13345/j. cjb. 200386.

[10] 宏基因组分析和诊断技术在急危重症感染应用专家共识组. 宏基因组分析和诊断技术在急危重症感染应用的专家共识［J］. 中华急诊医学杂志，2019，28（2）：151-155. DOI：10.3760/cma. j. issn. 1671-0282. 2019.02.005.

[11] 宏基因组学测序技术在中重症感染中的临床应用共识专家组，中国研究型医院学会脓毒症与休克专业委员会，中国微生物学会微生物毒素专业委员会，等. 宏基因组学测序技术在中重症感染中的临床应用专家共识［J］. 中华危重病急救医学，2020，32（5）：531-536. DOI：10.3760/cma. j. cn121430-20200228-00095.

[12] 江苏省医学会检验学分会，江苏省临床检验中心. 宏基因组测序技术检测感染性病原体江苏专家共识（2020 版）［J］. 临床检验杂志，2020，38（9）：641-645. DOI：10.13602/j. cnki. jcls. 2020.09.01.

[13] 《中华传染病杂志》编辑委员会. 中国宏基因组学第二代测序技术检测感染病原体的临床应用专家共识［J］. 中华传染病杂志，2020，38（11）：681-689. DOI：10.3760/cma. j. cn311365-20200731-00732.

[14] 中华医学会检验医学分会. 高通量宏基因组测序技术检测病原微生物的临床应用规范化专家共识［J］. 中华检验医学杂志，2020，43（12）：1181-1195. DOI：10.3760/cma. j. cn114452-20200903-00704.

[15] 中华医学会检验医学分会临床微生物学组，中华医学会微生物学与免疫学分会临床微生物学组，中国医疗保健国际交流促进会临床微生物与感染分会. 宏基因组高通量测序技术应用于感染性疾病病原检测中国专家共识［J］. 中华检验医学杂志，2021，44（2）：107-120. DOI：10.3760/cma. j. cn114452-20201026-00794.

[16] 中华医学会检验医学分会. 宏基因组测序病原微生物检测生物信息学分析规范化管理专家共识［J］. 中华检验医学杂志，2021，44（9）：799-807.

⑤ 远期愿景

a. 一键式乃至全自动化　血液学、生物化学、免疫学等领域某些检查，自动送达标本、自动分类、自动上机测试、信息自动汇集，检验专业人员的最重要操作即为一键式——按下"审核"键，发出报告。可以设想，再进一步发展，这一键也会消失。专业发展的最高阶段是目前专业形式的消亡。

b. 二键式　临床微生物学领域为二键式：第一键告诉系统鉴定哪个菌落，第二键审核（进一步发展，二键式也会消亡）。

c. 上述发展愿景并非空想，届时检验专业的价值体现在：无法自动化的手工操作（如显微镜镜检，当然图形识别处理技术进一步发展可能也会自动化）、质控、结果的临床解释、专业进一步的优化/发展、信息整合[1]。

d. 人工智能（artificial intelligence，AI）[2]、机器学习（machine learning）、深度学习（deep learning）[3]、大数据（big data）[4]　会替代模式化流程、小变异结果的逻辑工作。进一步甚至会替代人类还没有认识到的模式化流程、变异性结果、专业性行为、规律性思维。理论上讲，一切规律性的逻辑过程，都将由 AI 完成。未来人类智力的定义将改变为：AI 不能部分代替或完全代替的智慧和能力。到 2020 年 10 月，临床微生物学领域已经有 97 个 AI 在实际应用[5]。速度之快，远超想象！"数字微生物学（digital microbiology）[6]"——基于数字化和人工智能的微生物学，已经到来！数字化后可以实现远程工作[7]。医学整体

［1］　Winstanley T，Courvalin P. Expert systems in clinical microbiology. Clin Microbiol Rev，2011，24（3）：515-556.

［2］　Smith KP，Kirby JE. Image analysis and artificial intelligence in infectious disease diagnostics. Clin Microbiol Infect，2020，26（10）：1318-1323. doi：10.1016/j. cmi. 2020. 03. 012. Epub 2020 Mar 22. PMID：32213317；PMCID：PMC7508855.

［3］　Alalif T，Tehame AM，Bajaba S，et al. Machine and Deep Learning towards COVID-19 Diagnosis and Treatment：Survey，Challenges，and Future Directions. Int J Environ Res Public Health，2021，18（3）：1117. doi：10.3390/ijerph18031117. PMID：33513984；PMCID：PMC7908539.

［4］　Alsunaidi SJ，Almuhaideb AM，Ibrahim NM，et al. Applications of Big Data Analytics to Control COVID-19 Pandemic. Sensors（Basel），2021，21（7）：2282. doi：10.3390/s21072282. PMID：33805218；PMCID：PMC8037067.

［5］　Peiffer-Smadja N，Dellière S，Rodriguez C，et al. Machine learning in the clinical microbiology laboratory：has the time come for routine practice? Clin Microbiol Infect，2020，26（10）：1300-1309. doi：10.1016/j. cmi. 2020. 02. 006. Epub 2020 Feb 12. PMID：32061795.

［6］　Egli A，Schrenzel J，Greub G. Digital microbiology. Clin Microbiol Infect，2020，26（10）：1324-1331. doi：10.1016/j. cmi. 2020. 06. 023. Epub 2020 Jun 27. PMID：32603804；PMCID：PMC7320868.

［7］　Martinez RM. Remote Technical Review of Blood Culture Gram Stains at a Large Integrated Healthcare Network. J Appl Lab Med，2019，3（4）：733-734. doi：10.1373/jalm. 2018. 027417. PMID：31639742.

确定诊断（proven diagnosis）

也到了数字医学（digital medicine）[1,2]、智慧医学（intelligent medicine）[3,4]阶段。

（4）要求　准确、精确、可重复、标准化、快速、可溯源、可比较、有控制、合规。

① 对微生物通过非靶向培养方式进行分离鉴定的工作而言，要预先掌握某类标本的正常定植谱、污染谱、病原谱（见分析后环节），以便于菌落观察时有观察重点和寻找意向。凡事预则立！对非培养方式也是如此，要知晓常见的假阳性、假阴性因素。

② 快速　衡量参数是周转时间（turnaround time，TAT）。临床实验室需要应对紧急临床事件，救急时速度直接影响患者生命、预后。速度是临床实验室和基础实验室的区别之一。涉及仪器设计、管理、流程、专业本身。仪器设计要持续优化，直到急查模式符合需求、POCT（point-of-care testing，即时检验；bedside testing，床边检测）模式[5]和家庭检测技术（home-based testing）[6]的出现。业界甚至有快速微生物学（fast microbiology）一词[7,8]，可见端倪。临床微生物学领域培养、鉴定耗时是致命弱点，质谱技术、分子技术是革命性突破。

③ 结果可重复　这是科学的本质体现。当然允许一定程度的变异（基于业内共识）。前提是标本保存技术过关。结果可重复是试剂稳定、操作标准、流程

［1］　Topol EJ. A decade of digital medicine innovation. Sci Transl Med，2019，11（498）：eaaw7610. doi：10.1126/scitranslmed. aaw7610. PMID：31243153.

［2］　Gansel X，Mary M，van Belkum A. Semantic data interoperability，digital medicine，and e-health in infectious disease management：a review. Eur J Clin Microbiol Infect Dis，2019，38（6）：1023-1034. doi：10.1007/s10096-019-03501-6. Epub 2019 Feb 15. PMID：30771124.

［3］　Gao F，Ye ZW.［A brief history of intelligent medicine］. Zhonghua Yi Shi Za Zhi，2021，51（2）：97-102. Chinese. doi：10.3760/cma. j. cn112155-20201229-00205. PMID：34098702.

［4］　Yi K，Rong Y，Wang C，et al. COVID-19：advance in laboratory diagnostic strategy and technology. Mol Cell Biochem，2021，476（3）：1421-1438. doi：10.1007/s11010-020-04004-1. Epub 2021 Jan 3. PMID：33389499；PMCID：PMC7778859.

［5］　Park S，Zhang Y，Lin S，et al. Advances in microfluidic PCR for point-of-care infectious disease diagnostics. Biotechnol Adv，2011，29（6）：830-839.

［6］　Bissonnette L，Bergeron MG. Diagnosing infections—current and anticipated technologies for point-of-care diagnostics and home-based testing. Clin Microbiol Infect，2010，16（8）：1044-1053.

［7］　Mulatero F，Bonnardel V，Micolaud C. The way forward for fast microbiology. Clin Microbiol Infect，2011，17（5）：661-667.

［8］　Merino E，Gimeno A，Alcalde M，et al. Impact of Sepsis Flow Chip, a novelty fast microbiology method，in the treatment of bacteremia caused by Gram-negative bacilli. Rev Esp Quimioter，2021，34（3）：193-199；10.37201/req/109. 2020. Epub ahead of print. PMID：33764003.

成熟流畅的体现。某些试验分析中环节必须重复，报告平均值；如果重复结果差别大，则会报警。在临床微生物学领域，分离株不纯则鉴定、药敏试验等都不具重复性。此外，要注意微生物本身的变异性——离开人体环境、连续传代等都可能出现变异，比如肺炎链球菌黏液特性的丢失；铜绿假单胞菌菌落形态的改变；氟喹诺酮类耐药性点突变导致的变化。

④ 标准化　仪器化是人的行为标准化、自动化的体现。操作标准化是结果可重复的前提，是检查方法可移植的前提。而标准品则是仪器定标的基础，是结果可溯源的必然要求。

⑤ 精确　包括结果的变异程度/重复性、检测下限、数值类结果小数点保留等。学科发展会无限细化，外部条件（比如临床实用性）会有约束。

⑥ 质控　保证体系稳定，自身纵向、室间横向可比较。室内质控、室间质评是实验室医学专业的生命底线，是良好实验室的必要条件，但不是高端能力（科研能力、临床实际难题的解决能力等）的体现。没有质控品时，可以采用标本分割的方式进行比对。质控品操作和真实标本流程的一致性、质控结果的真实性很关键。质控水平（不同浓度、种类）和频率符合业界共识。如细菌自动化仪器鉴定的室内质控要每周 1 次。目前国内质控的可信度低、不严谨，室间质评近乎游戏，长此以往必然"劣币驱逐良币"。要注意质控的局限：可以发现系统性误差，但随机误差不具优势，有时甚至完全无法判断。所以质控不能代替专业地思考、细致地观察、密切地结合临床。

⑦ 合规　对没有获得国家药品监督管理局（NMPA）批准的检验方法，如mNGS[1]，要谨慎，避免成为唯一重要证据。同时做好法律保障工作。

⑧ 宏基因组下一代测序技术（mNGS）指南或共识　比如实验室[2,3]、

　［1］　中华医学会检验医学分会.高通量宏基因组测序技术检测病原微生物的临床应用规范化专家共识［J］.中华检验医学杂志，2020，43（12）：1181-1195. DOI：10.3760/cma.j.cn114452-20200903-00704.

　［2］　López-Labrador FX，Brown JR，Fischer N，et al. Recommendations for the introduction of metagenomic high-throughput sequencing in clinical virology，part Ⅰ：wet lab procedure. J Clin Virol，2021，134：104691. doi：10.1016/j.jcv.2020.104691. Epub 2020 Nov 18. PMID：33278791.

　［3］　de Vries JJC，Brown JR，Couto N，et al. Recommendations for the introduction of metagenomic next-generation sequencing in clinical virology，part Ⅱ：bioinformatic analysis and reporting. J Clin Virol，2021，138：104812. doi：10.1016/j.jcv.2021.104812. Epub 2021 Mar 26. PMID：33819811.

综合[1,2]、线程（pipeline）[3] 和规程（protocol）[4]、生物信息学[5]、三代[6]。可参见相关综述[7]。

（5）重视涂片

① 国际上对涂片的评价是 "essential" ——基本的、必须的。"必须" 是说必要性——必须做。"基本" 是说重要性——是基础性的，不是最重要。一般而言，涂片阳性率低但阳性时价值大，耗时多而收费低，是微生物学的底线和良心。

② 高度需要经验。

③ 涂片找细菌、真菌（此处不包括质量判断）和培养是平行的检测。两者不是互为前提，结果互相补充、印证。

④ 原始标本的涂片和培养结果要比对着看　涂片阳性而培养阴性时的原因包括：取材问题（量、保湿、时间等）；不易培养的微生物；特殊部位标本（比如局部缺氧时，致病真菌不易分离存活）；已用抗微生物药物；特殊的不能培养的微生物；有污染微生物生长，致病微生物被抑制或覆盖；培养条件（温度、气体、湿度……）不符合。培养阳性而涂片阴性时要及时复片。

⑤ 重视更为灵敏的方法（如 PCR）阳性后复片、再一次涂片检测的意义　灵敏方法指导下的复片、再一次涂片，既是眼见为实，也是对灵敏方法、非独立方法的验证，临床诊断更可以实现双证据支持。比如鲁炳怀教授建议，胸水

［1］ 中华医学会检验医学分会.高通量宏基因组测序技术检测病原微生物的临床应用规范化专家共识［J］.中华检验医学杂志，2020，43（12）：1181-1195. DOI：10.3760/cma.j.cn114452-20200903-00704.

［2］ Filkins LM，Bryson AL，Miller SA，et al. Navigating Clinical Utilization of Direct-from-Specimen Metagenomic Pathogen Detection：Clinical Applications，Limitations，and Testing Recommendations. Clin Chem，2020，66（11）：1381-1395. doi：10.1093/clinchem/hvaa183. PMID：33141913.

［3］ Afshinnekoo E，Chou C，Alexander N，et al. Precision Metagenomics：Rapid Metagenomic Analyses for Infectious Disease Diagnostics and Public Health Surveillance. J Biomol Tech，2017，28（1）：40-45. doi：10.7171/jbt.17-2801-007. Epub 2017 Mar 21. Erratum in：J Biomol Tech. 2017 Jul；28（2）：95. PMID：28337072；PMCID：PMC5360386.

［4］ Jia X，Hu L，Wu M，et al. A streamlined clinical metagenomic sequencing protocol for rapid pathogen identification. Sci Rep，2021，11（1）：4405. doi：10.1038/s41598-021-83812-x. PMID：33623127；PMCID：PMC7902651.

［5］ 中华医学会检验医学分会.宏基因组测序病原微生物检测生物信息学分析规范化管理专家共识［J］.中华检验医学杂志，2021，44（9）：799-807.

［6］ Sheka D，Alabi N，Gordon PMK. Oxford nanopore sequencing in clinical microbiology and infection diagnostics. Brief Bioinform，2021，22（5）：bbaa403. doi：10.1093/bib/bbaa403. PMID：33483726.

［7］ Han D，Li Z，Li R，et al. mNGS in clinical microbiology laboratories：on the road to maturity. Crit Rev Microbiol，2019，45（5-6）：668-685. doi：10.1080/1040841X.2019.1681933. Epub 2019 Nov 6. PMID：31691607.

Xpert 结核检测阳性后，浓缩胸水再一次涂片寻找抗酸杆菌。

⑥ 体现涂片价值的角度　如结核病领域。涂阳和涂阴是很重要的区分。

⑦ 新观点　霉菌感染的冯氏背景：当临床与影像疑诊而活检或灌洗 ROSE 未见确切菌丝时，在 ROSE 同时具备以下特点时，应考虑存在霉菌感染：a. 嗜氰无定形物或碎片、碎粒（嗜氰）；b. 化脓性坏死伴中性粒细胞或嗜酸性粒细胞浸润，并散在碎细胞器（坏死）；c. 巨噬细胞胞浆嗜氰或笔画感（笔画），伴或不伴肉芽肿，即可见或不见间类上皮细胞亚群。同时具备嗜氰、坏死、笔画，伴或不伴肉芽肿的细胞学背景称为霉菌感染的冯氏背景（F）。如果同时有 GM 实验佐证，判读把握性更加充足，即 F＋G 诊断模式。

（6）重视培养

① 如前所述，分离、培养、鉴定是很多感染病诊断的金方法　感染性疾病的核心是外来的微生物。拿到活的微生物才是最重要——这是理所当然。把其他检查——无论是传统的涂片，还是新兴的分子生物学，凌驾于培养、鉴定之上，都是错误的。

② 体现培养价值的领域　培养阴性心内膜炎、培养阴性脓毒症[1]、培养阴性假体关节感染——这些在 PubMed 中随处可见。第二个角度是所谓难培养（difficult-to-culture，uncultivated，uncultured）微生物。以至于有类似绕口令的表达：We attempted to culture difficult-to-culture or yet-to-be cultured spore-forming intestinal bacteria[2]。第三个角度是培养组学（culturomics）。

③ 重视定量培养方式　定量培养过程可以标准化，结果可以互相比较，因此和定性、半定量相比是更优选择。半定量培养和定量培养有可比性时可以采用，如开放伤口培养[3]。定量培养的另一个优点是区分污染，如尿液、支气管肺泡灌洗液（BALF）、肺组织等。

④ 基础微生物学领域对培养的创新[4]。

［1］　Thorndike J，Kollef MH. Culture-negative sepsis. Curr Opin Crit Care，2020，26（5）：473-477. doi：10.1097/MCC.0000000000000751. PMID：32773615.

［2］　Onizuka S，Tanaka M，Mishima R，et al. Cultivation of Spore-Forming Gut Microbes Using a Combination of Bile Acids and Amino Acids. Microorganisms，2021，9（8）：1651. doi：10.3390/microorganisms9081651. PMID：34442730；PMCID：PMC8401671.

［3］　Bouza E，Burillo A，Munoz P. et al. Semiquantitative culture of open surgical wounds for diagnosis of surgical site infection. Eur J Clin Microbiol Infect Dis，2004，23（2）：119-122.

［4］　Lewis WH，Tahon G，Geesink P，et al. Innovations to culturing the uncultured microbial majority. Nat Rev Microbiol，2021，19（4）：225-240. doi：10.1038/s41579-020-00458-8. Epub 2020 Oct 22. PMID：33093661.

（7）微生物鉴定　要有分级鉴定理念[1]。基本鉴定（basic identification）：指细菌分到相应的群——属之上的初步分群；高阶鉴定（advanced identification）：指属或种水平的鉴定，尽量到种。"basic identification"这个词用得少。"presumptive identification"这个词用得多[2]，即基于染色、形态、排列进行的鉴定[3]，也包括快速简单的鉴定试验，如触酶、氧化酶等，也叫"preliminary identification"[4]。CLSI M35 是细菌和酵母样真菌简化鉴定（abbreviated identification）指南。

（8）报告方式

① 定性　阴性或阳性，如阴性、弱阳性/不确定区/灰区、阳性。

② 半定量　一，（＋）～（＋＋＋＋）。半定量结果和定量结果没有精确对应关系。

a. 革兰染色　（＋）：＜1 个菌体/油镜视野；（＋＋）：平均 1 个菌体/油镜视野；（＋＋＋）：（2～10）个菌体/油镜视野；（＋＋＋＋）：＞10 个菌体/油镜视野。尿液标本时，油镜视野每个菌体大约等于 10^5 CFU/ml。注意这个半定量规则不是公认规则，不同实验室可能有不同的标准，关键是具体机构内临床和实验室要有共识。

b. 抗酸染色　0 个菌体/300 视野报告姜-尼抗酸杆菌阴性；（1～8）个菌体/300 视野：实报数值；（3～9）个菌体/100 视野：（＋）；（1～9）个菌体/10 视野：（＋＋）；（1～9）个菌体/1 视野：（＋＋＋）；10 条/1 视野：（＋＋＋＋）。

c. 培养半定量　三区划线，只有一区生长，＜10 个菌落时为（＋）；一二区生长，二区＜5 个菌落：（＋＋）；二三区生长，三区＜5 个菌落：（＋＋＋）；三区≥5 个菌落：（＋＋＋＋）。

③ 定量　具体数值。定量检查指标最好连续测定。尿液、导管、BALF、组织等细菌培养需要定量报告，其中尿液、BALF 是必须定量报告的。定量与否，实验室间差异较大[5]。真菌培养建议定量，比照细菌培养模式。

［1］Karah N，Rafei R，Elamin W，et al. Guideline for Urine Culture and Biochemical Identification of Bacterial Urinary Pathogens in Low-Resource Settings. Diagnostics（Basel），2020，10（10）：832. doi：10. 3390/diagnostics10100832. PMID：33081114；PMCID：PMC7602787.

［2］Powers CN. Diagnosis of infectious diseases：a cytopathologist's perspective. Clin Microbiol Rev，1998，11（2）：341-365. doi：10. 1128/CMR. 11. 2. 341. PMID：9564567；PMCID：PMC106836.

［3］Misawa S.［Rapid diagnosis of infectious diseases：features and limitations of the microscopic examination of clinical specimens］. Rinsho Biseibutshu Jinsoku Shindan Kenkyukai Shi，1999，10（2）：121-131. Japanese. PMID：10866501.

［4］Kootallur BN，Thangavelu CP，Mani M. Bacterial identification in the diagnostic laboratory：how much is enough? Indian J Med Microbiol，2011，29（4）：336-340. doi：10. 4103/0255-0857. 90156. PMID：22120791.

［5］Browne E，Hellyer TP，Baudouin SV，et al. A national survey of the diagnosis and management of suspected ventilator-associated pneumonia. BMJ Open Respir Res，2014，1（1）：e000066. doi：10. 1136/bmjresp-2014-000066. PMID：25553248；PMCID：PMC4275666.

（9）涂片镜检的报告内容和格式[1]

① 标本评价　性状、量、质量。

② 细胞，包括白细胞、吞噬细胞、扁平鳞状上皮细胞等　半定量、特征描述。比如呼吸道分泌物见到纤毛柱状上皮与否，是否有白细胞内吞噬细菌现象。

③ 细菌　半定量、染色特征、形态描述。

④ 真菌结构和酵母细胞　对菌丝进行描述和半定量；酵母细胞半定量。

（10）培养药敏的报告内容和格式[1~3]

① 标本评价　性状、量、质量。

② 分离株培养、鉴定结果　正常微生物群（量）、可能致病菌（量）、其他如血培养的阳性报警时间（TTP）。咳痰培养时正常微生物群的种属和数量：很多实验室的报告都遗漏了，或者不够准确细致。参见尿培养报告实践[4]、外耳炎时耳拭子微生物学报告共识[5]。

③ 药敏结果和特殊耐药性。

④ 评述　对诊断、治疗的分析建议。此类建议有明确的临床价值[6~8]，对实验室工作人员的临床能力是一个挑战。在能够规避风险的前提下，要尽量做，并争取做好。

⑤ 注意　培养和药敏是两个检查，笔者见到一些医院的报告单时将二者混

［1］王辉，马筱玲，宁永忠，等.细菌与真菌涂片镜检和培养结果报告规范专家共识［J］.中华检验医学杂志，2017，40（1）：17-30. DOI：10.3760/cma. j. issn. 1009-9158. 2017. 01. 006.

［2］王辉，宁永忠，陈宏斌，等. 常见细菌药物敏感性试验报告规范中国专家共识［J］.中华检验医学杂志，2016，（1）：18-22. DOI：10.3760/cma. j. issn. 1009-9158. 2016. 01. 006.

［3］喻华，徐雪松，李敏，等.肠杆菌目细菌碳青霉烯酶的实验室检测和临床报告规范专家共识［J］.中国感染与化疗杂志，2020，20（6）：671-680. DOI：10. 16718/j. 1009-7708. 2020. 06. 015.

［4］Sfeir MM，Hooton TM. Practices of clinical microbiology laboratories in reporting voided urine culture results. Clin Microbiol Infect，2018，24（6）：669-670. doi：10. 1016/j. cmi. 2017. 12. 023. Epub 2018 Jan 6. PMID：29309935.

［5］Geyer M，Howell-Jones R，Cunningham R，et al. Consensus of microbiology reporting of ear swab results to primary care clinicians in patients with otitis externa. Br J Biomed Sci，2011，68（4）：174-180.

［6］Bouza E，Sousa D，Muñoz P，et al. Bloodstream infections：a trial of the impact of different methods of reporting positive blood culture results. Clin Infect Dis，2004，39（8）：1161-1169.

［7］Musgrove MA，Kenney RM，Kendall RE，et al. Microbiology Comment Nudge Improves Pneumonia Prescribing. Open Forum Infect Dis，2018，5（7）：ofy162. doi：10. 1093/ofid/ofy162. PMID：30057928；PMCID：PMC6057519.

［8］Schneider SM，Schaeg M，Gärtner BC，et al. Do written diagnosis-treatment recommendations on microbiological test reports improve the management of *Staphylococcus aureus* bacteremia? A single-center，retrospective，observational study. Diagn Microbiol Infect Dis，2020，98（4）：115170. doi：10. 1016/j. diagmicrobio. 2020. 115170. Epub 2020 Aug 11. PMID：32911296.

为一谈。

⑥ 报告标准化[1,2]、电子报告[3]、延迟报告[4]、对报告进行回顾性评价[5]和错误报告修正[6]可参见相关文献。

（11）特别关注疑难病例病原菌的检测

① 反复感染或疑似感染患者，病原菌不易捕捉或确定时，可以扩大搜索范围，比如采集侵袭性标本、增加选择性培养基、增加特殊技术手段等，将少见情况、少见微生物纳入考虑范围。

② 北京协和医院细菌室提供了1例呼吸道感染诊治的经验[7]。临床情况：老年患者，因反复下呼吸道感染3次住院、出院，均未治愈。原就诊医院在痰标本中始终未发现致病菌，仅凭经验使用多种抗菌药物，效果不佳。细菌室会诊意见：

a.首先停用全部抗菌药物2天。

b.床边留取脓痰、立即接种，同时估计病原有可能包括普通细菌、苛养菌、真菌、分枝杆菌、诺卡菌等，均需进行分离和鉴定。

c.之后开始莫西沙星经验治疗。

③ 上例的镜检和培养方式

a.接种1块含庆大霉素的血平皿，2块普通血平皿，1块用于诺卡菌培养。

b.1块含抗菌药物的巧克力平皿。

c.1块中国蓝平皿。

---

［1］　Turner P，Ashley EA. Standardising the reporting of microbiology and antimicrobial susceptibility data. Lancet Infect Dis，2019，19（11）：1163-1164. doi：10.1016/S1473-3099（19）30561-4. PMID：31657770.

［2］　Turner P，Fox-Lewis A，Shrestha P，et al. Microbiology Investigation Criteria for Reporting Objectively（MICRO）：a framework for the reporting and interpretation of clinical microbiology data. BMC Med，2019，17（1）：70. doi：10.1186/s12916-019-1301-1. PMID：30922309；PMCID：PMC6440102.

［3］　Bruins MJ，Ruijs GJ，Wolfhagen MJ，et al. Does electronic clinical microbiology results reporting influence medical decision making：a pre-and post-interview study of medical specialists. BMC Med Inform Decis Mak，2011，11：19.

［4］　Wilson JW，Marshall WF，Estes LL. Detecting delayed microbiology results after hospital discharge：improving patient safety through an automated medical informatics tool. Mayo Clin Proc，2011，86（12）：1181-1185.

［5］　Goodyear N，Ulness BK，Prentice JL，et al. Systematic assessment of culture review as a tool to assess errors in the clinical microbiology laboratory. Arch Pathol Lab Med，2008，132（11）：1792-1795.

［6］　Yuan S，Astion ML，Schapiro J，et al. Clinical impact associated with corrected results in clinical microbiology testing. J Clin Microbiol，2005，43（5）：2188-2193.

［7］　张悦娴、陈民钧、徐英春.寻找复发性呼吸道感染病原菌一例.中华检验医学杂志，2005，28：568.

d. 接种 2 个赛保罗培养基瓶（真菌培养）。

e. 接种罗氏斜面琼脂（分枝杆菌培养）。

f. 同时涂 2 张玻片，染色镜检，查找可能的病原体。

g. 依据病人体温不高，决定不需做血培养。

④ 上例的培养结果分析

a. 本室实行分级报告制，即当日在 2h 之内报告涂片所见，白细胞＞25 个细胞/低倍视野（LPF），上皮细胞＜10 个细胞/低倍视野，为合格痰。同时可见各种菌体形态。

b. 第一天报告　16～18h 后，痰培养：发现 α 溶血链球菌，可疑肺炎链球菌；见到奈瑟菌属，可疑卡他莫拉菌；并分别进行细菌鉴定和药敏试验。

c. 第二天报告　40h 后鉴定结果，肺炎链球菌约占 30%，少量卡他莫拉菌为 β 内酰胺酶阴性敏感株。因肺炎链球菌对莫西沙星敏感，故继续使用。

d. 第三天报告　60h 后，又发现两种新的菌株，均为非发酵革兰阴性杆菌，其中 1 种为嗜庆大霉素菌株，在含庆大霉素的血平皿上生长，在其他培养基均未生长。

e. 第四天报告　80h 后，经鉴定 1 株为脑膜脓毒性黄杆菌，占总菌数的 40%。庆大霉素血平皿上生长为嗜水气单胞菌，约占总菌数的 10%。真菌培养、分枝杆菌培养、诺卡菌培养均阴性。

⑤ 上例的药敏试验（纸片扩散法）结果分析

a. 嗜水气单胞菌对哌拉西林敏感，对环丙沙星、左氧氟沙星、复方磺胺等耐药，对莫西沙星介于敏感和耐药之间。

b. 脑膜脓毒性黄杆菌对哌拉西林、环丙沙星、左氧氟沙星、莫西沙星、复方磺胺等药物均敏感。

c. 青霉素耐药肺炎链球菌对左氧氟沙星、万古霉素、莫西沙星等均敏感。

⑥ 上例的治疗调整和效果　用莫西沙星 1 周后，再次培养未见肺炎链球菌和卡他莫拉菌生长。嗜水气单胞菌、脑膜脓毒性黄杆菌属于医院获得的难治菌，应用莫西沙星有效，但未根除。故改用哌拉西林静脉点滴 2 天后，有好转，建议出院，回家肌内注射哌拉西林，3 天痊愈。

⑦ 上例的经验总结

a. 细菌室参加感染病例会诊讨论，详细了解病史。

b. 扩大寻找病原菌的方向。

c. 实施床边及时采样，取材正确，床边接种。

d. 重视标本直接涂片，多种方法染片，仔细镜检，可以发现重要的线索。

e. 涂片检查还可以和培养结果比对以资核对。

f. 使用多种多样培养基和染色方法，以求得到真菌、厌氧菌、分枝杆菌、不常见菌。

g. 该病例证明，普通培养也要培养至少 72h 以上，因为抗生素选择的不常见菌生长较慢。

h. 疑难病例要坚持多级报告制度。

⑧ 笔者录入上例，主要看重其思路、培养基选择配置和敬业精神/服务精神。该例临床信息（基础性疾病、症状体征、影像学检查）过少；就结果而言，也并没有明确四种细菌究竟谁是该例的致病病原。该例之前三次住院治疗，呼吸道感染本来也非常复杂，基于咳痰标本的阳性结果确实不易得出结论。

⑨ 北京协和医院王爱霞教授主编的《感染内科临床病例分析》一书介绍 1 例诺卡菌感染时提到：怀疑真菌和结核感染时，呼吸道标本（如合格痰标本）接种两种培养基[1]：

a. 加氯霉素的沙保弱培养基　氯霉素抑制细菌。真菌可以生长。无生长时排除真菌感染。

b. 不加氯霉素的沙宝弱培养基　细菌可以生长。如果有抗酸杆菌生长，用盐酸脱色呈阳性时是分枝杆菌，用硫酸脱色呈阳性时是诺卡菌。

⑩ 此外，广谱 PCR 技术也提供了一条非培养途径。该技术检测细菌保守区 16S rRNA；可以和普通培养、特殊培养同时/先后进行检查；对目标不明确的情况、少见菌、难培养菌提供了新检查方式，还有快速、敏感的优点。可以避免培养方法慢、漏检的缺点。

10. 分析后（post-analytical phase）　其实和临床沟通一样，它不仅仅只是分析后环节的内容，是贯穿检验全过程的。当然在分析后环节尤为重要——临床更需要、更重视，也更有挑战性。

（1）交流方式

① 被动方式　如电话咨询、临床会诊。

② 主动方式　如定期临床咨询、临床微生物学病例讨论、感染性疾病临床会诊（infectious disease consultations，IDC）。临床微生物学病例讨论、IDC 最体现临床微生物学实验室、从业者的能力[2]。

　[1]　王爱霞.感染内科临床病例分析.北京：中国协和医科大学出版社，2011：30.
　[2]　宁永忠.如何成为感染性疾病临床会诊中的称职检验医师[J].中华临床实验室管理电子杂志，2014，2（4）：61-64. DOI：10.3877/cma.j.issn.2095-5820.2014.04.013.

（2）临床会诊（clinical consultation）

① 会诊原则参见相关文献[1~3]，IDC 的原因[4]、专业要求[5]参见相关文献。床边 IDC 的效果比电话咨询好[6]。

② 临床微生物学要参加多学科团队会议（multidisciplinary team meetings）的会诊工作[7]。会诊工作是目前国内临床微生物学工作的弱项或空白，亟须加强。有文献提到，部分欧洲国家如英国和丹麦，微生物学工作者要对患者的保健、处置提供直接的建议[8]。英国临床微生物学会诊人员名为"会诊的医学微生物学家（consultant medical microbiologists，CMM）"，其时间安排、工作内容、压力、需求等信息可参见相关文献[9~12]。

③ 获得患者信息的方式　直接获得（问诊、查体）；病历记录；和管床/主治医生交流（很重要）；微生物学已完成和未完成的检查。

④ 分析依据　具体证据（感染和非感染、影像学、治疗效果）、指南。

［1］ Goldman L，Lee T，Rudd P. Ten commandments for effective consultations. Arch Intern Med，1983，143（9）：1753-1755.

［2］ Lee T，Pappius EM，Goldman L. Impact of inter-physician communication on the effectiveness of medical consultations. Am J Med，1983，74（1）：106-112.

［3］ 宁永忠，王辉.临床微生物学专业参与感染性疾病临床会诊的建议［J］.中华检验医学杂志，2014，37（12）：982-986. DOI：10.3760/cma. j. issn. 1009-9158. 2014. 12. 027.

［4］ Pavese P，Sellier E，Laborde L，et al. Requesting physicians' experiences regarding infectious disease consultations. BMC Infect Dis，2011，11：62.

［5］ Erdem H，Tekin-Koruk S，Koruk I，et al. Assessment of the requisites of microbiology based infectious disease training under the pressure of consultation needs. Ann Clin Microbiol Antimicrob，2011，10：38.

［6］ Forsblom E，Ruotsalainen E，Ollgren J，et al. Telephone consultation cannot replace bedside infectious disease consultation in the management of *Staphylococcus aureus* Bacteremia. Clin Infect Dis，2013，56（4）：527-535.

［7］ Bhattacharya S. Clinical microbiology：Should microbiology be a clinical or a laboratory speciality? Indian J Pathol Microbiol，2010，53（2）：217-221.

［8］ Read RC，Cornaglia G，Kahlmeter G；European Society of Clinical Microbiology and Infectious Diseases Professional Affairs Workshop group. Professional challenges and opportunities in clinical microbiology and infectious diseases in Europe. Lancet Infect Dis，2011，11（5）：408-415.

［9］ Cartwright K，Lewis D，Roberts C，et al. Workload and stress in consultant medical microbiologists and virologists：a questionnaire survey. J Clin Pathol，2002，55（3）：200-205.

［10］ Riordan T，Cartwright K，Logan M，et al. How do microbiology consultants undertake their jobs? A survey of consultant time and tasks in South West England. J Clin Pathol，2002，55（10）：735-740.

［11］ Riordan T，Cartwright K，Cunningham R，et al. A survey of time management and particular tasks undertaken by consultant microbiologists in the UK. J Clin Pathol，2007，60（5）：540-544.

［12］ Humphreys H. Where do out-of-hours calls to a consultant microbiologist come from? J Clin Pathol，2009，62（8）：746-748.

⑤ 分析流程　确立感染⇒判断严重程度⇒确定病原⇒药敏试验结果解释和治疗药物建议⇒判断治疗效果。

⑥ 重症患者医院感染治疗的多学科策略[1]。

⑦ IDC 的效果明确　除了在检查结果出来后会诊外，可以在早期进行会诊[2]，可以在标本采集时进行会诊[3]。

⑧ 临床会诊、临床咨询、病例讨论需要实验室管理层、医务处有专门安排，甚至强制进行[4]。临床会诊体现实验室的临床水平，建议组织最强力量，甚至专人进行该工作。这些都需要见识和魄力。

⑨ 需要会诊的情况[5]　当 a. 脓毒症原因不明，b. 怀疑广泛耐药的细菌致病，c. 怀疑是新现、再现或重要的感染病，或 d. 金黄色葡萄球菌菌血症或念珠菌菌血症时，可咨询感染病专家和（或）抗微生物药物管理团队。

⑩ 具体会诊　脓毒症[2]、金黄色葡萄球菌血流感染[6]、肠球菌血流感

［1］ Martin-Loeches I，Metersky M，Kalil A，et al. Strategies for implementation of a multidisciplinary approach to the treatment of nosocomial infections in critically ill patients. Expert Rev Anti Infect Ther，2021，19（6）：759-767. doi：10.1080/14787210.2021.1857730. Epub 2020 Dec 14. PMID：33249874.

［2］ Madaline T，Wadskier Montagne F，Eisenberg R，et al. Early Infectious Disease Consultation Is Associated With Lower Mortality in Patients With Severe Sepsis or Septic Shock Who Complete the 3-Hour Sepsis Treatment Bundle. Open Forum Infect Dis，2019，6（10）：ofz408. doi：10.1093/ofid/ofz408. PMID：31687417；PMCID：PMC6821928.

［3］ Kawasuji H，Sakamaki I，Kawamura T，et al. Proactive infectious disease consultation at the time of blood culture collection is associated with decreased mortality in patients with methicillin-resistant *Staphylococcus aureus* bacteremia：A retrospective cohort study. J Infect Chemother，2020，26（6）：588-595. doi：10.1016/j. jiac. 2020. 01. 017. Epub 2020 Feb 19. PMID：32085966.

［4］ Mani NS，Lan KF，Jain R，et al. Post-Prescription Review with Threat of Infectious Disease Consultation and Sustained Reduction in Meropenem Use Over Four Years. Clin Infect Dis，2020，ciaa1279. doi：10.1093/cid/ciaa1279. Epub ahead of print. PMID：32866224.

［5］ Egi M，Ogura H，Yatabe T，et al. The Japanese Clinical Practice Guidelines for Management of Sepsis and Septic Shock 2020（J-SSCG 2020）. J Intensive Care，2021，9（1）：53. doi：10.1186/s40560-021-00555-7. PMID：34433491；PMCID：PMC8384927.

［6］ Papadimitriou-Olivgeris M，Portillo V，Kampouri EE，et al. Impact of universal infectious diseases consultation on the management of *Staphylococcus aureus* bloodstream infection in a Swiss community hospital. Diagn Microbiol Infect Dis，2020，97（1）：115001. doi：10.1016/j. diagmicrobio. 2020. 115001. Epub 2020 Jan 28. PMID：32067793.

染[1]、呼吸道感染[2]、念珠菌菌血症[3]、隐球菌感染[4]、性传播疾病会诊[5]。

（3）临床微生物学病例讨论　以确定致病性的微生物为核心，进行临床病例讨论。病例以确诊（微生物学诊断明确）病例为主，也有极似诊断、拟诊断层面的讨论；既有临床角度的讨论，也一定有微生物学角度的讨论。如果临床微生物学专业工作分为检验、临床、教学、科研四方面的话，这是临床角度工作的最高境界。

（4）分析后环节的核心是结果解释　其难点在：多种检查手段结果的比较、病原的确立、药敏试验（AST）结果的解释等。

① 多种检查手段的结果　综合考虑方法学参数、具体检测过程影响因素、和临床情况的一致性等因素。

② 如果实验室有微生物学阳性报告，则排除污染/定植后确立病原。

③ 如果实验室没有阳性报告，则采取进一步手段，甚至非常规手段寻找病原。

④ 如果处于经验治疗阶段，即将分离株视为污染/定植，则不必解释 AST 结果。

⑤ 靶向治疗阶段　结合经验治疗效果和 AST 结果进行药物的调整。

（5）疾病严重程度的微生物学标志

① 菌种　某些菌种毒力强。如经典病原，再如铜绿假单胞菌毒力比鲍曼不动杆菌强，金黄色葡萄球菌比表皮葡萄球菌毒力强。

② 毒素　产毒素株毒力强。

［1］　Lee RA，Vo DT，Zurko JC，et al. Infectious Diseases Consultation Is Associated With Decreased Mortality in Enterococcal Bloodstream Infections. Open Forum Infect Dis，2020，7（3）：ofaa064. doi：10. 1093/ofid/ofaa064. PMID：32190711；PMCID：PMC7071108.

［2］　Lauridsen GB，Sørensen MS，Hansen MP，et al. Consultation expectations among patients with respiratory tract infection symptoms. Dan Med J，2017，64（6）：A5385. PMID：28566119.

［3］　Menichetti F，Bertolino G，Sozio E，et al. Impact of infectious diseases consultation as a part of an antifungal stewardship programme on candidemia outcome in an Italian tertiary-care，University Hospital. J Chemother，2018，30（5）：304-309. doi：10. 1080/1120009X. 2018. 1507086. PMID：30843776.

［4］　Spec A，Olsen MA，Raval K，et al. Impact of Infectious Diseases Consultation on Mortality of Cryptococcal Infection in Patients without HIV. Clin Infect Dis，2017，64（5）：558-564. doi：10. 1093/cid/ciw786. Epub 2016 Dec 7. PMID：27927865；PMCID：PMC6225890.

［5］　Gamoudi D，Flew S，Cusini M，et al. 2018 European guideline on the organization of a consultation for sexually transmitted infections. J Eur Acad Dermatol Venereol，2019，33（8）：1452-1458. doi：10. 1111/jdv. 15577. Epub 2019 Apr 10. PMID：30968975.

③ 浓度　浓度高说明感染严重。POCT荧光影像可以确定细菌载量，进而判断伤口感染严重程度、治疗效果[1]。

④ 阳性报警时间（time to positivity，TTP）　血液或正常无微生物部位液体标本，TTP短则感染重[2,3]。

⑤ 多微生物　往往感染严重。

⑥ 炎症指标　PCT浓度高则严重。

⑦ 并发症中的二重感染、突破性感染，这都意味着控制不力，病情进一步加重。

（6）临床（诊、治、防、控）和实验室沟通的两大平台　a.方法学；b.最低抑菌浓度（minimum inhibitory concentration，minimal inhibitory concentration，MIC）。平台即对话基础。双方当先行掌握基础知识，之后以此为起点进一步深入讨论理论/实际问题、宏观/具体问题、既证/未证问题。

11. 临床医生、临床药师、感控业者对微生物分类、命名的掌握

（1）《中华人民共和国传染病防治法》的分类和所列微生物　对于执业环境，一定要掌握。

（2）可以以《热病》涉及名称为基本要求，建议掌握下列名称。

（3）先记住典型的传染病，它们一般由传染病医院、感染科、皮肤性病科处理，发现后可以转诊。包括大部分病毒性疾病［肝炎、获得性免疫缺陷综合征（AIDS）等］、寄生虫感染、部分细菌性感染（鼠疫、霍乱、炭疽、结核、梅毒等）、浅部真菌感染和北美某些地方特有的双相真菌感染等。

（4）特别关注　高致病性病原微生物（highly pathogenic pathogen microor-

［1］Le L，Baer M，Briggs P，et al. Diagnostic Accuracy of Point-of-Care Fluorescence Imaging for the Detection of Bacterial Burden in Wounds：Results from the 350-Patient Fluorescence Imaging Assessment and Guidance Trial. Adv Wound Care（New Rochelle），2021，10（3）：123-136. doi：10.1089/wound.2020.1272. Epub 2020 Sep 25. PMID：32870774；PMCID：PMC7876364.

［2］Martinez JA，Soto S，Fabrega A，et al. Relationship of phylogenetic background，biofilm production，and time to detection of growth in blood culture vials with clinical variables and prognosis associated with *Escherichia coli* bacteremia. J Clin Microbiol，2006，44（4）：1468-1474.

［3］Liao CH，Lai CC，Hsu MS，et al. Correlation between time to positivity of blood cultures with clinical presentation and outcomes in patients with *Klebsiella pneumoniae* bacteraemia：prospective cohort study. Clin Microbiol Infect，2009，15（12）：1119-1125.

ganism)[1,2]、生物恐怖因子（bioterrorism agents）[3,4]、高感染性疾病（highly infectious diseases，欧洲常用这个概念）[5,6]。

（5）要能够区分酵母样真菌、革兰阳性球菌、革兰阴性杆菌、厌氧菌等　这种区分和选药密切相关。以前常说的"大万能［大扶康（即氟康唑）、万古霉素、泰能（即亚胺培南）］"分别针对前三者。甲硝唑可以覆盖厌氧菌。现在会说"美斯斯［美平（即美洛培南）、斯沃（即利奈唑胺）、科赛斯（即卡泊芬净）］、"五种全会［美斯斯＋舒普深（即头孢哌酮钠舒巴坦钠）＋克林霉素］"。虽然这样用很多是错误的，但至少应该知道针对谁。

（6）革兰阳性球菌

① 葡萄球菌属　分金黄色葡萄球菌、血浆凝固酶阴性葡萄球菌。从临床的角度看，金黄色葡萄球菌以外的其他葡萄球菌，都可以归类为血浆凝固酶阴性葡萄球菌。表皮葡萄球菌、路登葡萄球菌、施氏葡萄球菌、腐生葡萄球菌、假中间葡萄球菌可以关注。

② 肠球菌属　粪肠球菌和屎肠球菌等，二者均是种名。粪和屎与菌名拉丁文字根有对应，似觉不雅。

③ 链球菌　甲型溶血性链球菌和肺炎链球菌、A 群和 B 群乙型溶血性链球菌等。猪链球菌可以关注。

（7）革兰阴性杆菌

① 肠杆菌目　大肠埃希菌和肺炎克雷伯菌（二者产 ESBLs）、阴沟肠杆菌、

［1］　Brouqui P，Puro V，Fusco FM，et al. Infection control in the management of highly pathogenic infectious diseases：consensus of the European Network of Infectious Disease. Lancet Infect Dis，2009，9（5）：301-311.

［2］　Berendsen EM，Levin E，Braakman R，et al. Untargeted accurate identification of highly pathogenic bacteria directly from blood culture flasks. Int J Med Microbiol，2020，310（1）：151376. doi：10.1016/j. ijmm. 2019. 151376. Epub 2019 Nov 11. PMID：31784214.

［3］　Wilson RL，Hruby DE. Commensal bacteria as a novel delivery system for subunit vaccines directed against agents of bioterrorism. Adv Drug Deliv Rev，2005，57（9）：1392-1402. doi：10.1016/j. addr. 2005. 01. 015. Epub 2005 Apr 14. PMID：15935879；PMCID：PMC7125890.

［4］　O'Brien C，Varty K，Ignaszak A. The electrochemical detection of bioterrorism agents：a review of the detection，diagnostics，and implementation of sensors in biosafety programs for class A bioweapons. Microsyst Nanoeng，2021，7：16. doi：10.1038/s41378-021-00242-5. PMID：33585038；PMCID：PMC7872827.

［5］　Schilling S，Follin P，Jarhall B，et al. European concepts for the domestic transport of highly infectious patients. Clin Microbiol Infect，2009，15（8）：727-733.

［6］　Schilling S，Maltezou HC，Fusco FM，et al. Transportation capacity for patients with highly infectious diseases in Europe：a survey in 16 nations. Clin Microbiol Infect，2019，21S：e1-e5. doi：10.1111/1469-0691. 12290. Epub 2015 Jun 22. PMID：24750421.

弗劳地枸橼酸盐杆菌、黏质沙雷菌（它们产 AmpC 酶）、变形杆菌等。注意区分肠杆菌目（Enterobacterales）（一般理解，即之前的肠杆菌科 Enterobacteriaceae）、肠杆菌属（*Enterobacter*）、肠道的杆菌（*Enteric bacilli*）、肠道菌（*Enterics*）、大肠埃希菌样细菌（*Coliform*）。很多译作有错译。

② 非发酵菌（*nonfermentative bacilli*）　铜绿假单胞菌、鲍曼不动杆菌、嗜麦芽窄食单胞菌等。非发酵指这些菌不发酵葡萄糖。不发酵葡萄糖的革兰阴性杆菌（NFB 简称非发酵菌）是表型概念，范围不统一。注意："*Pseudomonad*"一词不同于假单胞菌属"*Pseudomonas*"。

③ 弧菌科　霍乱弧菌、副溶血弧菌和创伤弧菌等。

④ 其他　流感嗜血杆菌、军团菌、布鲁菌、百日咳博德特菌、弗朗西斯菌等。

（8）革兰阳性杆菌　白喉棒杆菌、杰氏棒杆菌、解脲棒杆菌、溶血隐秘杆菌、单核细胞增生李斯特菌。注意区分棒状杆菌（coryneform）和棒杆菌属（*Corynebacterium*）、假白喉棒杆菌（*Corynebacterium pseudodiphtheriticum*）和类白喉杆菌（*Diphtheroids*）。很多译作有错译。其他阳杆菌：痤疮丙酸杆菌。

（9）革兰阴性球菌　脑膜炎奈瑟菌、淋病奈瑟菌、卡他莫拉菌。

（10）分枝杆菌（结核分枝杆菌、非结核分枝杆菌）、放线菌、诺卡菌。

（11）厌氧菌　如脆弱拟杆菌。

（12）弯曲的细菌　螺杆菌、弯曲菌。

（13）广义细菌　支原体（肺炎支原体、引起生殖道感染的支原体）、衣原体（引起沙眼、肺炎、性传播感染）、立克次体、螺旋体、埃里希体、巴通体等。

（14）酵母样真菌　假丝酵母菌、隐球菌、伊氏肺孢子菌等。注意区分酵母菌、酵母样菌、假丝酵母菌。

（15）丝状真菌　曲霉菌、毛霉菌等。

（16）注意新名称、原有名称的演变[1]、规范名称和口语化名称的不同、一类命名所包含的范畴。而真菌有有性相和无性相两个不同名字，使用有不便之处，业界在探讨统一问题[2]。注意中译本中的名称可能有误译和错译。

12. 方法学评价

（1）阈值（threshold，cutoff，interpretable criteria）　判断阴阳性和程度。

---

［1］　赵敬焕，李祥，付琪瑶，等.分枝杆菌属菌种重新分类为 5 个属的进展 [J].中华微生物学和免疫学杂志，2020，40（12）：958-960. DOI：10.3760/cma.j.cn112309-20200418-00209.

［2］　de Hoog GS，Haase G，Chaturvedi V，et al. Taxonomy of medically important fungi in the molecular era. Lancet Infect Dis，2013，13（5）：385-386.

通过 ROC 曲线（receiver operating characteristic curve）确定。阈值是相对的，人为设定的，可变的。定量检查指标连续测定形成的曲线比通过阈值判断的阴阳性更有价值。

（2）敏感性（sensitivity）和特异性（specificity）　用于判断方法是否现实可行。某方法在市场准入前主要用这两个指标进行评价。

（3）阳性预测值（positive predictive value，PPV）、阴性预测值（negative predictive value，NPV）　用于结果分析。某方法获批实用后用这两个指标解释结果。阳性预测值高用于肯定某种情况，阴性预测值高用于排除某种情况。阳性预测值高，阳性结果于我们更有利；阴性预测值高，阴性结果更好。比如咳痰普通培养对肺炎、血管内插管培养对插管相关性血流感染（CRBSI）、GM 试验对曲霉菌感染，都是阴性预测值高、阳性预测值低，对排除诊断更有利。

（4）预测值受流行率影响　似然比（likelihood ratio，LR）是更为准确的参数。

（5）注意　概率和统计是需要特别关注的一个角度、一种思考方式。上述参数是现代西方医学诊断决策（diagnosis decision making）的核心。国内实际工作中，一些从业者甚至连阳性率、敏感性都不明所以，难以想象其诊断是如何进行的。

（6）方法学评价是临床和实验室交流的基础。双方对具体试验的参数和解释都应有深入的理解。

13. 微生物学工作定期/年度总结[1]　包括标本分布，标本分离株分布、耐药率。目前国内医院总结多是耐药率总结。其实病原分布是必需的，也更重要，它也是经验治疗的依据。

14. 循证临床微生物学（evidence-based clinical microbiology）　目前西医学界各个学科都在贯彻、细化循证医学（evidence-based medicine，EBM）理念。诸如循证心血管病学、循证内分泌学等称谓屡见不鲜。循证检验医学（evidence-based laboratory medicine）[2,3]也已经初露端倪，比如宫颈涂片[4]、心衰时心

　　[1]　宁永忠，徐丽，赵颖君.临床微生物学工作专业总结的相关建议［J］.临床检验杂志，2015，33（2）：140-141. DOI：10.13602/j.cnki.jcls.2015.02.15.

　　[2]　Azzini AM，Dorizzi RM，Sette P，et al. A 2020 review on the role of procalcitonin in different clinical settings：an update conducted with the tools of the Evidence Based Laboratory Medicine. Ann Transl Med，2020，8（9）：610. doi：10.21037/atm-20-1855. PMID：32566636；PMCID：PMC7290560.

　　[3]　Saubolle MA，Weissfeld AS，Kraft CS. Designing Studies Acceptable for Abstraction and Inclusion in Evidence-Based Laboratory Practice Guidelines. J Clin Microbiol，2019，57（3）：e00842-18. doi：10.1128/JCM.00842-18. PMID：30305386；PMCID：PMC6425160.

　　[4]　Nikolaos M Sitaras. Evidence Based Medicine-Closer to Patients or Scientists? Published by In-Tech，2012：117.

脏生物标志物的应用[1]、临床微生物学指南[2]等。笔者尚未见到"循证临床微生物学"这样的术语和阐释，不过已有相关讨论[3]，相关内容的文献已经见诸杂志[4,5]。到 2021 年 5 月 26 日为止，PubMed 尚无 "evidence-based microbiology" 一词！"evidence-based clinical microbiology" 也只出现 1 次！[6]微生物学领域真实世界研究（real world study）刚刚起步[7]。

15. 精准微生物学　见"共性话题、几点思考——个体独特性"部分。

16. 下一代微生物学（next-generation microbiology）和下一代临床微生物学（next-generation clinical microbiology）

（1）业界有下一代检验医学（next-generation laboratory medicine）、下一代病理学（next-generation pathology）这两个名词。还没有下一代微生物学（next-generation microbiology）这个词，下一代细菌学、下一代真菌学、下一代病毒学，都没有，也没有下一代临床微生物学（next-generation clinical microbiology）。有下一代微生物学的（next-generation microbiological）[8] 这样的

[1]　Tang WH，Francis GS，Morrow DA，et al. National Academy of Clinical Biochemistry Laboratory Medicine Practice Guidelines：Clinical utilization of cardiac biomarker testing in heart failure. Circulation，2007，116（5）：e99-109.

[2]　Nachamkin I，Kirn TJ，Westblade LF，et al. Assessing Clinical Microbiology Practice Guidelines：American Society for Microbiology Ad Hoc Committee on Evidence-Based Laboratory Medicine Practice Guidelines Assessment. J Clin Microbiol，2017，55（11）：3183-3193. doi：10.1128/JCM.01124-17. Epub 2017 Aug 23. PMID：28835476；PMCID：PMC5654901.

[3]　Verhoef J. Evidence-based Medicine in Infectious Diseases and Microbiology：Still a Long Way to Go. Curr Infect Dis Rep，2003，5（2）：93-95. doi：10.1007/s11908-003-0041-7. PMID：12641993.

[4]　Cuenca-Estrella M，Verweij PE，Arendrup MC，et al. ESCMID guideline for the diagnosis and management of Candida diseases 2012：diagnostic procedures. Clin Microbiol Infect，2012，18 Suppl 7：9-18.

[5]　Cazanave C，de Barbeyrac B. Les infections génitales hautes：diagnostic microbiologique. RPC infections génitales hautes CNGOF et SPILF [Pelvic inflammatory diseases：Microbiologic diagnosis-CNGOF and SPILF Pelvic Inflammatory Diseases Guidelines]. Gynecol Obstet Fertil Senol，2019，47（5）：409-417. French. doi：10.1016/j.gofs.2019.03.007. Epub 2019 Mar 13. PMID：30878688.

[6]　Giocoli G. Evidence-based clinical microbiology. J Clin Microbiol，2000，38（9）：3520-3521. doi：10.1128/JCM.38.9.3520-3521.2000. PMID：11203332；PMCID：PMC87426.

[7]　Kopczynska M，Sharif B，Unwin H，et al. Real World Patterns of Antimicrobial Use and Microbiology Investigations in Patients with Sepsis outside the Critical Care Unit：Secondary Analysis of Three Nation-Wide Point Prevalence Studies. J Clin Med，2019，8（9）：1337. doi：10.3390/jcm8091337. PMID：31470569；PMCID：PMC6780948.

[8]　Casman EA. The potential of next-generation microbiological diagnostics to improve bioterrorism detection speed. Risk Anal，2004，24（3）：521-536. doi：10.1111/j.0272-4332.2004.00456.x. PMID：15209927.

叙述，部分是基于组学技术[1]。

（2）虽然没有专有名词/词组，但基于下一代测序技术、基于组学理念的微生物学研究、检验，已经非常多，可能仅次于肿瘤领域。可以说名词的出现落后于时代发展。

17. 临床微生物学思维　临床诊治，讲究临床思维。临床微生物学思维，是临床思维在微生物学领域、感染病领域的特化；是在临床诊治的思维过程中，体现微生物学观点、规律、要素等，既包括诊断，也包括处置、感控。陈佰义教授[2]、沈凌教授[3]都有阐述。

18. 微生物学国际指南和文献　WHO 指南[4]、美国 IDSA、美国微生物学学会（American Society for Microbiology，ASM）和美国临床和实验室标准化研究所（Clinical and Laboratory Standards Institute，CLSI）系列指南、英国健康保护署（Health Protection Agency，HPA）指南[5]、欧洲 ESCMID 指南、欧洲结核病实验室指南[6]。2013 年 8 月 IDSA 和 ASM 发布了《感染性疾病诊断时微生物学检查的应用指南——美国感染性疾病学会和美国微生物学学会2013 年推荐》[7~9]，2018 年有升级[10]。*Journal of Clinical Microbiology* 2011 年9 月第 49 卷增刊是临床微生物学进展的汇集，可以一读。还可参考一些优质公

［1］　Haddad N，Johnson N，Kathariou S，et al. Next generation microbiological risk assessment-potential of omics data for hazard characterisation. Int J Food Microbiol，2018，287：28-39. doi：10.1016/j. ijfoodmicro. 2018. 04. 015. Epub 2018 Apr 12. PMID：29703417.

［2］　郑旭婷、陈佰义. 社区获得性肺炎经验性抗感染治疗的临床微生物思维［J］. 中华结核和呼吸杂志，2021，44（6）：588-591. DOI：10.3760/cma. j. cn112147-20201019-01051.

［3］　沈凌. 用临床微生物学思维看肺炎，巧辨鹦鹉热［J］. 医师在线，2021，11（1）：31-32. DOI：10.3969/j. issn. 2095-7165. 2021. 01. 024.

［4］　http：//www. searo. who. int/en/Section10/Section17/Section53/Section482. htm

［5］　http：//www. hpa. org. uk/SMI/pdf

［6］　Drobniewski FA，Hoffner S，Rusch-Gerdes S，et al. Recommended standards for modern tuberculosis laboratory services in Europe. Eur Respir J，2006，28（5）：903-909.

［7］　http：//www. idsociety. org/Other_Guidelines/♯Other

［8］　Baron EJ，Miller JM，Weinstein MP，et al. A Guide to Utilization of the Microbiology Laboratory for Diagnosis of Infectious Diseases：2013 Recommendations by the Infectious Diseases Society of America（IDSA）and the American Society for Microbiology（ASM）. Clin Infect Dis，2013，57（4）：485-488.

［9］　Baron EJ，Miller JM，Weinstein MP，et al. A Guide to Utilization of the Microbiology Laboratory for Diagnosis of Infectious Diseases：2013 Recommendations by the Infectious Diseases Society of America（IDSA）and the American Society for Microbiology（ASM）. Clin Infect Dis，2013，57（4）：e22-e121.

［10］　Miller JM，Binnicker MJ，Campbell S，et al. A Guide to Utilization of the Microbiology Laboratory for Diagnosis of Infectious Diseases：2018 Update by the Infectious Diseases Society of America and the American Society for Microbiology. Clin Infect Dis，2018，67（6）：e1-e94. doi：10.1093/cid/ciy381. PMID：29955859；PMCID：PMC7108105.

确定诊断（proven diagnosis）

用资源[1]、UpToDate。

19. 临床微生物学的管理和发展 负责人（director，supervisor）[2,3]、职业挑战[4]、24h 工作制（working around the clock）[5,6]、未来发展[7~9]、实验室建设[10,11]参见相关文献。

20. 检验医学/实验室医学（clinical laboratory medicine） 临床微生物学是其重要分支。

（1）其英文还有"medical laboratory""medical laboratory science"。

（2）检验医学共九个分支，其他分支包括临床血液学、临床体液学、临床生物化学、临床免疫学、临床病理学、临床分子生物学、临床输血学、治疗药物监测，其中前六个以辅助诊断为主，后两个以辅助治疗为主。

（3）所有这些分支中，只有临床微生物学既能辅助诊断，又能辅助治疗，此外还能辅助感染控制。临床微生物学同时能够辅助诊断和治疗的特点是独一无二

［1］ https：//www.ncbi.nlm.nih.gov/books/NBK430685/

［2］ Thomson RB Jr，Wilson ML，Weinstein MP. The clinical microbiology laboratory director in the United States hospital setting. J Clin Microbiol，2010，48（10）：3465-3469.

［3］ Pritt BS，Bowler CA，Theel ES. Fellowship Training for the Future Clinical Microbiology Laboratory Director. Clin Lab Med，2020，40（4）：521-533. doi：10.1016/j.cll.2020.08.009. Epub 2020 Oct 6. PMID：33121620.

［4］ Read RC，Cornaglia G，Kahlmeter G；European Society of Clinical Microbiology and Infectious Diseases Professional Affairs Workshop group. Professional challenges and opportunities in clinical microbiology and infectious diseases in Europe. Lancet Infect Dis，2011，11（5）：408-415.

［5］ Arya SC，Agarwal N，Agarwal S. Effectiveness of bacterial identification and antimicrobial susceptibility testing in a clinical microbiology laboratory working around the clock. Am J Clin Pathol，2010，134（2）：346-347.

［6］ Eveillard M，Lemarié C，Cottin J，et al. Assessment of the usefulness of performing bacterial identification and antimicrobial susceptibility testing 24 h a day in a clinical microbiology laboratory. Clin Microbiol Infect，2010，16（8）：1084-1089.

［7］ Raoult D，Fournier PE，Drancourt M. What does the future hold for clinical microbiology？ Nat Rev Microbiol，2004，2（2）：151-159.

［8］ Read RC，Cornaglia G，Kahlmeter G；European Society of Clinical Microbiology and Infectious Diseases Professional Affairs Workshop Group. Professional challenges and opportunities in clinical microbiology and infectious diseases in Europe. Lancet Infect Dis，2011，11（5）：408-415.

［9］ Pentella M，Weinstein MP，Beekmann SE，et al. Impact of Changes in Clinical Microbiology Laboratory Location and Ownership on the Practice of Infectious Diseases. J Clin Microbiol，2020，58（5）：e01508-1519. doi：10.1128/JCM.01508-19. PMID：32075902；PMCID：PMC7180265.

［10］ Hardy DJ. Practical Aspects and Considerations When Planning a New Clinical Microbiology Laboratory. Clin Lab Med，2020，40（4）：421-431. doi：10.1016/j.cll.2020.08.015. Epub 2020 Oct 1. PMID：33121612；PMCID：PMC7528893.

［11］ 马筱玲，胡继红，徐英春，等. 临床微生物学实验室建设基本要求专家共识［J］. 中华检验医学杂志，2016，39（11）：820-823. DOI：10.3760/cma.j.issn.1009-9158.2016.11.006.

的，完全不同于实验室医学其他分支，这一点值得国内检验界同仁重视。

（4）多年以前，国内业界曾经有"医学检验"和"检验医学"的名实之争。从专业角度看，这是科学和医学的属性之争。如果我们认可"检验医学"的最后胜出是名副其实、实至名归的话，那么最能体现检验医学的医学特点的分支就是临床微生物学，因为临床医学的本质就是诊断＋治疗。单有诊断，对患者而言是没有意义的；单有治疗，对医学专业而言是盲目的，所谓无的放矢。

（5）以科学研究的心态做常规检验工作，常规工作效果会更好。

（6）避免错误[1,2]。

（7）几种模式　现场（onsite microbiology）、场外（offsite laboratory）、外包（outsourcing microbiology）[3]。

21. 安全　BMBL 指南（2020 年修订版是第 6 版）、ISO 15190 指南、CDC 指南[4]。安全第一的本质是正常情况下，完成正常的专业工作的基础上，安全第一。安全无小事，是指重要性、后果；实际工作中，安全都是小事——指琐碎、无处不在，防微杜渐很关键。

22. 国内临床微生物学面临的问题
（1）国内的专业指南近无，专业学会的辅助、规范过于薄弱。
（2）临床医疗环境不佳　医生的感染性疾病诊断水平普遍较弱。这一点从标本送检率、标本种类的选择、标本构成比、病原分析等可见一斑。特别是 COV-ID-19 疫情，暴露了综合医院部分医生感染病诊治能力的薄弱。其感染性疾病治疗学、感控等相应专业的能力也亟须提高。
（3）临床会诊的参与　国内临床的、实验室的专家都在呼吁参与会诊，但没

［1］　Novis DA. Detecting and preventing the occurrence of errors in the practices of laboratory medicine and anatomic pathology: 15 years' experience with the College of American Pathologists' Q-PROBES and Q-TRACKS programs. Clin Lab Med, 2004, 24 (4): 965-978. doi: 10.1016/j.cll. 2004.09.001. PMID: 15555751.

［2］　Kang F, Li W, Xia X, et al. Three years' experience of quality monitoring program on pre-ana-lytical errors in china. J Clin Lab Anal, 2021, 35 (3): e23699. doi: 10.1002/jcla. 23699. Epub 2021 Jan 17. PMID: 33458892; PMCID: PMC7958002.

［3］　Hosokawa N. ［Onsite microbiology services and outsourcing microbiology and offsite laborato-ries--advantage and disadvantage, thinking of effective utilization］. Rinsho Byori, 2011, 59 (10): 947-951. Japanese. PMID: 22184877.

［4］　Miller JM, Astles R, Baszler T, et al. Guidelines for safe work practices in human and animal medical diagnostic laboratories. Recommendations of a CDC-convened, Biosafety Blue Ribbon Panel. MMWR Suppl, 2012, 61 (1): 1-102. Erratum in: MMWR Surveill Summ. 2012 Mar 30; 61 (12): 214. PMID: 22217667.

确定诊断（proven diagnosis）

有形成医政的规定或专业的规范。参与者一般都是所在医院的特别情况，特例而已。这方面应该学习英国的经验，在临床微生物学工作安排中设定必配职位，专职会诊。

（4）临床微生物学在医疗机构内和实验室内被无原则地随意分割　很多医院多个科室（皮肤科、妇产科、眼科、消化科、感染科等）从事微生物学检查，检验科内除细菌室外临检组（如寄生虫学）、免疫学组（各种感染性病原的抗原抗体检查）、分子生物学（结核、病毒等）部门、发热肠道部门都有微生物学检验。这些都是面向患者的临床检查，不是科研项目。如此条块分割令人瞠目结舌！国际观点认为感染性疾病分子生物学检查应该在临床微生物学实验室进行[1]。

（5）临床微生物学在实验室内的地位过于低下　欧美医院中，临床实验室一般而言是临床病理学、临床微生物学、其他分支（包括血液学、体液学、生物化学、免疫学、输血学等）三足鼎立，比较而言其在国内的地位过于低下。究其原因，既有感染性疾病学诊治的背景因素，也有经济能力弱等本不该有的非专业因素。

（6）上面是外部环境。就临床微生物学自身而言，面临的问题包括：没有相对独立性，从业者人数过少、素质普遍偏低，专业规范（质控、复检、比对、溯源等）的执行普遍乏力，专业配置简陋，实际问题（包括临床的、科研的、教学的问题）解决能力弱，进行精细深入检查（如组织定量培养）的准备不足，前沿技术如 mNGS 的短路效应、替代效应等。

（7）我们期待外部环境有所改善，而需要我们做的自身的基础性工作也还有很多[2]！

建议阅读书籍：

• Karen C Carroll，Michael A Pfaller，Marie Louise Landry，et al. 临床微生物学手册. 第 12 版. 王辉，马筱玲，钱渊，等译. 北京：中华医学电子音像出版社，2021. 笔者按：该书（MCM12）为临床微生物学领域最好书籍。

• 王辉，任健康，王明贵，等著. 临床微生物学检验. 北京：人民卫生出版社，2015.

---

［1］　Mosammaparast N，McAdam AJ，Nolte FS. Molecular testing for infectious diseases should be done in the clinical microbiology laboratory. J Clin Microbiol，2012，50（6）：1836-1840.
［2］　王辉，陈民钧. 加强临床微生物室在感染性疾病诊治中的作用［J］. 中华检验医学杂志，2005，28（1）：2-4.

- 英文四教材之一：Patricia Tille. Bailey & Scott′s Diagnostic Microbiology. 15th Edition. Elsevier，2021.
- 英文四教材之二：Gary W Procop. Koneman′s Color Atlas and Textbook of Diagnostic Microbiology（Color Atlas & Textbook of Diagnostic Microbiology）. 7th Edition. Jones & Bartlett Learning，2016.
- 英文四教材之三：Connie R Mahon. Textbook of Diagnostic Microbiology. 6th Edition. Saunders，2018.
- 英文四教材之四：Karen Kiser，William Payne，Theresa Taff. Clinical Laboratory Microbiology：A Practical Approach. P&C Health Careers，2010.
- CMPH4：Amy L Leber. Clinical Microbiology Procedures Handbook. 4th Edition. ASM Press，2016.
- Christopher D Doern. Pocket Guide to Clinical Microbiology. 4th edition. ASM Press，2018.
- Stephen Gillespie，Peter M Hawkey. Principles and Practice of Clinical Bacteriology. 2nd edition. Wiley，2021.
- Reeti Khare. Guide to Clinical and Diagnostic Virology. ASM Press，2019.
- Rodney P Anderson. Outbreak：Cases in Real-World Microbiology. 2nd edition. ASM Press，2020.
- Luis M de la Maza，Marie T Pezzlo，Cassiana E Bittencourt，et al. Color Atlas of Medical Bacteriology. 3rd Edition. ASM Press，2020.
- 国内图谱众多，如陈东科老师和周庭银老师的综合性图谱、北大一院和北京协和医院的真菌学图谱等。

临床病理学——辅助诊断

参差碧岫耸莲花，潺湲绿水萦金沙。何须远访三山路，人今已到九仙家。

凭高瞰险足怡心，菌阁桃源不暇寻。馀雪依林成玉树，残霙点岫即瑶岑。

——唐·上官昭容《游长宁公主流杯池》

1. 感染性疾病病理学（infectious disease pathology[1,2]，infectious patholo-gy[3,4]）是临床病理学（clinical pathology）的一个分支，是病理学和感染性疾病学的交集。

（1）相关信息　　如综述[5~7]、历史[8]和发展[9,10]、新现和再现

———————

［1］ Infectious Disease Pathology. Mod Pathol，2017，30（S2）：388-394. doi：10.1038/modpathol.2016.254. PMID：28134892.

［2］ Abstracts from USCAP 2021：Infectious Disease Pathology（757-770）. Lab Invest，2021，101（Suppl 1）：944-962. doi：10.1038/s41374-021-00562-0. PMID：33707722.

［3］ Vidal-Cortés P，Nuvials-Casals X，Maseda-Garrido E，et al. Organization of attention to infectious pathology in critical care units in Spain. Med Intensiva（Engl Ed），2020，30：S0210-5691（20）30263-1. English，Spanish. doi：10.1016/j.medin.2020.08.002. Epub ahead of print. PMID：33010952.

［4］ Tauziède-Espariat A，Chrétien F，Jouvion G，et al. Pratique de la pathologie infectieuse en France en 2015. Résultats d'un questionnaire national［Practices in infectious pathology in France in 2015. Results of the national survey］. Ann Pathol，2018，38（1）：55-63. French. doi：10.1016/j.annpat.2017.12.002. Epub 2018 Jan 7. PMID：29317100.

［5］ Powers CN. Diagnosis of infectious diseases：a cytopathologist's perspective. Clin Microbiol Rev，1998，11（2）：341-365.

［6］ Procop GW，Wilson M. Infectious disease pathology. Clin Infect Dis，2001，32（11）：1589-1601.

［7］ Peres LC，Saggioro FP，Dias LB Jr，et al. Infectious diseases in paediatric pathology：experience from a developing country. Pathology，2008，40（2）：161-175.

［8］ Rosati LA. The microbe，creator of the pathologist：an inter-related history of pathology，microbiology，and infectious disease. Ann Diagn Pathol，2001，5（3）：184-189.

［9］ Hofman P. Quelle place et quel avenir pour l'anatomo-cyto-pathologie des maladies infectieuses et tropicales en France?［What place and what future for the pathology of infectious and tropical diseases in France?］. Ann Pathol，2014，34（3）：171-182. French. doi：10.1016/j.annpat.2014.04.006. Epub 2014 May 20. PMID：24950861；PMCID：PMC7131493.

［10］ Hofman P，Lucas S，Jouvion G，et al. Pathology of infectious diseases：what does the future hold? Virchows Arch，2017，470（5）：483-492. doi：10.1007/s00428-017-2082-6. Epub 2017 Feb 10. PMID：28188440.

感染[1,2]、细胞病理学[3,4]和口腔细胞病理学[5]、组织病理学[6]、分子诊断[7]和分子病理[8,9]、激光捕获显微切割（laser capture microdissection）技术[10~12]、细菌基因组学[13]、儿科[14]、中国 20 世纪 90 年代信息[15]。

（2）外部质控评估和认证 如美国病理学家学会[16]、英国免疫组化外部质评[17]、独立科研机构 NordiQC[18]。

（3）2021 年 5 月 26 日检索，PubMed 中没有 "evidenced-based pathology" 和 "evidenced-based clinical pathology" 两个词组。当然循证理念早已在实际工

［1］ Schwartz DA. Emerging and reemerging infections. Progress and challenges in the subspecialty of infectious disease pathology. Arch Pathol Lab Med，1997，121（8）：776-784.

［2］ Olano JP，Walker DH. Diagnosing emerging and reemerging infectious diseases：the pivotal role of the pathologist. Arch Pathol Lab Med，2011，135（1）：83-91.

［3］ Hofman P，Huerre M. Cytopathologist's role in detecting and identifying pathogens. Ann Pathol，2002，22（4）：289-304.

［4］ Atkins KA，Powers CN. The cytopathology of infectious diseases. Adv Anat Pathol，2002，9（1）：52-64.

［5］ Braz-Silva PH，Magalhaes MH，Hofman V，et al. Usefulness of oral cytopathology in the diagnosis of infectious diseases. Cytopathology，2010，21（5）：285-299.

［6］ Gupta E，Bhalla P，Khurana N，et al. Histopathology for the diagnosis of infectious diseases. Indian J Med Microbiol，2009，27（2）：100-106.

［7］ Cathomas G. Molecular diagnostic in infectious disease pathology：an update. Ann Pathol，2009，1：S19-21.

［8］ Naber SP. Molecular pathology—diagnosis of infectious disease. N Engl J Med，1994，331（18）：1212-1215.

［9］ Dumoulin A. Diagnostic moltéculaire des maladies infectieuses pour la pratique ambulatoire［Molecular diagnostics of infectious diseases for the ambulatory practice］. Rev Med Suisse，2014，10（445）：1866-1870. French. PMID：25417356.

［10］ Yazdi AS，Puchta U，Flaig MJ，et al. Laser-capture microdissection：applications in routine molecular dermatopathology. J Cutan Pathol，2004，31（7）：465-70.

［11］ Westwater C，Schofield DA. Laser capture microdissection of *Candida albicans* from host tissue. Methods Mol Biol，2012，845：397-409.

［12］ Chen XP，Mata M，Fink DJ. Use of laser capture microdissection together with in situ hybridization and real-time PCR to study distribution of latent herpes simplex virus genomes in mouse trigeminal ganglia. Methods Mol Biol，2005，293：285-293.

［13］ Olsen RJ，Long SW，Musser JM. Bacterial genomics in infectious disease and the clinical pathology laboratory. Arch Pathol Lab Med，2012，136（11）：1414-1422.

［14］ Peres LC，Saggioro FP，Dias LB Jr，et al. Infectious diseases in paediatric pathology：experience from a developing country. Pathology，2008，40（2）：161-175.

［15］ Liu Y. Advances in pathology of infectious diseases in China. Zhonghua Bing Li Xue Za Zhi，1995，24（4）：255-257.

［16］ http：//www. cap. org

［17］ http：//www. ukneqas. org. uk

［18］ http：//www. nordiqc. org

作中展开，并形成指南[1~3]。内在而言，和其他临床分支一样，临床病理学近二十年的发展主要是两方面：分子生物学技术的应用、循证医学理念的实践。外部而言，主要是自动化、信息化与数字化（包括人工智能）。

2. 病理学检查的优势——眼见为实

（1）看到微生物/菌体　如果进一步结合单克隆抗体或分子生物学技术，则可以确定菌种。当然这一条本质上也是微生物学证据。

（2）能够看到微生物对人体的作用　主要是炎症状态，还包括出血、坏死、肉芽肿形成[4]、病毒所致细胞病变效应（cytopathic effect，CPE）等。其中有部分变化是特征性变化，即指向特定种属微生物感染的变化。

（3）鉴别诊断　病理学同时可以提供非感染性疾病的证据，如查见肿瘤细胞等。

3. 标本　和微生物学标本相似，全身所有部位和各种产物（分泌物、外排物）都会成为病理学检查标本。具体包括活检（biopsy）或尸检（autopsy）[5,6]的组织、脱落细胞等。可据此将病理学分为组织病理学（histopathology）、细胞病理学（cytopathology）等。

（1）自然存在/排出的液体（exfoliation）或相应部位的洗液　咳痰、尿液、分泌物、膀胱洗液、镜下洗液等。

（2）刮取（abrasion）的标本。

（3）抽吸（aspiration）或术中活检的标本　表浅（乳腺、淋巴结、腺体、

［1］　Ciavattini A，Giannella L，Delli Carpini G，et al. Adenocarcinoma in situ of the uterine cervix：Clinical Practice Guidelines from the Italian Society of Colposcopy and Cervical Pathology（SICPCV）. Eur J Obstet Gynecol Reprod Biol，2019，240：273-277. doi：10.1016/j. ejogrb. 2019.07.014. Epub 2019 Jul 20. PMID：31352128.

［2］　Babjuk M，Burger M，Compérat EM，et al. European Association of Urology Guidelines on Non-muscle-invasive Bladder Cancer（TaT1 and Carcinoma In Situ)-2019 Update. Eur Urol，2019，76（5）：639-657. doi：10.1016/j. eururo. 2019.08.016. Epub 2019 Aug 20. PMID：31443960.

［3］　Matsumoto H，Shiraishi K，Azuma H，et al. Clinical Practice Guidelines for Bladder Cancer 2019 update by the Japanese Urological Association：Summary of the revision. Int J Urol，2020，27（9）：702-709. doi：10.1111/iju. 14281. Epub 2020 Jun 21. PMID：32564429.

［4］　Amarnath S，Deeb L，Philipose J，et al. A Comprehensive Review of Infectious Granulomatous Diseases of the Gastrointestinal Tract. Gastroenterol Res Pract，2021，2021：8167149. doi：10.1155/2021/8167149. PMID：33628227；PMCID：PMC7886506.

［5］　Nolte KB. Infectious disease pathology and the autopsy. Clin Infect Dis，2002，34（1）：130-131.

［6］　Humphreys CA，Smith C，Wardlaw JM. Correlations in post-mortem imaging-histopathology studies of sporadic human cerebral small vessel disease：a systematic review. Neuropathol Appl Neurobiol，2021. doi：10.1111/nan. 12737. Epub ahead of print. PMID：34037264.

软组织等）、深部（肺[1]、肝、胰[2]、脾等）组织。影像学引导下抽吸标本，如超声引导[3]——支气管内超声引导下经支气管针吸术（endobronchial ultrasound-guided transbronchial needle aspiration，EBUS-TBNA）。参见超声引导前列腺取材[4]、细针抽吸（fine needle aspiration）标本应用指引[5]。

4. 病理学方法和评价　HE 染色（hematoxylin and eosin stain）是标准染色方法。

（1）常用方法　HE、Papanicolaou、Giemsa、Wright、Warthin-Starry、GMS（Grocott-Gomori methenamine silver）、PAS（periodic acid-Schiff）等。微生物学染色方法：革兰染色及改良[6]、姜-尼抗酸染色、Putt's modification of Fite stain、乳酸酚棉蓝染色等。

（2）有文献对开胸肺活检（open lung biopsies）标本进行了相关研究[7]，110 例患者中临床确诊感染 21 例。各方法的比较结果：

① 革兰染色和培养的敏感性分别是 100% 和 80%。但 21 个培养有无关微生物生长，2 个革兰染色结果解释错误。

② 六胺银染色（methenamine silver stains）和抗酸染色的敏感性（80%、100%）比各自对应的培养高（20%、50%）。两方法没有结果解释错误。

③ 六胺银染色阳性预测值（100%）比培养高（60%）。

[1] Faber E，Grosu H，Sabir S，et al. Adequacy of small biopsy and cytology specimens for comprehensive genomic profiling of patients with non-small-cell lung cancer to determine eligibility for immune checkpoint inhibitor and targeted therapy. J Clin Pathol，2021，jclinpath-2021-207597. doi：10.1136/jclinpath-2021-207597. Epub ahead of print. PMID：33952592.

[2] Holalkere NS，Soto J. Imaging of miscellaneous pancreatic pathology（trauma，transplant，infections，and deposition）. Radiol Clin North Am，2012，50（3）：515-528.

[3] Miyazaki K，Hirasawa Y，Aga M，et al. Examination of endobronchial ultrasound-guided transbronchial needle aspiration using a puncture needle with a side trap. Sci Rep，2021，11（1）：9789. doi：10.1038/s41598-021-89244-x. PMID：33963234；PMCID：PMC8105373.

[4] Lee MS，Moon MH，Kim CK，et al. Guidelines for Transrectal Ultrasonography-Guided Prostate Biopsy：Korean Society of Urogenital Radiology Consensus Statement for Patient Preparation，Standard Technique，and Biopsy-Related Pain Management. Korean J Radiol，2020，21（4）：422-430. doi：10.3348/kjr.2019.0576. PMID：32193890；PMCID：PMC7082664.

[5] Glaser LJ，Montone KT. A Practical Guide to the Role of Ancillary Techniques in the Diagnosis of Infectious Agents in Fine Needle Aspiration Samples. Acta Cytol，2020，64（1-2）：81-91. doi：10.1159/000497076. Epub 2019 Mar 19. PMID：30889574.

[6] Becerra SC，Roy DC，Sanchez CJ，et al. An optimized staining technique for the detection of Gram positive and Gram negative bacteria within tissue. BMC Res Notes，2016，9：216. doi：10.1186/s13104-016-1902-0. PMID：27071769；PMCID：PMC4828829.

[7] Renshaw AA. The relative sensitivity of special stains and culture in open lung biopsies. Am J Clin Pathol，1994，102（6）：736-740.

（3）髋或膝假体关节感染术中冰冻切片组织病理学检查系统性综述[1]　26个研究 3269 个患者培养证实感染 796 例（24.3%）。阈值为每高倍视野 5 个或 10 个多形核粒细胞。不同阈值间 OR、似然比没有显著性差异。使用任一阈值进行统计，累积诊断 OR 为 54.7（95%CI，31.2～95.7），阳性似然比 12.0（95% CI，8.4～17.2），阴性似然比 0.23（95% CI，0.15～0.35）。

（4）针对皮肤软组织感染（SSTI）的临床诊断、组织培养和组织病理学检查诊断一致性，有一项单中心回顾性研究[2]　组织病理学检查和组织培养结果之间总体一致性很高（76.1%）。和最终临床诊断相比，组织病理学（77.8%、74.2% 和 80.0%）和组织培养（92.1%、67.7% 和 83.3%）确定为无感染、真菌感染和分枝杆菌感染的符合率较高。病理组织学（61.9%）和组织培养（28.4%）显示疑似细菌感染导致 SSTI 时符合率较低。年龄、性别、种族、抗微生物药物使用、免疫状态或活检组织大小对符合率无显著影响。

（5）数字病理学（digital pathology）[3]　有荟萃分析一共纳入 25 项研究[4]。共检查 10410 个组织学样本（平均样本量 176）。对于总体一致性（临床一致性），24 项研究一致性为 98.3%（95% 可信区间，97.4%～98.9%）。25 项研究共报告 546 个主要不一致。其中超过一半（57%）与核异型性评估、不典型增生和恶性肿瘤分级有关。其次是具有挑战性的诊断（26%）和小物体识别（16%）。

（6）对于疑似深部真菌感染，GMS 有一定价值，尤其是耶氏肺孢子菌[5]。

[1] Tsaras G，Maduka-Ezeh A，Inwards CY，et al. Utility of intraoperative frozen section histopathology in the diagnosis of periprosthetic joint infection：a systematic review and meta-analysis. J Bone Joint Surg Am，2012，94（18）：1700-1711.

[2] Herbosa CM，Bhat TS，Semenov YR，et al. Diagnostic concordance of clinical diagnosis，tissue culture，and histopathology testing for skin and soft tissue infections：A single-center retrospective study. Int J Womens Dermatol，2020，6（5）：395-398. doi：10.1016/j. ijwd. 2020. 08. 006. PMID：33898706；PMCID：PMC8060675.

[3] Jahn SW，Plass M，Moinfar F. Digital Pathology：Advantages，Limitations and Emerging Perspectives. J Clin Med，2020，9（11）：3697. doi：10.3390/jcm9113697. PMID：33217963；PMCID：PMC7698715.

[4] Azam AS，Miligy IM，Kimani PK，et al. Diagnostic concordance and discordance in digital pathology：a systematic review and meta-analysis. J Clin Pathol，2020，15：jclinpath-2020-206764. doi：10. 1136/jclinpath-2020-206764. Epub ahead of print. PMID：32934103.

[5] Lang-Orsini M，Genega EM，Bedrossian K，et al. Empirical ordering of stains in cytology-are we saving or losing？ J Am Soc Cytopathol，2021，14：S2213-2945（21）00217-9. doi：10.1016/j. jasc. 2021. 08. 003. Epub ahead of print. PMID：34507918.

5. 不同感染的病理学特征[1~5]　有急性慢性炎症、大量巨噬细胞或多核巨细胞伴或不伴肉芽肿[6]、坏死时，要考虑感染病因。不同感染的病变特征不同，但基本病变皆属炎症。

（1）病毒性感染　光镜不能看见病毒体，可通过致细胞病变效应（CPE）判断。核和（或）浆中的包涵体对病毒性感染而言特异性高，核周的晕征（halo）、纤毛细胞变性崩解（ciliocytophthoria）、纤毛丛和胞浆的分离等特征提供了更多的细节线索。常伴再生性或修复性异常。最常见难点在于和肿瘤性改变的区分辨析。

① 单纯疱疹病毒（HSV）、水痘-带状疱疹病毒（VZV）　核清晰、玻璃样变，伴多个核和核挤压塑形（nuclear molding）；多核巨细胞（可达100μm）和（或）被感染细胞：核内包涵体充满核内，将染色质挤压到核边，或核中央不规则致密体，边界清晰，染色质聚积成块。染色：HE、Panpanicolaou、Giemsa、Wright。用免疫组化（immunohistochemistry，IHC）、原位杂交（in situ hybridization，ISH）或核酸扩增（nucleic acid amplification，NAA）验证并进一步区分。

② 巨细胞病毒（CMV）　急慢性炎症；常累及血管内皮，导致缺血或溃疡；被感染细胞增大，有核内包涵体，嗜双色，常有晕；偶尔有嗜碱性胞浆包涵体；死亡的被感染细胞皱缩、模糊，包涵体边界不清晰。染色：HE、Panpanicolaou。用IHC、ISH或NAA验证。

③ 人乳头瘤病毒（HPV）　Koilocytosis（核周空穴细胞病、中空细胞病、凹细胞病）/气球细胞（ballon cell，Koilocyte）（细胞增大，一个或多个不规则核，染色质染色增强，核周伴可变的清晰区域）；Panpanicolaou 染色可见单个或少数聚集细胞有核异常（不规则、小、致密），嗜橙黄胞浆。染色：HE、Panpa-

［1］ Procop GW，Wilson M. Infectious disease pathology. Clin Infect Dis，2001，32（11）：1589-1601.

［2］ Woods GL，Walker DH. Detection of infection or infectious agents by use of cytologic and histologic stains. Clin Microbiol Rev，1996，9（3）：382-404.

［3］ Powers CN. Diagnosis of infectious diseases：a cytopathologist's perspective. Clin Microbiol Rev，1998，11（2）：341-365.

［4］ Baldassarri RJ，Kumar D，Baldassarri S，et al. Diagnosis of Infectious Diseases in the Lower Respiratory Tract：A Cytopathologist's Perspective. Arch Pathol Lab Med，2019，143（6）：683-694. doi：10.5858/arpa.2017-0573-RA. Epub 2018 Sep 11. PMID：30203986.

［5］ Gupta E，Bhalla P，Khurana N，et al. Histopathology for the diagnosis of infectious diseases. Indian J Med Microbiol，2009，27（2）：100-106. doi：10.4103/0255-0857.49423. PMID：19384030.

［6］ 李建明，邓永键，丁彦青，等. 重视感染性肉芽肿性病变的病理诊断［J］. 诊断病理学杂志，2008，15（5）：353-356.

确定诊断（proven diagnosis）

nicolaou。ISH 可用于区分高风险、低风险类型。

④ 腺病毒　可见 Smudge 细胞（胞核增大，嗜双色或嗜碱性包涵体，胞浆变少围在周边；早期包涵体类似 HSV 包涵体）。染色：HE。用 IHC、ISH 或 NAA 验证。

⑤ 呼吸道合胞病毒（RSV）　上皮细胞罕见胞浆包涵体，如果有则常在核周；巨细胞可以表现为多个大的胞浆包涵体，尤其是免疫受损宿主延长感染期可见。

⑥ 狂犬病毒　胞浆包涵体（negri body，内基小体）嗜酸，圆或长形（2～10μm），内有不同大小的嗜碱性点彩；Seller 染色时包涵体樱桃红色。神经系统标本病理学检查见到内基小体有确诊意义。

⑦ 寨卡病毒（Zika virus）　可以观察到脑部微病变（microcephaly）（小脑异常），皮质和皮质下白质几乎完全无脑回、脑积水和多灶性营养不良钙化，伴有相关的皮质移位和轻度局灶性炎症[1]。病毒抗原定位于神经胶质细胞和神经元——与致命性小头畸形的微钙化有关，以及妊娠早期胎盘的绒毛膜[2]。

⑧ SARS-CoV-2[3]　COVID-19 的肺组织学是急性呼吸窘迫综合征的一部分，最常见的是弥漫性肺泡损伤。肺损伤可以是暂时性的异质性，伴新损伤与愈合并存模式。病毒研究包括免疫组化、RNA 原位杂交和 PCR，有助于识别原发性病毒性损伤（如呼吸机相关性肺炎）的并发症。病毒感染的反应会产生系统性影响，主要表现之一是微循环血栓形成和大血管栓塞。少见模式包括富含中性粒细胞的炎症。参见组织图谱（tissue atlases）[4]。

（2）细菌性感染　组织切片 HE 染色时，细菌是最难判断的微生物（很难和背景相区分）。有改良革兰染色，可增加细菌和组织细胞的对比[5]。

① 普通细菌　中性粒细胞性炎症；HE 染色偶见菌体。染色：组织革兰染

［1］ Mlakar J，Korva M，Tul N，et al. Zika Virus Associated with Microcephaly. N Engl J Med，2016，374（10）：951-958. doi：10.1056/NEJMoa1600651. Epub 2016 Feb 10. PMID：26862926.

［2］ Martines RB，Bhatnagar J，de Oliveira Ramos AM，et al. Pathology of congenital Zika syndrome in Brazil：a case series. Lancet，2016，388（10047）：898-904. doi：10.1016/S0140-6736（16）30883-2. Epub 2016 Jun 29. PMID：27372395.

［3］ Borczuk AC. Pulmonary pathology of COVID-19：a review of autopsy studies. Curr Opin Pulm Med，2021，27（3）：184-192. doi：10.1097/MCP.0000000000000761. PMID：33399353.

［4］ Delorey TM，Ziegler CGK，Heimberg G，et al. COVID-19 tissue atlases reveal SARS-CoV-2 pathology and cellular targets. Nature，2021. doi：10.1038/s41586-021-03570-8. Epub ahead of print. PMID：33915569.

［5］ Becerra SC，Roy DC，Sanchez CJ，et al. An optimized staining technique for the detection of Gram positive and Gram negative bacteria within tissue. BMC Res Notes，2016，9：216. doi：10.1186/s13104-016-1902-0. PMID：27071769；PMCID：PMC4828829.

色（Brown-Brenn stains 对革兰阳性细菌效果好；Brown-Hopps 用于革兰阴性菌）。在研究 ISH 方法以鉴别特定病原，如军团菌。

② 伤寒沙门菌所致伤寒　可见伤寒细胞聚集形成的伤寒肉芽肿/伤寒小结。

③ 幽门螺杆菌　中性粒细胞性炎症和（或）慢性炎症状态，常有淋巴滤泡；胃上皮细胞表面、黏膜层可见弯曲的菌体；HE 染色时常可见菌体。染色：很多组化方法可以应用，包括 Giemsa、Warthin-Starry。有免疫组化方法，但不是必需的，检查少量菌体（可能在治疗后）时可以用。有观点认为 Warthin-Starry 染色为金方法。

④ 巴通体（猫抓病）　（早期）非化脓性到（晚期）化脓性肉芽肿（suppurative granuloma），其中可见成簇菌体，部分菌体弯曲。染色：Warthin-Starry 或类似银染方法。NAA 成功用于研究性实验室。

⑤ 梅毒螺旋体　疾病病程不同，病理表现则不同。一期：中性粒细胞性炎症；二期：非坏死性肉芽肿；三期：浆细胞性/慢性炎症性血管炎，螺旋形菌体。染色：Warthin-Starry 或类似银染方法。NAA 成功用于研究性实验室。

⑥ 嗜肺军团菌　中性粒细胞性炎症，HE 或革兰染色难以识别菌体。染色：Warthin-Starry 或类似银染方法。IHC、ISH、NAA 都有成功应用。

⑦ 分枝杆菌属　和坏死性、非坏死性肉芽肿有关，以及急性炎症。染色：革兰阳性，串珠样，分支的杆菌；姜-尼染色或金胺-罗丹明染色；麻风分枝杆菌姜-尼染色阴性，可用 Fite 染色，瘤型麻风可见泡沫细胞（foamy cell）。有 ISH、NAA 方法，病理学领域未广泛应用。参见结核病和结节病的鉴别[1]。参见非结核分枝杆菌指南诊断标准[2]。

⑧ 放线菌　中性粒细胞性炎症；所致足菌肿（足分枝菌病，mycetoma）可见颗粒；硫黄颗粒：有时脓液中可见细小黄色颗粒（1～2mm），压片可见颗粒由分枝菌丝交织而成，HE 染色可见中心蓝紫色，周围菌丝放线状（放线菌所以得名），红色，此红色是胶样物质包绕菌体形成的鞘。菌体染色：串珠样，分枝，革兰阳性丝状。菌体革兰阳性，而鞘革兰阴性。菌丝似真菌菌丝，粗细一般不超过 $1\mu m$，菌丝有分枝，可断裂为短杆菌。

⑨ 诺卡菌　中性粒细胞性炎症；所致足菌肿（足分枝菌病，mycetoma）可见颗粒，侵袭性诺卡菌通常和颗粒无关，菌体染色：串珠样，分枝，革兰阳性丝

［1］　金木兰，刘鸿瑞.结节病与结核病［J］.中华病理学杂志，2007，36（5）：333-335.

［2］　Griffith DE，Aksamit T，Brown-Elliott BA，et al. An official ATS/IDSA statement：diagnosis，treatment，and prevention of nontuberculous mycobacterial diseases. Am J Respir Crit Care Med，2007，175（4）：367-416.

状。Fite 染色可用于鉴别诺卡菌和放线菌：诺卡菌阳性，放线菌阴性。

（3）真菌性感染　绝大多数情况下，病理学标本中真菌的判断，主要依赖于其形态结构（菌丝相/酵母相、大小、形状、出芽、分枝），而非染色特征。参见鼻部真菌感染相关病理学综述[1,2]、组织病理学综述[3]。

① 假丝酵母菌　中性粒细胞性炎症，肉芽肿罕见；通常可以见到真菌菌体。染色：GMS 或 PAS。革兰染色时假丝酵母菌多为革兰阳性。辅助方法不是必需的，也没有商品化。原发性肺部假丝酵母菌感染：病例罕见，病理学检查有吸入证据，有对肺组织的侵袭性证据时才可以确诊[4]。病理学几乎是唯一确诊证据。

② 新型隐球菌　表现多样；中性粒细胞性炎症，肉芽肿可见于免疫正常宿主形成的隐球菌瘤（Cryptococcomas）。染色：GMS 或 PAS 检测菌体；黏蛋白卡红（mucicarmine）或阿尔新蓝（alcian blue）检测荚膜。革兰染色：纯培养后为革兰阳性，组织、分泌物中有时为革兰阴性[5]。有商品化的 IHC 试剂，但通常不需要，遇到无荚膜变异株可以使用。脑脊液中见到有宽大荚膜的酵母样菌体，可确诊新型隐球菌感染。参见指南[6]。

③ 曲霉菌　从中性粒细胞性炎症到肉芽肿各种表现；可见粗细均匀透明菌丝（2～7μm），有分隔，有锐角分枝（45°，组织挤压可有直角），陈旧肉芽肿菌丝可变形、粗细不均匀；常有血管侵袭和血栓形成；曲霉菌球甚至可见孢子头。染色：GMS、PAS。有 IHC 和 ISH 检查，如果没有培养，可用于鉴别透明菌丝，如镰刀菌、假阿利什菌（Pseudallescheria）。有指南将病理学检查和培养并列为确诊证据[7]。

④ 接合菌　中性粒细胞性炎症；不规则，宽大（5～60μm，多为 10～

［1］　刘红刚，朴颖实. 重视鼻腔鼻窦真菌感染的病理诊断［J］. 诊断病理学杂志，2009，16（1）：1-5.

［2］　李丽丽，刘红刚. 真菌性鼻-鼻窦炎致病真菌的组织化学、免疫组织化学及分子生物学检测［J］. 中华病理学杂志，2010，39（4）：285-288.

［3］　Guarner J，Brandt ME. Histopathologic diagnosis of fungal infections in the 21st century. Clin Microbiol Rev，2011，24（2）：247-280.

［4］　Pappas PG，Kauffman CA，Andes D，et al. Clinical practice guidelines for the management of candidiasis：2009 update by the Infectious Diseases Society of America. Clin Infect Dis，2009，48（5）：503-535.

［5］　Bottone EJ. Cryptococcus neoformans：pitfalls in diagnosis through evaluation of gram-stained smears of purulent exudates. J Clin Microbiol，1980，12（6）：790-791.

［6］　Perfect JR，Dismukes WE，Dromer F，et al. Clinical practice guidelines for the management of cryptococcal disease：2010 update by the infectious diseases society of america. Clin Infect Dis，2010，50（3）：291-322.

［7］　Walsh TJ，Anaissie EJ，Denning DW，et al. Treatment of aspergillosis：clinical practice guidelines of the Infectious Diseases Society of America. Clin Infect Dis，2008，46（3）：327-360.

15μm），带状的菌丝，几乎或完全没有分隔；和血管侵袭、梗死、神经周围侵袭有关。染色：GMS、PAS。

⑤ 申克孢子丝菌　肉芽肿性和化脓性混合的炎症过程；可见卵圆或雪茄烟样长形的酵母样菌体，3～5μm 宽，因为菌体数量少，所以难以看见。参见指南[1]。

⑥ 荚膜组织胞浆菌　通常处于胞内；免疫正常者会有肉芽肿；免疫受损者反应多样，可以以组织细胞为主，伴吞噬小酵母样菌（2～5μm），酵母样菌有窄颈出芽。染色：GMS、PAS。有 IHC、ISH、NAA 方法，没有广泛应用。参见指南[2]。

⑦ 粗球孢子菌（*Coccidioides immitis*）　肉芽肿性炎症，伴坏死，可能有嗜酸性粒细胞浸润；HE 染色可见小球体（spherules）；裂开的小球体伴孢子释放时可能和酵母形式类似。染色：GMS 可染孢子，但不能染小球体的外壁；可用 PAS；看不见出芽。有 IHC、ISH、NAA 方法，没有广泛应用。参见指南[3]。

⑧ 皮炎芽生菌　化脓性肉芽肿反应伴酵母，酵母有厚的双层细胞壁和宽基出芽。染色：GMS、PAS。有 IHC、ISH、NAA 方法，没有广泛应用。参见指南[4]。

（4）寄生虫性感染　病例多为散发。寄生虫感染的判断高度依赖临床信息、良好的标本准备技术、良好的染色技术。

① 肠内寄生虫　炎症反应多样，从蓝氏贾第鞭毛虫的小/无反应到溶组织阿米巴的中性粒细胞聚集。染色：三色（trichrome）染色会增强虫体。有 IHC 方法；有免疫荧光染色，不过常用于粪便标本。

② 组织寄生虫　多样，包括肉芽肿、嗜酸性粒细胞性炎症、中性粒细胞性炎症；可清晰见到粪类圆线虫（*Strongyloides stercoralis*）幼虫、吸虫卵。Gi-

　　[1] Kauffman CA，Bustamante B，Chapman SW，et al. Clinical practice guidelines for the management of sporotrichosis：2007 update by the Infectious Diseases Society of America. Clin Infect Dis，2007，45（10）：1255-1265.

　　[2] Wheat LJ，Freifeld AG，Kleiman MB，et al. Clinical practice guidelines for the management of patients with histoplasmosis：2007 update by the Infectious Diseases Society of America. Clin Infect Dis，2007，45（7）：807-825.

　　[3] Galgiani JN，Ampel NM，Blair JE，et al. Coccidioidomycosis. Clin Infect Dis，2005，41（9）：1217-1223.

　　[4] Chapman SW，Dismukes WE，Proia LA，et al. Clinical practice guidelines for the management of blastomycosis：2008 update by the Infectious Diseases Society of America. Clin Infect Dis，2008，46（12）：1801-1812.

emsa 染色用于识别利斯曼原虫、锥虫（*Trypanosoma cruzi*）和微丝蚴。无常规辅助方法，有 IHC 方法。

③ 血液寄生虫　疟原虫、巴贝西虫、微丝蚴可见于厚或薄血涂片 Giemsa 染色。染色：Giemsa。有 NAA 方法。

④ 节肢动物寄生虫　嗜酸性粒细胞反应；HE 染色切片可见节肢动物躯体结构。染色：不需要特殊染色。

（5）有肉芽肿性感染（granulomatous infections）一词，参见相关文献[1~4]。相关病原学研究：结节病（sarcoidosis）和痤疮丙酸杆菌[5]、农夫肺和嗜热放线菌（farmer's lung and *Thermophilic actinomycetes*）、温泉肺（hot tub lung）和鸟分枝杆菌复合群[6]。

（6）引起混合性的化脓性和肉芽肿性反应和（或）坏死性肉芽肿的常见病原非结核分枝杆菌、皮炎芽生菌、申克孢子丝菌、巴西副球孢子菌、着色芽生菌病（chromoblastomycosis）、系统性暗色丝孢霉病（systemic phaeohyphomycosis）、棘阿米巴属（*Acanthamoeba* spp.）、小肠结肠炎耶尔森菌和假结核耶尔森菌、土拉热弗朗西斯菌、汉氏巴通体、沙眼衣原体血清型 L1~L3。

（7）非干酪性的"成熟"的肉芽肿的病原　结核分枝杆菌、非结核分枝杆菌、荚膜组织胞浆菌、布鲁菌属、冈地弓形虫、考克斯体（*Coxiella burnetti*）、埃里希体属、CMV、血吸虫属（*Schistosma* spp.）、犬恶丝虫（*Dirofilaria immitis*）。

（8）干酪性肉芽肿的常见病原　结核分枝杆菌、非结核分枝杆菌、荚膜组织胞浆菌、粗球孢子菌、新型隐球菌。参见感染所致肺部肉芽肿性疾病组织学作用

---

[1]　James DG. A clinicopathological classification of granulomatous disorders. Postgrad Med J，2000，76（898）：457-465.

[2]　Zumla A，James DG. Granulomatous infections：etiology and classification. Clin Infect Dis，1996，23（1）：146-158.

[3]　Inoue Y，Suga M. Granulomatous diseases and pathogenic microorganism. Kekkaku，2008，83（2）：115-130.

[4]　Bonifaz A，Tirado-Sánchez A，Araiza J，et al. Thoracic actinomycetoma：a retrospective clinical-epidemiological study of 64 cases. Trans R Soc Trop Med Hyg，2021，115（4）：337-339. doi：10.1093/trstmh/trab037. PMID：33690859.

[5]　Negi M，Takemura T，Guzman J，et al. Localization of propionibacterium acnes in granulomas supports a possible etiologic link between sarcoidosis and the bacterium. Mod Pathol，2012，25（9）：1284-1297.

[6]　Inoue Y，Suga M. Granulomatous diseases and pathogenic microorganism. Kekkaku，2008，83（2）：115-130.

综述[1]。

（9）急性炎症，伴或不伴脓肿形成的常见病原 化脓性细菌、放线菌、假丝酵母菌属菌种、曲霉菌属菌种、接合菌。

（10）未机化的急慢性混合炎症或慢性炎症的常见病原 军团菌属菌种（肺炎）、幽门螺杆菌、隐孢子虫（*Cryptosporidium* spp.）、微丝蚴（*Microsporidia*）、梅毒螺旋体。

（11）引起组织细胞（histiocyte）聚集性/弥散性浸润的病原 鸟分枝杆菌复合群、日内瓦分枝杆菌（*Mycobacterium genavense*）、麻风分枝杆菌、利什曼原虫、单核细胞增生李斯特菌。

6. 有肿瘤病理学综述列出了 7 个部位的病原学特点[2]，下面列出 4 个，请关注原文。文章还给出了 24 种微生物的细胞病理学特点、病理学类似情况、免疫组化染色、分子生物学检测。可与前文信息比较阅读。

（1）宫颈 病毒性：HPV、HSV、CMV；细菌：放线菌属、淋病奈瑟球菌、阴道加德纳菌；真菌：念珠菌属；寄生虫：阴道毛滴虫。临床特点：鳞状细胞反应性改变与空泡细胞型 HPV-CPE 近似；HSV-CPE 与高级别鳞状上皮内病变（high-grade squamous intraepithelial lesion，HSIL）近似；乳酸杆菌能形成长链，类似真菌；放线菌多见于宫内节育器患者；裸核或胞质碎片类似阴道毛滴虫。辅助检测：液基分子检测高危型和低危型 HPV 基因型及性传播疾病病原。

（2）肺 病毒性：CMV、HSV、RSV；细菌：结核分枝杆菌、鸟胞内分枝杆菌、放线菌属、诺卡菌属；真菌：念珠菌属、曲霉属、毛霉菌、组织胞浆菌属、皮炎芽生菌属、隐球菌属、粗球孢子菌属、肺孢子菌属；寄生虫：粪圆线虫。临床特点：病毒性致细胞病变效应（CPE）应启动确证性免疫染色；放线菌可能是一种口腔污染物；必须有考虑疑似地方性真菌病的阈值低限；快速现场评价（rapid on-site evaluation，ROSE）且怀疑感染时，获取细胞块进行涂片，或核心部位活检。辅助检测：CMV、HSV、RSV 和副流感病毒的免疫染色；PCR 检测某些细菌（如结核分枝杆菌）和真菌（地方性真菌病、耶氏肺胞子菌）；虫卵和寄生虫检查，或血清学方法检测粪圆线虫。

（3）脑脊液 病毒性：HSV；细菌性：不太可能检测到；真菌性：隐球菌

［1］ Mukhopadhyay S. Role of histology in the diagnosis of infectious causes of granulomatous lung disease. Curr Opin Pulm Med，2011，17（3）：189-196.

［2］ Allison DB，Simner PJ，Ali SZ. Identification of infectious organisms in cytopathology：A review of ancillary diagnostic techniques. Cancer Cytopathol，2018，126 Suppl 8：643-653. doi：10.1002/cncy.22023. PMID：30156776.

属；寄生虫：福氏奈格雷阿米巴、棘阿米巴属、弓形虫。临床特点：脑脊液标本看不到导致中枢神经系统感染的许多病原（包括细菌）；隐球菌有荚膜，基底缩窄，不对称出接；福氏奈格雷阿米巴具有较高的 N∶C 比值，可能难以与单核细胞相鉴别。辅助检测：HSV PCR；隐球菌培养、抗原检测；寄生虫 GiemSa（吉姆萨）染色。

（4）淋巴结　病毒性：EBV、CMV；细菌：巴尔通体、沙眼衣原体、梅毒螺旋体、结核分枝杆菌、鸟胞内分枝杆菌；真菌：地方性真菌；寄生虫：弓形虫。临床特点：感染病因广泛；按继发反应特征分组，如病毒性 CPE、肉芽肿性炎症或坏死性炎症。辅助检测：免疫染色可用于 CMV、汉赛巴通体、梅毒；EBV 原位杂交；PCR 可用于列出的大多数病原体；细菌和真菌病原体培养。

7. 下一代病理学（next-generation pathology，NGP）　和"下一代检验医学（next-generation laboratory medicine）"一样，病理学领域也到了下一代——新发展阶段。

（1）含义　基于下一代测序（NGS）技术、基于组学理念的病理学[1]。相关技术：NGS、多重免疫组化（multiplexed immunohistochemistry）[2]、单分子质谱分析、分子成像、人工智能等。

（2）相似名词　基因组病理学（genomic pathology）[3]、基因组时代的病理学（genome-era pathology）[4]。NGP 这个概念，最先就是对一次基因组病理学学术会议（a meeting on genome-era pathology，precision diagnostics，and preemptive care）的概括。

（3）相似名词　分子病理学（molecular pathology）[5]，即基于分子生物学

[1]　Ross JS. Next-generation pathology. Am J Clin Pathol，2011，135（5）：663-665. doi：10.1309/AJCPBMXETHAPAV1E. PMID：21502418.

[2]　De Smet F，Antoranz Martinez A，Bosisio FM. Next-Generation Pathology by Multiplexed Immunohistochemistry. Trends Biochem Sci，2021，46（1）：80-82. doi：10.1016/j. tibs. 2020. 09. 009. Epub 2020 Oct 20. PMID：33097382.

[3]　Haspel RL，Olsen RJ，Berry A，et al. Progress and potential：training in genomic pathology. Arch Pathol Lab Med，2014，138（4）：498-504. doi：10.5858/arpa. 2013-0359-SA. PMID：24678680；PMCID：PMC4151162.

[4]　Tonellato PJ，Crawford JM，Boguski MS，et al. A national agenda for the future of pathology in personalized medicine：report of the proceedings of a meeting at the Banbury Conference Center on genome-era pathology，precision diagnostics，and preemptive care：a stakeholder summit. Am J Clin Pathol，2011，135（5）：668-672. doi：10.1309/AJCP9GDNLWB4GACI. PMID：21502420；PMCID：PMC4629248.

[5]　Hamilton SR. Molecular pathology. Mol Oncol，2012，6（2）：177-181. doi：10.1016/j. molonc. 2012. 02. 007. Epub 2012 Mar 23. PMID：22516585；PMCID：PMC5528368.

技术的病理学。这个名词的出现要早得多。1999 年德国就有了指南[1]。2013 年 EQA 指南[2]的出版，说明操作规程已经成熟。2015 年和 2017 年结果解释指南[3,4]的出版，说明对患者的检验服务已经成熟。

8. 病理学证据在感染性疾病学和微生物学领域实际应用时，要避免七个误区。

（1）误区之一　病理学检查看到的微生物不是微生物学证据。事实上病理学染色方法只是技术手段，看到的微生物本质上都属于微生物学范畴。笔者这样分析不是吹毛求疵或为了挑起争端，而是现实中一些类似表述明确否认这些证据属于微生物学范畴，窃以为不可。

（2）误区之二　单纯形态学判断直接指向菌种。事实上，肉眼所见仅仅是菌体而已，除非结合单克隆抗体技术或核酸技术，否则绝大多数情况无法明确知道菌种。该误区既指大的区分，如放线菌和霉菌的区分；也指具体的区分，如明确是曲霉菌菌丝时，是烟曲霉还是其他菌种。

（3）误区之三　所有病理学证据都是确诊证据。其实，就今日的发展阶段而言，多数情况下，只有明确菌种的证据才是确诊证据。如上述误区之二中提到的曲霉菌，仅仅见到曲霉菌菌丝，没有确定菌种，不能认为是明确的最后确诊，充其量只能是"准"确诊而已——极似诊断。因此，不能把病理学诊断泛泛地等同于确诊。病理学证据也要进一步细分。

（4）误区之四　病理学检查不会污染。其实恰恰相反，病理学检查也会有污染。

（5）误区之五　病理学检查不会出现错误。其实只要是实际在用的方法，都会出现错误，更何况是病理学这样一种通过肉眼判断、偏主观的经验性学科。研

［1］　Höfler H. Leitlinien der Deutschen Gesellschaft für Pathologie. Leitlinie Diagnostische Molekulare Pathologie［Guidelines of the German Society for Pathology. Guideline for diagnostic molecular pathology. German Society for Pathology］. Pathologe，1999，20（5）：306-307. German. doi：10.1007/s002920050362. PMID：10501930.

［2］　van Krieken JH，Siebers AG，Normanno N；Quality Assurance for Molecular Pathology group. European consensus conference for external quality assessment in molecular pathology. Ann Oncol，2013，24（8）：1958-1963. doi：10.1093/annonc/mdt153. Epub 2013 Apr 23. PMID：23613479.

［3］　Li MM，Datto M，Duncavage EJ，et al. Standards and Guidelines for the Interpretation and Reporting of Sequence Variants in Cancer：A Joint Consensus Recommendation of the Association for Molecular Pathology，American Society of Clinical Oncology，and College of American Pathologists. J Mol Diagn，2017，19（1）：4-23. doi：10.1016/j.jmoldx.2016.10.002. PMID：27993330；PMCID：PMC5707196.

［4］　Richards S，Aziz N，Bale S，et al. Standards and guidelines for the interpretation of sequence variants：a joint consensus recommendation of the American College of Medical Genetics and Genomics and the Association for Molecular Pathology. Genet Med，2015，17（5）：405-424. doi：10.1038/gim.2015. 30. Epub 2015 Mar 5. PMID：25741868；PMCID：PMC4544753.

确定诊断（proven diagnosis）　　　175

究显示，组织学/细胞学检查有 21% 出现错误判断[1]。而且组织病理学本身对真菌感染诊断而言不够敏感，应该配套检查免疫染色（immunostain）、培养、核酸扩增试验。对于暗色真菌菌种[2]，应该用 Fontana Mason 染色（组织病理学）来显示其产生的少量的黑色素。这一群真菌被组织学错误地鉴定为透明霉菌如曲霉菌的情况并不是不常见。这使得比较培养结果和组织学观察来判断其临床意义尤显重要，因为组织病理学标本观察到真菌结构成分是活动性真菌侵袭最可能的提示[3]。

（6）误区之六　病理学证据比微生物学证据层面更高，是感染性疾病最后的确诊证据。这显然不懂感染性疾病的病因和本质，大错特错。

（7）上面误区（1）～（5），是笔者第一版所言（2013 年成文）。当时因为各种观点混淆视听，偶感痛心。而此时此刻（2021 年 5 月 26 日），依然有知名学者在象牙塔尖发表类似错误观点。言者谆谆，听者浩浩；以之昏昏，使之暗暗。只能一叹！道术自在人心！略加回忆，其实 EORTC 指南落地中国形成几个共识时，即有明显的翻译错误。由此演绎，不可收拾……

9. 病理学和微生物学是两个不同的专业学科，各自的历史也都在百年以上。二者的关系如下。

（1）交叉　感染性疾病病理学是二者的交集。这是最重要的一点。此外，涂片、染色、镜检是二者共同的检查方法。

（2）互补　只有一种检查时，或两种检查同时进行但一种方法时间过长未出结果时，或两种检查同时进行，结果彼此没有矛盾时，可以互补。如影像学检查疑似肿瘤时，取材可能不进行培养，此时病理学检查可以发现感染的证据。再如二者同时进行，如果培养阴性，而病理见到菌体，则病理所见可以为临床诊断提供证据；反之亦然。

（3）病理学对微生物学检查项目的提示　床旁病理学（onsite pathology）结果可以提示是否需要培养，培养基是否要有特殊考虑，如苛养菌。天津医科大

[1]　Sangoi AR，Rogers WM，Longacre TA，et al. Challenges and pitfalls of morphologic identification of fungal infections in histologic and cytologic specimens：a ten-year retrospective review at a single institution. Am J Clin Pathol，2009，131（3）：364-375.

[2]　Baron EJ，Miller JM，Weinstein MP，et al. A Guide to Utilization of the Microbiology Laboratory for Diagnosis of Infectious Diseases：2013 Recommendations by the Infectious Diseases Society of America（IDSA）and the American Society for Microbiology（ASM）. Clin Infect Dis，2013，57（4）：e22-e121.

[3]　Vennewald I，Wollina U. Cutaneous infections due to opportunistic molds：uncommon presentations. Clin Dermatol，2005，23（6）：565-571.

学冯靖教授倡导内镜室内病理学检查、微生物学检查——快速现场评价（rapid ROSE）[1]，值得关注。

（4）病理学对微生物学检查结果的提示[2]　培养的结果有时很复杂，有多种微生物生长。病理学结果可以减少对微生物学结果的错误解释，避免正常菌群、污染菌的负面影响。典型例子是呼吸道分泌物有曲霉菌分离。该菌可定植、可过敏、可感染。如果肺组织病理可见曲霉菌菌丝，则呼吸道分泌物培养的分离株就有价值，可以确定菌种，基于病理确诊感染，当然进一步检查 BALF 的 GM 试验、影像学则更好。如果没有病理，那呼吸道分泌物的分离株就难判断了。

（5）矛盾　两个检查同时进行，结果互相矛盾。此时需要结合病史、临床表现、影像学检查等进行综合判断。这是临床医生需要面临的难题。

（6）实际工作中各自的能力建设

① 病理学从业人员能否有效识别病原体。真假病原体的识别见综述[3]。

② 微生物学从业人员是否会制片染色、会看病理片、会分析病理报告。这一点看似离谱，实则是题中应有之意，只是确实难一些。因为这项工作没有纳入临床微生物学常规工作流程，所以一直是实际工作的软肋，其培训、流程建立、经验积累、管理都有待解决。

建议阅读书籍：

· Danny A Milner. Diagnostic Pathology：Infectious Diseases. 2nd Edition. Elsevier，2019.

· Richard L Kradin. Diagnostic Pathology of Infectious Disease：Expert Consult. 2nd Edition. Elsevier，2017.

· 经典介绍：14 本[4]和更广泛介绍[5]。

［1］ Li C，Xie W，Cao J，et al. Detailed procedure and clinical application overview of rapid on-site evaluation in diagnostic interventional pulmonology. J Res Med Sci，2020，25：35. doi：10.4103/jrms. JRMS_21_18. PMID：32582341；PMCID：PMC7306229.

［2］ Woods GL，Walker DH. Detection of infection or infectious agents by use of cytologic and histologic stains. Clin Microbiol Rev，1996，9（3）：382-404.

［3］ Hofman P，Huerre M. Diagnostic pitfalls in infectious disease pathology. Ann Pathol，2001，21（5）：411-424.

［4］ https：//article. winqing. com/6373？ivk_sa=1024320u

［5］ https：//zhuanlan. zhihu. com/p/144420367

4：

四层用药（t）
——临床医生和临床药师

弥览兮九隅，彷徨兮兰宫。芷闾兮药房，奋摇兮众芳。
菌阁兮蕙楼，观道兮从横。宝金兮委积，美玉兮盈堂。
——西汉·王褒 《九怀·匡机》

四层用药（t）指：预防用药、经验治疗、抢先治疗、靶向治疗。t 即 treat-ment、therapy。

抗微生物药物使用的根本原则只有 2 条。

1. 该不该用　决定性因素是适应证和病原（推测的或确定的）。

（1）不是感染，不必抗微生物治疗，要立即停止已经开始的抗微生物治疗。同理，不是某具体感染〔如耐甲氧西林金黄色葡萄球菌（Methicillin-resistant *Staphylococcus aureus*，MRSA）〕，也不必针对该具体感染进行相应的抗微生物治疗，也要立即停止已经开始的针对该具体感染的抗微生物治疗（如 MRSA，若已经启动万古霉素治疗，但后来判断是定植不是感染，则要立即/尽快停药）。

（2）注意，定植不是感染　除少数去定植预防用药外，不要针对定植微生物进行抗感染治疗，也不要针对污染菌进行治疗。

（3）注意，抗微生物药物不是消炎药　即使是脓毒症患者，非感染病因所致的严重炎症状态也不应该应用抗微生物药物[1]。

（4）《热病》等文献上不必抗生素治疗的情况　糖尿病足溃疡无炎症时；轻度腹泻；大肠埃希菌 O157∶H7 所致腹泻；风湿热伴心脏炎；老年无症状菌尿；≤5 岁儿童细支气管炎/喘息性支气管炎；青少年成人急性气管支气管炎；慢性支气管炎的急性细菌性加重（ABECB）轻中度；季节性流感；喉炎；溃疡性咽炎。

（5）陈旭岩教授（原就职于北京大学第一医院，现就职于清华长庚医院）提到抗生素使用经典误区：发热就给予抗微生物药物；医院感染＝耐药菌感染；重度感染＝耐药菌感染；重拳猛击＝超广谱组合。

（6）有适应证才可以使用抗微生物药物是尽人皆知的原则，尽管实际执行情况并不乐观。不过更令人悲哀的是，没有人强调病原的价值与差异。此处病原指病毒、细菌、真菌等较为宏观的层面，比如病毒性感染，不该使用抗生素。

2. 用得对不对　包括种类、强弱、穿透力、时间、剂量、方式、疗程、途径……可按初始治疗、持续治疗、调整治疗进行细分。英语世界喜欢用"appro-priate"和"adequate"来形容，前者指有效覆盖病原，后者指剂量/浓度/疗程等足够而又不过分，当然这种分法不是绝对的。

（1）安全性。

（2）基于病原/病原谱进行药物选择，天然耐药不可以使用，用抗微生物药

---

[1]　Dellinger RP，Levy MM，Rhodes A，et al. Surviving Sepsis Campaign：International Guidelines for Management of Severe Sepsis and Septic Shock：2012. Crit Care Med，2013，41（2）：580-637.

物敏感试验（antimicrobial susceptibility test，AST）结果进行判断。

（3）明确用药层面，尽可能将经验治疗转换为靶向治疗。

（4）明确感染部位　结合药物代谢动力学（pharmacokinetics，PK）考虑用药。

（5）药物强度和感染严重程度，病原种类、数量、毒力，病原耐药性相匹配　抑菌剂/杀菌剂，广谱/窄谱，强力/适度，针对耐药的优化。一般而言，感染越重，耐药菌可能性越大，强度要越强，即所谓重拳早击（hitting hard and hitting early）。

（6）给药时间　越是急性、危重的情况，越要早期给药。

（7）符合药效学（pharmacodynamics，PD）原则　包括给药方式、负荷剂量、持续剂量，保证感染部位的药物浓度够高、作用时间够长。

（8）特殊患者群　免疫功能受损者、肾功能不全者、肝功能不全者、老年人[1,2]、新生儿、小儿、妊娠期女性、哺乳期女性、过敏者。参见《热病》。

（9）避免不良反应、药物相互作用　参见《热病》。

（10）调整治疗（adjust therapy）　包括降阶梯治疗、升阶梯治疗等。它们都是和确诊的病原、经验治疗效果相比较进行调整的。

（11）尽可能进行优化　如靶向治疗、降阶梯治疗、优化剂量、缩短疗程、优化给药方式、序贯治疗、住院转换为门诊治疗、抗生素的限制使用策略。

（12）及时、规律、连续、准确、客观地评价治疗效果，反馈调整优化。保证疗程适当，足够而不过长，当停则停。

（13）对循证医学证据和指南有深入的理解，用药符合循证医学规律和相应指南要求。如 AECOPD 抗生素使用时的循证医学证据[3,4]和 GOLD 指南[5]。

笔者理解，上述诸多内容的关键在以下 6 点。

---

［1］ Herring AR，Williamson JC. Principles of antimicrobial use in older adults. Clin Geriatr Med，2007，23（3）：481-497，V.

［2］ Jump RLP，Crnich CJ，Mody L，et al. Infectious Diseases in Older Adults of Long-Term Care Facilities：Update on Approach to Diagnosis and Management. J Am Geriatr Soc，2018，66（4）：789-803. doi：10.1111/jgs.15248. PMID：29667186；PMCID：PMC5909836.

［3］ Ram FS，Rodriguez-Roisin R，Granados-Navarrete A，et al. Antibiotics for exacerbations of chronic obstructive pulmonary disease. Cochrane Database Syst Rev，2006，（2）：CD004403.

［4］ Francis NA，Gillespie D，White P，et al. C-reactive protein point-of-care testing for safely reducing antibiotics for acute exacerbations of chronic obstructive pulmonary disease：the PACE RCT. Health Technol Assess，2020，24（15）：1-108. doi：10.3310/hta24150. PMID：32202490；PMCID：PMC7132534.

［5］ http：//www.goldcopd.org/

① 应该用抗微生物药物 须有用药指征，有必要性。超适应证用药，其实是超说明书用药的特例。超说明书用药被广泛关注，但超适应证用药比比皆是，人们却视而不见。

② 能够覆盖病原且强度适宜 能覆盖（cover，coverage）即对所用药物敏感（体外敏感即可）。能否覆盖（可能的）病原是感染性疾病治疗最根本的问题；因为体外即可判断，所以也是最简单的问题；遗憾的是，这也是现实工作中最常被忽视的问题。无论经验治疗还是靶向治疗，有没有漏掉病原、病原有没有耐药都涉及覆盖与否。

③ 感染部位的有效浓度要够高（浓度依赖型），作用时间要够长（时间依赖型） 这一点涉及感染部位及药物性质、剂量、给药方式、PK/PD 等。现实工作的难处在于很多实际的药物浓度是难以测量的。

④ 起效时间要早 涉及感染严重程度和患者一般状态、给药时间、给药方式、PK 等。原则上尽量早一些给药，越是危重越要早给药。

⑤ 对患者的综合评价和调整治疗要及时、规律、连续、准确、客观 评价包括经验治疗前的感染性质和部位的判断、经验治疗和靶向治疗的效果评价、药物的安全性、特殊人群、基础性疾病、已用抗微生物药物和非抗微生物药物等。评价本质上是诊断问题。评价应该是动态连续的。在上述几点中这一点最复杂、最具综合性、最难，因而最需要实力和技巧。

⑥ 及时停药 延长疗程会带来一系列不良后果。

⑦ 可以概括为：明确有需要，病原覆盖了，有效浓度高，起效时间早，步步评价巧，及时停药好。

专业书籍 APAID5 中有抗生素应用的十个原则[1]，详略得当；而 CCM 中有 ICU 中的治疗步骤[2]，包括经验治疗和靶向治疗，值得一读。业界也有 6R、3R＋2D＋2M 等概括，详见后文。对管理、使用抗生素而言，农业、兽医[3]领域也都涉及其合理应用。抗生素合理应用，要从学生抓起[4]！

［1］ Betts R F，et al. Reese and Betts' A Practical Approach to Infectious Diseases. 5th ed. Lippincott Williams & Wilkins，2003：969.

［2］ Parrillo Joseph E，Dellinger Phillip R. Critical Care Medicine. 3rd edition. Mosby，INC.，2008：1072.

［3］ Allerton F，Prior C，Bagcigil AF，et al. Overview and Evaluation of Existing Guidelines for Rational Antimicrobial Use in Small-Animal Veterinary Practice in Europe. Antibiotics（Basel），2021，10（4）：409. doi：10.3390/antibiotics10040409. PMID：33918617；PMCID：PMC8069046.

［4］ Abbo LM，Cosgrove SE，Pottinger PS，et al. Medical students' perceptions and knowledge about antimicrobial stewardship：how are we educating our future prescribers? Clin Infect Dis，2013，57（5）：631-638. doi：10.1093/cid/cit370. Epub 2013 May 31. PMID：23728148.

预防用药（prophylaxis）

触影含沙怒，逢人女草摇。露浓看菌湿，风飐觉船飘。
直御魑将魅，宁论鸥与鸮。虞翻思报国，许靖愿归朝。
——唐·宋之问《早发韶州》

1. 含义　没有临床表现，仅有风险因素，为防止疾病发生而进行的药物应用。属于感染性疾病防控环节。

2. 分为一般预防（universal prophylaxis）和靶向预防（target prophylaxis）　前者针对病原谱选择药物，后者针对某具体病原选药。见下面"概念区分"的进展。

3. 对应关系　感染性疾病尚未发生，仅有风险因素。因为感染发生率高，或者发生感染后预后不良，所以预防。

4. 概念区分

（1）预防医学领域有初级预防、二级预防等词。初级预防（primary prevention）指防止获得疾病。感染性疾病领域的一般预防和靶向预防（如 AIDS 患者预防肺孢子菌肺炎）其实都是初级预防。二级预防（secondary prevention）：防止疾病进展，即已经患病，通过早期检测，及早干预，防止进展。

（2）抗感染领域预防用抗生素有二级预防用药（secondary prophylaxis）一词。该词和上面二级预防（secondary prevention）的概念不一致，一般指防止某感染的复发。如真菌学领域[1,2]、HIV 机会感染预防[3,4]。其本质是初级预

---

[1] Vehreschild JJ，Sieniawski M，Reuter S，et al. Efficacy of caspofungin and itraconazole as secondary anti-fungal prophylaxis：analysis of data from a multinational case registry. Int J Antimicrob Agents，2009，34（5）：446-450.

[2] Pepeler MS，Yildiz Ş，Yegin ZA，et al. Secondary antifungal prophylaxis in allogeneic hemato-poietic stem cell transplant recipients with invasive fungal infection. J Infect Dev Ctries，2018，12（9）：799-805. doi：10.3855/jidc.9961. PMID：31999640.

[3] 英国医学杂志、出版集团.临床证据.第 15 版全译本.唐金陵，王杉主译.北京：北京大学医学出版社，2007：738.

[4] Tun N，Mclean A，Deed X，et al. Is stopping secondary prophylaxis safe in HIV-positive talaro-mycosis patients？Experience from Myanmar. HIV Med，2020，21（10）：671-673. doi：10.1111/hiv.12921. Epub 2020 Aug 1. PMID：32741092；PMCID：PMC7590157.

防（primary prevention），即初级的靶向预防。此时第一次的感染已经治愈，还没有复发。

（3）抢先预防（preemptive prevention，pre-emptive prevention）　见指南[1]。其含义包括两方面：主要是抢先治疗（preemptive/pre-emptive therapy/treatment，PET）[2]，其次是抢先监测（preemptive/pre-emptive monitoring，PEM）。"抢先"指先于临床表现的基于客观证据的临床处置。如果始终没有临床表现，则是预防。即，没有临床表现时，抢先预防＝抢先治疗。随着抢先预防的概念逐渐实用而明确，预防性用药分为 3 种情况[3,4]：普遍预防（universal prophylaxis）、靶向预防（targeted prophylaxis）、抢先预防/抢先治疗。

5. 用药依据之一　如患者一般状态和基础性疾病、风险因素、感染可能性、病原谱和耐药病原比例。

（1）风险因素　定植的风险、感染的风险、耐药株感染的风险。比如 ICU 患者机械通气时定植铜绿假单胞菌（Pae）后，高密度的情况有抗生素使用证据[5]。该文章显示，高峰值密度 Pae 的风险因素：ICU 期间机械通气延长（OR 3.07，95％ CI 1.35～6.97）、非抗假单胞菌性的头孢菌素（OR 2.17，95％ CI 1.35～3.49）、高血糖（OR 2.01，95％ CI 1.26～3.22）和呼吸系统疾病（OR 1.9，95％ CI 1.12～3.23）。分离到共生定植菌，与高峰值密度 Pae 的低风险相关（OR 0.43，95％ CI 0.26～0.73）。

（2）感染可能性阈值　没有共识。一个指南提到10％[6]。IDSA 假丝酵母

[1]　Upton D Allen，Jutta K Preiksaitis，AST Infectious Diseases Community of Practice. Post-transplant lymphoproliferative disorders，Epstein-Barr virus infection，and disease in solid organ transplantation：Guidelines from the American Society of Transplantation Infectious Diseases Community of Practice. Clin Transplant，2019，33（9）：e13652. DOI：10.1111/ctr.13652. PMID：31230381.

[2]　Rubin RH. Preemptive therapy in immunocompromised hosts. N Engl J Med，1991，324（15）：1057-1059. doi：10.1056/NEJM199104113241509. PMID：1848680.

[3]　Bitterman R，Marinelli T，Husain S. Strategies for the Prevention of Invasive Fungal Infections after Lung Transplant. J Fungi（Basel），2021，7（2）：122. doi：10.3390/jof7020122. PMID：33562370；PMCID：PMC7914704.

[4]　Dinubile MJ. Universal prophylaxis，targeted prophylaxis，and/or preemptive therapy for opportunistic infections at the time of initiation of combination antiretroviral therapy for patients with advanced HIV Infection. Clin Infect Dis，2009，49（5）：808-811；author reply 811-812. doi：10.1086/605289. PMID：19653852.

[5]　Migiyama Y，Sakata S，Iyama S，et al. Airway *Pseudomonas aeruginosa* density in mechanically ventilated patients：clinical impact and relation to therapeutic efficacy of antibiotics. Crit Care，2021，25（1）：59. doi：10.1186/s13054-021-03488-7. PMID：33573691；PMCID：PMC7876981.

[6]　Van Eyk N，van Schalkwyk J；Infectious Diseases Committee. Antibiotic prophylaxis in gynaecologic procedures. J Obstet Gynaecol Can，2012，34（4）：382-391.

菌病指南[1]提到，ICU 内假丝酵母菌病基线值是 1%，升高时可以预防用药，高于 10% 时预防用药有益。一篇粒细胞缺乏患者氟康唑预防用药防止真菌感染的荟萃分析[2]得出结论：系统性真菌感染概率>15% 时，预防用药有益处。逻辑上讲，这个阈值无法客观设定。而现实当中，设定也不一定符合后发实际。这个阈值只有理论意义、比较意义，是阐述性的。

（3）覆盖病原谱和百分比　没有共识。耐药百分比，参见经验治疗。

6. 用药依据之二　监测性的微生物学检查。

（1）监测性血培养（surveillance blood culture）[3]。

（2）mNGS：癌症患儿血流感染[4]。

7. 预防用药实施时的具体考虑[5]

（1）每个医疗机构应该有自己的预防用药政策。

（2）患者　过敏史、近期抗生素应用史、定植耐药菌的可能。

（3）药物　使用杀菌剂，对最可能病原有活性，能有效进入可能的感染部位。

（4）剂量　比如手术期间药物浓度要高于 MIC，由手术时长和血液丢失量决定。

（5）途径　口服还是静脉。

（6）输注时间　比如手术预防时要提前 0~2h 输入。注意不能提前超过 2h，很多实际工作行为不符合该要求。

（7）输注时长　比如手术预防时一般不超过 24h。

---

[1]　Pappas PG，Kauffman CA，Andes D，et al. Clinical practice guidelines for the management of candidiasis：2009 update by the Infectious Diseases Society of America. Clin Infect Dis，2009，48（5）：503-535.

[2]　Kanda Y，Yamamoto R，Chizuka A，et al. Prophylactic action of oral fluconazole against fungal infection in neutropenic patients. A meta-analysis of 16 randomized，controlled trials. Cancer，2000，89（7）：1611-1625.

[3]　Stohs E，Chow VA，Liu C，et al. Limited Utility of Outpatient Surveillance Blood Cultures in Hematopoietic Cell Transplant Recipients on High-Dose Steroids for Treatment of Acute Graft-versus-Host-Disease. Biol Blood Marrow Transplant，2019，25（6）：1247-1252. doi：10.1016/j. bbmt. 2019. 01. 031. Epub 2019 Feb 1. PMID：30711778；PMCID：PMC6559865.

[4]　Goggin KP，Gonzalez-Pena V，Inaba Y，et al. Evaluation of Plasma Microbial Cell-Free DNA Sequencing to Predict Bloodstream Infection in Pediatric Patients With Relapsed or Refractory Cancer. JAMA Oncol，2020，6（4）：552-556. doi：10.1001/jamaoncol. 2019. 4120. Erratum in：JAMA Oncol. 2020 Feb 27；PMID：31855231；PMCID：PMC6990667.

[5]　Estee Torok，Ed Moran，Fiona Cooke. Oxford handbook of infectious diseases and microbiology. Oxford university press，2009：62.

8. 适用

（1）针对定植　选择性消化道去污染（selective decontamination of the digestive tract，SDD)[1,2]、选择性口咽部去污染（selective oropharyngeal decontamination，SOD)[3]、儿科患者氯己定每日洗浴减少菌血症[4]。口服肠道不吸收的抗生素以减少呼吸机相关肺炎（ventilator-associated pneumonia，VAP），即 SDD[5]。参见 SDD 和 SOD 对耐药率的影响[6]、SDD 和 SOD 后耐药菌的定植影响[7]。

（2）预防某微生物的感染　如传染病流行期（如流行性脑膜炎、疟疾），HIV、HBV 等暴露，伤口破伤风预防，狂犬病预防，肺炎链球菌[8]，A 群链球菌，B 群链球菌（新生儿、孕妇)[9]，脑膜炎奈瑟菌，流感嗜血杆菌，气性坏疽（外伤或深刺伤），白喉接触者，百日咳接触者，结核接触者。

（3）某疾病、某状态时预防感染　如预防新生儿感染[10]、新生儿眼炎，食管-胃底静脉曲张破裂出血，风湿热复发，性暴露，镰状细胞病，无脾；血液系

［1］　Silvestri L，Mannucci F，van Saene HK. Selective decontamination of the digestive tract：a life saver. J Hosp Infect，2000，45（3）：185-190.

［2］　Silvestri L，van Saene HK，Weir I，et al. Survival benefit of the full selective digestive decontamination regimen. J Crit Care，2009，24（3）：474. e7-14.

［3］　de Smet AM，Kluytmans JA，Cooper BS，et al. Decontamination of the digestive tract and oropharynx in ICU patients. Engl J Med，2009，360（1）：20-31.

［4］　Milstone AM，Elward A，Song X，et al. Daily chlorhexidine bathing to reduce bacteraemia in critically ill children：a multicentre，cluster-randomised，crossover trial. Lancet，2013 Jan 25. pii：S0140-6736（12）61687-0. doi：10. 1016/S0140-6736（12）61687-0.［Epub ahead of print］

［5］　Janssen R，Van Workum F，Baranov N，et al. Selective Decontamination of the Digestive Tract to Prevent Postoperative Pneumonia and Anastomotic Leakage after Esophagectomy：A Retrospective Cohort Study. Antibiotics（Basel），2021，10（1）：43. doi：10. 3390/antibiotics10010043. PMID：33466226；PMCID：PMC7824731.

［6］　Daneman N，Sarwar S，Fowler RA，et al. Effect of selective decontamination on antimicrobial resistance in intensive care units：a systematic review and meta-analysis. Lancet Infect Dis，2013 Jan 24. pii：S1473-3099（12）70322-5. doi：10. 1016/S1473-3099（12）70322-5.［Epub ahead of print］

［7］　de Smet AM，Kluytmans JA，Blok HE，et al. Selective digestive tract decontamination and selective oropharyngeal decontamination and antibiotic resistance in patients in intensive-care units：an open-label，clustered group-randomised，crossover study. Lancet Infect Dis，2011，11（5）：372-380.

［8］　中华预防医学会，中华预防医学会疫苗与免疫分会. 肺炎球菌性疾病免疫预防专家共识（2020版）［J］. 中华预防医学杂志，2020，54（12）：1315-1363. DOI：10. 3760/cma. j. cn112150-20201110-01353.

［9］　Prevention of Group B Streptococcal Early-Onset Disease in Newborns：ACOG Committee Opinion，Number 797. Obstet Gynecol，2020，135（2）：e51-e72. doi：10. 1097/AOG. 0000000000003668. Erratum in：Obstet Gynecol. 2020 Apr；135（4）：978-979. PMID：31977795.

［10］　Neonatal infection：antibiotics for prevention and treatment. London：National Institute for Health and Care Excellence（NICE），2021. PMID：34133110.

统疾病预防真菌感染[1]，血液系统恶性疾病和实体肿瘤预防感染[2]，高剂量化疗和同种异体干细胞移植预防感染[3]。

（4）针对干预措施　基础性心脏病（风湿性心脏病和先天性心脏病）进行有创检查或手术时预防感染性心内膜炎，肾功能正常成人接受造血干细胞移植或实体器官移植后某些机会感染的预防。

（5）手术

① 清洁手术　原则上不用预防用药。特殊情况如手术范围大和（或）时间长、涉及重要脏器（心、脑、眼）、有置入物、感染风险高（如免疫受损、糖尿病、营养不良、高龄等）时可以应用。

② 清洁-污染手术和污染手术　需要预防用药。

③ 注意，伤口/手术切口局部应用抗生素时，目前数据显示，如果不同时系统性应用抗生素，感染率高。

（6）含抗生素的医疗用品　庆大霉素水泥常规用于骨科，有争议。血管外科领域使用含抗生素的血管移植物。

9. 不需要预防性应用抗生素　如坏死性胰腺炎（见《热病》）；某些病毒性感染（普通感冒、水痘、麻疹等）；非感染情况，比如昏迷、休克、中毒、心衰、肿瘤、肾上腺皮质激素应用。

10. 注意

（1）要预防全部感染/全部细菌性感染　不可能。

（2）长期预防性用药　不允许，也达不到目的（很快就出现耐药）。

（3）和治疗性用药进行区分　如手术前局部/伤口已有感染时，属于治疗性用药，不是预防性用药。

---

[1]　Hicheri Y，Cook G，Cordonnier C. Antifungal prophylaxis in haematology patients：the role of voriconazole. Clin Microbiol Infect，2012，18（Suppl 2）：1-15.

[2]　Classen AY，Henze L，von Lilienfeld-Toal M，et al. Primary prophylaxis of bacterial infections and *Pneumocystis jirovecii* pneumonia in patients with hematologic malignancies and solid tumors：2020 updated guidelines of the Infectious Diseases Working Party of the German Society of Hematology and Medical Oncology（AGIHO/DGHO）. Ann Hematol，2021，100（6）：1603-1620. doi：10. 1007/s00277-021-04452-9. Epub 2021 Apr 13. PMID：33846857；PMCID：PMC8116237.

[3]　Christopeit M，Schmidt-Hieber M，Sprute R，et al. Prophylaxis，diagnosis and therapy of infections in patients undergoing high-dose chemotherapy and autologous haematopoietic stem cell transplantation. 2020 update of the recommendations of the Infectious Diseases Working Party（AGIHO）of the German Society of Hematology and Medical Oncology（DGHO）. Ann Hematol，2021，100（2）：321-336. doi：10. 1007/s00277-020-04297-8. Epub 2020 Oct 20. PMID：33079221；PMCID：PMC7572248.

11. 国际和国内指南明确

(1)《热病》表格 15A～15E（2011 版[1]、2018 版）。

(2) 参见外科预防用药国际指南[2~4]和国内指南[5]、尿路相关预防用药指南[6~8]，以及肾移植受者[9]、血管和介入放射学过程[10,11]，

[1]　David N Gilbert，et al. 桑福德抗微生物治疗指南. 第 41 版. 范洪伟，等译. 北京：中国协和医科大学出版社，2011.

[2]　Bratzler DW，Houck PM. Antimicrobial prophylaxis for surgery：an advisory statement from the National Surgical Infection Prevention Project. Clin Infect Dis，2004，38（12）：1706-1715.

[3]　Wainberg SK，Santos NCL，Gabriel FC，et al. Clinical practice guidelines for surgical antimicrobial prophylaxis：Qualitative appraisals and synthesis of recommendations. J Eval Clin Pract，2019，25（4）：591-602. doi：10.1111/jep.12992. Epub 2018 Jul 19. PMID：30024082.

[4]　Del Toro López MD，Arias Díaz J，Balibrea JM，et al. Executive summary of the Consensus Document of the Spanish Society of Infectious Diseases and Clinical Microbiology（SEIMC）and of the Spanish Association of Surgeons（AEC）in antibiotic prophylaxis in surgery. Enferm Infecc Microbiol Clin（Engl Ed），2021，39（1）：29-40. English，Spanish. doi：10.1016/j. eimc.2020. 02. 017. Epub 2020 Jul 21. PMID：32709452.

[5]　中华外科杂志编辑委员会. 围手术期预防应用抗菌药物指南. 中华外科杂志，2006，44（23）1594-1596.

[6]　Wolf JS Jr，Bennett CJ，Dmochowski RR，et al. Best practice policy statement on urologic surgery antimicrobial prophylaxis. J Urol，2008，179（4）：1379-1390.

[7]　Egrot C，Dinh A，Amarenco G，et al. Antibioprophylaxie et bilan urodynamique：recommandations de bonne pratique par consensus formalisé [Antibiotic prophylaxis in urodynamics：Clinical practice guidelines using a formal consensus method]. Prog Urol，2018，28（17）：943-952. French. doi：10.1016/j. purol. 2018. 10. 001. Epub 2018 Nov 27. PMID：30501940.

[8]　Lightner DJ，Wymer K，Sanchez J，et al. Best Practice Statement on Urologic Procedures and Antimicrobial Prophylaxis. J Urol，2020，203（2）：351-356. doi：10.1097/JU. 0000000000000509. Epub 2019 Aug 23. PMID：31441676.

[9]　Kidney Disease：Improving Global Outcomes（KDIGO）Transplant Work Group. KDIGO clinical practice guideline for the care of kidney transplant recipients. Am J Transplant，2009，9 Suppl 3：S1-155.

[10]　Venkatesan AM，Kundu S，Sacks D，et al. Practice guidelines for adult antibiotic prophylaxis during vascular and interventional radiology procedures. Written by the Standards of Practice Committee for the Society of Interventional Radiology and Endorsed by the Cardiovascular Interventional Radiological Society of Europe and Canadian Interventional Radiology Association [corrected]. J Vasc Interv Radiol，2010，21（11）：1611-1630；quiz 1631.

[11]　Chehab MA，Thakor AS，Tulin-Silver S，et al. Adult and Pediatric Antibiotic Prophylaxis during Vascular and IR Procedures：A Society of Interventional Radiology Practice Parameter Update Endorsed by the Cardiovascular and Interventional Radiological Society of Europe and the Canadian Association for Interventional Radiology. J Vasc Interv Radiol，2018，29（11）：1483-1501. e2. doi：10.1016/j. jvir. 2018. 06. 007. Epub 2018 Sep 28. PMID：30274857.

肿瘤[1,2]和化疗、干细胞移植[3]、人工流产后感染的预防[4]、妇产科操作中抗生素预防应用[5]、胎膜早破[6]，假体关节置入后口腔操作时感染的预防[7,8]等指南。

（3）参见丝状真菌侵袭性感染预防指南[9,10]、儿科恶性疾病预防[11]、布鲁

［1］ Classen AY，Henze L，von Lilienfeld-Toal M，et al. Primary prophylaxis of bacterial infections and *Pneumocystis jirovecii* pneumonia in patients with hematologic malignancies and solid tumors：2020 updated guidelines of the Infectious Diseases Working Party of the German Society of Hematology and Medical Oncology（AGIHO/DGHO）. Ann Hematol，2021，100（6）：1603-1620. doi：10.1007/s00277-021-04452-9. Epub 2021 Apr 13. PMID：33846857；PMCID：PMC8116237.

［2］ Taplitz RA，Kennedy EB，Bow EJ，et al. Antimicrobial Prophylaxis for Adult Patients With Cancer-Related Immunosuppression：ASCO and IDSA Clinical Practice Guideline Update. J Clin Oncol，2018，36（30）：3043-3054. doi：10.1200/JCO. 18. 00374. Epub 2018 Sep 4. PMID：30179565.

［3］ Christopeit M，Schmidt-Hieber M，Sprute R，et al. Prophylaxis，diagnosis and therapy of infections in patients undergoing high-dose chemotherapy and autologous haematopoietic stem cell transplantation. 2020 update of the recommendations of the Infectious Diseases Working Party（AGIHO）of the German Society of Hematology and Medical Oncology（DGHO）. Ann Hematol，2021，100（2）：321-336. doi：10.1007/s00277-020-04297-8. Epub 2020 Oct 20. PMID：33079221；PMCID：PMC7572248.

［4］ Achilles SL，Reeves MF；Society of Family Planning. Prevention of infection after induced abortion：release date October 2010：SFP guideline 20102. Contraception，2011，83（4）：295-309.

［5］ Van Eyk N，van Schalkwyk J；Infectious Diseases Committee. Antibiotic prophylaxis in gynaecologic procedures. J Obstet Gynaecol Can，2012，34（4）：382-391.

［6］ Doret Dion M，Cazanave C，Charlier C. Choix et durée de l'antibioprophylaxie en cas de rupture prématurée des membranes avant terme. RPC rupture prématurée des membranes avant terme CNGOF［Antibiotic prophylaxis in preterm premature rupture of membranes：CNGOF preterm premature rupture of membranes guidelines］. Gynecol Obstet Fertil Senol，2018，46（12）：1043-1053. French. doi：10.1016/j.gofs. 2018. 10. 017. Epub 2018 Nov 2. PMID：30392988.

［7］ Watters W 3rd，Rethman MP，Hanson NB，et al. Prevention of orthopaedic implant infection in patients undergoing dental procedures. J Am Acad Orthop Surg，2013，21（3）：180-189.

［8］ http：//www. aaos. org/research/guidelines/PUDP/PUDP_guideline. pdf

［9］ Ruiz-Camps I，Aguado JM，Almirante B，et al. Guidelines for the prevention of invasive mould diseases caused by filamentous fungi by the Spanish Society of Infectious Diseases and Clinical Microbiology（SEIMC）. Clin Microbiol Infect，2011，17 Suppl 2：1-24.

［10］ Chinese Association Hematologists；Chinese Invasive Fungal Infection Working Group.［The Chinese guidelines for the diagnosis and treatment of invasive fungal disease in patients with hematological disorders and cancers（the 6th revision）］. Zhonghua Nei Ke Za Zhi，2020，59（10）：754-763. Chinese. doi：10.3760/cma. j. cn112138-20200627-00624. PMID：32987477.

［11］ Lehrnbecher T，Fisher BT，Phillips B，et al. Clinical Practice Guideline for Systemic Antifungal Prophylaxis in Pediatric Patients With Cancer and Hematopoietic Stem-Cell Transplantation Recipients. J Clin Oncol，2020，38（27）：3205-3216. doi：10.1200/JCO. 20. 00158. Epub 2020 May 27. PMID：32459599；PMCID：PMC7499615.

菌病预防[1.2]、弓形虫病预防[3]。

12. 国内的问题　指征宽松，疗程过长，种类偏强。

———————————

[1] Robichaud S，Libman M，Behr M，et al. Prevention of laboratory-acquired brucellosis. Clin Infect Dis，2004，38（12）：e119-22.

[2] Maley MW，Kociuba K，Chan RC. Prevention of laboratory-acquired brucellosis：significant side effects of prophylaxis. Clin Infect Dis，2006，42（3）：433-434.

[3] Derouin F，Pelloux H；ESCMID Study Group on Clinical Parasitology. Prevention of toxoplasmosis in transplant patients. Clin Microbiol Infect，2008，14（12）：1089-1101.

经验治疗（empiric therapy）

于是发而试之，其坚则虽菌辂之劲弗能过也。君曰："吾箭已足矣，奈无金何？"

——战国韩·韩非《韩非子·十过》

1. 含义　有临床表现，拟诊断认为是感染性疾病，此时的用药即经验治疗。参见概念讨论（不仅仅是感染性疾病领域）[1]。

2. 对应关系　有风险因素，有感染性疾病的临床表现，除不必经验治疗的特殊情况外，都要在留取微生物学标本后，及时启动正确的经验治疗。

3. 用药具体依据　患者一般状态和基础性疾病、风险因素、感染部位、严重程度、病原谱/可能病原和耐药性。此中关键是感染部位、严重程度、最可能的病原及其耐药性。

（1）感染部位　考虑所用抗生素的穿透力（该部位药物浓度和血药浓度的比值）。脓毒症、血流感染、淋巴感染、迁徙感染要考虑感染来源。中枢神经系统感染有时也有感染来源。

（2）严重程度　重症感染（注意不是基础性疾病重）可以考虑采用降阶梯疗法——重拳早击。

（3）病原

① 病原谱信息　必须是确诊感染的病原的统计[2]。注意不是感染部位的正常定植谱构成，也不是实验室分离株的统计。参见儿童脓毒症病原谱和经验治疗

---

[1]　Wick JY. Enigmatic，but understandable：empiric therapy. Consult Pharm，2007；22（8）：691-694.

[2]　宁永忠，白志宇，王辉. 成人肺炎的病原学检查和病原谱［J］. 中华检验医学杂志，2021，44（2）：175-178. DOI：10.3760/cma. j. cn114452-20200907-00716.

讨论[1]。

② 覆盖比例　无共识。笔者推测应该在70％～90％。全覆盖或覆盖95％以上，没有必要，现实中也不可行。即使某些疾病可行，也有过度医疗的风险。对单个菌种而言，也没有共识。美国感染性疾病学会（Infectious Diseases Society of America，IDSA）糖尿病足感染2012指南：铜绿假单胞菌比例＜10％时不必覆盖。另有文献提到肺炎时如果不动杆菌属＞10％则可以用碳青霉烯类或黏菌素覆盖[2]。可见单菌种阈值大约在10％。

③ 三层覆盖　即覆盖基本病原（最常见病原）、扩大覆盖面、覆盖特殊病原。如糖尿病足：基本病原是革兰阳性球菌，在感染严重、有耐药风险、有革兰阴性杆菌感染风险时扩大覆盖面，特殊病原如耐甲氧西林金黄色葡萄球菌（MRSA）、铜绿假单胞菌。如腹腔内感染，基本病原是肠内肠杆菌目细菌，考虑耐药、肠球菌时扩大覆盖面，特殊病原考虑铜绿假单胞菌。如泌尿系统感染（UTI），基本病原是大肠埃希菌，考虑耐药、肠球菌、其他肠杆菌目细菌时扩大覆盖面。三层覆盖是笔者归纳，俟方家指正！扩大覆盖面甚至覆盖特殊病原后，所用药物往往较广谱较强力，进入靶向治疗阶段后，要及时降阶梯治疗或调整治疗。

④ 中国大陆地区的病原谱　有些不同于欧美，如社区获得性肺炎（CAP）以支原体为主，不是以肺炎链球菌为主；有些尚无可信资料，如呼吸机相关肺炎（VAP）。

（4）具体病原风险因素见相关文献[3]，免疫受损时肺部感染的病原风险也可参见相关文献[4]。概括而言，现在/近期有定植、近期曾有感染、所在病区分离率高、接触者定植率高都是风险因素。需要特殊关注的病原是铜绿假单胞菌和MRSA。耐药菌感染最重要风险（注意其阴性预测值高）[5,6]如下。

［1］　Prout AJ，Talisa VB，Carcillo JA，et al. Bacterial and Fungal Etiology of Sepsis in Children in the United States：Reconsidering Empiric Therapy. Crit Care Med，2020，48（3）：e192-e199. doi：10.1097/CCM.0000000000004140. PMID：31789702；PMCID：PMC7875440.

［2］　Rello J，Ulldemolins M，Lisboa T，et al. Determinants of prescription and choice of empirical therapy for hospital-acquired and ventilator-associated pneumonia. Eur Respir J，2011，37（6）：1332-1339.

［3］　Sydnor ER，Perl TM. Hospital epidemiology and infection control in acute-care settings. Clin Microbiol Rev，2011，24（1）：141-173.

［4］　宁永忠，白志宇，王辉. 成人肺炎的病原学检查和病原谱［J］. 中华检验医学杂志，2021，44（2）：175-178. DOI：10.3760/cma.j.cn114452-20200907-00716.

［5］　American Thoracic Society；Infectious Diseases Society of America. Guidelines for the management of adults with hospital-acquired，ventilator-associated，and healthcare-associated pneumonia. Am J Respir Crit Care Med，2005，171（4）：388-416.

［6］　Peleg AY，Hooper DC. Hospital-acquired infections due to gram-negative bacteria. N Engl J Med，2010，362（19）：1804-1813.

① 过去 90 天内应用了抗微生物药物。

② 本次住院超过 5 天。

③ 所在社区或病房有高的抗生素耐药性。

④ 免疫抑制。

⑤ 有医疗保健相关感染（health care-associated infection）的因素：

a. 之前 90 天内在医院居住≥2 天；

b. 在护理机构、长期保健机构居住；

c. 家庭输液治疗，包括抗微生物药物；

d. 30 天内进行过长期透析；

e. 家庭成员有多重耐药（multi drug resistant，MDR）病原。

（5）耐甲氧西林金黄色葡萄球菌（MRSA）

① 医院相关性 MRSA 风险因素　近期住院、血液透析、糖尿病、静脉药瘾者、手术、获得性免疫缺陷综合征（AIDS）。

② 社区相关性 MRSA（community-acquired MRSA，CA-MRSA）风险因素　接触 CA-MRSA 携带者、静脉药瘾者、监狱人员[1]、男男性行为[2]、接触性体育运动（contact sport）参与者[3]。

③ MRSA 风险在指南中的信息示例　IDSA 2012 年糖尿病足感染指南：患者有 MRSA 感染史、当地 MRSA 定植率或感染率高、感染临床表现很重时，考虑针对该菌的经验治疗[4]。IDSA 2007 年版 CAP 指南[5]：坏死性肺炎、空洞性肺炎［除外厌氧菌吸入性肺炎。厌氧菌吸入性肺炎时一般有牙龈炎，伴意识丧失风险（如癫痫、嗜酒）或食管动力异常］、伴肺脓肿、之前有流感。

---

［1］　Pan ES，Diep BA，Carleton HA，et al. Increasing prevalence of methicillin-resistant *Staphylococcus aureus* infection in California jails. Clin Infect Dis，2003，37（10）：1384-1388.

［2］　Diep BA，Chambers HF，Graber CJ，et al. Emergence of multidrug-resistant，community-associated，methicillin-resistant *Staphylococcus aureus* clone USA300 in men who have sex with men. Ann Intern Med，2008，148（4）：249-257.

［3］　Kazakova SV，Hageman JC，Matava M，et al. A clone of methicillin-resistant *Staphylococcus aureus* among professional football players. N Engl J Med，2005，352（5）：468-475.

［4］　Lipsky BA，Berendt AR，Cornia PB，et al. 2012 infectious diseases society of america clinical practice guideline for the diagnosis and treatment of diabetic foot infections. Clin Infect Dis，2012，54（12）：e132-e173.

［5］　Mandell LA，Wunderink RG，Anzueto A，et al. Infectious Diseases Society of America/American Thoracic Society consensus guidelines on the management of community-acquired pneumonia in adults. Clin Infect Dis，2007，44 Suppl 2：S27-S72.

④ 文献汇总　如入住 ICU24h 内[1]；ICU 居住＞2 天[2,3]；住院≥3 周[4]；之前 1 年内住院[5]。

a. 加拿大研究急诊室内 MRSA 导致皮肤软组织感染（SSTI）的独立风险因素[6]：静脉毒品使用 [odds ratio（OR）4.6，95％ CI 1.4～16.1]、之前 MRSA 感染或定植（OR 6.4，95％ CI 2.1～19.8）、本次就医前 8 周内有抗生素使用（OR 2.6，95％ CI 1.2～8.1）、糖尿病（OR 4.1，95％ CI 1.4～12.1）、脓肿（OR 5.6，95％ CI 1.8～17.1）、之前 12 个月内曾经住院（OR 2.6，95％ CI 1.1～11.2）。

b. MRSA 定植转换为感染的风险因素[7]　有中心静脉插管（OR 8.00；95％ CI 3.13～20.4）、2 次或 3 次住院（OR 3.37；95％ CI 1.37～8.26）。

c. 鼻腔定植 MRSA 后该菌导致手术切口部位感染（surgery site infection，SSI）的风险显著增高（adjusted OR 11；95％ CI 3～37；$P=0.001$）[8]。

d. 入院时有 MRSA 定植或感染的风险因素[9]　护理机构居住（RR 6.18；95％ CI 3.56～10.72；$P<0.0001$）、之前有 MRSA 感染（RR 3.97；95％ CI

[1]　Yamakawa K，Tasaki O，Fukuyama M，et al. Assessment of risk factors related to healthcare-associated methicillin-resistant *Staphylococcus aureus* infection at patient admission to an intensive care unit in Japan. BMC Infect Dis，2011，11：303.

[2]　Lucet JC，Paoletti X，Lolom I，et al. Successful long-term program for controlling methicillin-resistant *Staphylococcus aureus* in intensive care units. Intensive Care Med，2005，31（8）：1051-1057.

[3]　Marshall C，Harrington G，Wolfe R，et al. Acquisition of methicillin-resistant *Staphylococcus aureus* in a large intensive care unit. Infect Control Hosp Epidemiol，2003，24（5）：322-326.

[4]　Asensio A，Guerrero A，Quereda C，et al. Colonization and infection with methicillin-resistant *Staphylococcus aureus*：associated factors and eradication. Infect Control Hosp Epidemiol，1996，17（1）：20-28.

[5]　McAllister L，Gaynes RP，Rimland D，et al. Hospitalization earlier than 1 year prior to admission as an additional risk factor for methicillin-resistant *Staphylococcus aureus* colonization. Infect Control Hosp Epidemiol，2010，31（5）：538-540.

[6]　Stenstrom R，Grafstein E，Romney M，et al. Prevalence of and risk factors for methicillin-resistant *Staphylococcus aureus* skin and soft tissue infection in a Canadian emergency department. CJEM，2009，11（5）：430-438.

[7]　Harinstein L，Schafer J，D'Amico F. Risk factors associated with the conversion of meticillin-resistant *Staphylococcus aureus* colonisation to healthcare-associated infection. J Hosp Infect，2011，79（3）：194-197.

[8]　Yano K，Minoda Y，Sakawa A，et al. Positive nasal culture of methicillin-resistant *Staphylococcus aureus*（MRSA）is a risk factor for surgical site infection in orthopedics. Acta Orthop，2009，80（4）：486-490.

[9]　Haley CC，Mittal D，Laviolette A，et al. Methicillin-resistant *Staphylococcus aureus* infection or colonization present at hospital admission：multivariable risk factor screening to increase efficiency of surveillance culturing. J Clin Microbiol，2007，45（9）：3031-3038.

1.94～8.12；$P=0.0002$）、第三变量（RR 3.14；95％ CI 1.56～6.31；$P=0.0013$）。第三变量指无家可归、监狱内、性滥交（promiscuity）、静脉吸毒、其他药物使用。

（6）万古霉素耐药肠球菌（vancomycin-resistant enterococci，VRE）　和定植/感染 VRE 者同住一室、老年、抗生素使用延长、抗生素使用数量增加、尿路插管。

① 菌血症风险因素[1]　尿肠球菌：之前 30 天内使用碳青霉烯类 [OR 11.7（95％ CI 3.6～38.6）；$P<0.001$]。粪肠球菌：之前 30 天内使用氨基糖苷类 [OR 5.8（95％ CI 1.2～27.6）；$P=0.03$]。

② 德国大学医院入住时风险[2]　以前 MDRO 定植或感染（OR 5.62，95％ CI 2.7～11.69）、目前使用抗生素（OR 3.11，95％ CI 1.58～6.14）、过去 6 个月内抗生素暴露（OR 3.22，95％ CI 1.61～6.43）、过去 6 个月内在康复中心停留（OR 2.90，95％ CI 1.43～5.9）、过去 6 个月内在医院停留（OR 2.21，95％ CI 1.05～4.67）、出国旅行、胃食管反流病（GERD）治疗等。

（7）不动杆菌属　耐药菌感染最重要风险详见前文所述。其他因素有插管 [胃管、中心静脉插管（central venous catheter，CVC)]、机械通气、重症感染（APACHE Ⅱ评分高）。

① 菌血症风险因素[3]　入住 ICU（OR 10.01；95％ CI 1.39～72.20）、使用 β-内酰胺类/β-内酰胺酶抑制剂复合类抗生素（OR 8.06；95％ CI 1.39～46.64）、使用碳青霉烯类抗生素（OR 11.40；95％ CI 1.44～89.98）。

② 另一个报道也是菌血症风险因素[4]　之前定植（OR，7.99；95％ CI，2.1～30.6；$P=0.002$）、之前抗生素治疗（OR，6.10；95％ CI，1.2～29.9；$P=0.026$）、最近抗生素应用的数量（OR 1.35；95％ CI，1.0～1.8；$P=0.026$）、近期侵袭性操作（OR，4.17；95％ CI，1.6～11.1；$P=0.004$）。

[1]　Ghanem G，Hachem R，Jiang Y，et al. Outcomes for and risk factors associated with vancomycin-resistant *Enterococcus faecalis* and vancomycin-resistant *Enterococcus faecium* bacteremia in cancer patients. Infect Control Hosp Epidemiol，2007，28（9）：1054-1059.

[2]　Bui MT，Rohde AM，Schwab F，et al. Prevalence and risk factors of colonisation with vancomycin-resistant Enterococci faecium upon admission to Germany's largest university hospital. GMS Hyg Infect Control，2021，16：Doc06. doi：10.3205/dgkh000377. PMID：33643773；PMCID：PMC7894188.

[3]　Anunnatsiri S，Tonsawan P. Risk factors and clinical outcomes of multidrug-resistant *Acinetobacter baumannii* bacteremia at a university hospital in Thailand. Southeast Asian J Trop Med Public Health，2011，42（3）：693-703.

[4]　Shih MJ，Lee NY，Lee HC，et al. Risk factors of multidrug resistance in nosocomial bacteremia due to *Acinetobacter baumannii*：a case-control study. J Microbiol Immunol Infect，2008，41（2）：118-123.

（8）铜绿假单胞菌　耐药菌感染最重要风险详见前文。其他包括外科引流或全身营养，插管（胃管、尿管、CVC），机械通气，既往接受化疗、皮质激素治疗。

① 指南信息示例　IDSA 2012 年糖尿病足感染指南提出下列情况时可以针对该菌进行经验治疗：构成比高（＞10％，一般热带地区＞10％，北方地区低）；患者足浴/足部处于潮湿状态（soaking their feet）；经验治疗没有覆盖假单胞菌时治疗失败，严重感染。IDSA 2007 年版 CAP 指南指出：严重慢性阻塞性肺疾病（COPD）、嗜酒、呼吸道使用激素、严重基础性肺部疾病（如支气管扩张）、反复应用抗生素、吸烟、HIV 感染晚期考虑铜绿假单胞菌。

② 文献中提到经验治疗需要覆盖该菌的疾病[1]　呼吸机相关肺炎（VAP）、粒细胞缺乏性发热、危重患者感染（无法确定感染来源、感染位点、病原时）。不需要覆盖铜绿假单胞菌的疾病：SSTI（包括糖尿病足感染）、社区获得性肺炎（CAP）、始于社区的（community-onset）腹腔内感染、社区获得性细菌性脑膜炎。注意：应用时要考虑地区特点。

（9）产超广谱 β-内酰胺酶（extended-spectrum beta-lactamase，ESBL）肠杆菌目细菌　耐药菌感染最重要风险详见前文。其他因素有插管（胃管、尿管、CVC）和机械通气。

① 血液系统恶性肿瘤菌血症风险因素[2]　入住 ICU（OR 7.03，95％ CI 1.79～27.6）、医院获得性感染（OR 5.66，95％ CI 1.60～20.23）、既往头孢菌素治疗（OR 2.27，95％ CI 0.99～5.23）。

② 另有报道 ESBL 菌血症风险因素[3]　尿路插管（OR 6.21，95％ CI 1.91～20.25；$P=0.003$）、之前抗生素暴露（OR 2.93，95％ CI 1.18～7.30；$P=0.021$）、之前氧氨基头孢菌素暴露（OR 5.16，95％ CI 1.03～25.79；$P=0.046$）。

③ 社区获得性产 ESBL 的大肠埃希菌菌血症风险因素[4]　保健机构居住（OR 2.1；95％ CI 1.2～3.8）、尿路插管（OR 3.1；95％ CI 1.5～6.5）、之前

[1] Paterson DL. Impact of antibiotic resistance in Gram-negative bacilli on empirical and definitive antibiotic therapy. Clin Infect Dis，2008，47 Suppl 1：S14-S20.

[2] Kang CI，Chung DR，Ko KS，et al. Risk factors for infection and treatment outcome of extended-spectrum β-lactamase-producing *Escherichia coli* and *Klebsiella pneumoniae* bacteremia in patients with hematologic malignancy. Ann Hematol，2012，91（1）：115-121.

[3] Wu UI，Yang CS，Chen WC，et al. Risk factors for bloodstream infections due to extended-spectrum beta-lactamase-producing *Escherichia coli*. J Microbiol Immunol Infect，2010，43（4）：310-316.

[4] Rodríguez-Baño J，Picón E，Gijón P，et al. Community-onset bacteremia due to extended-spectrum beta-lactamase-producing *Escherichia coli*：risk factors and prognosis. Clin Infect Dis，2010，50（1）：40-48.

的抗生素应用（OR 2.7；95％ CI 1.5～4.9）。

（10）产碳青霉烯酶革兰阴性细菌　耐药菌感染最重要风险详见前文。

① 肺炎克雷伯菌碳青霉烯酶（KPC）[1]　严重疾病（AOR 4.31；95％ CI 2.25～8.25）、之前使用喹诺酮类药物（AOR 3.39；95％ CI 1.50～7.66）、之前使用超广谱头孢菌素（AOR 2.55；95％ CI 1.18～5.52）。

② 以评分方式进行判断[2]。

（11）艰难梭菌/难辨梭菌/艰难梭状芽孢杆菌（*Clostridium difficile*）　其风险因素有抗生素使用、住院。

（12）假丝酵母菌属　其风险因素有血管内插管、住院时间延长、广谱抗生素使用、烧伤、ICU 内、胃肠外营养、粒细胞缺乏。

（13）曲霉菌属　其风险因素有免疫抑制、粒细胞缺乏、陈旧建筑物或维修翻新建筑物的暴露。

（14）丝状真菌[3]　经典风险因素：粒细胞缺乏、糖皮质激素长期应用、异基因骨髓移植、肺移植、CD4＜50 的 HIV 感染、慢性肉芽肿病等。非经典/新风险因素：ICU、COPD、接受生物制剂或小分子激酶抑制剂治疗的癌症、糖尿病、营养不良等。此外，还包括严重病毒性肺炎。

（15）非结核分枝杆菌（NTM）　中国文献[4]显示：女性、老年人、支气管扩张症或 COPD 患者发生 NTM 肺病的风险较高，而与非糖尿病患者相比，糖尿病患者发生 NTM 肺病的风险较低。在临床症状方面，NTM 肺病患者持续咳嗽和体重减轻的发生率低于肺结核患者。

（16）医院获得性呼吸道病毒（呼吸道合胞病毒、流感病毒、偏肺病毒）　其风险因素有在长期保健机构居住、免疫抑制、极端年龄、和已感染的或没有接种疫苗的保健工作人员接触。院内感染需要考虑病毒，这在英语世界近乎常识，我们的实际情况则不容乐观，在实际工作中很少考虑。

---

[1]　Gasink LB，Edelstein PH，Lautenbach E，et al. Risk factors and clinical impact of *Klebsiella pneumoniae* carbapenemase-producing K. pneumoniae. Infect Control Hosp Epidemiol，2009，30（12）：1180-1185.

[2]　Martin ET，Tansek R，Collins V，et al. The carbapenem-resistant Enterobacteriaceae score：A bedside score to rule out infection with carbapenem-resistant Enterobacteriaceae among hospitalized patients. Am J Infect Control，2013，41（2）：180-182.

[3]　Latgé JP，Chamilos G. Aspergillus fumigatus and Aspergillosis in 2019. Clin Microbiol Rev，2019，33（1）：e00140-18. doi：10.1128/CMR.00140-18. PMID：31722890；PMCID：PMC6860006.

[4]　Tan Y，Deng Y，Yan X，et al. Nontuberculous mycobacterial pulmonary disease and associated risk factors in China：A prospective surveillance study. J Infect，2021，83（1）：46-53. doi：10.1016/j.jinf.2021.05.019. Epub 2021 May 25. PMID：34048821.

（17）医院获得性消化道病毒（诺如病毒、轮状病毒）　其风险因素有老年、免疫受损。

（18）对 MRSA 或铜绿假单胞菌等需要特殊考虑的病原而言，定植菌监测性检查比风险因素更重要，是未来趋势，相关文献见耐药菌对医院感染[1]、极低出生体重儿肠道菌[2]。预先的定植菌监测结果对经验治疗的影响[3]，参见 VAP[4~6]、血流感染[7.8]。

（19）抗微生物药物暴露　比如碳青霉烯类暴露后的感染最常见病原：耐甲氧西林葡萄球菌包括 MRSA、VRE、艰难梭菌、碳青霉烯类耐药的肠杆菌目、铜绿假单胞菌、鲍曼不动杆菌、嗜麦芽窄食单胞菌、真菌。

（20）耐药率　该值对经验治疗、流行病学有价值，对靶向治疗没有意义。高于 25% 时，一般不用该药物，低于 10%，可以选用。该值为 10% 时可见金黄色葡萄球菌相关文献[9]。《热病》中复方磺胺甲噁唑治疗尿路感染，耐药率超过 20% 时不能入选；肺炎链球菌对大环内酯类药物耐药率＞25% 时，需另选经验治疗方案。IDSA 和德国的社区尿路感染指南提到耐药率低于 20% 可以

［1］　Galoisy-Guibal L，Soubirou JL，Desjeux G，et al. Screening for multidrug-resistant bacteria as a predictive test for subsequent onset of nosocomial infection. Infect Control Hosp Epidemiol，2006，27（11）：1233-1241.

［2］　Graham PL 3rd，Della-Latta P，Wu F，et al. The gastrointestinal tract serves as the reservoir for Gram-negative pathogens in very low birth weight infants. Pediatr Infect Dis J，2007，26（12）：1153-1156.

［3］　Papadomichelakis E，Kontopidou F，Antoniadou A，et al. Screening for resistant Gram-negative microorganisms to guide empiric therapy of subsequent infection. Intensive Care Med，2008，34（12）：2169-2175.

［4］　Hayon J，Figliolini C，Combes A，et al. Role of serial routine microbiologic culture results in the initial management of ventilator-associated pneumonia. Am J Respir Crit Care Med，2002，165（1）：41-46.

［5］　Bouza E，Pérez A，Munoz P，et al. Ventilator-associated pneumonia after heart surgery：a prospective analysis and the value of surveillance. Crit Care Med，2003，31（7）：1964-1970.

［6］　Depuydt P，Benoit D，Vogelaers D，et al. Systematic surveillance cultures as a tool to predict involvement of multidrug antibiotic resistant bacteria in ventilator-associated pneumonia. Intensive Care Med，2008，34（4）：675-682.

［7］　Blot S，Depuydt P，Vogelaers D，et al. Colonization status and appropriate antibiotic therapy for nosocomial bacteremia caused by antibiotic-resistant gram-negative bacteria in an intensive care unit. Infect Control Hosp Epidemiol，2005，26（6）：575-579.

［8］　Depuydt PO，Blot SI，Benoit DD，et al. Antimicrobial resistance in nosocomial bloodstream infection associated with pneumonia and the value of systematic surveillance cultures in an adult intensive care unit. Crit Care Med，2006，34（3）：653-659.

［9］　Gemmell CG，Edwards DI，Fraise AP，et al. Guidelines for the prophylaxis and treatment of methicillin-resistant *Staphylococcus aureus*（MRSA）infections in the UK. J Antimicrob Chemother，2006，57（4）：589-608.

选用[1,2]。注意这个比例阈值和国内文献的观念不同。耐药率的应用：注意要先分析数据来源。数据是源自实验室分离株还是确定感染的病原，是社区菌株、医院普通病房菌株还是 ICU 菌株。来源不同，数据因而不同，应用则各有专擅。国内的数据多来自医院（甚至是 ICU）的实验室分离株，耐药率有高估的可能。

（21）注意经验不仅仅是接诊医生的个人经验，纯粹个人的经验只是次要依据，循证医学证据、该患者的检查结果才是最重要的依据。

4. 对医院感染，确定初始经验治疗药物的 3 种方法[3] 包括利用监测研究的数据；个体化用药；利用起病位点如病房抗生素谱（unit antibiogram）、联合抗生素谱（combination antibiogram）[4]。社区感染的思路也与此类似。

（1）利用病房抗生素谱确定可以使用的抗生素，尤其是对铜绿假单胞菌、MRSA 有活性的药物。

（2）确定患者之前 1 个月使用的抗生素，现症感染经验治疗时避开这些抗生素。

（3）回顾患者之前的微生物学检查，确定有无耐药菌分离，避免使用之前分离株体外试验耐药的药物。

（4）利用当地联合抗生素谱确定针对现症感染的最佳二线药物。

（5）基于 PD 原则优化抗生素给药剂量、方式。

（6）注意，"antibiogram" 是抗生素谱，或可译作敏感谱/耐药谱，国内经常错误译作 "抗菌谱"[5]，包括知名书籍。抗生素谱：指细菌对哪些抗生素敏感，是一个菌对应若干个药物。抗菌谱：指某药物对哪些菌有效，是一个药物对应若干种细菌。

———————————

［1］ Gupta K，Hooton TM，Naber KG，et al. International clinical practice guidelines for the treatment of acute uncomplicated cystitis and pyelonephritis in women：A 2010 update by the Infectious Diseases Society of America and the European Society for Microbiology and Infectious Diseases. Clin Infect Dis，2011，52（5）：e103-e120.

［2］ Wagenlehner FM，Schmiemann G，Hoyme U，et al. National S3 guideline on uncomplicated urinary tract infection：recommendations for treatment and management of uncomplicated community-acquired bacterial urinary tract infections in adult patients. Urologe A，2011，50（2）：153-169.

［3］ Paterson DL. Impact of antibiotic resistance in Gram-negative bacilli on empirical and definitive antibiotic therapy. Clin Infect Dis，2008，47 Suppl 1：S14-S20.

［4］ Luu Q，Vitale K，Shan G，et al. Evaluation of Guideline Recommendations for Dual Antipseudomonal Therapy in Hospitalized Adults with Pneumonia Using Combination Antibiograms. Pharmacotherapy，2020，40（11）：1089-1098. doi：10.1002/phar.2466. Epub 2020 Nov 3. PMID：33037659.

［5］ Jehl F，et al. 抗菌药物的临床应用——从抗菌谱到临床处方. 第 2 版. 倪语星，等译. 上海：上海科学技术出版社，2006.

5.确定给药方式和治疗地点　详见后文。

6.如果需要进一步的病原学证据，启动经验治疗前或治疗中，要正确、及时地留取标本。

（1）不需要留取标本的情况　免疫正常患者社区获得的轻度感染。

（2）先治疗后留标本的情况　急性细菌性脑膜炎（acute bacterial meningitis，ABM）。如果 ABM 时条件允许可以先留标本，这样更好。

（3）降阶梯治疗时必须尽可能留取所有相关标本。

（4）相比较而言，靶向预防和靶向治疗最容易，经验治疗最难。因为覆盖目标和覆盖百分比没有共识，即一方面全都覆盖是不可能的，另一方面可以漏掉谁又没有定论，因此最难。基于经验治疗本来就有的难度，又由于治疗的同时要避免过强用药，避免高失败率，所以要尽一切可能将经验治疗转换为靶向治疗。而靶向治疗的前提是标本送检和病原分离。

7.经验治疗给药时机很重要，越是危重患者，越要在留取相应标本后尽早给药。

（1）严重脓毒症或脓毒症休克时要在 1h 内启动治疗[1,2]。确定低血压后 1～2h 给予有效的抗微生物药物治疗时病死率与 1h 内给药有显著性差异（OR 1.67，95％CI 1.12～2.48），前 6h 内每延迟 1h 给药，生存率下降 7.6％[3]。2011—2014 年左右国际上部分地区开始强制推行 1h 策略。大规模应用后对比试验显示，这并无显著优势[4,5]，目前进入反思阶段[6]。急诊室脓毒症研

［1］　Dellinger RP，Levy MM，Carlet JM，et al. Surviving Sepsis Campaign：international guidelines for management of severe sepsis and septic shock：2008. Crit Care Med，2008，36（1）：296-327.

［2］　Gaieski DF，Mikkelsen ME，Band RA，et al. Impact of time to antibiotics on survival in patients with severe sepsis or septic shock in whom early goal-directed therapy was initiated in the emergency department. Crit Care Med，2010，38（4）：1045-1053.

［3］　Kumar A，Roberts D，Wood KE，et al. Duration of hypotension before initiation of effective antimicrobial therapy is the critical determinant of survival in human septic shock. Crit Care Med，2006，34（6）：1589-1596.

［4］　Baghdadi JD，Brook RH，Uslan DZ，et al. Association of a Care Bundle for Early Sepsis Management With Mortality Among Patients With Hospital-Onset or Community-Onset Sepsis. JAMA Intern Med，2020，180（5）：707-716. doi：10.1001/jamainternmed.2020.0183. PMID：32250412；PMCID：PMC7136852.

［5］　Bourne DS，Davis BS，Gigli KH，et al. Economic Analysis of Mandated Protocolized Sepsis Care in New York Hospitals. Crit Care Med，2020，48（10）：1411-1418. doi：10.1097/CCM.0000000000004514. PMID：32931187；PMCID：PMC7875140.

［6］　Rhee C，Strich JR，Klompas M，et al. SEP-1 Has Brought Much Needed Attention to Improving Sepsis Care … But Now Is the Time to Improve SEP-1. Crit Care Med，2020，48（6）：779-782. doi：10.1097/CCM.0000000000004305. PMID：32433077.

究[1]显示：在 10 811 名符合条件的患者中，从进门到开始使用抗生素的时间中位数为 166min（四分位区间为 115～230min），1 年死亡率为 19%。从急诊室进门到开始使用抗生素，调整后每增加 1h 与 10%（95% CI 5～14；P<0.001）1 年死亡率 OR 增加相关。当每 1 小时的从进门到开始使用抗生素的时间间隔与从进门到开始使用抗生素的时间间隔≤1h 独立比较时，相关性依然保持线性，而住院、30 天和 90 天的死亡率相似。从进门到开始使用抗生素的时间>3h，与≤3h 相比，1 年死亡率显著增高（调整后 OR 1.27；95% CI 1.13～1.43）；但>1h 和≤1h 相比，1 年死亡率没有显著性差异（调整后 OR 1.26；95% CI 0.98～1.62）。SSC 2021 年指南的推荐 12～15 和图 1 是抗生素使用时机的推荐[2]。

（2）急性细菌性脑膜炎要在 3h 内启动治疗[3]。

（3）肺炎领域

① 社区获得性肺炎（CAP）有"黄金 4h"之说，参见其讨论[4]。欧洲下呼吸道感染指南提到明确 CAP 后 1h 内要启动抗生素治疗[5]，为 CAP 指南所仅见。

② 对医院获得性肺炎（hospital-acquired pneumonia，HAP）启动治疗不能超过 24h[6]。对血流动力学不稳定或免疫功能极度低下者，超过 1h 才给药即影响预后。

（4）假丝酵母菌血流感染　12h 后启动治疗则病死率↑（AOR 2.09；95% CI 1.53～2.84；P=0.018）[7]，延迟 24h 后治疗更会增加病死率[8]。

［1］ Peltan ID，Brown SM，Bledsoe JR，et al. ED Door-to-Antibiotic Time and Long-term Mortality in Sepsis. Chest，2019，155（5）：938-946. doi：10.1016/j.chest.2019.02.008. Epub 2019 Feb 16. PMID：30779916；PMCID：PMC6533450.

［2］ Evans L，Rhodes A，Alhazzani W，et al. Surviving sepsis campaign：international guidelines for management of sepsis and septic shock 2021. Intensive Care Med，2021 Oct 2. doi：10.1007/s00134-021-06506-y. Epub ahead of print. PMID：34599691.

［3］ Auburtin M，Wolff M，Charpentier J，et al. Detrimental role of delayed antibiotic administration and penicillin-nonsusceptible strains in adult intensive care unit patients with pneumococcal meningitis：the PNEUMOREA prospective multicenter study. Crit Care Med，2006，34（11）：2758-2765.

［4］ Metersky ML，Sweeney TA，Getzow MB，et al. Antibiotic timing and diagnostic uncertainty in medicare patients with pneumonia：is it reasonable to expect all patients to receive antibiotics within 4 hours? Chest，2006，130（1）：16-21.

［5］ Woodhead M，Blasi F，Ewig S，et al. Guidelines for the management of adult lower respiratory tract infections—full version. Clin Microbiol Infect，2011，17 Suppl 6：E1-59.

［6］ Kollef KE，Schramm GE，Wills AR，et al. Predictors of 30-day mortality and hospital costs in patients with ventilator-associated pneumonia attributed to potentially antibiotic-resistant gram-negative bacteria. Chest，2008，134（2）：281-287.

［7］ Morrell M，Fraser VJ，Kollef MH. Delaying the empiric treatment of candida bloodstream infection until positive blood culture results are obtained：a potential risk factor for hospital mortality. Antimicrob Agents Chemother，2005，49（9）：3640-3645.

［8］ Garey KW，Rege M，Pai MP，et al. Time to initiation of fluconazole therapy impacts mortality in patients with candidemia：a multi-institutional study. Clin Infect Dis，2006，43（1）：25-31.

（5）概括而言，重度感染的治疗时机[1]

① 1h 内启动　疑似感染伴血流动力学不稳定，有 CNS 症状，粒细胞缺乏，无脾。

② 6h 内启动　严重感染，血流动力学稳定，没有 CNS 症状、粒细胞缺乏，无脾。

③ 24h 内启动　非严重感染，血流动力学稳定，没有 CNS 症状、粒缺、无脾。

（6）病毒感染所致严重脓毒症、脓毒症休克时，应尽早启动抗病毒治疗[2]。

（7）急诊腹部外科手术患者研究[3]显示：共纳入 408 例，其中 107 例（26.2%）至少有一次再手术，55.4% 至少有一次术后并发症。手术并发症占 26%，内科并发症占 74%。手术并发症中 73% 是 Clavien-Dindo（术后并发症定义和严重程度分级）≥3。住院时间中位数为 9 天，30 天总死亡率为 17.9%。与分诊后 0~6h 和 6~12h 接受抗生素治疗的患者相比，分诊后 12h 以后才使用抗生素，与术后并发症、需要再次手术、30 天死亡率和住院时间延长显著增加有相关性。

（8）当然也不能一味求快，一味地积极治疗。研究显示，外科 ICU 内获得的感染，抗微生物药物应用前等待客观证据以确诊感染的过程不会增加病死率，甚至预后更好一些[4]。由此可知，实际工作难就难在——要在不过度用药和抢救患者之间保持一个平衡。而更难的是，很多具体情况事发当时没有金标准帮助判断，事后也没有标准答案告诉我们错在哪里、对在哪里。

8. 不必经验治疗，等微生物学结果明确后再启动靶向治疗　如慢性骨髓炎、怀疑真菌所致角膜炎、慢性脑膜炎、关节注射后感染性关节炎和人工关节感染、学龄前儿童无症状菌尿。此类状态的共同特点，要么是没有症状，要么症状持续超过 1 周或更久而没有迅速加重，这种情况下病情稳定期不必急于用药。在国内类似情况常常直接治疗，不留标本获得微生物学证据——这明显违背国际指南/主流方式。因为常常是强力抗生素广覆盖，所以大多数也会治愈（此时耐药性增加、副作用增加，成为灰暗成本）。但少数无法覆盖者，会迁延不愈。几轮抗生素调整无效之后，获得微生物学证据的最佳时机已经失去。结果患者求治无门，

［1］　Textoris J，Wiramus S，Martin C，et al. Antibiotic therapy in patients with septic shock. Eur J Anaesthesiol，2011，28（5）：318-324.

［2］　Dellinger RP，Levy MM，Rhodes A，et al. Surviving Sepsis Campaign：International Guidelines for Management of Severe Sepsis and Septic Shock：2012. Crit Care Med，2013，41（2）：580-637.

［3］　Harmankaya M，Oreskov JO，Burcharth J，et al. The impact of timing of antibiotics on in-hospital outcomes after major emergency abdominal surgery. Eur J Trauma Emerg Surg，2020，46（1）：221-227. doi：10.1007/s00068-018-1026-4. Epub 2018 Oct 11. PMID：30310958.

［4］　Hranjec T，Rosenberger LH，Swenson B，et al. Aggressive versus conservative initiation of antimicrobial treatment in critically ill surgical patients with suspected intensive-care-unit-acquired infection：a quasi-experimental，before and after observational cohort study. Lancet Infect Dis，2012，12（10）：774-780.

最后接手的医生难上加难，风险大增。

9. 经验治疗的调整

（1）明确病原后，转为靶向治疗，包括继续原有处方、升阶梯、降阶梯等。

（2）病原始终不明确

① 患者好转则不必调整　如果明显好转，患者临床状态稳定，可以考虑降阶梯。

② 未好转甚至加重　反思是否感染，明确感染则升级药物或联合治疗以扩大覆盖面和强度。

10. 停止经验治疗

（1）转换为靶向治疗　停止经验治疗，继以靶向治疗。

（2）治疗好转乃至治愈，停止经验治疗。

（3）除外感染，停止抗微生物治疗。除外细菌性感染，停止抗生素治疗。除外某些病原，则停止相应药物。如用万古霉素覆盖 MRSA，没有分离到该菌则要停用万古霉素。

11. 错误的经验治疗

（1）文献将错误的经验治疗定义为：所用药物不能覆盖确诊的病原，或确诊的病原对所用药物耐药[1]。

（2）由该文献定义可知，经验治疗正确与否是基于确诊病原进行判断的。没有确诊时，经验治疗正确与否有时是难以判断的。

（3）没有确诊时也可以用治疗效果来判断治疗正确与否，不过这很难，容易失之于武断。

12. 国际指南和建议明确，主要内容如下。

（1）抗细菌药物[2,3]、抗真菌药物[4]、性传播感染[5,6]、下呼吸道局部应用抗感染药物[7]。

［1］　Textoris J，Wiramus S，Martin C，et al. Antibiotic therapy in patients with septic shock. Eur J Anaesthesiol，2011，28（5）：318-324.

［2］　Choice of antibacterial drugs. Treat Guidel Med Lett，2007，5（57）：33-50.

［3］　Drugs for bacterial infections. Treat Guidel Med Lett，2010，8（94）：43-52.

［4］　Antifungal drugs. Treat Guidel Med Lett，2009，7（88）：95-102；quiz 103-104.

［5］　Drugs for sexually transmitted infections. Treat Guidel Med Lett，2010，8（95）：53-60；quiz 1p following 60.

［6］　Workowski KA，Bachmann LH，Chan PA，et al. Sexually Transmitted Infections Treatment Guidelines，2021. MMWR Recomm Rep，2021，70（4）：1-187. doi：10.15585/mmwr. rr7004a1. PMID：34292926；PMCID：PMC8344968.

［7］　中华医学会呼吸病学分会感染学组. 成人抗感染药物下呼吸道局部应用专家共识［J］. 中华结核和呼吸杂志，2021，44（4）：322-339. DOI：10.3760/cma. j. cn112147-20200531-00656.

（2）常见急诊室感染的评价、治疗指南[1~5]、住院患者一般抗感染[6]。

（3）常见社区感染经验用药选择的英国 HPA 指南[7]。

（4）脓毒症治疗　如早期文献[8~11]、成人[12,13]、儿童[14,15]、COVID-19[16]。

［1］　Nassisi D，Oishi ML. Evidence-based guidelines for evaluation and antimicrobial therapy for common emergency department infections. Emerg Med Pract，2012，14（1）：1-28；quiz 28-9.

［2］　American College of Emergency Physicians Clinical Policies Subcommittee（Writing Committee）on Community-Acquired Pneumonia，Smith MD，Fee C，et al. Clinical Policy：Critical Issues in the Management of Adult Patients Presenting to the Emergency Department With Community-Acquired Pneumonia. Ann Emerg Med，2021，77（1）：e1-e57. doi：10.1016/j. annemergmed. 2020. 10. 024. PMID：33349374.

［3］　Zhong D，Liang SY. Approach to Transplant Infectious Diseases in the Emergency Department. Emerg Med Clin North Am，2018，36（4）：811-822. doi：10.1016/j. emc. 2018. 06. 010. Epub 2018 Sep 6. PMID：30297006；PMCID：PMC6237280.

［4］　Stephens RJ，Liang SY. Central Nervous System Infections in the Immunocompromised Adult Presenting to the Emergency Department. Emerg Med Clin North Am，2021，39（1）：101-121. doi：10.1016/j. emc. 2020. 09. 006. Epub 2020 Nov 5. PMID：33218652.

［5］　中国医师协会急诊医师分会，中华医学会急诊医学分会，中国急诊专科医联体，等. 急诊成人细菌性感染诊疗专家共识［J］. 中国急救医学，2020，40（11）：1029-1035. DOI：10.3969/j. issn. 1002-1949. 2020. 11. 002.

［6］　Pan D，Hills G，Hamilton AR，et al. Recommended antimicrobial therapy for common inpatient infections：a comparative review of guidelines across 51 hospital trusts in England. Postgrad Med J，2020 Oct 2：postgradmedj-2020-138452. doi：10.1136/postgradmedj-2020-138452. Epub ahead of print. PMID：33008956.

［7］　http：//www. hpa. org. uk/web/HPAweb&Page&HPAwebAutoListName/Page/1197637041219

［8］　Mandell G L，et al. Principle and practice of infectious diseases. 7th ed. Churchill Livingstone. Elsevier Inc.，2010：1002.

［9］　Simon D，Trenholme G. Antibiotic selection for patients with septic shock. Crit Care Clin，2000，16（2）：215-231.

［10］　Textoris J，Wiramus S，Martin C，et al. Antibiotic therapy in patients with septic shock. Eur J Anaesthesiol，2011，28（5）：318-324.

［11］　Kumar A. Optimizing antimicrobial therapy in sepsis and septic shock. Crit Care Clin，2009，25（4）：733-751. viii.

［12］　Rhodes A，Evans LE，Alhazzani W，et al. Surviving Sepsis Campaign：International Guidelines for Management of Sepsis and Septic Shock：2016. Crit Care Med，2017，45（3）：486-552. doi：10.1097/CCM. 0000000000002255. PMID：28098591.

［13］　Niederman MS，Baron RM，Bouadma L，et al. Initial antimicrobial management of sepsis. Crit Care，2021，25（1）：307. doi：10.1186/s13054-021-03736-w. PMID：34446092；PMCID：PMC8390082.

［14］　Weiss SL，Peters MJ，Alhazzani W，et al. Surviving Sepsis Campaign International Guidelines for the Management of Septic Shock and Sepsis-Associated Organ Dysfunction in Children. Pediatr Crit Care Med，2020，21（2）：e52-e106. doi：10.1097/PCC. 0000000000002198. PMID：32032273.

［15］　Rehn M，Chew MS，Olkkola KT，et al. Clinical practice guideline on the management of septic shock and sepsis-associated organ dysfunction in children：Endorsement by the Scandinavian Society of Anaesthesiology and Intensive Care Medicine. Acta Anaesthesiol Scand，2021. doi：10.1111/aas. 13958. Epub ahead of print. PMID：34309852.

［16］　Alhazzani W，Møller MH，Arabi YM，et al. Surviving Sepsis Campaign：guidelines on the management of critically ill adults with Coronavirus Disease 2019（COVID-19）. Intensive Care Med，2020，46（5）：854-887. doi：10.1007/s00134-020-06022-5. Epub 2020 Mar 28. PMID：32222812；PMCID：PMC7101866.

（5）ICU 中的经验治疗[1,2]　重症领域里两个印度指南[3,4]——都是综合指南（一个是对重症患者，一个是对免疫受损重症患者，而且不只是经验治疗），可以参考。还有严重感染个体化治疗[5]。

（6）癌症中性粒细胞缺乏发热[6~8]和中国中性粒细胞缺乏发热指南[9,10]。

（7）COPD　AAFP 指南[11]。

（8）儿科急性血源性骨髓炎[12]。

13. 国内的问题　是否感染不明确，不留标本而失去了确诊的可能和向靶向治疗转换的机会，药物针对性不强，药物偏广谱偏强（注意：经验治疗≠广覆盖

[1]　Bhattacharya S，Mondal AS. Clinical microbiology in the intensive care unit：strategic and operational characteristics. Indian J Med Microbiol，2010，28（1）：5-10.

[2]　Bassetti M，Poulakou G，Kollef MH. The most recent concepts for the management of bacterial and fungal infections in ICU. Intensive Care Med，2018，44（11）：2000-2003. doi：10. 1007/s00134-018-5400-9. Epub 2018 Oct 6. PMID：30293148.

[3]　Khilnani GC，Zirpe K，Hadda V，et al. Guidelines for Antibiotic Prescription in Intensive Care Unit. Indian J Crit Care Med，2019，23（Suppl 1）：S1-S63. doi：10. 5005/jp-journals-10071-23101. PMID：31516211；PMCID：PMC6734471.

[4]　Kulkarni AP，Sengar M，Chinnaswamy G，et al. Indian Antimicrobial Prescription Guidelines in Critically Ⅲ Immunocompromised Patients. Indian J Crit Care Med，2019，23（Suppl 1）：S64-S96. doi：10. 5005/jp-journals-10071-23102. PMID：31516212；PMCID：PMC6734470.

[5]　Annoni F，Grimaldi D，Taccone FS. Individualized antibiotic therapy in the treatment of severe infections. Expert Rev Anti Infect Ther，2020，18（1）：27-35. doi：10. 1080/14787210. 2020. 1696192. Epub 2019 Nov 29. PMID：31755789.

[6]　Freifeld AG，Bow EJ，Sepkowitz KA，et al. Clinical practice guideline for the use of antimicrobial agents in neutropenic patients with cancer：2010 Update by the Infectious Diseases Society of America. Clin Infect Dis，2011，52（4）：427-431.

[7]　Carmona-Bayonas A，Jimenez-Fonseca P，de Castro EM，et al. SEOM clinical practice guideline：management and prevention of febrile neutropenia in adults with solid tumors（2018）. Clin Transl Oncol，2019，21（1）：75-86. doi：10. 1007/s12094-018-1983-4. Epub 2018 Nov 23. PMID：30470991；PMCID：PMC6339667.

[8]　2020 exceptional surveillance of neutropenic sepsis：prevention and management in people with cancer（NICE guideline CG151）[Internet]. London：National Institute for Health and Care Excellence（UK），2020. PMID：32040284.

[9]　中华医学会血液学分会，中国医师协会血液科医师分会. 中国中性粒细胞缺乏伴发热患者抗菌药物临床应用指南. 中华血液学杂志，2012，33（08）：693-696.

[10]　中华医学会血液学分会，中国医师协会血液科医师分会. 中国中性粒细胞缺乏伴发热患者抗菌药物临床应用指南（2020 年版）[J]. 中华血液学杂志，2020，41（12）：969-978. DOI：10. 3760/cma. j. issn. 0253-2727. 2020. 12. 001.

[11]　https：//www. aafp. org/afp/2021/0700/od1. html

[12]　Woods CR，Bradley JS，Chatterjee A，et al. Clinical Practice Guideline by the Pediatric Infectious Diseases Society and the Infectious Diseases Society of America：2021 Guideline on Diagnosis and Management of Acute Hematogenous Osteomyelitis in Pediatrics. J Pediatric Infect Dis Soc，2021 Aug 5：piab027. doi：10. 1093/jpids/piab027. Epub ahead of print. PMID：34350458.

治疗≠广谱抗生素治疗），某些疾病没有可信的病原谱和病原构成比，可以不进行经验治疗的慢性感染盲目启动经验治疗。

14. 经验治疗的价值　近期文献[1]有相关讨论："Why empirical therapy? Because it works！"。

15. 除了上述化学治疗外，（静脉注射用）多克隆的人免疫球蛋白输注[2]，也是一种经验治疗。当然适应证、合理性，也是需要关注的焦点。

[1]　Klastersky J. The changing face of febrile neutropenia-from monotherapy to moulds to mucositis. Why empirical therapy? J Antimicrob Chemother，2009，63（Suppl 1）：i14-15.

[2]　Shan YH，Zhang YG，Zhang JH，et al. The physiological effects of human immunoglobulin on severe bronchiolitis patients before and after treatment. Hum Vaccin Immunother，2015，11（11）：2647-2653. doi：10.1080/21645515.2015.1080401. PMID：26308393；PMCID：PMC4685691.

抢先治疗

（preemptive therapy， presumptive therapy）

厥贡羽、毛、齿、革，惟金三品，杶、干、栝、柏，砺、砥、砮、丹，惟菌、簵、楛……

——春秋鲁·孔丘?《尚书·禹贡》

1. 含义　有风险因素和初步的微生物学证据，临床表现不明显或不特异时，进行的比较有针对性的治疗。

2. 翻译　两词有翻译作"诊断驱动治疗"[1] 的，一方面字面不对应，另一方面，什么治疗不是诊断驱动的呢？

3. 对应关系　有风险因素，有极似诊断层面的微生物学证据，临床表现不明显或不特异。为防止感染快速进展，需要抢先治疗。

4. 用药依据

（1）患者一般状态和基础性疾病、风险因素、极似诊断层面的微生物学证据、感染部位、严重程度、病原谱和耐药菌。此中关键是微生物学证据。

（2）有临床表现，则是抢先治疗；无临床表现，则是抢先预防。见"预防用药"一节的讨论。注意有时候患者的临床表现很难判断、很难明确归类于感染所致。

5. 如果需要进一步的病原学/微生物学证据，启动治疗前或治疗中，要正确及时留取标本。

6. 病毒学领域　如肝移植受者巨细胞病毒感染的抢先治疗[2]，一般用

[1] 王莹，胡炯.血液病侵袭性真菌病诊断驱动治疗策略 [J].中华内科杂志，2015，54（3）：228-231. DOI：10.3760/cma. j. issn. 0578-1426. 2015.03.015.

[2] Singh N，Yu VL，Mieles L，et al. High-dose acyclovir compared with short-course preemptive ganciclovir therapy to prevent cytomegalovirus disease in liver transplant recipients. A randomized trial. Ann Intern Med，1994，120（5）：375-581.

"preemptive therapy"，罕用 "presumptive therapy"。

7. 真菌学领域　文献中 "presumptive therapy"[1] 和 "preemptive thera-py"[2,3]并用。针对假丝酵母菌的抢先治疗可以参考校正定植指数（corrected colonization index，CCI）[4] 和假丝酵母菌评分（Candida score，CS）[5]。

8. 细菌学领域　性传播感染[6,7]、菌血症[8]、脑膜炎[9]有文献涉及。笔者呼吁对细菌性感染性疾病进行分级诊断，进一步明确分级治疗[10]。

9. 寄生虫学领域　也有应用抢先治疗的[11]。

10. 国际指南　病毒学领域比较明确[12]。真菌学领域在演变进化中，逐渐明

［1］ Shan YS，Sy ED，Wang ST，et al. Early presumptive therapy with fluconazole for occult Candi-da infection after gastrointestinal surgery. World J Surg，2006，30（1）：119-126.

［2］ Tsuruta R，Mizuno H，Kaneko T，et al. Preemptive therapy in nonneutropenic patients with Candida infection using the Japanese guidelines. Ann Pharmacother，2007，41（7）：1137-1143.

［3］ Hanson KE，Pfeiffer CD，Lease ED，et al. β-D-glucan surveillance with preemptive anidulafun-gin for invasive candidiasis in intensive care unit patients：a randomized pilot study. PLoS One，2012，7（8）：e42282.

［4］ Piarroux R，Grenouillet F，Balvay P，et al. Assessment of preemptive treatment to prevent se-vere candidiasis in critically ill surgical patients. Crit Care Med，2004 ，32（12）：2443-2449.

［5］ León C，Ruiz-Santana S，Saavedra P，et al. A bedside scoring system（ "Candida score"）for early antifungal treatment in nonneutropenic critically ill patients with Candida colonization. Crit Care Med，2006，34（3）：730-737.

［6］ Manhart LE，Golden MR，Marrazzo JM. Expanding the spectrum of pathogens in urethritis：im-plications for presumptive therapy? Clin Infect Dis，2007，45（7）：872-874.

［7］ Behets FM，Van Damme K，Rasamindrakotroka A，et al. Socio-demographic and behavioural factors associated with high incidence of sexually transmitted infections in female sex workers in Madagascar following presumptive therapy. Sex Health，2005，2（2）：77-84.

［8］ Aoki Y. Refinement of presumptive antimicrobial therapy based on initial microbiological informa-tion on positive blood culture. Rinsho Byori，2010，58（5）：498-507.

［9］ Chavanet P. Presumptive bacterial meningitis in adults：initial antimicrobial therapy. Med Mal In-fect，2009，39（7-8）：499-512.

［10］ 宁永忠. 细菌性感染性疾病的诊断分级 ［J］. 中华传染病杂志，2015，33（1）：49-52. DOI：10. 3760/cma. j. issn. 1000-6680. 2015. 01. 013.

［11］ Stauffer WM，Cantey PT，Montgomery S，et al. Presumptive treatment and medical screening for parasites in refugees resettling to the United States. Curr Infect Dis Rep，2013，15（3）：222-231. doi：10. 1007/s11908-013-0331-7. PMID：23686148.

［12］. Tomblyn M，Chiller T，Einsele H，et al. Guidelines for preventing infectious complications a-mong hematopoietic cell transplantation recipients：a global perspective. Biol Blood Marrow Transplant，2009，15（10）：1143-1238.

确[1]。细菌学领域尚无。

11. 争议　抢先治疗究竟比谁领先。有观点认为该治疗是经验治疗后，靶向治疗前。笔者认为抢先治疗应该是比临床表现领先。如果抢先治疗是经验治疗后、靶向治疗前，则关于该治疗理念的讨论就没有现实意义了。此时该治疗要么是经验治疗本身，要么是经验治疗后的调整治疗。

12. 区分　预防用药、经验治疗、靶向治疗是经典概念，业界尽人皆知。下面将之和抢先治疗进行区分。

（1）预防用药时仅有风险因素，没有症状、体征，没有微生物学证据，肯定没有感染。

（2）经验治疗　前提一定是有症状、体征，而且高度疑似是感染性疾病所致。参见相关文献[2]。经验治疗和拟诊断相对应。

（3）靶向治疗　肯定是感染，而且病原明确，和确定诊断相对应。

（4）抢先治疗的针对性比一般性预防、经验治疗针对性强，即病原谱范围小。所针对病原：真菌学领域不明确（如 G 试验，是泛真菌指标。GM 试验要明确一些），病毒学领域明确。抢先治疗和极似诊断相对应。有症状、体征则是抢先治疗；无症状、体征则是抢先预防。

13. 相似名词　抢先照护（preemptive care）[3]。在 PubMed 中检索"preemptive care"［Title/Abstract］，结果是个位数（2021 年 10 月 7 日检索，7条）。按字面理解即可。

14. 笔者认为，抢先治疗体现了学科的发展。症状、体征毕竟是很宏观的表现，一定有微生物[4]、分子（如 GM）、标志物（如 PCT）的出现/变化比它们早。如果我们能够敏锐地捕捉到这些特异的微观变化，那抢先治疗必然会取代经

［1］Cornely OA，Bassetti M，Calandra T，et al. ESCMID guideline for the diagnosis and management of Candida diseases 2012：non-neutropenic adult patients. Clin Microbiol Infect，2012，18 Suppl 7：19-37.

［2］Cordonnier C，Pautas C，Maury S，et al. Empirical versus preemptive antifungal therapy for high-risk，febrile，neutropenic patients：a randomized，controlled trial. Clin Infect Dis，2009，48（8）：1042-1051.

［3］Giordano NA，Riman KA，French R，et al. Comparing medication adherence using a smartphone application and electronic monitoring among patients with acute coronary syndrome. Appl Nurs Res，2021，60：151448. doi：10. 1016/j. apnr. 2021. 151448. Epub 2021 May 24. PMID：34247788.

［4］Penack O，Rempf P，Eisenblätter M，et al. Bloodstream infections in neutropenic patients：early detection of pathogens and directed antimicrobial therapy due to surveillance blood cultures. Ann Oncol，2007，18（11）：1870-1874.

验治疗，至少对危重患者会如此。这个概念在真菌学领域是热点，结合 GM 试验与 PCR 结果进行的抢先治疗效果良好[1]，因而有专家开始展望终结经验治疗方式[2]。逻辑上，这完全可能！

15. 这类概念及其讨论是抗微生物药物限制使用、理性使用的结果。如果药物使用不受节制，随意滥用，哪里需要这么细微精致的思考！笔者观察到，药物不合理使用会直接导致临床药学、临床微生物学等分支学科的萎缩，进而导致感染性疾病诊治能力的下降，长期会形成恶性循环。

---

［1］ Morrissey CO，Chen SC，Sorrell TC，et al. Galactomannan and PCR versus culture and histology for directing use of antifungal treatment for invasive aspergillosis in high-risk haematology patients: a randomised controlled trial. Lancet Infect Dis，2013，13（6）：519-528.

［2］ Donnelly JP，Maertens J. The end of the road for empirical antifungal treatment? Lancet Infect Dis，2013，13（6）：470-472.

靶向治疗（target therapy， targeted therapy）

产生海人，海人生若菌，若菌生圣人，圣人生庶人。凡疒者生于庶人。

——西汉·刘安《淮南子》

1. 含义　感染明确、病原明确甚至药敏试验（AST）结果明确时的治疗。

2. 对应关系　有风险因素，有感染性疾病的临床表现，有病原学确诊证据，是基于病原和 AST 结果进行的治疗。

3. 英语　"target therapy""targeted therapy""goal-directed therapy"，也译作"目标治疗"。

4. 常见的四类病原中，多数的病毒性感染、寄生虫感染都以靶向治疗为主。细菌性感染、侵袭性深部真菌感染经验治疗的比重则很大。客观条件允许时，从业人员应该尽力将经验治疗转换为靶向治疗。比之经验治疗，靶向治疗相对容易一些。

5. 分类

（1）经验治疗启动后确诊病原，该病原没有被经验治疗覆盖　根据病原、药敏试验结果对经验治疗进行的调整治疗为靶向治疗。

（2）经验治疗启动后确诊病原，该病原被覆盖　不换药时，后续分析可以以经验治疗启动的那一刻为靶向治疗的起点。

（3）未进行经验治疗　有微生物学证据确诊后直接启动靶向治疗，见于一些慢性感染。

6. 用药依据　如诊断前提、病情的动态演变、经验治疗效果、进一步的证据、病原、AST 结果/特殊耐药性。此中关键是确定的病原/耐药性和经验治疗效果。参见"临床微生物学——辅助治疗"一节药敏试验结果的临床解释和应用相关内容。

（1）经验治疗效果　及时、规律、连续、准确、客观地进行评价。

（2）病原致病地位的确认　排除污染/定植，确定感染。

（3）耐药性的解读

① 通过 MIC 和血药浓度/感染部位浓度的比较，判断治疗效果、预后。

② 90-60 规则（90-60 rule）[1,2]

a. AST 敏感，临床治疗有效率：细菌为 90%，真菌略低 80%。

b. AST 耐药，临床治疗有效率：细菌在 60%，真菌 40%。

c.《临床微生物学》（第 12 版）（MCM12）第 134 章，再一次强调了该规则。

7. 用药方式　不变、升阶梯、降阶梯、加药联用、彻底换药、停药。

（1）原则　经验治疗有效的情况下尽量不换药，除非证据明确。

（2）降阶梯治疗（de-escalate therapy）

① 危重患者、感染严重、耐药风险高时重拳早击（hitting hard and hitting early）。病原明确后则由广谱降为窄谱，过强降为适度，联合用药改为单药。

② 指南　参见危重患者欧洲立场文件[3]和专家观点[4]。

③ 例如：初始经验治疗不能除外 MRSA 时用万古霉素覆盖，如果分离株是甲氧西林敏感金黄色葡萄球菌（MSSA），则停万古霉素，改为萘夫西林等。

④ 再如：初始经验治疗不能除外革兰阴性杆菌的用氨基糖苷类覆盖，如果分离株对窄谱抗生素（如一代头孢菌素，甚至氨苄西林）敏感，则改为窄谱抗生素。

⑤ 要素和流程　初始经验治疗规程（protocol）；微生物学检查（主要是培养）；对治疗反应的临床评价；PCT 测定和 CPIS 评分；降阶梯规程（protocol）。注意：针对不同具体情况的规程（protocol）非常重要。规程（protocol）相当于一个标准化的诊疗方案，每一个病区/医疗团队都应该有自己的针对不同临床情况的标准化的规程，并以之为基础，针对具体患者的不同情况再精细微调进行个体化处置[5]。

［1］　Rex JH，Pfaller MA. Has antifungal susceptibility testing come of age? Clin Infect Dis，2002，35（8）：982-989.

［2］　Pfaller MA，Diekema DJ，Sheehan DJ. Interpretive breakpoints for fluconazole and Candida revisited：a blueprint for the future of antifungal susceptibility testing. Clin Microbiol Rev，2006，19（2）：435-447.

［3］　Tabah A，Bassetti M，Kollef MH，et al. Antimicrobial de-escalation in critically ill patients：a position statement from a task force of the European Society of Intensive Care Medicine（ESICM）and European Society of Clinical Microbiology and Infectious Diseases（ESCMID）Critically Ill Patients Study Group（ESGCIP）. Intensive Care Med，2020，46（2）：245-265. doi：10.1007/s00134-019-05866-w. Epub 2019 Nov 28. PMID：31781835.

［4］　De Waele JJ，Schouten J，Beovic B，et al. Antimicrobial de-escalation as part of antimicrobial stewardship in intensive care：no simple answers to simple questions-a viewpoint of experts. Intensive Care Med，2020，46（2）：236-244. doi：10.1007/s00134-019-05871-z. Epub 2020 Feb 5. PMID：32025778；PMCID：PMC7224113.

［5］　Textoris J，Wiramus S，Martin C，et al. Antibiotic therapy in patients with septic shock. Eur J Anaesthesiol，2011，28（5）：318-324.

⑥ 整体而言，降阶梯方式应该成为目前的抗生素使用策略的一部分[1]，但仍需要证据积累[2,3]。一方面需要更多的临床试验来细分适用性，另一方面快速微生物学检查也日益丰富。研究发现某急诊医院肺炎或脓毒症患者，近2/3实现了降阶梯[4]。一项欧洲28个国家152个ICU参与的多中心研究[5]显示，经验治疗3天后转换为降阶梯治疗、未转换或转换为其他方案的比例分别是16%、63%和21%；与非降阶梯治疗方案相比，降阶梯治疗对结局没有不良影响。这提示降阶梯治疗策略仍有提升空间。

⑦ 菌血症　敏感菌可以降阶梯[6]；难治疗阴性杆菌菌血症可以降阶梯[7]。

⑧ 肺炎　CAP、病原明确的，可以降阶梯[8]；培养阴性的严重肺炎，可以降阶梯[9]；肺炎住院后培养阴性时，实际进行降阶梯治疗的比例变化较大[10]；HAP进行降阶梯治疗比例，在机构间变化大[11]；VAP一直有讨论[12]。对

［1］　Masterton RG. Antibiotic de-escalation. Crit Care Clin，2011，27（1）：149-162.

［2］　De Waele JJ，Schouten J，Beovic B，et al. Antimicrobial de-escalation as part of antimicrobial steward-ship in intensive care：no simple answers to simple questions-a viewpoint of experts. Intensive Care Med，2020，46（2）：236-244. doi：10.1007/s00134-019-05871-z. Epub 2020 Feb 5. PMID：32025778；PMCID：PMC7224113.

［3］　Gomes Silva BN，Andriolo RB，Atallah AN，et al. De-escalation of antimicrobial treatment for adults with sepsis，severe sepsis or septic shock. Cochrane Database Syst Rev，2010，（12）：CD007934.

［4］　Liu P，Ohl C，Johnson J，et al. Frequency of empiric antibiotic de-escalation in an acute care hospital with an established Antimicrobial Stewardship Program. BMC Infect Dis，2016，16（1）：751. doi：10.1186/s12879-016-2080-3. PMID：27955625；PMCID：PMC5153830.

［5］　De Bus L，Depuydt P，Steen J，et al. Antimicrobial de-escalation in the critically ill patient and assessment of clinical cure：the DIANA study. Intensive Care Med，2020，46（7）：1404-1417. doi：10.1007/s00134-020-06111-5. Epub 2020 Jun 9. PMID：32519003；PMCID：PMC7334278.

［6］　Shime N，Satake S，Fujita N. De-escalation of antimicrobials in the treatment of bacteraemia due to an-tibiotic-sensitive pathogens in immunocompetent patients. Infection，2011，39（4）：319-325.

［7］　Shime N，Kosaka T，Fujita N. De-escalation of antimicrobial therapy for bacteraemia due to difficult-to-treat Gram-negative bacilli. Infection，2013，41（1）：203-210. doi：10.1007/s15010-012-0388-5. Epub 2012 Dec 20. PMID：23254646.

［8］　Yamana H，Matsui H，Tagami T，et al. De-escalation versus continuation of empirical antimi-crobial therapy in community-acquired pneumonia. J Infect，2016，73（4）：314-325. doi：10.1016/j.jinf.2016.07.001. Epub 2016 Jul 7. PMID：27394401.

［9］　Byoung Soo K，Sang Ho C，Younsuck K，et al. Safety of antimicrobial de-escalation for culture-negative severe pneumonia. J Crit Care，2019，54：14-19. doi：10.1016/j.jcrc.2019.06.026. Epub 2019 Jun 28. PMID：31319347；PMCID：PMC7126337.

［10］　Deshpande A，Richter SS，Haessler S，et al. De-escalation of Empiric Antibiotics Following Negative Cultures in Hospitalized Patients With Pneumonia：Rates and Outcomes. Clin Infect Dis，2021，72（8）：1314-1322. doi：10.1093/cid/ciaa212. PMID：32129438；PMCID：PMC7901260.

［11］　Madaras-Kelly K，Jones M，Remington R，et al. Antimicrobial de-escalation of treatment for health-care-associated pneumonia within the Veterans Healthcare Administration. J Antimicrob Chemother，2016，71（2）：539-546. doi：10.1093/jac/dkv338. Epub 2015 Nov 3. PMID：26538501；PMCID：PMC4710212.

［12］　Niederman MS，Soulountsi V. De-escalation therapy：is it valuable for the management of venti-lator-associated pneumonia? Clin Chest Med，2011，32（3）：517-534.

VAP 而言，有文献发现降阶梯方式可以减少病死率[1]，也有研究显示此种方式没有降低病死率[2]。因为降阶梯本身是有现实意义的——减少了抗生素使用，所以只要不增加病死率，其他条件许可时就应该降阶梯。

⑨ 脓毒症　ICU 内脓毒症可以降阶梯[3]；严重脓毒症、脓毒症休克时，经验治疗可以降阶梯[4]；严重脓毒症或脓毒症休克时，培养阴性可以停止糖肽类抗生素[5]。培养阴性脓毒症不建议降阶梯[6]。

⑩ 多种耐药微生物所致感染时，很难降阶梯[7]。

⑪ 不能把降阶梯治疗绝对化，它只适合部分患者。研究[8]显示严重脓毒症患者适用降阶梯者为 43％，适用升阶梯者 10％，不变者 36％。呼吸机相关肺炎（VAP）：26％早期 VAP、72％晚期 VAP 患者适用[9]。

⑫ 降阶梯治疗是感染性疾病治疗学领域近年的进展之一。我们要给予充分的重视，既不要盲目推崇，也不要盲目否定。实际工作中，降阶梯治疗应用的困难不在于获得确诊证据后的"降"，而在于初始经验治疗时不盲目用"重锤猛击"。即对患者的评估和分层至关重要，将需要"重拳"和不需要"重拳"的患者有效分开才是最难点。

（3）多药联用　不必然是联合治疗。联合治疗的基础是确定的协同作用。多药联用要避免拮抗作用，尽量防止不良反应和附加损害。

（4）停药　规律评价治疗效果和证据，当止则止。

［1］ Kollef MH，Morrow LE，Niederman MS，et al. Clinical characteristics and treatment patterns among patients with ventilator-associated pneumonia. Chest，2006，129（5）：1210-1218.

［2］ Kim JW，Chung J，Choi SH，et al. Early use of imipenem/cilastatin and vancomycin followed by de-escalation versus conventional antimicrobials without de-escalation for patients with hospital-acquired pneumonia in a medical ICU：a randomized clinical trial. Crit Care，2012，16（1）：R28.

［3］ Morel J，Casoetto J，Jospé R，et al. De-escalation as part of a global strategy of empiric antibiotherapy management. A retrospective study in a medico-surgical intensive care unit. Crit Care，2010，14（6）：R225.

［4］ Garnacho-Montero J，Gutiérrez-Pizarraya A，Escoresca-Ortega A，et al. De-escalation of empirical therapy is associated with lower mortality in patients with severe sepsis and septic shock. Intensive Care Med，2014，40（1）：32-40. doi：10.1007/s00134-013-3077-7. Epub 2013 Sep 12. PMID：24026297.

［5］ Kim YC，Kim JH，Ahn JY，et al. Discontinuation of Glycopeptides in Patients with Culture Negative Severe Sepsis or Septic Shock：A Propensity-Matched Retrospective Cohort Study. Antibiotics（Basel），2020，9（5）：250. doi：10.3390/antibiotics9050250. PMID：32414054；PMCID：PMC7277931.

［6］ Thorndike J，Kollef MH. Culture-negative sepsis. Curr Opin Crit Care，2020，26（5）：473-477. doi：10.1097/MCC.0000000000000751. PMID：32773615.

［7］ Textoris J，Wiramus S，Martin C，et al. Antibiotic therapy in patients with septic shock. Eur J Anaesthesiol，2011，28（5）：318-324.

［8］ Heenen S，Jacobs F，Vincent JL. Antibiotic strategies in severe nosocomial sepsis：why do we not de-escalate more often? Crit Care Med，2012，40（5）：1404-1409.

［9］ Leone M，Garcin F，Bouvenot J，et al. Ventilator-associated pneumonia：breaking the vicious circle of antibiotic overuse. Crit Care Med，2007，35（2）：379-385；quizz 386.

靶向治疗（target therapy，targeted therapy）

8. 具体应用（参见"临床微生物学——辅助治疗"一节药敏试验结果的临床解释和应用）

（1）首先评估经验治疗效果　好转甚至治愈时不必调整治疗。

（2）看经验治疗药物能否覆盖病原　不能覆盖时加药或升级药物，或更换药物进行覆盖。

（3）覆盖病原　在敏感药物中选择，进一步考虑 PK/PD 参数、肝肾功能、非专业因素等。

（4）经验治疗与病原相比过强，基于整体评估结果可以考虑降阶梯治疗。

（5）满足疗程，治愈或明显好转的，及时停药。

9. 国际指南明确

（1）病毒　如 HIV[1~4]、HBV[5~7]、HCV[8,9]、癌症血液病患者呼吸道病毒[10,11]。

［1］　Clumeck N，Pozniak A，Raffi F；EACS Executive Committee. European AIDS Clinical Society（EACS）guidelines for the clinical management and treatment of HIV-infected adults. HIV Med，2008，9（2）：65-71.

［2］　Thompson MA，Aberg JA，Cahn P，et al. Antiretroviral treatment of adult HIV infection：2010 recommendations of the International AIDS Society-USA panel. JAMA，2010，304（3）：321-333.

［3］　Ryom L，Cotter A，De Miguel R，et al. 2019 update of the European AIDS Clinical Society Guidelines for treatment of people living with HIV version 10. 0. HIV Med，2020，21（10）：617-624. doi：10. 1111/hiv. 12878. Epub 2020 Sep 3. PMID：32885559；PMCID：PMC7754379.

［4］　Saag MS，Gandhi RT，Hoy JF，et al. Antiretroviral Drugs for Treatment and Prevention of HIV Infection in Adults：2020 Recommendations of the International Antiviral Society-USA Panel. JAMA，2020，324（16）：1651-1669. doi：10. 1001/jama. 2020. 17025. PMID：33052386.

［5］　Belongia EA，Costa J，Gareen IF，et al. NIH consensus development statement on management of hepatitis B. NIH Consens State Sci Statements，2008，25（2）：1-29.

［6］　European Association for the Study of the Liver. Electronic address：easloffice@easloffice. eu；European Association for the Study of the Liver. EASL 2017 Clinical Practice Guidelines on the management of hepatitis B virus infection. J Hepatol，2017，67（2）：370-398. doi：10. 1016/j. jhep. 2017. 03. 021. Epub 2017 Apr 18. PMID：28427875.

［7］　Lok AS，McMahon BJ. Chronic hepatitis B. Hepatology，2007，45（2）：507-539. Erratum in：Hepatology，2007，45（6）：1347.

［8］　Ghany MG，Strader DB，Thomas DL，et al. Diagnosis，management，and treatment of hepatitis C：an update. Hepatology，2009，49（4）：1335-1374.

［9］　European Association for the Study of the Liver. Electronic address：easloffice@easloffice. eu；Clinical Practice Guidelines Panel；Chair；EASL Governing Board representative；Panel members：EASL recommendations on treatment of hepatitis C：Final update of the series☆. J Hepatol，2020，73（5）：1170-1218. doi：10. 1016/j. jhep. 2020. 08. 018. Epub 2020 Sep 15. PMID：32956768.

［10］　Hirsch HH，Martino R，Ward KN，et al. Fourth European Conference on Infections in Leukaemia（ECIL-4）：guidelines for diagnosis and treatment of human respiratory syncytial virus，parainfluenza virus，metapneumovirus，rhinovirus，and coronavirus. Clin Infect Dis，2013，56（2）：258-266.

［11］　von Lilienfeld-Toal M，Berger A，Christopeit M，et al. Community acquired respiratory virus infections in cancer patients-Guideline on diagnosis and management by the Infectious Diseases Working Party of the German Society for haematology and Medical Oncology. Eur J Cancer，2016，67：200-212. doi：10. 1016/j. ejca. 2016. 08. 015. Epub 2016 Sep 25. PMID：27681877；PMCID：PMC7125955.

（2）细菌和细菌性感染疾病 如金黄色葡萄球菌[1]和 MRSA[2]、鲍曼不动杆菌[3]、TB[4,5]、A 群链球菌[6]、无乳链球菌[7]、淋病奈瑟球菌[8,9]、Q 热[10]、肺炎细菌病原[11]、细菌性脑膜炎[12]、性病淋巴肉芽肿[13]、

［1］ Gudiol F，Aguado JM，Almirante B，et al. Diagnosis and treatment of bacteremia and endocarditis due to *Staphylococcus aureus*. A clinical guideline from the Spanish Society of Clinical Microbiology and Infectious Diseases （SEIMC）. Enferm Infecc Microbiol Clin，2015，33 （9）：625. e1-625. e23. doi：10. 1016/j. eimc. 2015. 03. 015. Epub 2015 May 1. PMID：25937457.

［2］ Liu C，Bayer A，Cosgrove SE，et al. Clinical practice guidelines by the infectious diseases society of america for the treatment of methicillin-resistant *Staphylococcus aureus* infections in adults and children：executive summary. Clin Infect Dis，2011，2 （3）：285-292.

［3］ Garnacho-Montero J，Dimopoulos G，Poulakou G，et al. Task force on management and prevention of *Acinetobacter baumannii* infections in the ICU. Intensive Care Med，2015，41 （12）：2057-2075. doi：10. 1007/s00134-015-4079-4. Epub 2015 Oct 5. PMID：26438224.

［4］ Sosa LE，Njie GJ，Lobato MN，et al. Tuberculosis Screening，Testing，and Treatment of U. S. Health Care Personnel：Recommendations from the National Tuberculosis Controllers Association and CDC，2019. MMWR Morb Mortal Wkly Rep，2019，68 （19）：439-443. doi：10. 15585/mmwr. mm6819a3. PMID：31099768；PMCID：PMC6522077.

［5］ Nahid P，Mase SR，Migliori GB，et al. Treatment of Drug-Resistant Tuberculosis. An Official ATS/CDC/ERS/IDSA Clinical Practice Guideline. Am J Respir Crit Care Med，2019，200 （10）：e93-e142. doi：10. 1164/rccm. 201909-1874ST. Erratum in：Am J Respir Crit Care Med. 2020 Feb 15；201 （4）：500-501. PMID：31729908；PMCID：PMC6857485.

［6］ Shulman ST，Bisno AL，Clegg HW，et al. Clinical Practice Guideline for the Diagnosis and Management of Group A Streptococcal Pharyngitis：2012 Update by the Infectious Diseases Society of America. Clin Infect Dis，2012，55 （10）：e86-102. doi：10. 1093/cid/cis629. Epub 2012 Sep 9. Erratum in：Clin Infect Dis. 2014 May；58 （10）：1496. Dosage error in article text. PMID：22965026；PMCID：PMC7108032.

［7］ Prevention of Group B Streptococcal Early-Onset Disease in Newborns：ACOG Committee Opinion，Number 797. Obstet Gynecol，2020，135 （2）：e51-e72. doi：10. 1097/AOG. 0000000000003668. Erratum in：Obstet Gynecol. 2020 Apr；135 （4）：978-979. PMID：31977795.

［8］ http：//www. iusti. org/regions/europe/pdf/2012/Gonorrhoea _ 2012. pdf

［9］ WHO Guidelines for the Treatment of Neisseria gonorrhoeae. Geneva：World Health Organization，2016. PMID：27512795.

［10］ National Center for Emerging and Zoonotic Infectious Diseases，CDC. Diagnosis and Management of Q Fever - United States，2013：Recommendations from CDC and the Q Fever Working Group. MMWR Recomm Rep，2013，62 （RR-03）：1-30.

［11］ Carugati M，Aliberti S，Sotgiu G，et al. Bacterial etiology of community-acquired pneumonia in immunocompetent hospitalized patients and appropriateness of empirical treatment recommendations：an international point-prevalence study. Eur J Clin Microbiol Infect Dis，2020，39 （8）：1513-1525. doi：10. 1007/s10096-020-03870-3. Epub 2020 Apr 3. PMID：32242314；PMCID：PMC7222990.

［12］ van de Beek D，Cabellos C，Dzupova O，et al. ESCMID guideline：diagnosis and treatment of acute bacterial meningitis. Clin Microbiol Infect，2016，22 （Suppl 3）：S37-62. doi：10. 1016/j. cmi. 2016. 01. 007. Epub 2016 Apr 7. PMID：27062097.

［13］ de Vries HJC，de Barbeyrac B，de Vrieze NHN，et al. 2019 European guideline on the management of lymphogranuloma venereum. J Eur Acad Dermatol Venereol，2019，3 （10）：1821-1828. doi：10. 1111/jdv. 15729. Epub 2019 Jun 26. PMID：31243838.

梅毒[1]、三种阴性菌[2]。

（3）真菌　如假丝酵母菌[3~5]、曲霉菌[6~8]、隐球菌[9]、肺孢子菌[10]、毛霉[11]。

（4）寄生虫和寄生虫性感染/疾病　如疟疾[12~16]、实质脑囊虫病（paren-

[1]　WHO Guidelines for the Treatment of Treponema pallidum（Syphilis）. Geneva：World Health Organization，2016. PMID：27631046.

[2]　Tamma PD，Aitken SL，Bonomo RA，et al. Infectious Diseases Society of America Guidance on the Treatment of Extended-Spectrum β-lactamase Producing Enterobacterales（ESBL-E），Carbapenem-Resistant Enterobacterales（CRE），and *Pseudomonas aeruginosa* with Difficult-to-Treat Resistance（DTR-P. aeruginosa）. Clin Infect Dis，2021，72（7）：1109-1116. doi：10.1093/cid/ciab295. PMID：33830222.

[3]　Pappas PG，Kauffman CA，Andes D，et al. Clinical practice guidelines for the management of candidiasis：2009 update by the Infectious Diseases Society of America. Clin Infect Dis，2009，48（5）：503-535.

[4]　Pappas PG，Kauffman CA，Andes DR，et al. Clinical Practice Guideline for the Management of Candidiasis：2016 Update by the Infectious Diseases Society of America. Clin Infect Dis，2016，62（4）：e1-50. doi：10.1093/cid/civ933. Epub 2015 Dec 16. PMID：26679628；PMCID：PMC4725385.

[5]　Ong CW，Chen SC，Clark JE，et al. Diagnosis，management and prevention of Candida auris in hospitals：position statement of the Australasian Society for Infectious Diseases. Intern Med J，2019，49（10）：1229-1243. doi：10.1111/imj.14612. PMID：31424595.

[6]　Walsh TJ，Anaissie EJ，Denning DW，et al. Treatment of aspergillosis：clinical practice guidelines of the Infectious Diseases Society of America. Clin Infect Dis，2008，46（3）：327-360.

[7]　Ullmann AJ，Aguado JM，Arikan-Akdagli S，et al. Diagnosis and management of Aspergillus diseases：executive summary of the 2017 ESCMID-ECMM-ERS guideline. Clin Microbiol Infect，2018，24（Suppl 1）：e1-e38. doi：10.1016/j.cmi.2018.01.002. Epub 2018 Mar 12. PMID：29544767.

[8]　Warris A，Lehrnbecher T，Roilides E，et al. ESCMID-ECMM guideline：diagnosis and management of invasive aspergillosis in neonates and children. Clin Microbiol Infect，2019，25（9）：1096-1113. doi：10.1016/j.cmi.2019.05.019. Epub 2019 May 31. PMID：31158517.

[9]　Perfect JR，Dismukes WE，Dromer F，et al. Clinical practice guidelines for the management of cryptococcal disease：2010 update by the infectious diseases society of america. Clin Infect Dis，2010，50（3）：291-322.

[10]　Classen AY，Henze L，von Lilienfeld-Toal M，et al. Primary prophylaxis of bacterial infections and *Pneumocystis jirovecii* pneumonia in patients with hematologic malignancies and solid tumors：2020 updated guidelines of the Infectious Diseases Working Party of the German Society of Hematology and Medical Oncology（AGIHO/DGHO）. Ann Hematol，2021，100（6）：1603-1620. doi：10.1007/s00277-021-04452-9. Epub 2021 Apr 13. PMID：33846857；PMCID：PMC8116237.

[11]　Cornely OA，Alastruey-Izquierdo A，Arenz D，et al. Global guideline for the diagnosis and management of mucormycosis：an initiative of the European Confederation of Medical Mycology in cooperation with the Mycoses Study Group Education and Research Consortium. Lancet Infect Dis，2019，19（12）：e405-e421. doi：10.1016/S1473-3099（19）30312-3. Epub 2019 Nov 5. PMID：31699664.

[12]　Lalloo DG，Shingadia D，Pasvol G，et al. UK malaria treatment guidelines. J Infect，2007，54（2）：111-121.

[13]　Guidelines for the treatment of malaria/World Health Organization.　ISBN 9241546948（NLM classification：WC 770）ISBN 9789241546942 WHO/HTM/MAL/2006.1108

[14]　Paul M. Are we losing the fight against malaria one more time? Clin Microbiol Infect，2011，17（11）：1593-1596.

[15]　Guidelines for the Treatment of Malaria. 3rd ed. Geneva：World Health Organization，2015. PMID：26020088.

[16]　Bouchaud O，Bruneel F，Caumes E，et al. Management and prevention of imported malaria. 2018 update of the 2007 French clinical guidelines. Med Mal Infect，2020，50（2）：161-193. doi：10.1016/j.medmal.2019.10.009. Epub 2020 Jan 19. PMID：31964565.

chymal neurocysticercosis）[1]、阴道毛滴虫[2]。

10. 某些病原的用药选择 化脓链球菌和青霉素，MRSA 和万古霉素或利奈唑胺，VRE 和利奈唑胺，ESBLs 和碳青霉烯类，AmpC 酶和碳青霉烯类（如头孢他啶耐药阴沟肠杆菌选择氟喹诺酮类、碳青霉烯类或头孢吡肟[3]），CRE（Carbapenem-resistant *Enterobacteriaceae*，碳青霉烯类耐药的肠杆菌目细菌）和多黏菌素或替加环素，嗜麦芽窄食单胞菌用磺胺联合替卡西林/克拉维酸，铜绿假单胞菌泛耐药株和多黏菌素，鲍曼不动杆菌泛耐药株选择多黏菌素、替加环素、舒巴坦制剂、碳青霉烯类（需要联合治疗）[4]，艰难梭菌和甲硝唑，白假丝酵母菌和氟康唑，氟康唑耐药假丝酵母菌属和两性霉素 B、棘白菌素、伏立康唑等，伊氏肺孢子菌和磺胺。多重耐药菌导致的具体感染可参见院内肺炎[5]、复杂尿路感染[6]。

11. 天然耐药/固有耐药（natural resistance，intrinsic resistance）

（1）肠球菌属对头孢菌素，单核细胞增生李斯特菌对头孢菌素，嗜麦芽窄食单胞菌对亚胺培南，肠杆菌目对青霉素、耐酶青霉素，铜绿假单胞菌对四环素类，革兰阴性杆菌对万古霉素等糖肽类，很多革兰阴性杆菌对红霉素类，革兰阳性细菌对氨曲南，厌氧菌对氨基糖苷类，克柔假丝酵母菌对氟康唑（有观点认为光滑假丝酵母菌对氟康唑也是天然耐药，其实不是，只是耐药率高而已），曲霉菌对氟康唑，新型隐球菌对棘白菌素。

（2）参见 CLSI M100 文件中肠杆菌目固有耐药表格，参见欧洲抗微生物药物敏感试验委员会（European Committee on Antimicrobial Susceptibility Tes-

［1］ Baird RA，Wiebe S，Zunt JR，et al. Evidence-based guideline：Treatment of parenchymal neurocysticercosis：Report of the Guideline Development Subcommittee of the American Academy of Neurology. Neurology，2013，80（15）：1424-1429.

［2］ van Schalkwyk J，Yudin MH；INFECTIOUS DISEASE COMMITTEE. Vulvovaginitis：screening for and management of trichomoniasis，vulvovaginal candidiasis，and bacterial vaginosis. J Obstet Gynaecol Can，2015，37（3）：266-274. doi：10.1016/S1701-2163（15）30316-9. PMID：26001874.

［3］ Paterson DL. Impact of antibiotic resistance in gram-negative bacilli on empirical and definitive antibiotic therapy. Clin Infect Dis，2008，47（Suppl 1）：S14-20.

［4］ Fishbain J，Peleg AY. Treatment of Acinetobacter infections. Clin Infect Dis，2010，51（1）：79-84.

［5］ Jean SS，Hsueh PR. Current review of antimicrobial treatment of nosocomial pneumonia caused by multidrug-resistant pathogens. Expert Opin Pharmacother，2011，12（14）：2145-2148.

［6］ Pallett A，Hand K. Complicated urinary tract infections：practical solutions for the treatment of multiresistant Gram-negative bacteria. J Antimicrob Chemother，2010，65（Suppl 3）：iii25-33.

ting，EUCAST）专家规则中天然耐药信息（注意第 1 版[1]和第 2 版[2]的细节变化）。二者是抗感染必读文件。

（3）天然耐药时该药物不可以成为治疗药物，这是感染性疾病领域的绝对规则。笔者遇到的实例是用红霉素治疗大肠埃希菌所致尿路感染，结果自然是迁延不愈，换药后才治好。也有业内专家提到有用克林霉素治疗尿路感染的案例，可谓异曲同工。

12. 国内问题　不送标本进行微生物学检查导致无法靶向治疗，不规律评价治疗效果，标本送检不理想导致难以区分污染和感染，不会分析药敏试验结果，联合用药没有依据，不能及时停药。

13. 除上述化学治疗外，特异性单克隆抗体静脉输注，对明确的感染者，也是一种靶向治疗。如 COVID-19[3]，中国的抗体已经获批。另外，疫苗会导致单克隆抗体的产生，有中和作用时也是一种靶向治疗。此时疫苗可以看成是间接的特殊的靶向治疗。

建议阅读：

• 热病手册：David N Gilbert，Henry F Chambers，Michael S Saag，et al. The Sanford Guide to Antimicrobial Therapy 2020. 50th edition. Antimicrobial Therapy，2020. 笔者按：热病手册太有名了。不知道这本书，等于不知道感染病学。最新版是第 50 版，纪念意味浓重。

• ABX：巴特利特（Bartlett J G），奥威特（Auwaerte P G）著.《ABX 指南——感染性疾病的诊断与治疗》，马小军，徐迎春，刘正印译.北京：科技文献出版社，2012. 笔者按：这本书挺好的，期待升级版本。

• John W Wilson，Lynn L Estes. Mayo Clinic Antimicrobial Therapy：Quick Guide. 3rd edition. Oxford University Press，2018.

• Burke A Cunha. 抗生素的应用. 第 8 版. 师少军译. 北京：人民卫生出版

---

［1］ http：//www.eucast.org/expert_rules/

［2］ Leclercq R，Cantòn R，Brown DF，et al. EUCAST expert rules in antimicrobial susceptibility testing. Clin Microbiol Infect，2013，19（2）：141-160.

［3］ Meng X，Wang P，Xiong Y，et al. Safety，tolerability，pharmacokinetic characteristics，and immunogenicity of MW33：a phase 1 clinical study of the SARS-CoV-2 RBD-targeting monoclonal antibody. Emerg Microbes Infect，2021，10（1）：1638-1648. doi：10.1080/22221751.2021.1960900. PMID：34346827；PMCID：PMC8382006.

社，2010.笔者按.这是 Cunha 两大名作之一，最新版本是 2019 年第 16 版。

· Brian J Levine. EMRA Antibiotic Guide. 19th edition. Emergency Medicine Residents' Association，2020.

· 儿科领域热病手册：John S Bradley，John D Nelson，Elizabeth Barnett，et al. 2021 Nelson's Pediatric Antimicrobial Therapy. 27th edition. American Academy of Pediatrics，2021.

· Joseph B Cantey，Jason Sauberan，John D Nelson，et al. Nelson's Neonatal Antimicrobial Therapy. American Academy of Pediatrics，2019. 笔者按：这是上一本书的延伸，专注于新生儿。

· M Lindsay Grayson，Sara E Cosgrove，Suzanne Crowe，et al. Kucers' The Use of Antibiotics：A Clinical Review of Antibacterial，Antifungal，Antiparasitic，and Antiviral Drugs. 7th Edition. CRC Press，2017. 笔者按：这是大部头书籍。这本书的题目是解释"Antibiotics"这个词广义含义的最好例子。国内很多行文，不知道"Antibiotics"这个词的三层含义——狭义含义、一般含义、广义含义，遂多奇轶。

处置、治疗和抗生素使用的相关信息

献公以为然，故复右主然之罪，而赐菌改官大夫，赐守塞者人米二十石。

——战国秦·吕不韦《吕氏春秋·不苟论·当赏》

1. 抗感染治疗（anti-infective therapy，anti-infectious treatment）、抗感染处置（anti-infectious management）和抗微生物治疗（antimicrobial therapy）

（1）笔者理解抗感染治疗/处置＝（特异性的）抗微生物药物治疗（specific antimicrobial therapy）＋（有针对性的）感染灶控制＋（非特异性的）辅助治疗[1]＋微生态调节。抗微生物治疗指针对微生物的特异性化学治疗（specific chemotherapy），如抗生素治疗。辅助治疗包括免疫力调节、对症治疗和其他辅助治疗。

（2）"antimicrobial agent"或"antimicrobial"是抗微生物药物，翻译为抗菌药物是错的，因为漏掉了病毒、寄生虫等。

（3）注意抗微生物治疗是化学治疗（chemotherapy）的一种。此外还涉及一线药物治疗、替代药物治疗、补救治疗（salvage therapy）、抑制性治疗、患者自行服药治疗（patient-initiated treatment）[2]等。

2. 抗微生物药物合理使用的原则

（1）6R　即恰当的病人（right patient）、恰当的时机（right time）、恰当的抗生素（right antibiotics）（针对病原谱、微生物形态学检查的提示、突变选择窗小、副作用小、价格合理）、恰当的剂量（right dose）、恰当的间隔（right interval）、恰当的疗程（right time of therapy）

（2）3R＋2D＋2M　恰当的时机（right time）、恰当的抗生素（right antibiotics）、恰当的病人（right patient）；剂量（dose）和疗程（duration）；治疗效果最优

---

［1］　Lv X，Zhang J，Yang D，et al. Recent advances in pH-responsive nanomaterials for anti-infective therapy. J Mater Chem B，2020，8（47）：10700-10711. doi：10.1039/d0tb02177f. Epub 2020 Nov 3. PMID：33140806.

［2］　Gupta K，Hooton TM，Roberts PL，et al. Patient-initiated treatment of uncomplicated recurrent urinary tract infections in young women. Ann Intern Med，2001，135（1）：9-16.

（maximal clinical outcome）和附加损害最小（minimal collateral damage）。

（3）澳大利亚《治疗指南：抗生素》分册有抗生素使用 6 条原则，其关键词首字母缩写成 MINDME，方便记忆[1]：M（microbiology guide，只要有可能，应根据微生物学结果指导治疗）、I（indication，基于证据的适应证）、N（narrow spectrum，选择窄谱抗生素）、D（dosage appropriate，根据感染部位和类型确定合理的给药剂量）、M（minimize duration，最短疗程）、E（ensure monotherapy，确保大多数情况下使用一种抗生素）。

（4）脓毒症休克抢救时，与液体复苏 4D 相对应的抗生素使用 4D[2] 药物（drug）、剂量（dosing）、疗程（duration）、降阶梯（de-escalation），见原文表 1。

（5）国际化学治疗学会的抗生素管理和耐药性工作组提出了医院适当使用抗生素十要点[3] ①在使用抗生素前获取适当的微生物样本，并仔细解释结果：在没有感染的临床症状的情况下，定植很少需要抗微生物治疗。②避免使用抗生素"治疗"发热：抗生素应该用于治疗感染，并在开始治疗前调查发热的根本原因。③在留取培养标本后开始经验性抗生素治疗，根据感染部位、多重耐药细菌的风险因素以及当地的微生物和敏感性模式进行调整。④根据每种临床情况和患者特点，以最佳剂量和适当的持续时间开药。⑤只有在目前的证据表明存在某些益处的情况下才联合使用抗生素。⑥在可能的情况下，避免使用有可能促进耐药性或医院获得性感染的抗生素，或仅作为最后手段使用。⑦迅速去除感染病灶，移除所有潜在或证实已感染的设备：感染灶控制。⑧始终根据临床情况和微生物学结果降阶梯/简化抗生素治疗。⑨一旦可能没有感染，停止不必要的抗生素处方。⑩不要单独工作：成立机构感染病小组，由感染病专家、临床微生物学家、医院药剂师、感染控制医生或医院流行病学家组成，并遵守机构抗生素政策和指南。

（6）相关——明治选择（Choosing Wisely）推荐 为避免浪费性干预，提

［1］（澳）治疗指南有限公司编.治疗指南：抗生素分册.第 15 版.盛瑞媛、徐小薇、李大魁，等译.北京：化学工业出版社，2018.
［2］ Malbrain MLNG，Van Regenmortel N，Saugel B，et al. Principles of fluid management and stewardship in septic shock：it is time to consider the four D's and the four phases of fluid therapy. Ann Intensive Care，2018，8（1）：66. doi：10. 1186/s13613-018-0402-x. PMID：29789983；PMCID：PMC5964054.
［3］ Levy Hara G，Kanj SS，Pagani L，et al. Ten key points for the appropriate use of antibiotics in hospitalised patients：a consensus from the Antimicrobial Stewardship and Resistance Working Groups of the International Society of Chemotherapy. Int J Antimicrob Agents，2016，48（3）：239-246. doi：10. 1016/j. ijantimicag. 2016. 06. 015. Epub 2016 Jul 25. PMID：27502752.

靶向治疗（target therapy，targeted therapy）

高照护质量，重症监护协会合作组织（Critical Care Societies Collaborative，CCSC）2014 年发布了"明智选择"最重要五大推荐[1]：①不要定期进行诊断性检查，而应仅针对特定的临床问题；②对于血流动力学稳定、无出血、血红蛋白浓度>7g/dL 的 ICU 患者，不要输注红细胞；③在 ICU 住院的前 7 天内，不要对营养充足的危重患者使用肠外营养；④在没有特定适应证和日常尝试减轻镇静的前提下，不要对机械通气患者进行深度镇静；⑤在没有为患者及其家属提供完全以舒适为重点的替代性照护方案的情况下，不要继续为死亡风险高或功能恢复严重受损的患者提供生命支持。2021 年，发布了"明智选择"最重要五大推荐的第二部分[2]：⑥没有明确指征时，不要保留插管（catheter）、导管（tube）或引流管（drain）；⑦除非有临床需要，否则不要推迟停止机械通气；⑧没有持续的培养数据或症状时，不要给予长期的广谱抗生素疗程；⑨不要延迟 ICU 患者的早期活动；⑩不要提供与记录在案的患者和家属的医疗目标、价值观和偏好不相一致的照护。

（7）参见 COVID-19 患者 4P 优化治疗原则[3]、脓毒症处置路径[4]。

3. 药物的安全性

（1）有观点认为安全是第一位的。笔者以为安全和有效是并列的，具体治疗行为都要谋求最安全和最有效，不可兼得时要谋求二者的平衡。

（2）安全指标　治疗指数（therapeutic index）：TD50/ED50。TD 即中毒剂量（toxic dose），ED 即有效剂量（effective dose），50 即半数。

（3）安全指标　药物安全范围：TD50～ED50。

[1]　Halpern SD，Becker D，Curtis JR，et al. An official American Thoracic Society/American Association of Critical-Care Nurses/American College of Chest Physicians/Society of Critical Care Medicine policy statement：the Choosing Wisely® Top 5 list in Critical Care Medicine. Am J Respir Crit Care Med，2014，190（7）：818-826. doi：10.1164/rccm. 201407-1317ST. PMID：25271745.

[2]　Zimmerman JJ，Harmon LA，Smithburger PL，et al. Choosing Wisely For Critical Care：The Next Five. Crit Care Med，2021，49（3）：472-481. doi：10.1097/CCM. 0000000000004876. PMID：33555779.

[3]　Vincent JL，Wendon J，Martin GS，et al. COVID-19：What we've done well and what we could or should have done better-the 4 Ps. Crit Care，2021，25（1）：40. doi：10.1186/s13054-021-03467-y. PMID：33509218；PMCID：PMC7841973.

[4]　Labib A. Sepsis Care Pathway 2019. Qatar Med J，2019，2019（2）：4. doi：10.5339/qmj. 2019. qccc. 4. PMID：31763206；PMCID：PMC6851952.

4. 药物的使用[1,2]

（1）抗微生物药物的正确使用（appropriate antibiotic use）[3]　基于临床、药理、微生物学的所有既有证据来看，某抗微生物药物的使用都是正确的。判断的角度多达十余个[4]。

（2）抗微生物药物的错误使用（inappropriate antibiotic therapy）　对确诊感染而言，病原没有被有效治疗。即所用抗生素没有一种对病原有活性[5]。

（3）从两个定义的对比来看，病原没有覆盖/治疗无效则错。病原覆盖后，从临床、药理角度看没有错误才是正确的。可见对病原的有效覆盖是正确与否的基础。从错误使用的定义看，确诊才能判断正确与否。没有确诊的经验治疗用药，有时是难以判断正确与否的。当然也可以从临床效果反推，不过这要复杂一些，药物选择正确但剂量、方式错误时，治疗也会失败。简而言之，选错了会失败，但失败不一定是由于选错。

（4）实际工作　以指南为基础，结合所在地区/医疗机构具体情况、患者的具体情况进行选择。判断错误与否，永远是一个动态过程，需要随时/定期反馈调整。

5. 药物性质

（1）水溶和脂溶　导致药物体内分布的不同。

（2）抑菌和杀菌　感染重时要选择杀菌剂。注意二者是相对的，药效学文献[6]提到，有些抗生素低浓度是抑菌剂，高浓度是杀菌剂，如青霉素的 $T>$ MIC 在 $35\%\sim40\%$ 时，有抑菌效果，在 $60\%\sim70\%$ 时有杀菌效果，头孢菌素和碳青霉烯类类似。注意 β-内酰胺酶抑制剂对某些菌种有杀菌作用（克拉维酸对流感嗜血杆菌、淋病奈瑟球菌；舒巴坦对鲍曼不动杆菌、淋病奈瑟球菌、拟杆菌

---

［1］ Kollef MH. Inadequate antimicrobial treatment：an important determinant of outcome for hospitalized patients. Clin Infect Dis，2000，31 Suppl 4：S131-S138.

［2］ Harbarth S，Nobre V，Pittet D. Does antibiotic selection impact patient outcome? Clin Infect Dis，2007，44（1）：87-93.

［3］ Harris AM，Hicks LA，Qaseem A；High Value Care Task Force of the American College of Physicians and for the Centers for Disease Control and Prevention. Appropriate Antibiotic Use for Acute Respiratory Tract Infection in Adults：Advice for High-Value Care From the American College of Physicians and the Centers for Disease Control and Prevention. Ann Intern Med，2016，164（6）：425-434. doi：10.7326/M15-1840. Epub 2016 Jan 19. PMID：26785402.

［4］ Gyssens IC. Quality measures of antimicrobial drug use. Int J Antimicrob Agents，2001，17（1）：9-19.

［5］ Vidaur L，Planas K，Sierra R，et al. Ventilator-associated pneumonia：impact of organisms on clinical resolution and medical resources utilization. Chest，2008，133（3）：625-632.

［6］ Drusano GL. Antimicrobial pharmacodynamics：critical interactions of 'bug and drug'. Nat Rev Microbiol，2004，2（4）：289-300.

靶向治疗（target therapy，targeted therapy）

属；他唑巴坦对伯氏疏螺旋体）。

6. 新的药物治疗靶点　参见生态系统和进化[1]、生物膜[2~4]。

7. 药物动力学（pharmacokinetics，PK)[5~7]：临床药理学分支之一[8]

（1）峰浓度（C_{max}）。

（2）达峰时间（T_{max}）。

（3）表观分布容积（volume of distribution，V_d）：$V_d = dose \times F/C$。式中，dose 为剂量；F 为生物利用度；C 为血药浓度。V_d 用于决定首剂量/负荷剂量，和抗生素性质（水溶、脂溶）[9]、蛋白结合力等有关。低蛋白血症时高蛋白结合力的药物要小心。危重患者 V_d 会有显著增加（对水溶、脂溶药物都如此）[10]。

（4）半衰期（$T_{1/2\beta}$）。

（5）清除率（clearance rate，CL）　决定维持剂量和间隔。CL $= K \times$

［1］　Baquero F，Coque TM，de la Cruz F. Ecology and evolution as targets：the need for novel eco-evo drugs and strategies to fight antibiotic resistance. Antimicrob Agents Chemother，2011，55（8）：3649-3660.

［2］　Camps J，Pujol I，Ballester F，et al. Paraoxonases as potential antibiofilm agents：their relationship with quorum-sensing signals in Gram-negative bacteria. Antimicrob Agents Chemother，2011，55（4）：1325-1331.

［3］　Sahin C，Mutlu D，Nasirli F，et al. New iridium bis-terpyridine complexes：synthesis，characterization，antibiofilm and anticancer potentials. Biometals，2021，34（3）：701-713. doi：10.1007/s10534-021-00307-y. Epub 2021 Apr 26. PMID：33900533.

［4］　Martins ML，Ribeiro-Lages MB，Masterson D，et al. Efficacy of natural antimicrobials derived from phenolic compounds in the control of biofilm in children and adolescents compared to synthetic antimicrobials：A systematic review and meta-analysis. Arch Oral Biol，2020，118：104844. doi：10.1016/j.archoralbio.2020.104844. Epub 2020 Jul 21. PMID：32736143.

［5］　Ulldemolins M，Roberts JA，Lipman J，et al. Antibiotic dosing in multiple organ dysfunction syndrome. Chest，2011，139（5）：1210-1220.

［6］　Kowalska-Krochmal B，Dudek-Wicher R. The Minimum Inhibitory Concentration of Antibiotics：Methods，Interpretation，Clinical Relevance. Pathogens，2021，10（2）：165. doi：10.3390/pathogens10020165. PMID：33557078；PMCID：PMC7913839.

［7］　Cohen R，Grimprel E. Antibiotic pharmacokinetic and pharmacodynamic parameters in pediatric clinical practice. Arch Pediatr，2017，24（12S）：S6-S8. doi：10.1016/S0929-693X（17）30511-0. PMID：29290237.

［8］　Eyler RF，Shvets K. Clinical Pharmacology of Antibiotics. Clin J Am Soc Nephrol，2019，14（7）：1080-1090. doi：10.2215/CJN.08140718. Epub 2019 Mar 12. PMID：30862698；PMCID：PMC6625637.

［9］　Pea F，Viale P. Bench-to-bedside review：Appropriate antibiotic therapy in severe sepsis and septic shock—does the dose matter? Crit Care，2009，13（3）：214.

［10］　Ulldemolins M，Rello J. The relevance of drug volume of distribution in antibiotic dosing. Curr Pharm Biotechnol，2011，12（12）：1996-2001.

V_d。危重患者（如 MODS 时）的清除率会有显著变化[1,2]。增高的肾脏清除率（augmented renal clearance，ARC）是指危重病人常见的肾脏滤过增高状态[3]。对 ICU 患者而言，尿液标本是测定肌酐清除率的最准确方法[4~6]。

（6）消除速率常数（elimination rate constant，K）。

（7）蛋白结合力（protein binding capacity）。

（8）血药浓度——时间曲线下面积（area under time curve，$AUC_{0\sim24}$）。

（9）生物利用度（bioavailability，一般用 F 表示）　口服药物时考虑。

（10）相关　累积液体平衡（cumulative fluid balance，CFB）：24h 记录入量减去出量[7]。

8. 药效学（pharmacodynamics，PD）[8~10]　临床药理学分支之一。

（1）对感染性疾病而言，PK＋MIC＝PD。PD 是感染性疾病治疗学领域近年的重要进展之一。注意抗微生物药物有所谓"隐性药效（silent pharmacodynamics）"一说，即药效不会在给药后立即显现，显效有延时。

（2）时间依赖型（time-dependent）抗生素　以 fT＞MIC（free drug con-

［1］Roberts DM. The relevance of drug clearance to antibiotic dosing in critically ill patients. Curr Pharm Biotechnol，2011，12（12）：2002-2014.

［2］Roberts JA. Using PK/PD to optimize antibiotic dosing for critically ill patients. Curr Pharm Biotechnol，2011，12（12）：2070-2079.

［3］Chen IH，Nicolau DP. Augmented Renal Clearance and How to Augment Antibiotic Dosing. Antibiotics（Basel），2020，9（7）：393. doi：10.3390/antibiotics9070393. PMID：32659898；PMCID：PMC7399877.

［4］Wells M，Lipman J. Measurements of glomerular filtration in the intensive care unit are only a rough guide to renal function. S Afr J Surg，1997，35（1）：20-23.

［5］Pong S，Seto W，Abdolell M，et al. 12-hour versus 24-hour creatinine clearance in critically ill pediatric patients. Pediatr Res，2005，58（1）：83-88.

［6］Udy AA，Roberts JA，Boots RJ，et al. Augmented renal clearance：implications for antibacterial dosing in the critically ill. Clin Pharmacokinet，2010，49（1）：1-16.

［7］Martinková J，Malbrain ML，Havel E，et al. A pilot study on pharmacokinetic/pharmacodynamic target attainment in critically ill patients receiving piperacillin/tazobactam. Anaesthesiol Intensive Ther，2016，48（1）：23-28. doi：10.5603/AIT. a2015. 0082. Epub 2015 Nov 20. PMID：26588478.

［8］Ulldemolins M，Roberts JA，Lipman J，et al. Antibiotic dosing in multiple organ dysfunction syndrome. Chest，2011，139（5）：1210-1220.

［9］Gustinetti G，Cangemi G，Bandettini R，et al. Pharmacokinetic/pharmacodynamic parameters for treatment optimization of infection due to antibiotic resistant bacteria：a summary for practical purposes in children and adults. J Chemother，2018，30（2）：65-81. doi：10.1080/1120009X. 2017. 1377909. Epub 2017 Oct 13. PMID：29025364.

［10］Marino M，Jamal Z，Zito PM. Pharmacodynamics. 2021 Feb 10. In：StatPearls［Internet］. Treasure Island（FL）：StatPearls Publishing；2021 Jan-. PMID：29939568.

centrations exceed the MIC，游离药物浓度超过 MIC 的时间）（有 $T>4$ 倍 MIC[1,2]一说，在 $1\sim3$ 倍 MIC 时，要增加剂量效果才会好）为参数[3]。低倍 MIC（通常 $4\sim5$ 倍 MIC）时杀菌率已经饱和，此浓度以上杀菌速度强度不再增加，后效应短或无。可以延迟输注时间，保证浓度在 MIC 以上的时长。包括 β-内酰胺类、大环内酯类（除外阿奇霉素）、噁唑烷酮类、克林霉素、甲氧苄啶-磺胺、抗真菌药物氟胞嘧啶。

（3）浓度依赖型（concentration-dependent）抗生素 以 C_{max}/MIC 为参数，抗生素后效应长，浓度和杀菌活性正相关，越高越好。包括氨基糖苷类、氟喹诺酮类、硝基咪唑类、抗真菌药物两性霉素 B 和棘白菌素。

（4）伴时间依赖型的浓度依赖型抗生素（concentration-dependent antibiotics with time dependence）或时间-浓度依赖型抗生素 以 $AUC_{0\sim24}/MIC$ 为参数。杀菌率在低倍 MIC 时饱和，但持续效应长。包括阿奇霉素、万古霉素、四环素类、三唑类抗真菌药。

（5）注意，一般文献分时间依赖型抗生素、浓度依赖型抗生素两类。此处所引文献分三类，清晰明了。显然一个是横向维度，一个是纵向维度，第三个和纵横向维度都有关。药效学（PD）对于理解抗生素作用方式、推动进一步研究大有益处。不过实际工作中因为感染部位局部浓度难以测定，所以就具体患者具体应用而言，理解不能过于机械和简单化。

（6）抗真菌药物 PD 参数参见文献[4~7]。

（7）抗病毒药物有没有时间依赖性？好问题。

（8）PD 领域最重要的模型：蒙特卡洛模拟法（Monte Carlo simulation，

［1］ Drusano GL. Antimicrobial pharmacodynamics：critical interactions of 'bug and drug'. Nat Rev Microbiol，2004，2（4）：289-300.

［2］ Li C，Du X，Kuti JL，et al. Clinical pharmacodynamics of meropenem in patients with lower respiratory tract infections. Antimicrob Agents Chemother，2007，51（5）：1725-1730.

［3］ Kaska M，Havel E，Selke-Krulichova I，et al. Covariate determinants of effective dosing regimens for time-dependent beta-lactam antibiotics for critically ill patients. Biomed Pap Med Fac Univ Palacky Olomouc Czech Repub，2018，162（3）：219-226. doi：10.5507/bp. 2018.011. Epub 2018 Mar 27. PMID：29582860.

［4］ Andes D. Antifungal pharmacokinetics and pharmacodynamics：understanding the implications for antifungal drug resistance. Drug Resist Updat，2004，7（3）：185-194.

［5］ Hope WW，Drusano GL. Antifungal pharmacokinetics and pharmacodynamics：bridging from the bench to bedside. Clin Microbiol Infect，2009，15（7）：602-612.

［6］ Lewis RE. Current concepts in antifungal pharmacology. Mayo Clin Proc，2011，86（8）：805-817.

［7］ Stott KE，Hope W. Pharmacokinetics-pharmacodynamics of antifungal agents in the central nervous system. Expert Opin Drug Metab Toxicol，2018，14（8）：803-815. doi：10.1080/17425255. 2018.1492551. Epub 2018 Jul 9. PMID：29943650.

Monte Carlo method）。简单理解就是把有限取样获得的参数，推广到大样本量群体里，获得群体参数（范围）。参见戴媛媛老师文章[1]。

9. 抗生素决策（antibiotic decision-making）[2]　　针对是否使用抗生素，使用的剂量、疗程等的决策[3]。

10. 剂量　　足量（感染部位药物有效浓度要足够）是治疗成功的关键[4,5]。不能在亚治疗剂量下进行治疗，不但治疗效果不佳，而且容易导致耐药。参见近期综述[6,7]。

（1）首剂量/负荷剂量（loading dose，LD）　　LD＝$V_d \times C_t$。C_t 是目标药物浓度。负荷剂量一定要足。有报道[8]提到 β-内酰胺类抗生素在严重脓毒症和脓毒症休克早期有效浓度不足。该剂量和肝肾功能无关，无论清除率如何，一般而言都是相同的。对水溶性抗生素，肾功能受损时可能要调整负荷剂量。

（2）维持剂量（maintenance dose，MD）　　根据药物清除情况、肝肾功能进行调整。肾功能损伤、肝功能不足时要调整。一般而言，在满足 PD 参数要求的前提下，时间依赖型抗生素减剂量不减次数，浓度依赖型抗生素减次数不减剂量。

（3）具体而言，剂量由四方面因素确定　　即可达最佳杀菌效果的 PK/PD 指标、病原体的敏感性、药物的表观分布容积（V_d）、药物清除率（CL）。

（4）确定剂量、间隔、疗程

[1]　Dai Y，Chang W，Zhou X，et al. Evaluation of Ceftazidime/Avibactam Administration in Enterobacteriaceae and *Pseudomonas aeruginosa* Bloodstream Infections by Monte Carlo Simulation. Drug Des Devel Ther，2021，15：2899-2905. doi：10.2147/DDDT.S309825. PMID：34262257；PMCID：PMC8275101.

[2]　Brink AJ，Richards G. Best practice：antibiotic decision-making in ICUs. Curr Opin Crit Care，2020，26（5）：478-488. doi：10.1097/MCC.0000000000000752. PMID：32739968.

[3]　Campion M，Scully G. Antibiotic Use in the Intensive Care Unit：Optimization and De-Escalation. J Intensive Care Med，2018，33（12）：647-655. doi：10.1177/0885066618762747. Epub 2018 Mar 13. PMID：29534630.

[4]　Pea F，Viale P. Bench-to-bedside review：Appropriate antibiotic therapy in severe sepsis and septic shock— does the dose matter? Crit Care，2009，13（3）：214.

[5]　Martinez MN，Papich MG，Drusano GL. Dosing regimen matters：the importance of early intervention and rapid attainment of the pharmacokinetic/pharmacodynamic target. Antimicrob Agents Chemother，2012，56（6）：2795-2805.

[6]　Póvoa P，Moniz P，Pereira JG，et al. Optimizing Antimicrobial Drug Dosing in Critically Ill Patients. Microorganisms，2021，9（7）：1401. doi：10.3390/microorganisms9071401. PMID：34203510.

[7]　Rawson TM，Wilson RC，O'Hare D，et al. Optimizing antimicrobial use：challenges，advances and opportunities. Nat Rev Microbiol，2021 Jun 22. doi：10.1038/s41579-021-00578-9. Epub ahead of print. PMID：34158654.

[8]　Taccone FS，Laterre PF，Dugernier T，et al. Insufficient β-lactam concentrations in the early phase of severe sepsis and septic shock. Crit Care，2010，14（4）：R126.

① 选定某种抗生素　时间依赖型抗生素则延长输注时间，最佳目标可能为 $40\% \sim 70\% T > \mathrm{MIC}$。浓度依赖型抗生素，提高峰浓度是关键。

② 目标微生物的 MIC　经验治疗时是要覆盖的微生物的推测的 MIC，靶向治疗时是实测 MIC。由此可知，经验治疗转换为靶向治疗后，可能会有一个剂量调整的过程。

③ 感染部位的药物浓度要达到 $4 \sim 5$ 倍 MIC 才能达到治疗效果，重度感染如心内膜炎、骨髓炎、脑膜炎要达到 8 倍 MIC。

④ 组织穿透性　即组织浓度和血清浓度的百分比值。

⑤ 负荷剂量 $LD = V_d \times C_t$。考虑生物利用度 F 时，$LD = V_d \times C_t / F$。

⑥ 基于清除率确定维持剂量、给药间隔。

⑦ 基于病原、疾病性质/感染部位、治疗效果确定疗程。

（5）CLSI NEWS 2019 年 1 月专题文章《应用氟喹诺酮类药物的药代动力学、药效学和更新的革兰阴性菌临床折点来确定最佳剂量》[1]。

（6）治疗药物监测（therapeutic drug monitoring，TDM）　这是剂量/治疗个体化的前提[2]。目前欧美实用的 TDM 有：危重患者用 β-内酰胺类抗生素治疗时[3,4]、万古霉素[5]和替考拉宁、甲氧苄啶-磺胺甲噁唑、氨基糖苷类、伏立康唑[6]、氟胞嘧啶和伊曲康唑[7]。泊沙康唑以前有争议[8]，欧洲曲霉菌病指

［1］　https：//clsi.org/media/3053/clsi _ ast _ newsupdate _ vol4issue1 _ jan2019 _ final _ chinese2.pdf

［2］　Picard L，Patrat-Delon S，Revest M，et al. "rescription et surveillance des anti-infectieux chez l'adulte et l'enfant（voir item 330）"［Prescription and monitoring of anti-infectious antibiotics in adults and children］. Rev Prat，2021，71（2）：e51-e60. French. PMID：34160991.

［3］　Roberts JA，Ulldemolins M，Roberts MS，et al. Therapeutic drug monitoring of beta-lactams in critically ill patients：proof of concept. Int J Antimicrob Agents，2010，36（4）：332-339.

［4］　Cusumano JA，Klinker KP，Huttner A，et al. Towards precision medicine：Therapeutic drug monitoring-guided dosing of vancomycin and β-lactam antibiotics to maximize effectiveness and minimize toxicity. Am J Health Syst Pharm，2020，77（14）：1104-1112. doi：10.1093/ajhp/zxaa128. PMID：32537644.

［5］　Rybak MJ，Le J，Lodise TP，et al. Therapeutic Monitoring of Vancomycin for Serious Methicillin-resistant *Staphylococcus aureus* Infections：A Revised Consensus Guideline and Review by the American Society of Health-system Pharmacists，the Infectious Diseases Society of America，the Pediatric Infectious Diseases Society，and the Society of Infectious Diseases Pharmacists. Clin Infect Dis，2020，71（6）：1361-1364. doi：10.1093/cid/ciaa303. PMID：32658968.

［6］　Park WB，Kim NH，Kim KH，et al. The effect of therapeutic drug monitoring on safety and efficacy of voriconazole in invasive fungal infections：a randomized controlled trial. Clin Infect Dis，2012，55（8）：1080-1087.

［7］　Elizabeth S，Dodds Ashley，Russell Lewis，et al. Pharmacology of Systemic Antifungal Agents. Clin Infect Dis，2006，43（Suppl 1）：S28-S39.

［8］　Dolton MJ，Ray JE，Marriott D，et al. Posaconazole exposure-response relationship：evaluating the utility of therapeutic drug monitoring. Antimicrob Agents Chemother，2012，56（6）：2806-2813.

南已经将其列入[1]，目前已经形成基本共识[2]。近 10 年 TDM 指南[3~5]逐渐形成。中国有万古霉素指南[6]、结果解读专家共识[7]。

（7）特殊情况下剂量的变化调整　如 MODS[8]、脓毒症[9~11]、中性粒细胞缺乏发热[12]。变化最大的参数是 V_d 和 CL。所用药物剂量要有相应调整。

（8）剂量影响效果的实例　替加环素治疗 HAP 时，其高剂量（负荷剂量 200mg，继以 100mg q12h）的临床有效率比普通剂量（负荷剂量 150mg，继以 75mg q8h）或亚胺培南/西司他丁（1g q8h）好（分别是 17/20，85.0%；16/23，69.6%；18/24，75.0%）[13]。另见黏菌素剂量和效果的关系研究：剂量

［1］　Ullmann AJ，Aguado JM，Arikan-Akdagli S，et al. Diagnosis and management of Aspergillus diseases：executive summary of the 2017 ESCMID-ECMM-ERS guideline. Clin Microbiol Infect，2018，24 Suppl 1：e1-e38. doi：10. 1016/j. cmi. 2018. 01. 002. Epub 2018 Mar 12. PMID：29544767.

［2］　Vena A，Munoz P，Mateos M，et al. Therapeutic Drug Monitoring of Antifungal Drugs：Another Tool to Improve Patient Outcome? Infect Dis Ther，2020，9（1）：137-149. doi：10. 1007/s40121-020-00280-y. Epub 2020 Feb 5. PMID：32026399；PMCID：PMC7054538.

［3］　Ashbee HR，Barnes RA，Johnson EM，et al. Therapeutic drug monitoring（TDM）of antifungal agents：guidelines from the British Society for Medical Mycology. J Antimicrob Chemother，2014，69（5）：1162-1176. doi：10. 1093/jac/dkt508. Epub 2013 Dec 29. PMID：24379304；PMCID：PMC3977608.

［4］　Abdul-Aziz MH，Alffenaar JC，Bassetti M，et al. Antimicrobial therapeutic drug monitoring in critically ill adult patients：a Position Paper. Intensive Care Med，2020，46（6）：1127-1153. doi：10. 1007/s00134-020-06050-1. Epub 2020 May 7. PMID：32383061；PMCID：PMC7223855.

［5］　Fratoni AJ，Nicolau DP，Kuti JL. A guide to therapeutic drug monitoring of β-lactam antibiotics. Pharmacotherapy，2021，41（2）：220-233. doi：10. 1002/phar. 2505. Epub 2021 Feb 14. PMID：33480024.

［6］　He N，Su S，Ye Z，et al. Evidence-based Guideline for Therapeutic Drug Monitoring of Vancomycin：2020 Update by the Division of Therapeutic Drug Monitoring，Chinese Pharmacological Society. Clin Infect Dis，2020，71（Suppl 4）：S363-S371. doi：10. 1093/cid/ciaa1536. PMID：33367582.

［7］　中国药理学会治疗药物监测研究专业委员会，中国药学会医院药学专业委员会，中国药学会循证药学专业委员会，等. 治疗药物监测结果解读专家共识［J］. 中国医院药学杂志，2020，40（23）：2389-2395. DOI：10. 13286/j. 1001-5213. 2020. 23. 01.

［8］　Ulldemolins M，Roberts JA，Lipman J，et al. Antibiotic dosing in multiple organ dysfunction syndrome. Chest，2011，139（5）：1210-1220.

［9］　Textoris J，Wiramus S，Martin C，et al. Antibiotic therapy in patients with septic shock. Eur J Anaesthesiol，2011，28（5）：318-324.

［10］　Roberts JA，Lipman J. Pharmacokinetic issues for antibiotics in the critically ill patient. Crit Care Med，2009，37（3）：840-851；quiz 859.

［11］　Pea F，Viale P. Bench-to-bedside review：Appropriate antibiotic therapy in severe sepsis and septic shock-does the dose matter? Crit Care，2009，13（3）：214.

［12］　Lamoth F，Buclin T，Csajka C，et al. Reassessment of recommended imipenem doses in febrile neutropenic patients with hematological malignancies. Antimicrob Agents Chemother，2009，53（2）：785-787.

［13］　Ramirez J，Dartois N，Gandjini H，et al. A Randomized Phase 2 Trial to Evaluate the Clinical Efficacy of Two High Tigecycline Dosage Regimens Versus Imipenem/Cilastatin in Hospital-Acquired Pneumonia. Antimicrob Agents Chemother，2013，57（4）：1756-1762.

靶向治疗（target therapy，targeted therapy）

高，则微生物学清除率高[1]。

（9）也有研究[2]显示剂量调整和更好结局之间没有相关性。

（10）个体化精准剂量（individualized precision dosing）是最终目标[3]。

11. 给药方式

（1）局部给药　如皮肤和黏膜感染局部用药、CNS感染鞘内给药、包裹性厚壁脓腔时腔内注入药物、眼科局部用药等。呼吸道抗生素雾化吸入治疗目前受到关注[4]，参见雾化吸入的专家共识[5,6]。还可参见经支气管镜肺部局部注入[7]。

（2）全身给药　包括口服、肌注、静脉，是主要治疗方式。

（3）给药方式取决于患者状态、感染严重程度和所用药物剂型。

（4）序贯治疗（sequential therapy）[8]　静脉给药转换为口服给药。

（5）时间依赖型抗生素延长输注（extended infusion）时间或持续输注（continuous infusion）　根据PD原理，这样可以增加 $T > MIC$ 的程度，提高PK-PD折点[9]，提高治疗效果。希腊Falagas ME教授建议：碳青霉烯类延长

---

［1］　Vicari G，Bauer SR，Neuner EA，et al. Association between colistin dose and microbiologic outcomes in patients with multidrug-resistant gram-negative bacteremia. Clin Infect Dis，2013，56（3）：398-404.

［2］　Sirard S，Abou Chakra CN，Langlois MF，et al. Is Antimicrobial Dosing Adjustment Associated with Better Outcomes in Patients with Severe Obesity and Bloodstream Infections? An Exploratory Study. Antibiotics（Basel），2020，9（10）：707. doi：10.3390/antibiotics9100707. PMID：33081192；PMCID：PMC7602836.

［3］　Tu Q，Cotta M，Raman S，et al. Individualized precision dosing approaches to optimize antimicrobial therapy in pediatric populations. Expert Rev Clin Pharmacol，2021，6：1-17. doi：10.1080/17512433.2021.1961578. Epub ahead of print. PMID：34313180.

［4］　Korbila IP，Michalopoulos A，Rafailidis PI，et al. Inhaled colistin as adjunctive therapy to intravenous colistin for the treatment of microbiologically documented ventilator-associated pneumonia：a comparative cohort study. Clin Microbiol Infect，2010，16（8）：1230-1236.

［5］　Le J，Ashley ED，Neuhauser MM，et al. Consensus summary of aerosolized antimicrobial agents：application of guideline criteria. Insights from the Society of Infectious Diseases Pharmacists. Pharmacotherapy，2010，30（6）：562-584.

［6］　中华医学会临床药学分会《雾化吸入疗法合理用药专家共识》编写组. 雾化吸入疗法合理用药专家共识（2019年版）[J].医药导报，2019，38（2）：135-146. DOI：10.3870/j.issn.1004-0781.2019.02.001.

［7］　冯靖，吴波，张静，等. 两性霉素B经支气管镜肺部局部注入的理论依据和操作流程 [J]. 天津医药，2019，47（4）：365-367. DOI：10.11958/20190583.

［8］　Roemhild R，Schulenburg H. Evolutionary ecology meets the antibiotic crisis：Can we control pathogen adaptation through sequential therapy? Evol Med Public Health，2019，2019（1）：37-45. doi：10.1093/emph/eoz008. PMID：30906555；PMCID：PMC6423369.

［9］　Yoshizawa K，Ikawa K，Ikeda K，et al. Optimisation of imipenem regimens in patients with impaired renal function by pharmacokinetic-pharmacodynamic target attainment analysis of plasma and urinary concentration data. Int J Antimicrob Agents，2012，40（5）：427-433.

到 3h，哌拉西林-他唑巴坦延长到 3～4h，会降低病死率[1]。另有院内肺炎用亚胺培南治疗的群体药动-药效学研究[2]显示，亚胺培南西司他丁 2g/2g 24h 持续输注方案甚至优于 1g/1g 每日 3 次间歇给药方案，前者达标概率（the probability of target attainment，PTA）>90%时 MIC 为 2～4mg/L，后者则为 1～2mg/L。该方式甚至对碳青霉烯类中介/耐药的肠杆菌目有效果（MIC≤4 mg/L 时[3]）。后续另有研究显示，亚胺培南或美罗培南 3h 输注效果优于 30min 输注效果[4]。β-内酰胺类都是这样的特点[5,6]。注意药物说明书可能不允许延长输注时间，所以该方式要慎用。

12. 是否启动治疗

（a）细菌学领域　有些慢性感染不必经验治疗，等确诊后进行靶向治疗。自限性疾病一般也不必抗生素治疗。

（b）病毒学领域　HBV：通过病毒载量和损伤程度确定是否启动治疗[7]。

13. 多药联用　指多种抗微生物药物一起使用。

（1）联合治疗（combination therapy）是已证实有协同作用的联用。在细菌领域联合治疗分为以下四类。

① 第一种是一种抗生素可以增强另一种抗生素的穿透力，如青霉素和氨基糖苷类联合治疗肠球菌，青霉素作用于细胞壁，氨基糖苷类更易进入细菌体内。

② 第二种是广谱青霉素（如哌拉西林）和氨基糖苷类对铜绿假单胞菌和肠杆菌目常有协同作用。

［1］　Falagas ME，Tansarli GS，Ikawa K，et al. Clinical outcomes with extended or continuous versus short-term intravenous infusion of carbapenems and piperacillin/tazobactam：a systematic review and meta-analysis. Clin Infect Dis，2013，56（2）：272-282.

［2］　Sakka SG，Glauner AK，Bulitta JB，et al. Population pharmacokinetics and pharmacodynamics of continuous versus short-term infusion of imipenem-cilastatin in critically ill patients in a randomized，controlled trial. Antimicrob Agents Chemother，2007，51（9）：3304-3310.

［3］　Daikos GL，Markogiannakis A. Carbapenemase-producing *Klebsiella pneumoniae*：（when）might we still consider treating with carbapenems? Clin Microbiol Infect，2011，17（8）：1135-1141.

［4］　Lee LS，Kinzig-Schippers M，Nafziger AN，et al. Comparison of 30-min and 3-h infusion regimens for imipenem/cilastatin and for meropenem evaluated by Monte Carlo simulation. Diagn Microbiol Infect Dis，2010，68（3）：251-258.

［5］　Dulhunty JM，Roberts JA，Davis JS，et al. Continuous infusion of beta-lactam antibiotics in severe sepsis：a multicenter double-blind，randomized controlled trial. Clin Infect Dis，2013，56（2）：236-244.

［6］　Falagas ME，Tansarli GS，Ikawa K，et al. Clinical outcomes with extended or continuous versus short-term intravenous infusion of carbapenems and piperacillin/tazobactam：a systematic review and meta-analysis. Clin Infect Dis，2013，56（2）：272-282.

［7］　Liaw YF，Leung N，Kao JH，et al. Asian-Pacific consensus statement on the management of chronic hepatitis B：a 2008 update. Hepatol Int，2008，2（3）：263-283.

③ 第三种是不同抗生素可以顺序抑制微生物生长，如甲氧苄啶和磺胺，可抑制叶酸合成的连续环节。

④ 第四种是加入针对耐药机制的抑制剂，如β-内酰胺类和β-内酰胺酶抑制剂。

⑤ 拯救脓毒症运动（SSC）指南（2016年版）[1]　使用多种抗生素（通常属于不同机制类别）——目的是用一种以上的抗生素覆盖已知或疑似病原体（例如，对革兰阴性菌用哌拉西林/他唑巴坦和一种氨基糖苷类或氟喹诺酮类药物），可以加速病原体清除，而不是扩大抗微生物覆盖范围。联合治疗的其他应用，包括抑制细菌毒素的产生（例如，克林霉素与β-内酰胺类抗生素联用，针对链球菌中毒性休克），或潜在的免疫调节作用（大环内酯类联合β-内酰胺类，用于肺炎链球菌肺炎）。

⑥ 其他　对鲍曼不动杆菌而言，亚胺培南和舒巴坦有协同作用[2]；某些革兰阴性菌可联合治疗[3,4]。耐药菌联合治疗是目前的研究热点[5]，包括MRSA[6,7]。

（2）真菌领域联合治疗　两性霉素B和氟胞嘧啶有协同作用。形成生物膜时联合治疗更加有效[8]。

---

［1］ Rhodes A，Evans LE，Alhazzani W，et al. Surviving Sepsis Campaign：International Guidelines for Management of Sepsis and Septic Shock：2016. Intensive Care Med，2017，43（3）：304-377. doi：10.1007/s00134-017-4683-6. Epub 2017 Jan 18. PMID：28101605.

［2］ Ji J，Du X，Chen Y，et al. In vitro activity of sulbactam in combination with imipenem，meropenem，panipenem or cefoperazone against clinical isolates of *Acinetobacter baumannii*. Int J Antimicrob Agents，2013 Feb 11. pii：S0924-8579（13）00025-3. doi：10.1016/j. ijantimicag. 2012. 12. 014.［Epub ahead of print］

［3］ Tamma PD，Cosgrove SE，Maragakis LL. Combination therapy for treatment of infections with Gram-negative bacteria. Clin Microbiol Rev，2012，25（3）：450-470.

［4］ Karaiskos I，Antoniadou A，Giamarellou H. Combination therapy for extensively-drug resistant Gram-negative bacteria. Expert Rev Anti Infect Ther，2017，15（12）：1123-1140. doi：10.1080/14787210. 2017. 1410434. Epub 2017 Dec 1. PMID：29172792.

［5］ Scudeller L，Righi E，Chiamenti M，et al. Systematic review and meta-analysis of in vitro efficacy of antibiotic combination therapy against carbapenem-resistant Gram-negative bacilli. Int J Antimicrob Agents，2021，57（5）：106344. doi：10.1016/j. ijantimicag. 2021. 106344. Epub 2021 Apr 20. PMID：33857539.

［6］ Rose W，Fantl M，Geriak M，et al. Current Paradigms of Combination Therapy in Methicillin-Resistant *Staphylococcus aureus*（MRSA）Bacteremia：Does it Work，Which Combination and For Which Patients? Clin Infect Dis，2021，16：ciab452. doi：10.1093/cid/ciab452. Epub ahead of print. PMID：33993226.

［7］ Hornak JP，Anjum S，Reynoso D. Adjunctive ceftaroline in combination with daptomycin or vancomycin for complicated methicillin-resistant *Staphylococcus aureus* bacteremia after monotherapy failure. Ther Adv Infect Dis，2019，6：2049936119886504. doi：10.1177/2049936119886504. PMID：31857898；PMCID：PMC6915839.

［8］ Tits J，Cammue BPA，Thevissen K. Combination Therapy to Treat Fungal Biofilm-Based Infections. Int J Mol Sci，2020，21（22）：8873. doi：10.3390/ijms21228873. PMID：33238622；PMCID：PMC7700406.

（3）其他多药联用

① 预防耐药 都属于靶向治疗，典型例子是结核分枝杆菌感染治疗。其他如利福平和氟喹诺酮类联合治疗葡萄球菌感染[1]，大环内酯类和其他药物联合治疗幽门螺杆菌感染[2]。

② 经验治疗时，通过多药联用扩大抗菌谱活性 如针对重度感染、免疫受损人群感染（如粒缺发热时）、可能的混合感染（如腹腔或盆腔脓肿）、迁延不愈的感染（致病菌不明）。

③ 靶向治疗 结核分枝杆菌（防止耐药）、铜绿假单胞菌（当然该菌也不是都要联合治疗，近期有文献建议支气管扩张时该菌单独治疗[3]）、证实的混合感染（病原明确，而且单一药物不能全覆盖）。

（4）严谨的联合治疗需要体外证实有协同作用 一般的多药联用至少应该没有拮抗。实际工作中常见的问题是加酶抑制剂的β-内酰胺类药物治疗产诱导型AmpC酶的细菌，如肠杆菌属、沙雷菌属、铜绿假单胞菌。酶抑制剂会诱导AmpC酶的产生，导致药物效果下降。实际的多药联用最好有文献证据支持。比如有研究显示，即使是革兰阴性菌菌血症，除铜绿假单胞菌需要联合治疗外，其他阴性杆菌菌血症联合治疗并不会减少病死率[4]。

（5）相关指南

① 拯救脓毒症运动（SSC）指南（2012年版）[5] 下列患者进行联合经验治疗：中性粒细胞缺乏伴严重脓毒症、难治疗的多重耐药菌如不动杆菌属、假单胞菌属所致感染。对与呼吸衰竭、脓毒症休克有关的严重感染的患者，联合应用超广谱β-内酰胺类和氨基糖苷类或氟喹诺酮类抗生素来覆盖铜绿假单胞菌菌血症。肺炎链球菌菌血症所致脓毒症休克，联合应用β-内酰胺类和大环内酯类。联合经验治疗不应该超过3～5天。敏感谱（susceptibility profile）知道后，要尽快降阶梯到最恰当的单一药物治疗方案。

[1] Zimmerli W，Widmer AF，Blatter M，et al. Role of rifampin for treatment of orthopedic implant-related staphylococcal infections：a randomized controlled trial. Foreign-Body Infection（FBI）Study Group. JAMA，1998，279（19）：1537-1541.

[2] Suerbaum S，Michetti P. Helicobacter pylori infection. N Engl J Med，2002，347（15）：1175-1186.

[3] Woodhead M，Blasi F，Ewig S，et al. Guidelines for the management of adult lower respiratory tract infections—full version. Clin Microbiol Infect，2011，17（Suppl 6）：E1-59.

[4] Safdar N，Handelsman J，Maki DG. Does combination antimicrobial therapy reduce mortality in Gram-negative bacteraemia? A meta-analysis. Lancet Infect Dis，2004，4（8）：519-527.

[5] Dellinger RP，Levy MM，Rhodes A，et al. Surviving Sepsis Campaign：International Guidelines for Management of Severe Sepsis and Septic Shock：2012. Crit Care Med，2013，41（2）：580-637.

② 拯救脓毒症运动（SSC）指南（2016 年版）[1]　在"D 抗微生物治疗"中，推荐 6～9 都是针对联合治疗。

③ 参见国内 2014 年版治疗指南[2]。

（6）一些药物联合应用后的临床效果更好、耐药出现慢　如多黏菌素治疗产肺炎克雷伯菌碳青霉烯酶的肠杆菌目细菌[3,4]、替加环素治疗对碳青霉烯类耐药的鲍曼不动杆菌[5]等。

（7）国内多药联用已经泛化，既没有原则，也没有针对性，疗程也过长，亟须改变。比如国内有专家提到，国内有皮肤软组织感染时用五种抗生素联合使用的例子，也有中耳炎时用万古霉素加亚胺培南联合使用的例子。

14. 治疗地点　社区/门诊、住院、ICU。具体地点由疾病严重性决定，和疾病传播性有关。参见门诊患者胃肠外抗微生物治疗 OPAT 原则和指南[6～10]。

---

［1］ Rhodes A，Evans LE，Alhazzani W，et al. Surviving Sepsis Campaign：International Guidelines for Management of Sepsis and Septic Shock：2016. Intensive Care Med，2017，43（3）：304-377. doi：10. 1007/s00134-017-4683-6. Epub 2017 Jan 18. PMID：28101605.

［2］ 中华医学会重症医学分会. 中国严重脓毒症/脓毒性休克治疗指南（2014）［J］. 中华危重病急救医学，2015，（6）：401-426. DOI：10. 3760/j. issn. 2095-4352. 2015. 06. 001.

［3］ Hirsch EB，Tam VH. Detection and treatment options for *Klebsiella pneumoniae* carbapenemases（KPCs）：an emerging cause of multidrug-resistant infection. J Antimicrob Chemother，2010，65（6）：1119-1125.

［4］ Tsuji BT，Pogue JM，Zavascki AP，et al. International Consensus Guidelines for the Optimal Use of the Polymyxins：Endorsed by the American College of Clinical Pharmacy（ACCP），European Society of Clinical Microbiology and Infectious Diseases（ESCMID），Infectious Diseases Society of America（IDSA），International Society for Anti-infective Pharmacology（ISAP），Society of Critical Care Medicine（SCCM），and Society of Infectious Diseases Pharmacists（SIDP）. Pharmacotherapy，2019，39（1）：10-39. doi：10. 1002/phar. 2209. PMID：30710469；PMCID：PMC7437259.

［5］ 王明贵. 广泛耐药革兰阴性菌感染的实验诊断、抗菌治疗及医院感染控制：中国专家共识［J］. 中国感染与化疗杂志，2017，17（1）：82-93. DOI：10. 16718/j. 1009-7708. 2017. 01. 015.

［6］ Seaton RA，Barr DA. Outpatient parenteral antibiotic therapy：principles and practice. Eur J Intern Med，2013，24（7）：617-623. doi：10. 1016/j. ejim. 2013. 03. 014. Epub 2013 Apr 18. PMID：23602223.

［7］ Tice AD，Rehm SJ，Dalovisio JR，et al. Practice guidelines for outpatient parenteral antimicrobial therapy. IDSA guidelines. Clin Infect Dis，2004，38（12）：1651-1672.

［8］ Chapman AL，Seaton RA，Cooper MA，et al. Good practice recommendations for outpatient parenteral antimicrobial therapy（OPAT）in adults in the UK：a consensus statement. J Antimicrob Chemother，2012，67（5）：1053-1062.

［9］ Norris AH，Shrestha NK，Allison GM，et al. 2018 Infectious Diseases Society of America Clinical Practice Guideline for the Management of Outpatient Parenteral Antimicrobial Therapy. Clin Infect Dis，2019，68（1）：e1-e35. doi：10. 1093/cid/ciy745. PMID：30423035.

［10］ López Cortés LE，Mujal Martinez A，Fernández Martinez de Mandojana M，et al. Executive summary of outpatient parenteral antimicrobial therapy：Guidelines of the Spanish Society of Clinical Microbiology and Infectious Diseases and the Spanish Domiciliary Hospitalisation Society. Enferm Infecc Microbiol Clin（Engl Ed），2019，37（6）：405-409. English，Spanish. doi：10. 1016/j. eimc. 2018. 03. 012. Epub 2018 May 18. PMID：29784453.

15. 感染性疾病的好转取决于抗感染治疗、基础性疾病治疗、对症的处置，有时还有去除易感因素。

16. 抗微生物药物的治疗效果

（1）角度

① 预测　如菌种、抗微生物药物的体外敏感试验（AST）。

② 血药浓度测定　如氨基糖苷类、万古霉素等。

③ 临床反应　即临床表现好转。评价结果包括以下几种。

a. 治愈：确立感染后，经抗感染治疗，感染相关的症状、体征、实验室检查异常结果、影像学检查（包括超声检查）异常结果消失，或恢复至感染发病前水平。

b. 好转：症状、体征、异常结果好转。

c. 进展：症状、体征、异常结果不但没有好转，而且进一步恶化；或好转一段时间后再次加重/恶化。

d. 死亡：患者死于该感染。

e. 无法评价：极少数患者病情过于复杂（基础性疾病复杂、混合感染、新现感染或病因不明的感染等），限于客观原因无法进一步取得诊断证据和疗效证据，因此无法评价治疗效果。

f. 注意，临床显效不等于微生物学治愈，微生物学清除更重要[1]。实际工作中切忌唯临床效果论。临床反应是宏观，且部分主观，微生物学反应才是微观、客观。如果唯临床反应，无法理解和避免复发的情况。

④ 微生物学反应[2,3]　患者病原学诊断明确，治疗后微生物浓度明显减少乃至为零。这需要连续进行微生物学检查，如随访血液培养（follow-up blood cultures，FUBCs）[4]。微生物学反应/评价包括以下几方面。

———————————

［1］　Dagan R，Leibovitz E，Greenberg D，et al. Early eradication of pathogens from middle ear fluid during antibiotic treatment of acute otitis media is associated with improved clinical outcome. Pediatr Infect Dis J，1998，17（9）：776-782.

［2］　Agyeman AA，Bergen PJ，Rao GG，et al. Mortality，clinical and microbiological response following antibiotic therapy among patients with carbapenem-resistant *Klebsiella pneumoniae* infections（a meta-analysis dataset）. Data Brief，2019，28：104907. doi：10.1016/j. dib. 2019. 104907. PMID：31886351；PMCID：PMC6921139.

［3］　Checchi V，Pascolo G. Microbiological Response to Periodontal Therapy：A Retrospective Study. Open Dent J，2018，12：837-845. doi：10. 2174/1874210601812010837. PMID：30505364；PMCID：PMC6210502.

［4］　Timsit JF，Ruppé E，Barbier F，et al. Bloodstream infections in critically ill patients：an expert statement. Intensive Care Med，2020，46（2）：266-284. doi：10. 1007/s00134-020-05950-6. Epub 2020 Feb 11. PMID：32047941；PMCID：PMC7223992.

靶向治疗（target therapy，targeted therapy）　　237

a. 清除：同标本同方法同检测目标时，定量诊断浓度归零，或回到发病前基线水平；定性诊断时阳性转为阴性。对于条件致病菌正常可定植部位，不成为优势菌即可，百分百清除可能会导致菌群失衡。

b. 持续：定量诊断浓度不变；定性诊断时结果不变。

c. 加重：定量诊断浓度增加。

d. 替换：正常有微生物部位的标本，原病原消失，出现新分离株，排除污染，没有临床感染表现。注意，该状态仅仅对应正常有微生物部位的标本。正常无微生物部位有分离株排除了污染，必然是感染。替换状态可以认为是微生物学清除。

e. 再感染：正常有微生物部位的标本，原病原消失，有新分离株，伴临床感染表现，确认该表现系新分离株导致；或正常无微生物部位有新分离株，排除了污染，伴/不伴临床感染表现。再感染是感染，如果单单说上一次病原，可以认为是微生物学清除，但就患者整体感染而言，没有清除。因为治疗的是患者整体的疾病状态，治疗本身包含着对继发感染/再感染的预防，预防失败，则治疗失败。

f. PPID7 尿路感染一章治疗反应部分要简单一些，包括细菌学治愈、细菌学持续、细菌学复发（relapse）、再感染（reinfection）[1]。

g. 文献中有基于微生物学结果的意向治疗（the microbiological intent-to-treat，MITT）效果评价[2~6]，针对的就是微生物学反应。注意，MITT 或

[1] Mandell G L，et al. Principle and practice of infectious diseases. 7th ed. Churchill Livingstone. Elsevier Inc.，2010：972.

[2] Kollef MH，Chastre J，Clavel M，et al. A randomized trial of 7-day doripenem versus 10-day imipenem-cilastatin for ventilator-associated pneumonia. Crit Care，2012，16（6）：R218.

[3] Solomkin JS，Gardovskis J，Lawrence K，et al. IGNITE4：Results of a Phase 3，Randomized，Multicenter，Prospective Trial of Eravacycline vs Meropenem in the Treatment of Complicated Intraabdominal Infections. Clin Infect Dis，2019，69（6）：921-929. doi：10.1093/cid/ciy1029. PMID：30561562；PMCID：PMC6735687.

[4] Thompson GR，Soriano A，Skoutelis A，et al. Rezafungin versus Caspofungin in a Phase 2，Randomized，Double-Blind Study for the Treatment of Candidemia and Invasive Candidiasis-The STRIVE Trial. Clin Infect Dis，2020，21：ciaa1380. doi：10.1093/cid/ciaa1380. Epub ahead of print. PMID：32955088.

[5] Wittke F，Vincent C，Chen J，et al. Afabicin，a First-in-Class Antistaphylococcal Antibiotic，in the Treatment of Acute Bacterial Skin and Skin Structure Infections：Clinical Noninferiority to Vancomycin/Linezolid. Antimicrob Agents Chemother，2020，64（10）：e00250-20. doi：10.1128/AAC.00250-20. PMID：32747361；PMCID：PMC7508579.

[6] Cheng IL，Chen YH，Lai CC，et al. The use of ceftolozane-tazobactam in the treatment of complicated intra-abdominal infections and complicated urinary tract infections—A meta-analysis of randomized controlled trials. Int J Antimicrob Agents，2020，55（2）：105858. doi：10.1016/j.ijantimicag.2019.11.015. Epub 2019 Nov 28. PMID：31786332.

mITT 多数情况下指调整的意向治疗（the modified intent-to-treat）[1]，后者包含前者。

⑤ 微观指标　毒素、生物标志物、炎症指标等。

⑥ PET/CT 可以用于评估[2]。

（2）方式　和患者一般状态评估相结合；可以综合判断，如利用临床肺部感染评分（CPIS）的变化来判断肺炎治疗效果[3]。

（3）临床反应评价频率　危重患者和脓毒症患者每天评价 1 次[4]，一般患者每 3 天评价一次[5]。

（4）侵袭性真菌性疾病（IFD）临床试验治疗反应和研究结局的定义（包括治疗失败）参见 EORTC 指南[6]。另可参考医疗产品治疗细菌感染的评价指南[7]。

17. 疗程

（1）多数感染的最佳疗程并不明确，这是一个充满争议的领域。参见近期大型指南[8]。

（2）一般原则是体温正常、症状消失后 3～4 天停用。正常宿主大多数细菌感染抗生素治疗 1～2 周。一般情况下抗生素治疗不要超过 2 周，即使低热未消退亦然。对具体的不同感染，各有不同。IDSA 对常见感染性疾病的推荐疗程见

［1］　Dimopoulos G，Paiva JA，Meersseman W，et al. Efficacy and safety of anidulafungin in elderly，critically ill patients with invasive Candida infections：a post hoc analysis. Int J Antimicrob Agents，2012，40（6）：521-526.

［2］　Pijl JP，Kwee TC，Slart RHJA，et al. PET/CT Imaging for Personalized Management of Infectious Diseases. J Pers Med，2021，11（2）：133. doi：10.3390/jpm11020133. PMID：33669375；PMCID：PMC7920259.

［3］　Torres A，Ewig S，Lode H，et al. Defining，treating and preventing hospital acquired pneumonia：European perspective. Intensive Care Med，2009，35（1）：9-29.

［4］　Dellinger RP，Levy MM，Rhodes A，et al. Surviving Sepsis Campaign：International Guidelines for Management of Severe Sepsis and Septic Shock：2012. Crit Care Med，2013，41（2）：580-637.

［5］　Masterton RG. Antibiotic de-escalation. Crit Care Clin，2011，27（1）：149-162.

［6］　Segal BH，Herbrecht R，Stevens DA，et al. Defining responses to therapy and study outcomes in clinical trials of invasive fungal diseases：Mycoses Study Group and European Organization for Research and Treatment of Cancer consensus criteria. Clin Infect Dis，2008，47（5）：674-683.

［7］　European Medicines Agency. Guideline on the evaluation of medicinal products indicated for treatment of bacterial infections. http：//www.ema.europa.eu/pdfs/human/ewp/055895endraftrev2.pdf

［8］　Gauzit R，Castan B，Bonnet E，et al. Anti-infectious treatment duration：The SPILF and GPIP French guidelines and recommendations. Infect Dis Now，2021，51（2）：114-139. doi：10.1016/j.idnow.2020.12.001. Epub 2020 Dec 31. PMID：34158156.

靶向治疗（target therapy，targeted therapy）

相关文献[1,2]，疗程现状也可参见相关文献[3]。

（3）脓毒症患者的治疗疗程[4]　典型的是7～10天；目前的趋势是基于证据进行短疗程治疗[5]。下列患者延长治疗疗程可能是正确的：临床反应慢，感染灶没有引流，金黄色葡萄球菌菌血症，一些真菌感染、病毒感染或免疫受损的情况，包括粒细胞缺乏。降钙素原可以缩短治疗疗程[6]。

（4）延长治疗见于免疫功能低下（糖尿病、系统性红斑狼疮、酒精性肝病、粒细胞缺乏、脾功能减弱）患者感染、重度感染、慢性感染［如感染性心内膜炎（IE）、骨髓炎等］、某些细胞内病原感染和特殊病原体。需要延长疗程的疾病[7]如下。

①3周　性病淋巴肉芽肿、晚期梅毒、幽门螺杆菌胃炎。

②4周　慢性中耳炎、慢性鼻窦炎、急性骨髓炎、慢性肾盂肾炎、脑脓肿、亚急性细菌性心内膜炎（草绿色链球菌）。

③6周　急性细菌性心内膜炎（金黄色葡萄球菌、肠球菌属）、慢性骨髓炎（需要外科手段）。

④3个月　慢性前列腺炎、肺脓肿（抗微生物治疗直到脓肿消退，或者胸部X线检查显示为正常/接近正常并保持不变）。

⑤6个月　肺结核、肺外结核、放线菌病（可能需要长期治疗；或者治疗至恢复正常）、诺卡菌感染（易感宿主可能需要长期治疗）、假体相关感染［置入外部材料引起的感染（人工心脏瓣膜、血管移植物、人工关节、血液透析分离器），应在诊断明确后尽早去除材料。如果除去这些材料不可行，则尝试进行慢

［1］　Hayashi Y，Paterson DL. Strategies for reduction in duration of antibiotic use in hospitalized patients. Clin Infect Dis，2011，52（10）：1232-1240.

［2］　Esposito S，Esposito I，Leone S. Considerations of antibiotic therapy duration in community- and hospital-acquired bacterial infections. J Antimicrob Chemother，2012，67（11）：2570-2575.

［3］　King LM，Hersh AL，Hicks LA，et al. Duration of Outpatient Antibiotic Therapy for Common Outpatient Infections，2017. Clin Infect Dis，2021，72（10）：e663-e666. doi：10.1093/cid/ciaa1404. PMID：32936884；PMCID：PMC8018335.

［4］　Dellinger RP，Levy MM，Rhodes A，et al. Surviving Sepsis Campaign：International Guidelines for Management of Severe Sepsis and Septic Shock：2012. Crit Care Med，2013，41（2）：580-637.

［5］　Busch LM，Kadri SS. Antimicrobial Treatment Duration in Sepsis and Serious Infections. J Infect Dis，2020，222（Suppl 2）：S142-S155. doi：10.1093/infdis/jiaa247. PMID：32691838；PMCID，PMC7372214.

［6］　Gutiérrez-Pizarraya A，León-Garcia MDC，De Juan-Idigoras R，et al. Clinical impact of procalcitonin-based algorithms for duration of antibiotic treatment in critically ill adult patients with sepsis：a meta-analysis of randomized clinical trials. Expert Rev Anti Infect Ther，2021 May 22. doi：10.1080/14787210.2021.1932462. Epub ahead of print. PMID：34027785.

［7］　Burke A Cunha. 抗生素的应用. 第8版. 师少军，等译. 北京：人民卫生出版社，2010：13.

性抑制性治疗，不过临床实践经常失败]。

⑥ 12 个月　Whipple 病。

⑦ >12 个月　瘤型麻风、巴通体感染、HIV（甚至需要终生用药）。

⑧ 终生抗微生物治疗（life-long antimicrobial therapy）[1]、终生抗生素（life-long antibiotics）[2]　其中澳大利亚研究显示，66127 个处方中，202 名患者用一种或多种抗生素，预期持续时间为 1 年或更长。其中 34%（69/202）的患者是免疫抑制状态，长期服用抗生素是主要预防措施。21%（43/202）的患者"据信"有不可治愈的感染（如血管移植物感染），需要接受长期抑制性抗生素治疗，其中 79%（34/43）是感染科医生开具的处方。囊性纤维化患者 33%（66/202）由呼吸内科医生开具处方长期用大环内酯类或氟喹诺酮类。

（5）短疗程始终是业界的研究热点和努力方向　短疗程在减少医疗处置复杂性、不良反应/不良事件、劳动和医疗成本等方面，不言自明。关注指南最佳实践建议（best practice advice）[3]。

① 对于有细菌感染临床征象（除呼吸困难增加外，痰液脓性增加，和/或痰量增加）的 COPD 和急性非复杂性支气管炎患者，应将抗生素疗程限制在 5 天内。

② 社区获得性肺炎应该开具至少 5 天的抗生素。抗生素使用 5 天后的延长治疗应以经验证的临床稳定性标准为指导，包括异常生命体征的缓解、进食能力和正常心理状态。最新研究发现[4]，对于临床稳定者使用 β-内酰胺类药物时，3 天疗程不劣于 8 天疗程。

③ 对单纯性细菌性膀胱炎女性，临床医生应开具短程抗生素，包括 5 天呋喃妥因、3 天 TMP-SMZ 或单剂磷霉素。对单纯性肾盂肾炎的男性、女性患者，临床医生应根据抗生素敏感性，开具 5～7 天氟喹诺酮类药物或 14 天 TMP-SMZ

［1］　Lau JSY，Korman TM，Woolley I. Life-long antimicrobial therapy：where is the evidence? J Antimicrob Chemother，2018，73（10）：2601-2612. doi：10.1093/jac/dky174. PMID：29873746.

［2］　Lau JS，Kiss C，Roberts E，et al. Surveillance of life-long antibiotics：a review of antibiotic prescribing practices in an Australian Healthcare Network. Ann Clin Microbiol Antimicrob，2017，16（1）：3. doi：10.1186/s12941-017-0180-6. PMID：28100229；PMCID：PMC5241934.

［3］　Lee RA，Centor RM，Humphrey LL，et al. Appropriate Use of Short-Course Antibiotics in Common Infections：Best Practice Advice From the American College of Physicians. Ann Intern Med，2021，174（6）：822-827. doi：10.7326/M20-7355. Epub 2021 Apr 6. PMID：33819054. https://www.acpjournals.org/doi/10.7326/M20-7355.

［4］　Dinh A，Ropers J，Duran C，et al. Discontinuing β-lactam treatment after 3 days for patients with community-acquired pneumonia in non-critical care wards（PTC）：a double-blind，randomised，place-bo-controlled，non-inferiority trial. Lancet，2021，397（10280）：1195-1203. doi：10.1016/S0140-6736(21) 00313-5. Erratum in：Lancet，2021，397（10290）：2150. PMID：33773631.

靶向治疗（target therapy，targeted therapy）

进行短程治疗。

④ 对非化脓性蜂窝织炎，特别是那些能够自我监测和密切随访者，应使用5～6 天的链球菌敏感的抗生素。

（6）降钙素原有助于确定治疗疗程和停药时机[1,2]，参见脓毒症[3,4]、菌血症[5]、肺炎[6,7]、癌症发热[8]、老年[9]、新生儿脓毒症[10,11]等相关研究。新生儿疗程也可参考 C 反应蛋白（CRP）[12]。

[1] Gilbert DN. Use of plasma procalcitonin levels as an adjunct to clinical microbiology. J Clin Microbiol，2010，48（7）：2325-2329.

[2] Hayashi Y，Paterson DL. Strategies for reduction in duration of antibiotic use in hospitalized patients. Clin Infect Dis，2011，52（10）：1232-1240.

[3] Gutiérrez-Pizarraya A，León-García MDC，De Juan-Idigoras R，et al. Clinical impact of procalcitonin-based algorithms for duration of antibiotic treatment in critically ill adult patients with sepsis：a meta-analysis of randomized clinical trials. Expert Rev Anti Infect Ther，2021 Jun 4：1-10. doi：10.1080/14787210.2021.1932462. Epub ahead of print. PMID：34027785.

[4] Plata-Menchaca EP，Ferrer R. Procalcitonin Is Useful for Antibiotic Deescalation in Sepsis. Crit Care Med，2021，49（4）：693-696. doi：10.1097/CCM.0000000000004776. PMID：33315698.

[5] Robati Anaraki M，Nouri-Vaskeh M，Abdoli Oskouie S. Effectiveness of procalcitonin-guided antibiotic therapy to shorten treatment duration in critically-ill patients with bloodstream infections：a systematic review and meta-analysis. Infez Med，2020，28（1）：37-46. PMID：32172259.

[6] Christ-Crain M，Jaccard-Stolz D，Bingisser R，et al. Effect of procalcitonin-guided treatment on antibiotic use and outcome in lower respiratory tract infections：cluster-randomised，single-blinded intervention trial. Lancet，2004，363（9409）：600-607.

[7] Z Mazlan M，A H Ismail M，Ali S，et al. Efficacy and safety of the point-of-care procalcitonin test for determining the antibiotic treatment duration in patients with ventilator-associated pneumonia in the intensive care unit：a randomised controlled trial. Anaesthesiol Intensive Ther，2021 May 19：43487. doi：10.5114/ait.2021.104300. Epub ahead of print. PMID：34006044.

[8] Haddad HE，Chaftari AM，Hachem R，et al. Procalcitonin Guiding Antimicrobial Therapy Duration in Febrile Cancer Patients with Documented Infection or Neutropenia. Sci Rep，2018，8（1）：1099. doi：10.1038/s41598-018-19616-3. Erratum in：Sci Rep，2018，8（1）：6258. PMID：29348438；PMCID：PMC5773566.

[9] Heilmann E，Gregoriano C，Annane D，et al. Duration of antibiotic treatment using procalcitonin-guided treatment algorithms in older patients：a patient-level meta-analysis from randomized controlled trials. Age Ageing，2021 May 17：afab078. doi：10.1093/ageing/afab078. Epub ahead of print. PMID：33993243.

[10] Mathur NB，Behera B. Blood Procalcitonin Levels and Duration of Antibiotics in Neonatal Sepsis. J Trop Pediatr，2019，65（4）：315-320. doi：10.1093/tropej/fmy053. PMID：30137640.

[11] Stocker M，van Herk W，El Helou S，et al. Procalcitonin-guided decision making for duration of antibiotic therapy in neonates with suspected early-onset sepsis：a multicentre，randomised controlled trial（NeoPIns）. Lancet，2017，390（10097）：871-881. doi：10.1016/S0140-6736（17）31444-7. Epub 2017 Jul 12. PMID：28711318.

[12] Ehl S，Gering B，Bartmann P，et al. C-reactive protein is a useful marker for guiding duration of antibiotic therapy in suspected neonatal bacterial infection. Pediatrics，1997，99（2）：216-221.

（7）其他通过短疗程来优化抗生素治疗的内容[1~3]，如 VAP[4]、IAI[5]、成人和儿童 CAP[6~8]、老年女性非复杂性 UTI[9]。短疗程预防，如无症状菌尿[10]、剖宫产[11]。

（8）抗生素见效时间与疾病性质、严重程度、患者免疫力、开始用药的时间有关　一般而言，抗生素要三四天才见效。有些感染见效时间会短一些，尤其是社区感染，而重度感染则需要更长时间才见效。这段时间需要仔细观察、耐心等待，不必急于换药；当然前提是开始的药物选择理性而慎重，理想情况是已经确诊。而如果用 1 天就明显见效，该药有掠美之嫌，一般是其他因素尤其是之前药物的效果。

［1］ Rubinstein E. Short antibiotic treatment courses or how short is short? Int J Antimicrob Agents，2007，30 (Suppl 1)：S76-S79.

［2］ Hedrick TL，Evans HL，Smith RL，et al. Can we define the ideal duration of antibiotic therapy? Surg Infect (Larchmt)，2006，7 (5)：419-432.

［3］ Hanretty AM，Gallagher JC. Shortened Courses of Antibiotics for Bacterial Infections：A Systematic Review of Randomized Controlled Trials. Pharmacotherapy，2018，38 (6)：674-687. doi：10.1002/phar. 2118. Epub 2018 May 23. PMID：29679383.

［4］ Chastre J，Wolff M，Fagon JY，et al. Comparison of 8 vs 15 days of antibiotic therapy for ventilator-associated pneumonia in adults：a randomized trial. JAMA，2003，290 (19)：2588-2598.

［5］ Runyon BA，McHutchison JG，Antillon MR，et al. Short-course versus long-course antibiotic treatment of spontaneous bacterial peritonitis. A randomized controlled study of 100 patients. Gastroenterology，1991，100 (6)：1737-1742.

［6］ Dimopoulos G，Matthaiou DK，Karageorgopoulos DE，et al. Short- versus long-course antibacterial therapy for community-acquired pneumonia：a meta-analysis. Drugs，2008，68 (13)：1841-1854.

［7］ Haider BA，Saeed MA，Bhutta ZA. Short-course versus long-course antibiotic therapy for non-severe community-acquired pneumonia in children aged 2 months to 59 months. Cochrane Database Syst Rev，2008，(2)：CD005976.

［8］ Møller Gundersen K，Nygaard Jensen J，Bjerrum L，et al. Short-course vs long-course antibiotic treatment for community-acquired pneumonia：A literature review. Basic Clin Pharmacol Toxicol，2019，124 (5)：550-559. doi：10.1111/bcpt. 13205. Epub 2019 Feb 21. PMID：30694600.

［9］ Lutters M，Vogt-Ferrier NB. Antibiotic duration for treating uncomplicated，symptomatic lower urinary tract infections in elderly women. Cochrane Database Syst Rev，2008，(3)：CD001535.

［10］ Kutlu M，Arslan M，Ozlulerden Y，et al. A short course of antimicrobial therapy for asymptomatic bacteriuria is safe and effective before urologic procedures. J Infect Dev Ctries，2021，15 (5)：742-746. doi：10.3855/jidc.14377. PMID：34106900.

［11］ Ezeike AC，Agboghoroma CO，Efetie ER，et al. Comparison of Short Course Versus Long Course Antibiotic Prophylaxis for Caesarean Section：A Randomised Controlled Trial. West Afr J Med，2021，38 (4)：398-404. PMID：33904295.

靶向治疗（target therapy，targeted therapy）

（9）疗程偏长是比较普遍的现象[1,2]。不过国内部分治疗疗程过长，当停不停。其实延长抗生素治疗不仅不会有任何好处，还会增加不良反应的风险、药物相互作用、二重感染、耐药等不良后果。

18. 结局（outcome） 治疗结局（treatment outcome）是常用词组。奇怪的是《多兰医学词典》（第 29 版）里竟然没有"outcome"和"treatment outcome"。一些专业书籍也没有解释。

（1）WHO 对结核病治疗结局进行了分类和定义[3,4]，可以参考。具体包括以下几点。①治愈（cured）：在治疗开始时通过培养证实结核病，在治疗的最后 1 个月和之前至少一次培养阴性。②治疗完成（treatment completed）：结核病治疗完成，没有失败的证据，但没有达到①的标准。③治疗成功（treatment success）：治愈和治疗完成的总和。④死亡（died）：在结核病治疗开始前或治疗期间因任何原因死亡。⑤治疗失败（treatment failed）：在最后 1 个月的治疗持续阶段培养阳性。⑥失访（lost to follow-up）：未开始治疗或连续中断治疗 2 个月或以上。⑦离境（transfer）：在结核病治疗期间永久离境/出国。⑧未评估（not evaluated）：不属于其他类别者。⑨仍在接受治疗（still on treatment）：研究终止时仍在接受治疗。由此，个人理解治疗反应偏短期、具体，治疗结局偏中长期、整体，二者不完全一致。比如一些处置当时判断有治疗反应，但对结局可能没有影响。

（2）重症患者入住 ICU 24h 内支气管肺泡灌洗液微生物组学分析能够预测临床结局[5] 细菌负荷增加或肠道相关菌种的富集提示非机械通气天数显著减少，与 ARDS 发生相关。

［1］ Pouwels KB，Hopkins S，Llewelyn MJ，et al. Duration of antibiotic treatment for common infections in English primary care：cross sectional analysis and comparison with guidelines. BMJ，2019，364：l1440. doi：10.1136/bmj. l1440. PMID：30814052；PMCID：PMC6391655.

［2］ Zhu C，Li Y，Yu Y，et al. Duration of antibiotic therapy in systemic lupus erythematosus patients with hospital-acquired bacterial pneumonia in eastern China. Ann Palliat Med，2021，10（3）：2898-2906. doi：10.21037/apm-20-584. Epub 2021 Feb 8. PMID：33615809.

［3］ World Health Organization. Definitions and reporting framework for tuberculosis-2013 revision（updated December 2014 and January 2020）2020. https：//www. who. int/publications/i/item/9789241505345

［4］ Holden IK，Andersen PH，Wejse C，et al. Review of tuberculosis treatment outcome reporting system in Denmark，a retrospective study cohort study from 2009 through 2014. BMC Health Serv Res，2020，20（1）：83. doi：10.1186/s12913-020-4927-y. PMID：32013962；PMCID：PMC6998178.

［5］ Dickson RP，Schultz MJ，van der Poll T，et al. Lung Microbiota Predict Clinical Outcomes in Critically Ill Patients. Am J Respir Crit Care Med，2020 ，201（5）：555-563. doi：10.1164/rccm. 201907-1487OC. PMID：31973575；PMCID：PMC7047465.

19. 治疗失败（antimicrobial treatment failure）

（1）定义[1]　没有统一明确的定义，比如皮肤软组织感染[2]。概括地讲，治疗没有临床反应，或没有微生物学反应即治疗失败。可以通过一系列客观的基于患者、基于治疗、基于实验室的指标进行判断，如 CRP 和评分[3]。

（2）时间界点　也没有明确统一，48～72h 或 72h。有 CAP 研究[4]把 72h 内失败者定为早期治疗失败（early treatment failure），72h 以后者为晚期治疗失败（late treatment failure）。显然早期治疗失败更有挑战性。

（3）判断的顺序和关注点[5]

① 先除外非感染性疾病。

② 再识别其实已经有了临床反应，但被其他表现覆盖或被其他情况干扰从而难以判断的情况　如药物热、静脉炎、褥疮、伴随尿路感染（UTI）、误吸、肺栓塞。再如有假体置入，药物治疗时没有同时去除假体的情况。

③ 除此之外的考虑　多微生物感染[6]、所用药物没有覆盖病原、药物不能到达感染位点、药物在感染部位失活、矛盾反应（paradoxical response）、免疫抑制等。

④ 有文献对细菌性感染治疗效果不佳（治疗药物的敏感性下降）进行了分析[7]。

a. 药效学（PD）原因：抗生素暴露没有达到最优，剂量低。

b. 高浓度感染（high-inoculum infections）[8]、高浓度群体耐药（high-den-

[1] Sánchez Garcia M. Early antibiotic treatment failure. Int J Antimicrob Agents，2009，34（Suppl 3）：S14-9.

[2] Yadav K，Nath A，Suh KN，et al. Treatment failure definitions for non-purulent skin and soft tissue infections：a systematic review. Infection，2020，48（1）：75-83. doi：10.1007/s15010-019-01347-w. Epub 2019 Aug 5. PMID：31378847.

[3] Matsumoto T，Fujita M，Hirota T，et al. Elevation of serum C-reactive protein predicts failure of the initial antimicrobial treatment for febrile neutropenia with lung cancer. J Infect Chemother，2012 Sep 28.［Epub ahead of print］

[4] Garcia-Vidal C，Carratalà J. Early and late treatment failure in community-acquired pneumonia. Semin Respir Crit Care Med，2009，30（2）：154-160.

[5] Schlossberg D. Clinical approach to antibiotic failure. Med Clin North Am，2006，90（6）：1265-1277.

[6] Rogers GB，Hoffman LR，Whiteley M，et al. Revealing the dynamics of polymicrobial infections：implications for antibiotic therapy. Trends Microbiol，2010，18（8）：357-364.

[7] Moise PA，North D，Steenbergen JN，et al. Susceptibility relationship between vancomycin and daptomycin in *Staphylococcus aureus*：facts and assumptions. Lancet Infect Dis，2009，9（10）：617-624.

[8] Beganovic M，Luther MK，Rice LB，et al. A Review of Combination Antimicrobial Therapy for *Enterococcus faecalis* Bloodstream Infections and Infective Endocarditis. Clin Infect Dis，2018，67（2）：303-309. doi：10.1093/cid/ciy064. PMID：29390132；PMCID：PMC6248357.

靶向治疗（target therapy，targeted therapy）　　　245

sity "population resistance"）：感染性心内膜炎、未加引流的脓肿、对耐药亚群的选择（selection of resistant subpopulations）。笔者理解最后一点：感染部位微生物浓度高时，容易选择出耐药亚群。耐药亚群出现突变可以用率值来计算，如 10^{-8} 的突变率，10^5 的感染数量一般不会出现耐药亚群。业界另有接种物效应（inoculum effect）、细菌接种物（bacterial inoculum）等词，含义相似[1]。inoculum 即浓度的意思。

c.外科感染：此时抗生素穿透力差，如未加引流的脓肿、失去生命活力的组织（devitalised tissue）、蜂窝织炎（phlegmon）。

d.假体感染（foreign-body infections）：抗生素穿透力差，如生物膜形成、因试图补救而没有去除该假体。

⑤ 见移植受者预防和抢先治疗失败的早期发现指引[2]

⑥ 治疗中耐药（antibiotic resistance during therapy） 本意指治疗初期病原敏感、治疗中逐渐耐药的情况，参见相关文献[3,4]。注意这种情况和异质性耐药[5]（治疗初期即有耐药亚群，耐药性不均一）略有不同。高频率点突变所致快速耐药、原来已有耐药机制[6]等情况常常会导致治疗中耐药。它是临床治疗失败的原因之一，也是药敏试验需要连续检测的原因之一。治疗过程中，开始敏感，后来耐药。除了点突变耐药外，敏感菌进化为耐药菌的概率并不高。大多数其实是用了抗生素后，选择出原有的耐药株，或环境耐药株开始在人体定植并选择出来。

［1］ Rybak M，Lomaestro B，Rotschafer JC，et al. Therapeutic monitoring of vancomycin in adult patients：a consensus review of the American Society of Health-System Pharmacists，the Infectious Diseases Society of America，and the Society of Infectious Diseases Pharmacists. Am J Health Syst Pharm，2009，66（1）：82-98.

［2］ Märtson AG，Bakker M，Blokzijl H，et al. Exploring failure of antimicrobial prophylaxis and pre-emptive therapy for transplant recipients：a systematic review. BMJ Open，2020，10（1）：e034940. doi：10.1136/bmjopen-2019-034940. PMID：31915177；PMCID：PMC6955515.

［3］ Rodriguez JC，Pastor E，Ruiz M，et al. Antibiotic resistance during therapy：mechanisms and means of control. Infect Disord Drug Targets，2007，7（1）：43-45.

［4］ Choi SH，Lee JE，Park SJ，et al. Emergence of antibiotic resistance during therapy for infections caused by Enterobacteriaceae producing AmpC beta-lactamase：implications for antibiotic use. Antimicrob Agents Chemother，2008，52（3）：995-1000. doi：10.1128/AAC.01083-07. Epub 2007 Dec 17. PMID：18086837；PMCID：PMC2258504.

［5］ Band VI，Weiss DS. Heteroresistance：A cause of unexplained antibiotic treatment failure? PLoS Pathog，2019，15（6）：e1007726. doi：10.1371/journal.ppat.1007726. PMID：31170271；PMCID：PMC6553791.

［6］ Tassios PT，Miriagou V. Does it ever make sense to treat a bacterial infection with a drug against which the responsible pathogen possesses a resistance mechanism? Clin Microbiol Infect，2011，17（8）：1126-1127.

⑦ 有文献对真菌性感染治疗失败进行了分析[1]，包括治疗中耐药，值得借鉴。

⑧ 注意，有时部分专业人员判断治疗失败原因时喜欢把所有问题都归结到耐药上，他们认为失败都是由耐药导致，耐药是失败的唯一原因。显然，这些从业者没有认识到这个问题的复杂性，其实耐药仅是诸多原因之一而已。上面引用的文献值得细读。

（4）病原角度的考虑（参见 IDSA 关于 HAP/VAP/HCAP 的指南[2]）是不是感染→病原是什么，是细菌吗？是真菌吗？→

① 单微生物感染，病原判断正确→耐药？→PK/PD。

② 单微生物感染，病原判断不正确→不能覆盖时换药覆盖。

③ 多微生物感染，病原判断不完全，有病原没有被覆盖时→加药覆盖。

④ 同时还要考虑感染部位、严重程度、感染灶/置入物、免疫力、基础性疾病等。

（5）风险因素和失败原因相关研究参见相关文献[3]，可以借此规避或减少治疗失败。

① 研究显示，肥胖与腹腔感染治疗失败无关[4]。

② 涉及真菌病原的腹腔感染，短疗程没有增加治疗失败的概率[5]。

③ 对高风险患者复杂性腹腔感染，长疗程不能防止治疗失败[6]。

（6）注意，失败率还可以按初始经验治疗、长期经验治疗、靶向治疗进行细

［1］ Nucci M，Perfect JR. When primary antifungal therapy fails. Clin Infect Dis，2008，46（9）：1426-1433.

［2］ American Thoracic Society；Infectious Diseases Society of America. Guidelines for the management of adults with hospital-acquired，ventilator-associated，and healthcare-associated pneumonia. Am J Respir Crit Care Med，2005，171（4）：388-416.

［3］ Sánchez García M. Early antibiotic treatment failure. Int J Antimicrob Agents，2009，34（Suppl 3）：S14-S19.

［4］ Dietch ZC，Duane TM，Cook CH，et al. Obesity Is Not Associated with Antimicrobial Treatment Failure for Intra-Abdominal Infection. Surg Infect（Larchmt），2016，17（4）：412-421. doi：10.1089/sur.2015.213. Epub 2016 Mar 30. PMID：27027416；PMCID：PMC4960476.

［5］ Elwood NR，Guidry CA，Duane TM，et al. Short-Course Antimicrobial Therapy Does Not Increase Treatment Failure Rate in Patients with Intra-Abdominal Infection Involving Fungal Organisms. Surg Infect（Larchmt），2018，19（4）：376-381. doi：10.1089/sur.2017.235. Epub 2018 Mar 22. PMID：29565726.

［6］ Hassinger TE，Guidry CA，Rotstein OD，et al. Longer-Duration Antimicrobial Therapy Does Not Prevent Treatment Failure in High-Risk Patients with Complicated Intra-Abdominal Infections. Surg Infect（Larchmt），2017，18（6）：659-663. doi：10.1089/sur.2017.084. Epub 2017 Jun 26. PMID：28650745；PMCID：PMC5576191.

分。显然靶向治疗失败率更容易统计，数据也会更为准确可信。如果没有统一判断标准，每个医疗机构/专业科室应该建立自己的判断标准，进行失败率统计，并给出改进和持续改进的目标、方案。

20. 抗微生物药物使用的非预期效果

（1）不良反应（adverse drug reaction，ADR） 指正常使用抗微生物药物出现的不良反应。如过敏反应、二重感染等。临床药师的职责之一，是判断 ADR。其监测指标见相关指南[1]，可参见相关案例[2]。不良反应的确定也是分级方式：definite、proba-ble、possible、doubtful[3]。有文章对脓毒血症治疗期间 ADR 进行了监控[4]，结果显示：在选定的脓毒血症住院患者中，出现 ADR 者占研究人群的 26.5％。在研究期间 34 名住院患者中，有 9 名发生了 12 次 ADR。儿童患者经历了最多的不良反应，占 44.4％。女性 ADR 的发生率明显升高，为 66.7％。根据 Naranjo 概率量表（Naranjo's probability scale），8.3％是确定的（definite）不良反应，58.3％是极似的（probable）不良反应，33.3％是可能的（possible）不良反应。这些 ADR 中，66.7％可预防。严重程度评估显示半数以上的不良反应为中度。替考拉宁是最常见的与 ADR 相关的药物，其次是吉米沙星和氧氟沙星。

（2）不良反应（ADR）和不良事件（adverse drug event，ADE）相鉴别 ADR：正常情况下（疾病符合适应证、常规用量、正确用法、药物质量合格）应用而产生的损害人体健康（如损害器官、损害功能、加重病情等）的药物反应。ADE：药物质量不合格，或应用方法错误、用药量过大等，导致的损害人体健康的药物反应。参见相关文献[5]。JAMA 相关文章[6]对外科预防领域抗

［1］ Tice AD，Rehm SJ，Dalovisio JR，et al. Practice guidelines for outpatient parenteral antimicrobi-al therapy. IDSA guidelines. Clin Infect Dis，2004，38（12）：1651-1672.

［2］ Hisham M，Sivakumar MN，Senthil Kumar RS，et al. Ludwig's Angina：A Nightmare Wors-ened by Adverse Drug Reaction to Antibiotics. Indian J Crit Care Med，2017，21（3）：179-181. doi：10. 4103/ijccm. IJCCM _ 189 _ 15. PMID：28400693；PMCID：PMC5363111.

［3］ Naranjo CA，Busto U，Sellers EM，et al. A method for estimating the probability of adverse drug reac-tions. Clin Pharmacol Ther，1981，30（2）：239-245. doi：10. 1038/clpt. 1981. 154. PMID：7249508.

［4］ Alam MS，Pillai KK，Abdi SAH，et al. Adverse drug reaction monitoring during antimicrobial therapy for septicemia patients at a university hospital in New Delhi. Korean J Intern Med，2018，33（6）：1203-1209. doi：10. 3904/kjim. 2016. 001. Epub 2017 Sep 6. PMID：28874042；PMCID：PMC6234392.

［5］ Keller SC，Williams D，Gavgani M，et al. Rates of and Risk Factors for Adverse Drug Events in Outpatient Parenteral Antimicrobial Therapy. Clin Infect Dis，2018，66（1）：11-19. doi：10. 1093/cid/cix733. PMID：29020202；PMCID：PMC5848264.

［6］ Branch-Elliman W，O'Brien W，Strymish J，et al. Association of Duration and Type of Surgical Prophylaxis With Antimicrobial-Associated Adverse Events. JAMA Surg，2019，154（7）：590-598. doi：10. 1001/jamasurg. 2019. 0569. PMID：31017647；PMCID：PMC6487902.

微生物药物相关不良事件（antimicrobial-associated adverse events）进行了研究报道，结果显示：抗微生物药物预防持续时间的延长与急性肾损伤（AKI）和艰难梭菌感染的高概率相关，且对持续时间呈依赖性；延长持续时间并未导致手术部位感染（SSI）的额外降低。

（3）注意不良反应（ADR）和用药错误（medication error，ME）[1]、质量事故、不合格用药事故等概念相鉴别。注意 medication 与 medicine、medicinal 的区别。medication 指药物治疗和投药法。medicinal 指有药性的、药用的、治疗的。

（4）免疫重建炎症综合征（immune reconstitution inflammatory syndrome，IRIS）[2,3] 也叫免疫重建综合征（immune reconstitution syndrome），指免疫受损状态时，感染没有发生或没有明确的症状、体征；免疫重建恢复的过程中，免疫系统开始攻击微生物，逐渐出现炎症反应或原有的炎症反应加重。这是人体的正常反应，但会带来一系列继发性炎症损伤，甚至威胁生命。主要见于 HIV 治疗期——其间，会出现特征性机会感染，原有静息的感染会死灰复燃，已有表现的感染会加重恶化。也见于抗真菌、抗分枝杆菌治疗过程中。ISHAM Asia 2021 大会上新加坡的 Louis Chai 教授提到，IRIS 没有明确的诊断标准[4,5]。目前可以确定的影响因素有：基础疾病状况和免疫应答；基础病的治疗；微生物载量。对 HIV 感染者，CD4$^+$ T 细胞较低时，IRIS 发生率呈指数增加。与真菌感染相关的 IRIS 包括隐球菌脑膜炎、肺孢子菌肺炎、侵袭性曲霉菌病、侵袭性念珠菌病、组织胞浆菌病、青霉病。对于疑似或确诊的 IRIS，应在处理机会性感染的同时，使用非甾体抗炎药及短期使用糖皮质激素减轻炎症反应。对 CD4 计数低于 $100/\mu L$ 的无症状 HIV 感染者，进行抗逆转录病毒治疗前，须检测血清隐球菌抗原。

[1] Aronson JK. Medication errors: definitions and classification. Br J Clin Pharmacol，2009，67（6）：599-604.

[2] Thapa S，Shrestha U. Immune Reconstitution Inflammatory Syndrome. 2021 Aug 8. In：StatPearls [Internet]. Treasure Island（FL）：StatPearls Publishing；2021 Jan-. PMID：33620872.

[3] Brust JCM，McGowan JP，Fine SM，et al. Management of Immune Reconstitution Inflammatory Syndrome（IRIS）[Internet]. Baltimore（MD）：Johns Hopkins University，2021. PMID：34029021.

[4] Meintjes G，Boulle A. Immune reconstitution inflammatory syndrome in a large multicenter cohort study: case definition and comparability. Expert Rev Anti Infect Ther，2012，10（7）：737-741. doi：10.1586/eri.12.62. PMID：22943397.

[5] Stek C，Buyze J，Menten J，et al. Diagnostic Accuracy of the INSHI Consensus Case Definition for the Diagnosis of Paradoxical Tuberculosis-IRIS. J Acquir Immune Defic Syndr，2021，86（5）：587-592. doi：10.1097/QAI.0000000000002606. PMID：33394813；PMCID：PMC7938911.

如果抗原阳性，为避免 IRIS，预防性治疗的同时推迟 4～6 周再启动抗逆转录病毒的治疗。而对于肺孢子菌肺炎，IRIS 不常见，建议尽快启动抗逆转录病毒的治疗。

（5）文献偶有抗微生物药物相关损害（antimicrobial-associated harm）一词[1]，包括线粒体毒性（mitochondrial toxicity）、免疫细胞毒性、药物不良反应（ADR）、在特定患者体内选择出耐药菌、微生物组的破坏。

（6）文献偶有抗生素相关选择压力（antibiotic-related selection pressure）一词[2]。

（7）附加损害（collateral damage）[3~7]　在抗感染领域，附加损害指抗微生物药物应用后在生态学上的副作用，包括选择出耐药微生物、多重耐药微生物的非期望定植或感染。一些学者（如中国台湾学者王任贤教授）使用该词时有时会特别指一类抗生素的应用导致的对另一类抗生素的耐药后果。如 β-内酰胺类抗生素的应用导致耐万古霉素肠球菌（VRE）的出现，或喹诺酮类抗生素的应用导致铜绿假单胞菌对碳青霉烯类抗生素耐药。可以和前面提到的附加敏感（collateral sensitivity）合看。

21. 特别关注

（1）持续性感染（persistent infection）　即治疗无效，迁延不愈。相关指南

---

[1] Arulkumaran N，Routledge M，Schlebusch S，et al. Antimicrobial-associated harm in critical care：a narrative review. Intensive Care Med，2020，46（2）：225-235. doi：10.1007/s00134-020-05929-3. Epub 2020 Jan 29. PMID：31996961；PMCID：PMC7046486.

[2] Timsit JF，Bassetti M，Cremer O，et al. Rationalizing antimicrobial therapy in the ICU：a narrative review. Intensive Care Med，2019，45（2）：172-189. doi：10.1007/s00134-019-05520-5. Epub 2019 Jan 18. PMID：30659311.

[3] Paterson DL. "Collateral damag" from cephalosporin or quinolone antibiotic therapy. Clin Infect Dis，2004，38 Suppl 4：S341-S345.

[4] Taubes G. Collateral damage. The rise of resistant *C. difficile*. Science，2008，321（5887）：360.

[5] Gupta K，Hooton TM，Naber KG，et al. International clinical practice guidelines for the treatment of acute uncomplicated cystitis and pyelonephritis in women：A 2010 update by the Infectious Diseases Society of America and the European Society for Microbiology and Infectious Diseases. Clin Infect Dis，2011，52（5）：e103-e120.

[6] Scharschmidt TC. Antibiotics for Acne—A Pilot Study of Collateral Damage to the Skin Microbiome. JAMA Dermatol，2019，155（4）：419-421. doi：10.1001/jamadermatol. 2018. 5146. PMID：30758480.

[7] Schlapbach LJ，Weiss SL，Wolf J. Reducing Collateral Damage From Mandates for Time to Antibiotics in Pediatric Sepsis-Primum Non Nocere. JAMA Pediatr，2019，173（5）：409-410. doi：10.1001/jamapediatrics. 2019. 0174. PMID：30882879.

给出了侵袭性真菌感染（IFI）中持续性感染的定义[1]：和基线相比，IFI 没有改变，也可能是治疗成功前的状态。持续性念珠菌菌血症：相关的唯一独立因素是有以前未检测到的感染灶（OR 4.28，95％ CI 1.77～10.34，*P*＝0.001）[2]。

（2）难治性感染（difficult-to-treat infection，refractory infection） 对呼吸机相关肺炎（VAP）而言，指铜绿假单胞菌、鲍曼不动杆菌、MRSA 所致的感染[3]。对铜绿假单胞菌，有难治性耐药（difficult-to-treat resistance）一词[4]。相关指南也给出了侵袭性真菌感染（IFI）中难治性感染的定义[1]：IFI 在治疗过程中，出现恶化，或出现新的可归因于 IFI 的临床体征或症状，或影像学发现。

（3）突破性感染（breakthrough infection） 指在用抗微生物药物期间[5,6]，或已经疫苗免疫[7]后出现的感染。对药物而言，指对所用药物耐药的微生物的感染。对疫苗而言，指本应覆盖但出现了突变导致的感染，如 SARS-CoV-2[8]。

［1］ Cornely OA，Hoenigl M，Lass-Florl C，et al. Defining breakthrough invasive fungal infection-Position paper of the mycoses study group education and research consortium and the European Confederation of Medical Mycology. Mycoses，2019，62（9）：716-729. doi：10.1111/myc.12960. Epub 2019 Jul 19. PMID：31254420；PMCID；PMC6692208.

［2］ Agnelli C，Valerio M，Bouza E，et al. Persistent Candidemia in adults：underlying causes and clinical significance in the antifungal stewardship era. Eur J Clin Microbiol Infect Dis，2019，38（3）：607-614. doi：10.1007/s10096-019-03477-3. Epub 2019 Jan 24. PMID：30680572.

［3］ Garcin F，Leone M，Antonini F，et al. Non-adherence to guidelines：an avoidable cause of failure of empirical antimicrobial therapy in the presence of difficult-to-treat bacteria. Intensive Care Med，2010，36（1）：75-82.

［4］ Tamma PD，Aitken SL，Bonomo RA，et al. Infectious Diseases Society of America Guidance on the Treatment of Extended-Spectrum β-lactamase Producing Enterobacterales（ESBL-E），Carbapenem-Resistant Enterobacterales（CRE），and *Pseudomonas aeruginosa* with Difficult-to-Treat Resistance（DTR-P. aeruginosa）. Clin Infect Dis，2021，72（7）：e169-e183. doi：10.1093/cid/ciaa1478. PMID：33106864.

［5］ Kishel JJ，Sivik J. Breakthrough invasive fungal infection in an immunocompromised host while on posaconazole prophylaxis：an omission in patient counseling and follow-up. J Oncol Pharm Pract，2008，14（4）：189-193.

［6］ Gioia F，Filigheddu MT，Corbella L，et al. Invasive aspergillosis in solid organ transplantation：Diagnostic challenges and differences in outcome in a Spanish national cohort（Diaspersot Study）. Mycoses，2021 May 1. doi：10.1111/myc.13298. Epub ahead of print. PMID：33934405.

［7］ Chang MH. Breakthrough HBV infection in vaccinated children in Taiwan：surveillance for HBV mutants. Antivir Ther，2010，15（3 Pt B）：463-469.

［8］ Schieffelin JS，Norton EB，Kolls JK. What should define a SARS-CoV-2 "breakthrough" infection？ J Clin Invest，2021 May 11：151186. doi：10.1172/JCI151186. Epub ahead of print. PMID：33974565.

靶向治疗（target therapy，targeted therapy）

相关指南同样给出了侵袭性真菌感染（IFI）中突破性感染的定义[1]：抗真菌药物暴露期间发生的IFI，包括抗真菌药物活性谱（the spectrum of activity）以外的真菌；时间点：第一个可以归因的临床体征或症状、真菌学发现或影像学特征；阶段（period）：取决于所评价的抗真菌药物的药代动力学特性。

（4）感染复发（infection relapse）　此处指同菌种病原反复出现感染。其中一部分和上一次治疗疗效有一定关联。前后的时间界限没有统一标准，甚至香港报出了阿米巴10年后复发的情况[2]。特定的感染或病原，或特定处置方式后的复发间隔可以统计并寻找规律。有些感染本身就容易复发，如艰难梭菌感染[3]；而有些慢性感染的治疗需要关注这个话题，如结核分枝杆菌感染[4]、幽门螺杆菌感染[5]。感染复发的风险因素分析特别重要。有研究显示呼吸机相关肺炎（VAP）时35%出现同菌种病原的第二次感染（relapse），其中68%是非发酵菌（铜绿假单胞菌、鲍曼不动杆菌、嗜麦芽窄食单胞菌）[6]，多因素分析显示非发酵菌所致VAP是原发VAP出现复发的独立风险因素（OR=4.63，P=0.005）。金黄色葡萄球菌所致假体关节感染时，细菌浓度高者容易复发[7]。从治疗角度看，复发的原因之一是上一次感染没有做到微生物学清除，有微生物残留。这一点病毒学领域给了我们证据[8]，逻辑推测也不矛盾。正常情况下有定植的微生物或定植继发感染的情况要麻烦一些，完全清除定植很难，涉嫌过度治疗，或导

［1］　Cornely OA，Hoenigl M，Lass-Flörl C，et al. Defining breakthrough invasive fungal infection-Position paper of the mycoses study group education and research consortium and the European Confederation of Medical Mycology. Mycoses，2019，62（9）：716-729. doi：10.1111/myc.12960. Epub 2019 Jul 19. PMID：31254420；PMCID：PMC6692208.

［2］　Ng CH，Lai L，Ng KS，et al. Relapse of amoebic infection 10 years after the infection. Hong Kong Med J，2011，17（1）：71-73.

［3］　Figueroa I，Johnson S，Sambol SP，et al. Relapse versus reinfection：recurrent *Clostridium difficile* infection following treatment with fidaxomicin or vancomycin. Clin Infect Dis，2012，55（Suppl 2）：S104-S109.

［4］　Lambert ML，Hasker E，Van Deun A，et al. Recurrence in tuberculosis：relapse or reinfection？Lancet Infect Dis，2003，3（5）：282-287.

［5］　Mégraud F，Lamouliatte H. Helicobacter pylori infection relapse after eradication is not a problem in developed countries. Nat Clin Pract Gastroenterol Hepatol，2006，3（9）：484-485.

［6］　Rangel EL，Butler KL，Johannigman JA，et al. Risk factors for relapse of ventilator-associated pneumonia in trauma patients. J Trauma，2009，67（1）：91-95；discussion 95-96.

［7］　Bouaziz A，Uçkay I，Lustig S，et al. Microbiological markers suggesting high inoculum size at time of surgery are risk factors for relapse in patients with *Staphylococcus aureus* prosthetic joint infection. J Infect，2012，65（6）：582-584.

［8］　Wiegand J，Neumann K，Böhm S，et al. Importance of minimal residual viremia for relapse prediction in patients with chronic hepatitis C genotype 1 infection. Clin Infect Dis，2011，53（11）：1111-1114.

致菌群失衡。相关指南给出了侵袭性真菌感染（IFI）中复发性感染的定义[1]：在抗真菌治疗停药后发生的 IFI，是在同一部位，由同一病原菌引起，伴随或不伴随播散。

（5）诊断性治疗　和纯粹的治疗相对应，用以验证假设诊断正确与否的治疗是诊断性治疗。

① 该治疗要坚持以下原则：a. 疾病和病因具有单一可能性。患者的临床表现可基本确定是单一疾病所致。b. 所选药物的作用机理、作用环节比较明确。c. 所选药物是特异的。只针对假设的疾病和病因，对其他疾病没有治疗效果。d. 判断疾病治愈的标准客观可靠。

② 目前感染性疾病领域仅有如下诊断性治疗。a. 疑似结核感染：异烟肼、吡嗪酰胺；b. 疑似疟疾：青蒿素；c. 疑似阿米巴肝脓肿：甲硝唑（灭滴灵）。阿米巴性痢疾也可以采用诊断性治疗的方式[2]。

22. 新药和新思路

（1）部分已上市[3,4]：特拉万星、头孢洛林、喹奴普汀达福普汀（Quinu-pristin-dalfopristin）。头孢洛扎/他唑巴坦、头孢他啶/阿维巴坦、氨曲南/阿维巴坦、亚胺培南/瑞巴坦、S-649266、伊拉环素、plazomicin、新型脂肽、新型噁唑烷酮。

（2）研制中[5]：非达霉素（Fidaxomicin，针对艰难梭菌，处于Ⅳ期临床试验）、NXL104（酶抑制剂，可抑制碳青霉烯酶，临床试验Ⅱ期）、CXA-101（与他唑巴坦合剂[6]，临床试验Ⅱ期）、BAL30072（铁载单酰胺环素，金属酶不水

［1］ Cornely OA，Hoenigl M，Lass-Flörl C，et al. Defining breakthrough invasive fungal infection-Position paper of the mycoses study group education and research consortium and the European Confederation of Medical Mycology. Mycoses，2019，62（9）：716-729. doi：10. 1111/myc. 12960. Epub 2019 Jul 19. PMID：31254420；PMCID：PMC6692208.

［2］ 中国卫生部行业标准《细菌性和阿米巴性痢疾诊断标准（WS 287－2008）》.

［3］ Syue LS，Chen YH，Ko WC，et al. New drugs for the treatment of complicated intra-abdominal infections in the era of increasing antimicrobial resistance. Int J Antimicrob Agents，2016，47（4）：250-258. doi：10. 1016/j. ijantimicag. 2015. 12. 021. Epub 2016 Feb 21. PMID：27005457.

［4］ Koulenti D，Xu E，Mok IYS，et al. Novel Antibiotics for Multidrug-Resistant Gram-Positive Microorganisms. Microorganisms，2019，7（8）：270. doi：10. 3390/microorganisms7080270. PMID：31426596；PMCID：PMC6723731.

［5］ Boucher HW，Talbot GH，Benjamin DK Jr，et al. 10 × '20 Progress— Development of New Drugs Active Against Gram-Negative Bacilli：An Update From the Infectious Diseases Society of America. Clin Infect Dis，2013 Apr 17. ［Epub ahead of print］

［6］ Shlaes DM. New β-lactam-β-lactamase inhibitor combinations in clinical development. Ann N Y Acad Sci，2013，1277：105-114.

解）、ACHN-490（新氨基糖苷类）、PKT0797（四环素类）、TP-434（四环素类）、Nemonoxacin（氟喹诺酮类）、Torezolid（对 SSTI，临床试验 Ⅲ 期）和 Tedizolid。可参见 WHO 2020 年新抗生素综述[1]。

（3）美国 FDA 面临的新药审批压力[2,3]。

（4）脓毒症时新药的应用[4]。

（5）噬菌体治疗。

23. 辅助治疗（adjunctive therapy）

（1）免疫 亚历山大·弗莱明（Alexander Fleming）有言："*The phago-cyte is the best antiseptic.*"（吞噬细胞是最好的防腐剂）。笔者看来，就清除病原抵抗感染而言，患者自身免疫力的作用并不比抗微生物药物的作用小[5,6]。业界也有"自限性疾病（self-limiting disease）"一说。中医常说"扶正祛邪"，免疫力调节即扶正，抗微生物药物即祛邪。遗憾的是，目前免疫力检查相对滞后[7]，而免疫调节相关药物的效果也不尽如人意，各大指南略有涉及，推荐等级都不高。见真菌学领域相关讨论[8,9]。目前免疫力相关治疗有以下几种。

① 糖皮质激素 《热病》上使用的情况包括 ABM、嗜酸性粒细胞性脑膜炎、链球菌感染后反应性关节炎、伊氏肺孢子菌肺炎、脓毒症休克。COVID-19 已有

[1] https：//www.who.int/publications/i/item/9789240021303

[2] Ledford H. FDA under pressure to relax drug rules. Nature，2012，492（7427）：19.

[3] Kayki-Mutlu G，Michel MC. A year in pharmacology：new drugs approved by the US Food and Drug Administration in 2020. Naunyn Schmiedebergs Arch Pharmacol，2021，394（5）：839-852. doi：10.1007/s00210-021-02085-3. Epub 2021 Apr 16. PMID：33864098；PMCID：PMC8051285.

[4] Hites M. Minireview on Novel Anti-infectious Treatment Options and Optimized Drug Regimens for Sepsis. Front Med（Lausanne），2021，8：640740. doi：10.3389/fmed.2021.640740. PMID：33937283；PMCID：PMC8082150.

[5] Gudiol C，Calatayud L，Garcia-Vidal C，et al. Bacteraemia due to extended-spectrum beta-lacta-mase-producing *Escherichia coli*（ESBL-EC）in cancer patients：clinical features，risk factors，molecular epidemiology and outcome. J Antimicrob Chemother，2010，65（2）：333-341.

[6] Hotchkiss RS，Monneret G，Payen D. Immunosuppression in sepsis：a novel understanding of the disorder and a new therapeutic approach. Lancet Infect Dis，2013，13（3）：260-268. doi：10.1016/S1473-3099（13）70001-X.

[7] Venet F，Lepape A，Monneret G. Clinical review：flow cytometry perspectives in the ICU - from diagnosis of infection to monitoring of injury-induced immune dysfunctions. Crit Care，2011，15（5）：231.

[8] Limper AH，Knox KS，Sarosi GA，et al. An official American Thoracic Society statement：Treatment of fungal infections in adult pulmonary and critical care patients. Am J Respir Crit Care Med，2011，183（1）：96-128.

[9] Roilides E，Katragkou A. Modulating the immune system against fungal infections—where are we? Clin Microbiol Infect，2012，18（2）：110-111.

指南[1]。可参见相关重要综述[2,3]，还有 SSC 2021 指南[4]推荐 58。

② 活化蛋白 C　参见《热病》[5]。

③ 静脉用免疫球蛋白[6,7]　见立场文件[8]和 SSC 2021 指南[4]　推荐 62。

④ 血浆制品[9]。

⑤ 益生菌[10,11]　微生态制剂调节肠道微生物群。参见 Meta 分析：对 AAD 效果（肯定）[12]和对 VAP 效果（不支持）[13]。

[1]　Idzko M，Lommatzsch M，Taube C，et al. Therapie mit inhalativen Glukokortikoiden bei COVID-19［Treatment of COVID-19 with Inhaled Glucocorticoids-Statement of the German Respiratory Society（DGP），the Austrian Society of Pneumology（ÖGP）and the German Society of Allergology and Clinical Immunology（DGAKI）］. Pneumologie，2021 May 17. German. doi：10.1055/a-1488-5373. Epub ahead of print. PMID：34000741.

[2]　Kronig I，Emonet S. Utilisation des stéroides dans les pathologies infectieuses：mise à jour［Update on the use of steroids in infectious diseases］. Rev Med Suisse，2019，15（646）：792-796. French. PMID：30969493.

[3]　Spinner CD，Barton J，Biever P，et al. Steroide in der Infektionsmedizin［Steroids in infection medicine］. Dtsch Med Wochenschr，2021，146（3）：162-166. German. doi：10.1055/a-1302-3530. Epub 2021 Jan 29. PMID：33513649.

[4]　Evans L，Rhodes A，Alhazzani W，et al. Surviving sepsis campaign：international guidelines for management of sepsis and septic shock 2021. Intensive Care Med，2021 Oct 2. doi：10.1007/s00134-021-06506-y. Epub ahead of print. PMID：34599691.

[5]　David N Gilbert，et al. 热病：桑福德抗微生物治疗指南. 第 41 版. 范洪伟，等译. 北京：中国协和医科大学出版社，2011：60.

[6]　Liu C，Bayer A，Cosgrove SE，et al. Clinical practice guidelines by the infectious diseases society of america for the treatment of methicillin-resistant *Staphylococcus aureus* infections in adults and children：executive summary. Clin Infect Dis，2011，52（3）：285-292.

[7]　Antonelli G. Monoclonal antibody therapy and viral infections：update and beyond. Clin Microbiol Infect，2011，17（12）：1757-1758.

[8]　De Rosa FG，Corcione S，Tascini C，et al. A Position Paper on IgM-Enriched Intravenous Immunoglobulin Adjunctive Therapy in Severe Acute Bacterial Infections：The TO-PIRO SCORE Proposal. New Microbiol，2019，42（3）：176-180. Epub 2019 Jun 3. PMID：31157400.

[9]　May AK，Stafford RE，Bulger EM，et al. Treatment of complicated skin and soft tissue infections. Surg Infect（Larchmt），2009，10（5）：467-499.

[10]　Floch MH，Walker WA，Madsen K，et al. Recommendations for probiotic use-2011 update. J Clin Gastroenterol，2011，45 Suppl：S168-S171.

[11]　Ciorba MA. A Gastroenterologist's Guide to Probiotics. Clin Gastroenterol Hepatol，2012，10（9）：960-968.

[12]　Videlock EJ，Cremonini F. Meta-analysis：probiotics in antibiotic-associated diarrhoea. Aliment Pharmacol Ther，2012，35（12）：1355-1369.

[13]　Gu WJ，Wei CY，Yin RX. Lack of Efficacy of Probiotics in Preventing Ventilator-Associated Pneumonia：A Systematic Review and Meta-Analysis of Randomized Controlled Trials. Chest，2012 Jul 10. doi：10.1378/chest.12-0679.［Epub ahead of print］

靶向治疗（target therapy，targeted therapy）

⑥ 嵌合抗原受体 T 细胞（chimeric antigen receptor T-cell therapy，CART-cell）[1]。

⑦ 脓毒症免疫治疗依然有挑战[2]，遑论精准治疗[3]。

（2）去除毒素　内毒素去除的临床效果不佳[4]。

（3）对症支持治疗（supportive therapy），如急性细菌性脑膜炎时对并发癫痫的处置。如女性急性非复杂性尿路感染（膀胱炎-尿道炎）时使用非那吡啶缓解排尿困难[5]。如 COVID-19 用微生物可获得和可发酵的碳水化合物和（或）丁酸盐[6]。

（4）液体　休克抢救时液体尤其重要。见国际指南[7]中液体治疗的 ROSE 概念模型［复苏（resuscitation）、优化（optimization）、稳定（stabilization）、疏散（evacuation）］。还可参见脓毒症休克液体处置的 4D 和 4 阶段原则[8,9]。SSC 2021 指南[10]推荐 4～9、推荐 45 是初始复苏、平均动脉压、液体平衡相关

［1］ Bupha-Intr O，Haeusler G，Chee L，et al. CAR-T cell therapy and infection：a review. Expert Rev Anti Infect Ther，2021，19（6）：749-758. doi：10.1080/14787210.2021.1855143. Epub 2020 Dec 31. PMID：33249873.

［2］ 中国研究型医院学会休克与脓毒症专业委员会，中国人民解放军重症医学专业委员会，重症免疫研究协作组，等.脓毒症免疫抑制诊治专家共识［J］.中华危重病急救医学，2020，32（11）：1281-1289. DOI：10.3760/cma.j.cn121430-20201123-00719.

［3］ Peters van Ton AM，Kox M，Abdo WF，et al. Precision Immunotherapy for Sepsis. Front Immunol，2018，9：1926. doi：10.3389/fimmu.2018.01926. PMID：30233566；PMCID：PMC6133985.

［4］ Davies B，Cohen J. Endotoxin removal devices for the treatment of sepsis and septic shock. Lancet Infect Dis，2011，11（1）：65-71.

［5］ Petrov SB，Slesarevskaya MN，Chibirov KH，et al.［Efficiency and safety of phenazopyridine for treatment of uncomplicated urinary tract infection：results of multi-center，randomized，placebo-controlled，clinical study］. Urologiia，2020，（3）：15-21. Russian. PMID：32597580.

［6］ Archer DL，Kramer DC. The Use of Microbial Accessible and Fermentable Carbohydrates and/or Butyrate as Supportive Treatment for Patients With Coronavirus SARS-CoV-2 Infection. Front Med（Lausanne），2020，7：292. doi：10.3389/fmed.2020.00292. PMID：32582742；PMCID：PMC7290455.

［7］ Malbrain MLNG，Langer T，Annane D，et al. Intravenous fluid therapy in the perioperative and critical care setting：Executive summary of the International Fluid Academy（IFA）. Ann Intensive Care，2020，10（1）：64. doi：10.1186/s13613-020-00679-3. PMID：32449147；PMCID：PMC7245999.

［8］ Malbrain ML，Van Regenmortel N，Owczuk R. It is time to consider the four D's of fluid management. Anaesthesiol Intensive Ther，2015，47 Spec No：s1-5. doi：10.5603/AIT.a2015.0070. Epub 2015 Nov 17. PMID：26575163.

［9］ Malbrain MLNG，Van Regenmortel N，Saugel B，et al. Principles of fluid management and stewardship in septic shock：it is time to consider the four D's and the four phases of fluid therapy. Ann Intensive Care，2018，8（1）：66. doi：10.1186/s13613-018-0402-x. PMID：29789983；PMCID：PMC5964054.

［10］ Evans L，Rhodes A，Alhazzani W，et al. Surviving sepsis campaign：international guidelines for management of sepsis and septic shock 2021. Intensive Care Med，2021 Oct 2. doi：10.1007/s00134-021-06506-y. Epub ahead of print. PMID：34599691.

内容。

（5）血流动力学[1]　见 SSC 2021 指南推荐 32～44。

（6）机械通气[2]　见 SSC 2021 指南推荐 46～57。

（7）血小板和凝血支持[3,4]　见 SSC 2021 指南推荐 64～66。

（8）SSC 2021 指南还提到 RBC 输注、应激性溃疡的预防、血糖控制、维生素 C 的使用、碳酸氢盐疗法、营养等。

（9）非抗微生物药物的正向效果　卡培他滨[5]、替格瑞洛（Ticagrelor）和奥司他韦（Oseltamivir）[6]。千金藤素（Cepharanthine，CEP）是中药中的一个有效成分，临床应用 40 余年，用来提升肿瘤患者白细胞（WBC）数量。国内研究显示其对 SARS-CoV-2 有活性[7]，国际研究亦得到证实[8]。

24. SSC 2021 指南[9]给出了远期结局和救治目标角度的推荐，多达 20 条（推荐 74～93）。涉及照护目标、姑息治疗、同伴支持小组（peer support groups）、救治过渡、经济社会支持、家属教育、共同决策、出院规划、认知治

［1］　Garcia-de-Acilu M，Mesquida J，Gruartmoner G，et al. Hemodynamic support in septic shock. Curr Opin Anaesthesiol，2021，34（2）：99-106. doi：10.1097/ACO.0000000000000959. PMID：33652455.

［2］　Maccagnan Pinheiro Besen BA，Tomazini BM，Pontes Azevedo LC. Mechanical ventilation in septic shock. Curr Opin Anaesthesiol，2021，34（2）：107-112. doi：10.1097/ACO.0000000000000955. PMID：33470664.

［3］　Naime ACA，Ganaes JOF，Lopes-Pires ME. Sepsis：The Involvement of Platelets and the Current Treatments. Curr Mol Pharmacol，2018，11（4）：261-269. doi：10.2174/1874467211666180619124531. PMID：29921214.

［4］　Ghimire S，Ravi S，Budhathoki R，et al. Current understanding and future implications of sepsis-induced thrombocytopenia. Eur J Haematol，2021，106（3）：301-305. doi：10.1111/ejh.13549. Epub 2020 Nov 29. PMID：33191517.

［5］　McLeod JR，Harvey PA，Detweiler CS. An Oral Fluorouracil Prodrug，Capecitabine，Mitigates a Gram-Positive Systemic Infection in Mice. Microbiol Spectr，2021，9（1）：e0027521. doi：10.1128/Spectrum.00275-21. Epub 2021 Jun 30. PMID：34190602；PMCID：PMC8419118.

［6］　Sun J，Uchiyama S，Olson J，et al. Repurposed drugs block toxin-driven platelet clearance by the hepatic Ashwell-Morell receptor to clear *Staphylococcus aureus* bacteremia. Sci Transl Med，2021，13（586）：eabd6737. doi：10.1126/scitranslmed.abd6737. PMID：33762439.

［7］　Fan HH，Wang LQ，Liu WL，et al. Repurposing of clinically approved drugs for treatment of coronavirus disease 2019 in a 2019-novel coronavirus-related coronavirus model. Chin Med J（Engl），2020，133（9）：1051-1056. doi：10.1097/CM9.0000000000000797. PMID：32149769；PMCID：PMC7147283.

［8］　Drayman N，DeMarco JK，Jones KA，et al. Masitinib is a broad coronavirus 3CL inhibitor that blocks replication of SARS-CoV-2. Science，2021，373（6557）：931-936. doi：10.1126/science.abg5827. Epub 2021 Jul 20. PMID：34285133.

［9］　Evans L，Rhodes A，Alhazzani W，et al. Surviving sepsis campaign：international guidelines for management of sepsis and septic shock 2021. Intensive Care Med，2021 Oct 2. doi：10.1007/s00134-021-06506-y. Epub ahead of print. PMID：34599691.

靶向治疗（target therapy，targeted therapy）

疗（cognitive therapy）等。

25. 脓毒症处置 四早[1]：早期识别脓毒症，尽早使用抗生素，尽早使用升压药，早辅助治疗尽量快代谢复苏。集束（bundle），如6h集束包括：a.给氧气维持饱和度94％以上；b.留取血培养；c.静脉抗微生物药物；d.补液；e.测乳酸；f.监测尿量。目前是1h集束，包括：a.测量乳酸水平，如初始乳酸水平＞2mmol/L则予重复测量；b.在给予抗微生物药物前获取血培养；c.给予广谱抗微生物药物；d.对于低血压或乳酸水平≥4mmol/L，开始快速输注30ml/kg晶体液；e.如果在液体复苏期间或之后仍处于低血压状态，则启用血管加压药，以维持平均动脉压水平≥65mmHg。参见SSC 2021指南。

26. 超说明书使用 效果的证据（没有证据不可以随意用，即使有知情同意书也是错误的）、正常规避法律（需要患者填写知情同意书）。已经写入《中华人民共和国医师法》（2021年8月20日通过），有多个共识[2~5]。

27. 成本效益分析（cost-effectiveness analysis）定义[6]、分析规则[7]等参见系列文献[8]。对低收入国家/地区，做好成本效益分析尤其重要[9]。检查项目和能力不断增加、处置方式和能力不断提高的情况下，内、外部条件会约束这些手段的应用，以避免过度医疗。

---

［1］ Marik PE，Farkas JD. The Changing Paradigm of Sepsis：Early Diagnosis，Early Antibiotics，Early Pressors，and Early Adjuvant Treatment. Crit Care Med，2018，46（10）：1690-1692. doi：10.1097/CCM.0000000000003310. PMID：30216303.

［2］ 中国医药教育协会感染疾病专业委员会，中华结核和呼吸杂志编辑委员会，中国药学会药物临床评价研究专业委员会.抗菌药物超说明书用法专家共识［J］.中华结核和呼吸杂志，2015，38（6）：410-444. DOI：10.3760/cma.j.issn.1001-0939.2015.06.005.

［3］ 中华医学会儿科学分会临床药理学组，《中华儿科杂志》编辑委员会.中国儿科超说明书用药专家共识［J］.中华儿科杂志，2016，54（2）：101-103. DOI：10.3760/cma.j.issn.0578-1310.2016.02.007.

［4］ 中华医学会结核病学分会，抗结核药物超说明书用法专家共识编写组.抗结核药物超说明书用法专家共识［J］.中华结核和呼吸杂志，2018，41（6）：447-460. DOI：10.3760/cma.j.issn.1001-0939.2018.06.006.

［5］ 山东省药学会循证药学专业委员会.山东省超药品说明书用药专家共识（2021年版）［J］.临床药物治疗杂志，2021，19（6）：9-40. DOI：10.3969/j.issn.1672-3384.2021.06.002.

［6］ Zilberberg MD，Shorr AF. Understanding cost-effectiveness. Clin Microbiol Infect，2010，16（12）：1707-1712.

［7］ Roberts RR，Mensah EK，Weinstein RA. A guide to interpreting economic studies in infectious diseases. Clin Microbiol Infect，2010，16（12）：1713-1720.

［8］ Paul M. Cost-effectiveness analysis in infectious diseases. Clin Microbiol Infect，2010，16（12）：1705-1706.

［9］ Monahan M，Jowett S，Pinkney T，et al. Surgical site infection and costs in low- and middle-income countries：A systematic review of the economic burden. PLoS One，2020，15（6）：e0232960. doi：10.1371/journal.pone.0232960. PMID：32497086；PMCID：PMC7272045.

28. 下一代治疗（next-generation therapeutics，next-generation therapy）

肿瘤领域[1]和感染领域[2]都有这个概念。感染领域：和"下一代诊断"概念一样，就是基于组学的治疗理念。在基础医学领域主要是寻找新的作用靶点和方式[3]，在临床医学领域，目前看这涉及临床治疗效果评价[4,5]。文献提到，下一代抗真菌治疗的创新策略，包括毒力因子、蛋白质-蛋白质相互作用和基于免疫反应的蛋白质[6]。笔者理解这还包括基于个体的组学信息，抑制、调节炎症反应，提升、强化免疫力等。

29. 处置（management）

（1）药物的治疗是"treatment，therapy"。药物治疗、感染灶控制等，整体称为处置（management）。偶尔，广义来讲，诊断的检查也可以当作一种处置。

（2）"management"：建议翻译成处置，不要翻译成管理。管理一般是对人的整体，偏思想、行为，比如病房管理。处置一般是对人的局部，偏解剖、功能、疾病。临床上一般是"prevention，diagnosis，management，and prognosis"或"diagnosis，management，and outcomes"这样并列，针对的是疾病。本书全部 management ＝ 处置，反之亦然。管理仅指抗生素管理、组织管理等。

（3）当然对人的临床处置，要从整体性考虑，不要只见局部、不见整体，也不要只见疾病、不见人，这是另一层意义了。见文章《改进 ICU 体验 12 件事》（*12 Things to Do to Improve Wellbing in the ICU*）。

---

［1］ Malayaperumal S，Sriramulu S，Banerjee A，et al. Is Biotechnological Next-Generation Therapeutics Promising Enough in Clinical Development to Treat Advanced Colon Cancer? Curr Pharm Biotechnol，2021，22（10）：1287-1301. doi：10. 2174/1389201021666201126142716. PMID：33243115.

［2］ Smeekens SP，van de Veerdonk FL，Netea MG. An Omics Perspective on Candida Infections：Toward Next-Generation Diagnosis and Therapy. Front Microbiol，2016，7：154. doi：10. 3389/fmicb. 2016. 00154. PMID：26909070；PMCID：PMC4754423.

［3］ Tounta V，Liu Y，Cheyne A，et al. Metabolomics in infectious diseases and drug discovery. Mol Omics，2021，17（3）：376-393. doi：10. 1039/d1mo00017a. PMID：34125125；PMCID：PMC8202295.

［4］ Dessi A，Liori B，Caboni P，et al. Monitoring neonatal fungal infection with metabolomics. J Matern Fetal Neonatal Med，2014，27（Suppl 2）：34-38. doi：10. 3109/14767058. 2014. 954787. PMID：25284175.

［5］ Fanos V，Caboni P，Corsello G，et al. Urinary (1) H-NMR and GC-MS metabolomics predicts early and late onset neonatal sepsis. Early Hum Dev，2014，90（Suppl 1）：S78-83. doi：10. 1016/S0378-3782（14）70024-6. PMID：24709468.

［6］ Liu N，Tu J，Dong G，et al. Emerging New Targets for the Treatment of Resistant Fungal Infections. J Med Chem，2018，61（13）：5484-5511. doi：10. 1021/acs. jmedchem. 7b01413. Epub 2018 Jan 16. PMID：29294275.

建议阅读：

• Andrew A Udy，Jason A Roberts，Jeffrey Lipman. Antibiotic Pharmacokinetic/ Pharmacodynamic Considerations in the Critically Ill. Adis，2019.

• Gloria Guillermina Guerrero Manriquez. Anti-infective Research and Development：Updates on Infection Mechanisms and Treatments. Bentham Science Publishers，2020.

• Ricardo Ney Cobucci. Pregnancy and Anti-Infective Agents. Bentham Science Publishers，2020.

临床药学——辅助治疗、抗生素管理

长矕远引，旋复回皇。充屈郁律，瞋菌碨抉。酆琅磊落，骈田磅唐。
——东汉·马融《长笛赋》

临床药学的作用包括：抗生素管理（处方点评、药物使用监测、耐药性监测等）、对药物本身的说明、治疗药物监测（TDM）、对具体患者用药的建议、对具体患者药物不良反应/事件（ADR 或 ADE）的判断、参与会诊、持有处方权等。其中耐药性监测、TDM 等和临床微生物学有交集。

1. 抗微生物药物的管理（antimicrobial stewardship）、抗生素管理（antibiotic stewardship）

（1）控制抗微生物耐药的两大方式　即抗微生物药物的管理（Antimicrobial Stewardship）和感染控制（infection control）。有文献提到二者是耐药这枚硬币的两面[1]。前者减少选择压力，进而减少耐药性的产生、传播，减少耐药微生物成为优势微生物的可能。后者通过控制感染源、切断传播途径、减少易感患者来减少耐药微生物导致的感染。

（2）管理组织[2]　抗微生物药物管理包括优化抗生素使用，同时使用成本效益高的干预措施，以尽量减少抗生素耐药性控制情况、艰难梭菌。有效的全院抗微生物药物管理计划（ASP）应由感染病（ID）医师领导。需要医院管理部门为 ASP 提供全面和持续的财务支持。感染病临床医生的领导应该在抗微生物治疗的各个方面具有专门的知识，即药代动力学、耐药性、药物经济学和艰难梭菌等。ASP-ID 团队负责人和经过感染病（ID）培训的临床药师负责根据医院独特的抗生素使用相关问题定制 ASP 干预措施。

① 药师　感染性疾病药师（infectious diseases pharmacist）在抗生素管理

[1] Murthy R. Implementation of strategies to control antimicrobial resistance. Chest，2001．119（2 Suppl）：405S-411S.
[2] Cunha CB. Antimicrobial Stewardship Programs：Principles and Practice. Med Clin North Am，2018，102（5）：797-803. doi：10.1016/j.mcna.2018.04.003. Epub 2018 Jun 15. PMID：30126571.

中应该起到更大的作用[1,2]。

② 临床微生物学[3,4]　可以提供技术、证据，可以参与管理、讨论、会诊。

③ 流行病学[5]。

（3）核心要素（core elements）[6]　①成立医院抗微生物药物管理委员会（以合理配置人力、经济以及信息技术资源）。②明确权责（任命一名领导或共同领导，负责项目整体的管理和评估）。③各专业齐备：药师、微生物学、流行病学、感控学、护理学等专业。因为是药物管理，建议指定一名临床药师作为ASP的共同管理者。④行动（实施干预措施，如前瞻性审核-反馈或预授权，以改善抗生素的使用）。⑤监测：抗生素使用、微生物学标本送检、抗生素处方、干预措施的效果和其他重要结局指标，如艰难梭菌感染和耐药趋势。⑥报告：定期报告有关抗生素使用和耐药数据。⑦教育：对医师、药师、护士和患者进行有关抗生素不良反应、抗生素耐药性和最佳处方的教育。

（4）抗微生物药物管理相关指南和文献

① 抗生素合理使用十要点[7]。

② WHO 指南　对中低收入国家地区[8]。

③ 与医疗机构强化抗微生物药物限制使用项目的制定相关的指南[9]。

---

［1］　Knox K，Lawson W，Dean B，et al. Multidisciplinary antimicrobial management and the role of the infectious diseases pharmacist—a UK perspective. J Hosp Infect，2003，53（2）：85-90.

［2］　Parente DM，Morton J. Role of the Pharmacist in Antimicrobial Stewardship. Med Clin North Am，2018，102（5）：929-936. doi：10.1016/j. mcna. 2018.05.009. PMID：30126581.

［3］　Alame D，Hess B，El-Beyrouty C. Antimicrobial Stewardship：What the Clinical Laboratory Needs to Know. Clin Lab Med，2020，40（4）：509-520. doi：10.1016/j. cll. 2020.08.008. Epub 2020 Oct 6. PMID：33121619.

［4］　Bouza E，Muñoz P，Burillo A. Role of the Clinical Microbiology Laboratory in Antimicrobial Stewardship. Med Clin North Am，2018，102（5）：883-898. doi：10.1016/j. mcna. 2018.05.003. Epub 2018 Jul 14. PMID：30126578.

［5］　Abbas S，Stevens MP. The Role of the Hospital Epidemiologist in Antibiotic Stewardship. Med Clin North Am，2018，102（5）：873-882. doi：10.1016/j. mcna. 2018.05.002. PMID：30126577.

［6］　https：//www. cdc. gov/antibiotic-use/core-elements/index. html

［7］　Levy Hara G，Kanj SS，Pagani L，et al. Ten key points for the appropriate use of antibiotics in hospitalised patients：a consensus from the Antimicrobial Stewardship and Resistance Working Groups of the International Society of Chemotherapy. Int J Antimicrob Agents，2016，48（3）：239-46. doi：10.1016/j. ijantimicag. 2016.06.015. Epub 2016 Jul 25. PMID：27502752.

［8］　Antimicrobial stewardship programmes in health-care facilities in low- and middle-income countries. A practical toolkit. Geneva：World Health Organization，2019. Licence：CC BY-NC-SA 3.0 IGO. https：//apps. who. int/iris/bitstream/handle/10665/329404/9789241515481-eng. pdf

［9］　Dellit TH，Owens RC，McGowan JE Jr，et al. Infectious Diseases Society of America and the Society for Healthcare Epidemiology of America guidelines for developing an institutional program to enhance antimicrobial stewardship. Clin Infect Dis，2007，44（2）：159-177.

④ 美国保健系统药师学会（The American Society of Health-System Pharmacists，ASHP）关于药师在抗微生物药物管理与感染预防控制中作用的声明[1]。

⑤ 英国健康和临床优化研究所（The National Institute for Health and Clinical Excellence，NICE）指南　有效使用的系统和过程（NG15）[2]；成人和儿童在初级诊室内自限性呼吸道感染的抗生素处方指南（CG69）[3]。

⑥ 门诊患者肠外抗微生物药物治疗实践指南[4]。

⑦ ICU　如欧洲的立场[5]。

⑧ 抗真菌药物管理推荐[6]，该文章还有临床处置、管理评价等信息。另有文章提到抗真菌药物管理十原则[7]。

⑨ 2020年顶级文章[8]。

（5）抗微生物药物管理的基础　疾病流行率调查、病原构成比、耐药率和抗生素谱[9]、机构/病区抗生素使用强度（defined daily dose，DDD）、抗生素使

［1］ ASHP Statement on the Pharmacist's Role in Antimicrobial Stewardship and Infection Prevention and Control. Am J Health Syst Pharm，2010，67（7）：575-577.

［2］ https：//www. nice. org. uk/guidance/ng15

［3］ Tan T，Little P，Stokes T；Guideline Development Group. Antibiotic prescribing for self-limiting respiratory tract infections in primary care：summary of NICE guidance. BMJ，2008，337：a437.

［4］ Tice AD，Rehm SJ，Dalovisio JR，et al. Practice guidelines for outpatient parenteral antimicrobial therapy. IDSA guidelines. Clin Infect Dis，2004，38（12）：1651-1672.

［5］ De Waele JJ，Akova M，Antonelli M，et al. Antimicrobial resistance and antibiotic stewardship programs in the ICU：insistence and persistence in the fight against resistance. A position statement from ESICM/ESCMID/WAAAR round table on multi-drug resistance. Intensive Care Med，2018，44（2）：189-196. doi：10.1007/s00134-017-5036-1. Epub 2017 Dec 29. PMID：29288367.

［6］ Johnson MD，Lewis RE，Dodds Ashley ES，et al. Core Recommendations for Antifungal Stewardship：A Statement of the Mycoses Study Group Education and Research Consortium. J Infect Dis，2020，222（Suppl 3）：S175-S198. doi：10.1093/infdis/jiaa394. PMID：32756879；PMCID：PMC7403757.

［7］ Bassetti M，Poulakou G，Kollef MH. The most recent concepts for the management of bacterial and fungal infections in ICU. Intensive Care Med，2018，44（11）：2000-2003. doi：10.1007/s00134-018-5400-9. Epub 2018 Oct 6. PMID：30293148.

［8］ Green SB，Stover KR，Barber K，et al. A Baker's Dozen of Top Antimicrobial Stewardship Intervention Publications in 2020. Open Forum Infect Dis，2021，8（9）：ofab422. doi：10.1093/ofid/ofab422. PMID：34557559；PMCID：PMC8454524.

［9］ Klinker KP，Hidayat LK，DeRyke CA，et al. Antimicrobial stewardship and antibiograms：importance of moving beyond traditional antibiograms. Ther Adv Infect Dis，2021，8：20499361211011373. doi：10.1177/20499361211011373. PMID：33996074；PMCID：PMC8111534.

用的构成比、电子病历[1]。还有个体的适应证、剂量、疗程、联合与否等。

（6）减少抗生素使用的方式　常用方式包括医生教育、制定指南、处方点评和干预。

①　提高诊断的准确性和速度，如床旁 CRP 测定[2,3]。

②　改变医生的行为　如强化使用的原因和方式[4]。虽然其行为改变有一定难度[5,6]，但教育培训和适度惩罚，效果良好[7~9]。

③　对患者进行教育[10]。

④　延迟抗生素使用（delayed antibiotic prescribing）的策略[11]，该方式受

[1]　Cairns KA，Rawlins MDM，Unwin SD，et al. Building on Antimicrobial Stewardship Programs Through Integration with Electronic Medical Records：The Australian Experience. Infect Dis Ther，2021，10（1）：61-73. doi：10.1007/s40121-020-00392-5. Epub 2021 Jan 11. PMID：33432535；PMCID：PMC7954903.

[2]　Cals JW，Butler CC，Hopstaken RM，et al. Effect of point of care testing for C reactive protein and training in communication skills on antibiotic use in lower respiratory tract infections：cluster randomised trial. BMJ，2009，338：b1374.

[3]　Francis NA，Gillespie D，White P，et al. C-reactive protein point-of-care testing for safely reducing antibiotics for acute exacerbations of chronic obstructive pulmonary disease：the PACE RCT. Health Technol Assess，2020，24（15）：1-108. doi：10.3310/hta24150. PMID：32202490；PMCID：PMC7132534.

[4]　Simpson SA，Butler CC，Hood K，et al. Stemming the Tide of Antibiotic Resistance（STAR）：a protocol for a trial of a complex intervention addressing the 'why' and 'how' of appropriate antibiotic prescribing in general practice. BMC Fam Pract，2009，10：20.

[5]　Charani E，Edwards R，Sevdalis N，et al. Behavior change strategies to influence antimicrobial prescribing in acute care：a systematic review. Clin Infect Dis，2011，53（7）：651-662.

[6]　Michie S，van Stralen MM，West R. The behaviour change wheel：a new method for characterising and designing behaviour change interventions. Implement Sci，2011，6：42. doi：10.1186/1748-5908-6-42. PMID：21513547；PMCID：PMC3096582.

[7]　Calò F，Onorato L，Macera M，et al. Impact of an Education-Based Antimicrobial Stewardship Program on the Appropriateness of Antibiotic Prescribing：Results of a Multicenter Observational Study. Antibiotics（Basel），2021，10（3）：314. doi：10.3390/antibiotics10030314. PMID：33803069；PMCID：PMC8002962.

[8]　Satterfield J，Miesner AR，Percival KM. The role of education in antimicrobial stewardship. J Hosp Infect，2020，105（2）：130-141. doi：10.1016/j.jhin.2020.03.028. Epub 2020 Mar 31. PMID：32243953.

[9]　Peñalva G，Fernández-Urrusuno R，Turmo JM，et al. Long-term impact of an educational antimicrobial stewardship programme in primary care on infections caused by extended-spectrum β-lactamase-producing Escherichia coli in the community：an interrupted time-series analysis. Lancet Infect Dis，2020，20（2）：199-207. doi：10.1016/S1473-3099（19）30573-0. Epub 2019 Nov 22. PMID：31767423.

[10]　Gonzales R，Corbett KK，Leeman-Castillo BA，et al. The "minimizing antibiotic resistance in Colorado" project：impact of patient education in improving antibiotic use in private office practices. Health Serv Res，2005，40（1）：101-116.

[11]　Dowell J，Pitkethly M，Bain J，et al. A randomised controlled trial of delayed antibiotic prescribing as a strategy for managing uncomplicated respiratory tract infection in primary care. Br J Gen Pract，2001，51（464）：200-205.

到了上述 NICE CG69 指南的推荐。

⑤ 其他　如分级控制使用、预授权、处方点评。

⑥ 突出重点　上呼吸道感染是抗生素不合理应用的重灾区，可以特别干预。

⑦ 减少甚至停止非处方形式的抗生素应用[1]。

⑧ 参见欧盟社区抗微生物药物耐药策略（2004）和欧盟抵制抗微生物药物耐药的行动计划（Action Plan Against Antimicrobial Resistance）[2,3]。

⑨ 国内 2009 年开始采用行政干预方式[4]。

⑩ 强调循证干预（evidence-based intervention）[5]。

（7）临床医学不同专业环境　如内科[6]、儿科[7,8]和新生儿[9]、ICU[10]、急诊[11]、社区[12,13]。见：Med Clin North Am，2018 Sep；102（5），有 15 篇文章。

———————————

[1]　Morgan DJ，Okeke IN，Laxminarayan R，et al. Non-prescription antimicrobial use worldwide：a systematic review. Lancet Infect Dis，2011，11（9）：692-701.

[2]　http：//www. eurosurveillance. org/ViewArticle. aspx？ ArticleId=441

[3]　http：//europa. eu/rapid/pressReleasesAction. do？ reference=IP/11/1359

[4]　Xiao Y，Li L. Legislation of clinical antibiotic use in China. Lancet Infect Dis，2013，13（3）：189-191.

[5]　Majumder MAA，Rahman S，Cohall D，et al. Antimicrobial Stewardship：Fighting Antimicrobial Resistance and Protecting Global Public Health. Infect Drug Resist，2020，13：4713-4738. doi：10. 2147/IDR. S290835. PMID：33402841；PMCID：PMC7778387.

[6]　Sahra S，Jahangir A，De Chavez V. Antimicrobial Stewardship：A Review for Internal Medicine Physicians. Cureus，2021，13（4）：e14385. doi：10. 7759/cureus. 14385. PMID：33976999；PMCID：PMC8106921.

[7]　Principi N，Esposito S. Antimicrobial stewardship in paediatrics. BMC Infect Dis，2016，16（1）：424. doi：10. 1186/s12879-016-1772-z. PMID：27538503；PMCID：PMC4989524.

[8]　Kilpatrick M，Hutchinson A，Manias E，et al. Paediatric nurses′，children′s and parents′ adherence to infection prevention and control and knowledge of antimicrobial stewardship：A systematic review. Am J Infect Control，2021，49（5）：622-639. doi：10. 1016/j. ajic. 2020. 11. 025. Epub 2020 Dec 5. PMID：33285224.

[9]　Ramasethu J，Kawakita T. Antibiotic stewardship in perinatal and neonatal care. Semin Fetal Neonatal Med，2017，22（5）：278-283. doi：10. 1016/j. siny. 2017. 07. 001. Epub 2017 Jul 21. PMID：28735809.

[10]　Moniz P，Coelho L，Póvoa P. Antimicrobial Stewardship in the Intensive Care Unit：The Role of Biomarkers，Pharmacokinetics， and Pharmacodynamics. Adv Ther，2021，38（1）：164-179. doi：10. 1007/s12325-020-01558-w. Epub 2020 Nov 20. PMID：33216323；PMCID：PMC7677101.

[11]　May L，Martin Quirós A，Ten Oever J，et al. Antimicrobial stewardship in the emergency department：characteristics and evidence for effectiveness of interventions. Clin Microbiol Infect，2021，27（2）：204-209. doi：10. 1016/j. cmi. 2020. 10. 028. Epub 2020 Nov 2. PMID：33144202.

[12]　Rusic D，BukićJ，Seselja Perisin A，et al. Are We Making the Most of Community Pharmacies？ Implementation of Antimicrobial Stewardship Measures in Community Pharmacies：A Narrative Review. Antibiotics（Basel），2021，10（1）：63. doi：10. 3390/antibiotics10010063. PMID：33440609；PMCID：PMC7827930.

[13]　Borek AJ，Wanat M，Atkins L，et al. Optimising antimicrobial stewardship interventions in English primary care：a behavioural analysis of qualitative and intervention studies. BMJ Open，2020，10（12）：e039284. doi：10. 1136/bmjopen-2020-039284. PMID：33334829；PMCID：PMC7747536.

靶向治疗（target therapy，targeted therapy）

（8）不同部位感染　如呼吸系统[1]、泌尿生殖道[2]。

（9）抗微生物药物管理要谋求疗效与适度治疗（不过度治疗，以减少过度治疗的危害，如不良反应、附加损害等）之间的平衡。保证疗效、改善预后是第一位的，在此基础上控制用量。

（10）控制效果的评价要谨慎　比如耐药角度的"气球现象"，即控制了甲抗生素，甲抗生素的耐药表面上减少了，但不用甲抗生素则需要用乙抗生素，实际上乙抗生素的耐药性增加了。此类评价工作很容易犯 POST-HOC 类错误（即把时间先后关系误认为是因果关系）。

（11）抗生素管理要纳入医学生教育的内容中[3~5]。

（12）抗生素管理是必须的　即使没有"耐药——无药可用"这个后果，对临床用药的严格管理也是医院管理的题中应有之意。中国医科大学附属第一医院陈佰义教授精辟地将之概括为："Antimicrobial Stewardship—it is a must，not an option"。

（13）国际上抗生素不合理使用的局面比较严峻，研究显示近 1/3 美国 ICU 的抗生素使用是不合理的[6]。

（14）国内抗生素一直存在过度使用[7~9]。2012 年卫生部实施《抗菌药物

［1］　Covert K，Bashore E，Edds M，et al. Utility of the respiratory viral panel as an antimicrobial stewardship tool. J Clin Pharm Ther，2021，46（2）：277-285. doi：10.1111/jcpt.13326. Epub 2020 Dec 5. PMID：33277930.

［2］　Kulchavenya E. The best rules for antimicrobial stewardship in urogenital tract infections. Curr Opin Urol，2020，30（6）：838-844. doi：10.1097/MOU.0000000000000817. PMID：32881727.

［3］　Abbo LM，Cosgrove SE，Pottinger PS，et al. Medical students' perceptions and knowledge about antimicrobial stewardship：how are we educating our future prescribers? Clin Infect Dis，2013，57（5）：631-638.

［4］　Efthymiou P，Gkentzi D，Dimitriou G. Knowledge，Attitudes and Perceptions of Medical Students on Antimicrobial Stewardship. Antibiotics（Basel），2020，9（11）：821. doi：10.3390/antibiotics9110821. PMID：33213047；PMCID：PMC7698472.

［5］　Gyssens IC. Role of Education in Antimicrobial Stewardship. Med Clin North Am，2018，102（5）：855-871. doi：10.1016/j.mcna.2018.05.011. PMID：30126576.

［6］　Trivedi KK，Bartash R，Letourneau AR，et al. Opportunities to Improve Antibiotic Appropriateness in U. S. ICUs：A Multicenter Evaluation. Crit Care Med，2020，48（7）：968-976. doi：10.1097/CCM.0000000000004344. PMID：32317600.

［7］　Zhao H，Wei L，Li H，et al. Appropriateness of antibiotic prescriptions in ambulatory care in China：a nationwide descriptive database study. Lancet Infect Dis，2021，S1473-3099（20）30596-X. doi：10.1016/S1473-3099（20）30596-X. Epub ahead of print. PMID：33515511.

［8］　Xue F，Xu B，Shen A，et al. Antibiotic prescriptions for children younger than 5 years with acute upper respiratory infections in China：a retrospective nationwide claims database study. BMC Infect Dis，2021，21（1）：339. doi：10.1186/s12879-021-05997-w. PMID：33845771；PMCID：PMC8040226.

［9］　Zhao H，Wei L，Li H，et al. Appropriateness of antibiotic prescriptions in ambulatory care in China：a nationwide descriptive database study. Lancet Infect Dis，2021，21（6）：847-857. doi：10.1016/S1473-3099（20）30596-X. Epub 2021 Jan 27. PMID：33515511.

临床应用管理办法》。之后每年都有文件出台，有些检查时抗生素管理是一票否决项，力度很大。

2. 临床药师参与感染性疾病会诊[1]

（1）临床药师是否可以就诊断给出建议？有观点认为药师不能就诊断提出建议，也不要参与讨论。我不同意这种观点。诊断是用药的前提，逻辑上临床药师应当可以参与诊断角度的讨论，提出自己的疑问和建议。我甚至认为，无论这种疑问、建议和药学是否相关，都可以——合理即可。

（2）就抗感染处置，给出整体性建议、具体建议。

3. 临床药师（clinical pharmacist）的处方权（prescription eligibility）

（1）抗生素处方的否决权　应该给予。

（2）限制级/特殊级抗生素使用的审核权　应该给予。

（3）延续抗生素处方的权利　可以试点。

（4）新开抗生素处方的权利　可以探讨；取得共识（必须有感染科医生或相关科室医生的意见、建议），条件具备（药师的诊断能力足够，药师、医师的合作机制成熟）时可以试点。

（5）特殊情况下的处方权　应该授权给予，如对无家可归人群[2]、慢病患者确诊后稳定期的惯例处方、保健机构。

（6）有处方权的药师，是处方药师（prescribing pharmacist）。处方护士（prescribing nurse）类似[3]。

（7）目前的实践，效果良好[4]。

（8）授予药师处方权，不意味着剥夺医生原有的权利。

（9）西医发展史告诉我们，不断会有分支学科从医学的核心（内科）分离出来。笔者以为赋予药师处方权是西医内科外科分家后临床医生面临的最重要的专

[1]　Lin L，Jia L，Fu Y，et al. A comparative analysis of infection in patients with malignant cancer：A clinical pharmacist consultation study. J Infect Public Health，2019，12（6）：789-793. doi：10.1016/j.jiph.2019.03.021. Epub 2019 Apr 17. PMID：31003836.

[2]　Johnsen S，Cuthill F，Blenkinsopp J. Outreach-based clinical pharmacist prescribing input into the healthcare of people experiencing homelessness：a qualitative investigation. BMC Health Serv Res，2021，21（1）：7. doi：10.1186/s12913-020-06013-8. PMID：33397341；PMCID：PMC7780619.

[3]　Gerard K，Tinelli M，Latter S，et al. Patients' valuation of the prescribing nurse in primary care：a discrete choice experiment. Health Expect，2015，18（6）：2223-2235. doi：10.1111/hex.12193. Epub 2014 Apr 11. PMID：24720861；PMCID：PMC5810682.

[4]　Famiyeh IM，McCarthy L. Pharmacist prescribing：A scoping review about the views and experiences of patients and the public. Res Social Adm Pharm，2017，13（1）：1-16. doi：10.1016/j.sapharm.2016.01.002. Epub 2016 Jan 18. PMID：26898951.

靶向治疗（target therapy，targeted therapy）

业分工之一。笔者问到的医生，明确支持者凤毛麟角。不过，历史的经验、治疗学本身的卓越发展、药物实际应用的复杂化和精细化、既有授权模式对现实问题的无奈和无解，使笔者坚信这是大势所趋。

建议阅读：

• 英国抗感染化疗学会. 抗菌药物科学化管理：从理论到实践. 刘又宁，俞云松，邱海波，等译. 北京：人民卫生出版社，2020. 笔者按：其英文书名为 *Antimicrobial Stewardship：From Principles to Practice*. 其书名翻译不太准确。"Antimicrobial"不是抗菌药物，没有"科学化"，"Principles"翻译作理论"theory"不太好，译作"抗微生物药物管理：从原则到实践"更好。

• LaPlante K，Cheston Cunha，Morrill H，et al. Antimicrobial Stewardship：Principles and Practice. CABI，2017. 笔者按：书名和上一本多像，说明了 Principles & Practice 的影响力。

• Cheston B Cunha，Burke A Cunha. Infectious Diseases and Antimicrobial Stewardship in Critical Care Medicine. 4th edition. CRC Press，2020.

• Shaefer Spires，Elizabeth Dodds Ashley. Collaborative Antimicrobial Stewardship，An Issue of Infectious Disease Clinics of North America. Elsevier，2020.

• Islam M Ghazi，Michael J Cawley. 21st Century Challenges in Antimicrobial Therapy and Stewardship. Bentham Science Publishers，2020.

• Céline Pulcini，Onder Ergonul，Fusun Can，et al. Antimicrobial Stewardship. Academic Press，2017.

临床微生物学——辅助治疗

正南瓯邓、桂国、损子、产里、百濮、九菌，请令以珠玑、玳瑁、象齿、文犀、翠羽、菌鹤、短狗为献。

——《逸周书·王会》

1. 临床微生物学辅助治疗　耐药和耐药学、诊断价值在治疗领域的延续。

2. 耐药（resistance）

（1）包括耐药、生物学耐药（biologic resistance）和临床耐药（clinical resistance）、环境介导的耐药和微生物学耐药（microbiological resistance）、天然耐药/内源性耐药（intrinsic resistance/inherent resistance）和获得性耐药（acquired resistance）、原发性耐药（primary resistance）和继发性耐药（secondary resistance）、表型耐药（phenotype resistance）和基因型耐药（genotype resistance）、交叉耐药（cross-resistance）和多重耐药（multiple drug resistance，multidrug resistance，MDR）、低水平耐药（low level resistant）和高水平耐药（high level resistant，HLR）、异质耐药性（heteroresistance）等概念。参见《临床微生物学手册》[1,2]。

（2）微生物个体耐药机制　是内在机制。细菌耐药机制：药物灭活或修饰（drug inactivation or modification）、靶位改变（alteration of target site）、累积减少（reduced drug accumulation）[包括渗透障碍（decreasing drug permeability）和增加外排（increasing active efflux，pumping out）][3,4]、代谢途径改变（alteration of metabolic pathway）。真菌耐药机制与细菌类似。病毒（包括

---

［1］Patrick R Murray，Ellen Jo Baron，et al. Manual of Clinical Microbiology. 9th edition. ASM Press，2007.

［2］Karen C Carroll，Michael A Pfaller. 临床微生物学手册. 第12版. 王辉，马筱玲、钱渊，等译. 北京：中华医学电子音像出版社，2021.

［3］Coyne S，Courvalin P，Périchon B. Efflux-mediated antibiotic resistance in Acinetobacter spp. Antimicrob Agents Chemother，2011，55（3）：947-953.

［4］Fernández L，Hancock RE. Adaptive and mutational resistance：role of porins and efflux pumps in drug resistance. Clin Microbiol Rev，2012，25（4）：661-681.

靶向治疗（target therapy，targeted therapy）

HIV）耐药机制见相关文献[1~4]。

（3）群体耐药机制　如群体原因、外部原因导致耐药，包括浓度、结构（即生物膜）[5~7]、不同菌种相互作用、环境。

（4）多重耐药是时代的特征，是新世纪人类面临的超级挑战[8~10]。

① 时间、剂量足够　耐药必然出现。

② 耐药可进化　由低水平耐药经中等水平到高水平耐药。

③ 对单一药物耐药后，有可能进一步对其他药物耐药。参见附加损害。

④ 耐药一旦出现，只能缓慢下降或根本不下降。

⑤ 一人应用抗生素，将立即影响到环境和他人。

（5）耐药的后果　临床：会导致治疗失败、病死率增加、治疗时间延长和住院时间延长[11~13]。基础：抗生素依赖现象[14]。

［1］　Kimberlin DW，Whitley RJ. Antiviral resistance：mechanisms，clinical significance，and future implications. J Antimicrob Chemother，1996，37（3）：403-421.

［2］　Griffiths PD. A perspective on antiviral resistance. J Clin Virol，2009，46（1）：3-8.

［3］　Richman DD. Antiviral drug resistance. Antiviral Res，2006，71（2-3）：117-121.

［4］　Kuritzkes DR. Drug resistance in HIV-1. Curr Opin Virol，2011，1（6）：582-589.

［5］　Bowler P，Murphy C，Wolcott R. Biofilm exacerbates antibiotic resistance：Is this a current oversight in antimicrobial stewardship? Antimicrob Resist Infect Control，2020，9（1）：162. doi：10.1186/s13756-020-00830-6. PMID：33081846；PMCID：PMC7576703.

［6］　Karimi K，Zarei O，Sedighi P，et al. Investigation of Antibiotic Resistance and Biofilm Formation in Clinical Isolates of *Klebsiella pneumoniae*. Int J Microbiol，2021，2021：5573388. doi：10.1155/2021/5573388. PMID：34221021；PMCID：PMC8219462.

［7］　Hosseini M，Shapouri Moghaddam A，Derakhshan S，et al. Correlation Between Biofilm Formation and Antibiotic Resistance in MRSA and MSSA Isolated from Clinical Samples in Iran：A Systematic Review and Meta-Analysis. Microb Drug Resist，2020，26（9）：1071-1080. doi：10.1089/mdr.2020.0001. Epub 2020 Mar 10. PMID：32159447.

［8］　Levy SB. Multidrug resistance—a sign of the times. N Engl J Med，1998，338（19）：1376-1378.

［9］　Arias CA，Murray BE. Antibiotic-resistant bugs in the 21st century—a clinical super-challenge. N Engl J Med，2009，360（5）：439-443.

［10］　倪语星. 对医院感染耐药问题的早期认识［J］.诊断学理论与实践，2009，8（5）：466-468.

［11］　Vincent JL. Does microbial resistance matter? Lancet Infect Dis，2011，11（1）：3-4.

［12］　de Kraker ME，Wolkewitz M，Davey PG，et al. Burden of antimicrobial resistance in European hospitals：excess mortality and length of hospital stay associated with bloodstream infections due to *Escherichia coli* resistant to third-generation cephalosporins. J Antimicrob Chemother，2011，66（2）：398-407.

［13］　de Kraker ME，Wolkewitz M，Davey PG，et al. Clinical impact of antimicrobial resistance in European hospitals：excess mortality and length of hospital stay related to methicillin-resistant *Staphylococcus aureus* bloodstream infections. Antimicrob Agents Chemother，2011，55（4）：1598-1605.

［14］　Wolter DJ，Scott A，Armbruster CR，et al. Repeated isolation of an antibiotic-dependent and temperature-sensitive mutant of *Pseudomonas aeruginosa* from a cystic fibrosis patient. J Antimicrob Chemother，2021，76（3）：616-625. doi：10.1093/jac/dkaa482. PMID：33259594；PMCID：PMC7879151.

（6）药物耐受（drug tolerance）、抗生素耐受（antibiotic Tolerance）[1,2]　包括两种情况：一种是人体对药物的耐受性，另一种是微生物的耐受性。在微生物学和感染病领域，一般指后者，具体指细菌群体或亚群在敏感抗生素环境（单个菌体会死去）里，能够暂时渡过抗生素治疗压力的现象。可通过多种机制产生，包括酶介导的耐药性、浓度介导的双稳态（bistable）生长抑制、群集（swarming）和种群间的相互作用。这些策略可以使抗生素治疗后，菌群得以迅速恢复，并提供一个时间窗口——在此期间，易感细菌可以获得可遗传的耐药性。耐受有时候是总称，包括耐药、持留。另见耐受试验（tolerance testing）[3]、万古霉素耐受（tolerance to vancomycin）、耐受链球菌导致的感染性心内膜炎（IE）[4]。

（7）持留菌（bacterial persister）[5,6]　持留菌指可以在强化的抗生素治疗中生存下来而不产生耐药性的细菌亚群。这种状态叫细菌持留（bacterial persistence），即某细菌群体中一定比例的表型异化的小亚群，表现为暂时休眠状态或缓慢生长状态，可耐受致死浓度的抗生素；但这种抗生素耐受性并不能像耐药性那样可以遗传，当持留菌再次培养时，可恢复到原来的生长状态，并与之前被杀灭的细菌保持同源性。也作抗生素持留（antibiotic persistence）。要区分耐药、耐受、持留[7]。可参见抗生素依赖现象[8]。

---

[1] Windels EM，Michiels JE，Van den Bergh B，et al. Antibiotics：Combatting Tolerance To Stop Resistance. mBio，2019，10（5）：e02095-19. doi：10.1128/mBio. 02095-19. PMID：31506315；PMCID：PMC6737247.

[2] Meredith HR，Srimani JK，Lee AJ，et al. Collective antibiotic tolerance：mechanisms，dynamics and intervention. Nat Chem Biol，2015，11（3）：182-188. doi：10.1038/nchembio. 1754. Epub 2015 Feb 17. PMID：25689336；PMCID：PMC4806783.

[3] Jones RN. Microbiological features of vancomycin in the 21st century：minimum inhibitory concentration creep，bactericidal/static activity，and applied breakpoints to predict clinical outcomes or detect resistant strains. Clin Infect Dis，2006，42 Suppl 1：S13-24.

[4] Hanslik T，Hartig C，Jurand C，et al. Clinical significance of tolerant strains of streptococci in adults with infective endocarditis. Clin Microbiol Infect，2003，9（8）：852-857.

[5] Balaban NQ，Helaine S，Lewis K，et al. Definitions and guidelines for research on antibiotic persistence. Nat Rev Microbiol，2019，17（7）：441-448. doi：10.1038/s41579-019-0196-3. Erratum in：Nat Rev Microbiol. 2019 Apr 29；PMID：30980069；PMCID：PMC7136161.

[6] Germain E，Castro-Roa D，Zenkin N，et al. Molecular mechanism of bacterial persistence by HipA. Mol Cell，2013，52（2）：248-254. doi：10.1016/j. molcel. 2013.08.045. Epub 2013 Oct 3. PMID：24095282.

[7] Brauner A，Fridman O，Gefen O，et al. Distinguishing between resistance，tolerance and persistence to antibiotic treatment. Nat Rev Microbiol，2016，14（5）：320-330. doi：10.1038/nrmicro. 2016.34. PMID：27080241.

[8] Ikeda M. Serum inhibition of antibiotic-dependent L-form growth in *Staphylococcus aureus*：likely involvement of serum high-density lipoprotein. Fukuoka Igaku Zasshi，1993，84（9）：402-410. PMID：8225161.

靶向治疗（target therapy，targeted therapy）　　271

（8）附加敏感（collateral sensitivity）[1]　引起细菌多重耐药的突变，同时增强了对许多其他无关药物的敏感性。

3. 耐药学

（1）这个词是笔者发明，得到王辉教授和各位专家的肯定。学科发展到一定程度，则冠名为"学"，是顺理成章，比如疫苗和疫苗学（vaccinology）。耐药研究、实用数十年，文献远比疫苗领域多，完全可以称之为耐药学。对应英文拟了两个：resistanciology、resistiology，待方家指正！

（2）在抗感染领域抗微生物化疗药物的耐药一直是热点。

（3）其他领域也存在耐药相关现象　如肿瘤学[2]、内分泌学[3]、心血管病[4]等领域。

（4）疫苗耐药也是题中应有之义[5]　注意区分人的主观因素导致的（接种）疫苗犹豫（vaccine hesitancy）和对疫苗的抵制（vaccine resistance）[6]。

4. 抗微生物药物敏感试验［antimicrobial susceptibility test（AST），偶见用"sensitivity"替换"susceptibility"的用法；结核分枝杆菌领域多为 drug susceptibility test（DST）；有业内专家认为称为抗微生物药物耐药试验（antimicrobial resistance test，ART）更合适］简称药敏试验，可以体外测定微生物对抗微生物药物的耐药性，可参见相关综述[7]。

5. 药敏试验的作用（参见真菌学领域文献[8]）

（1）单个药敏试验（AST）结果可以为药物选择提供依据　AST 结果显示

［1］　Pál C，Papp B，Lázár V. Collateral sensitivity of antibiotic-resistant microbes. Trends Microbiol，2015，23（7）：401-407. doi：10. 1016/j. tim. 2015. 02. 009. Epub 2015 Mar 25. PMID：25818802；PMCID：PMC5958998.

［2］　Piccaluga PP，Paolini S，Bertuzzi C，et al. First-line treatment of chronic myeloid leukemia with nilotinib：critical evaluation. J Blood Med，2012，3：151-156.

［3］　Kan C，Silva N，Golden SH，et al. A systematic review and meta-analysis of the association between depression and insulin resistance. Diabetes Care，2013，36（2）：480-489.

［4］　Greer DM. Aspirin and antiplatelet agent resistance：implications for prevention of secondary stroke. CNS Drugs，2010，24（12）：1027-1040.

［5］　Micoli F，Bagnoli F，Rappuoli R，et al. The role of vaccines in combatting antimicrobial resistance. Nat Rev Microbiol，2021，19（5）：287-302. doi：10. 1038/s41579-020-00506-3. Epub 2021 Feb 4. PMID：33542518；PMCID：PMC7861009.

［6］　Murphy J，Vallières F，Bentall RP，et al. Psychological characteristics associated with COVID-19 vaccine hesitancy and resistance in Ireland and the United Kingdom. Nat Commun，2021，12（1）：29. doi：10. 1038/s41467-020-20226-9. PMID：33397962；PMCID：PMC7782692.

［7］　Jorgensen JH，Ferraro MJ. Antimicrobial susceptibility testing：a review of general principles and contemporary practices. Clin Infect Dis，2009，49（11）：1749-1755.

［8］　Eschenauer GA，Carver PL. The evolving role of antifungal susceptibility testing. Pharmacotherapy，2013，33（5）：465-475.

敏感，是靶向治疗/调整治疗的基础，临床选药的起点。

（2）单个药敏试验结果可以预测用药/治疗效果　如利用 MIC 和血药浓度/感染部位药物浓度的关系；以 90-60 规则进行判断。可参见相关文献[1,2]。

（3）累积数据形成耐药率　是预防用药/经验治疗的基础。经验治疗要考虑病原谱，单菌种构成比＞10％即要覆盖；还要考虑耐药率，阈值是 10％、25％。

（4）药敏试验结果可以为治疗失败分析提供依据。

（5）判断耐药的严重程度，有流行病学价值和科研价值。

（6）新开发药物疗效判断。

（7）药敏试验辅助治疗的作用，在实验室医学九大分支中是独一无二的。其他分支的诊断参数也可以用于治疗监测，甚至感染性疾病本身的治疗也可以用诊断参数进行监测[3]，但这仅仅是被动地监测治疗效果而已，与药物选择无关。而药敏试验的独特性在于，它本身仅有辅助治疗的作用，从起点——药物选择开始，到终点——治疗失败分析为止，药敏试验都有决定性价值。

6. 药敏试验的适应证

（1）细菌　参见美国临床和实验室标准化研究所 [Clinical and Laboratory Standards Institute，CLSI，之前名为 NCCLS（National Committee for Clinical Laboratory Standards）] M100 等文件、欧洲抗微生物药物敏感试验委员会（European Committee on Antimicrobial Susceptibility Testing，EUCAST）文件[4]，以及万古霉素[5]、多黏菌素[6]、替加环素、头孢他啶阿维巴坦[7]等相

［1］ Holmes NE，Johnson PD，Howden BP. Relationship between vancomycin-resistant *Staphylococcus aureus*，vancomycin-intermediate *S. aureus*，high vancomycin MIC，and outcome in serious *S. aureus* infections. J Clin Microbiol，2012，50（8）：2548-2552.

［2］ Lew W，Pai M，Oxlade O，et al. Initial drug resistance and tuberculosis treatment outcomes：systematic review and meta-analysis. Ann Intern Med，2008，149（2）：123-134.

［3］ Boyer S，March L，Kouanfack C，et al. Monitoring of HIV viral load，CD4 cell count，and clinical assessment versus clinical monitoring alone for antiretroviral therapy in low-resource settings（Stratall ANRS 12110/ESTHER）：a cost-effectiveness analysis. Lancet Infect Dis，2013，13（7）：577-586.

［4］ http：//www. eucast. org/

［5］ Revolinski SL，Doern CD. Point-Counterpoint：Should Clinical Microbiology Laboratories Report Vancomycin MICs? J Clin Microbiol，2021，59（4）：e00239-21. doi：10. 1128/JCM. 00239-21. PMID：33536296；PMCID：PMC8092730.

［6］ Pogue JM，Jones RN，Bradley JS，et al. Polymyxin Susceptibility Testing and Interpretive Breakpoints：Recommendations from the United States Committee on Antimicrobial Susceptibility Testing（USCAST）. Antimicrob Agents Chemother，2020，64（2）：e01495-19. doi：10. 1128/AAC. 01495-19. PMID：31767718；PMCID：PMC6985752.

［7］ 中国医疗保健国际交流促进会临床微生物与感染分会，中华医学会检验医学分会临床微生物学组、中华医学会微生物学与免疫学分会临床微生物学组. 多黏菌素类与替加环素及头孢他啶/阿维巴坦药敏方法和报告专家共识［J］. 中华检验医学杂志，2020，43（10）：964-972. DOI：10. 3760/cma. j. cn114452-20200719-00619.

应参考文献。

（2）假丝酵母菌[1~4]

① 分离自血、正常无微生物部位液体和组织的假丝酵母菌，常规进行氟康唑和氟胞嘧啶的 AST。其他情况不必常规测试。

② 初始治疗失败的侵袭性感染。

③ 预期耐药时。

（3）HIV 药敏试验　参见欧洲指南[5]。

（4）基本要求　①有临床意义，确定的感染和确定的病原，而非污染或定植分离株。②必要性：待测菌株的耐药性无法预测。③现实可行性：具备客观条件。并非所有病原和相应药物都能进行 AST。

7. 细菌/真菌试验药物的选择

（1）由临床医生（感染科、儿科、ICU 等）、临床药师、临床微生物学、感控学四方面组成工作小组共同确定。就笔者所知，国内医院没有形成该机制。笔者尝试过推动儿科医生、临床药师、临床微生物学三者的合作，效果良好。

（2）一年一更新。

（3）药物选择

① 以 CLSI M100 文件为基础，参考 EUCAST 文件。

② 临床所需药物　应临床医生、临床药师的提议。

③ 基于流行病学目的的选择。

④ 重要、有代表性或指示药物应该入选。

⑤ 笔者以为，多黏菌素、头孢哌酮舒巴坦、替加环素、替考拉宁、厄他培南、米诺环素、头孢他啶阿维巴坦等药物应该测试。

（4）都做试验是不可能的。

（5）不做某些药物的原因

① 天然耐药不做　如肠球菌和头孢菌素，如嗜麦芽窄食单胞菌和亚胺培南。

② 耐药率低不做　如化脓链球菌和青霉素，没有耐药。如白假丝酵母菌和

［1］　Rex JH，Pfaller MA. Has antifungal susceptibility testing come of age? Clin Infect Dis，2002，35（8）：982-989.

［2］　Pappas PG，Kauffman CA，Andes D，et al. Clinical practice guidelines for the management of candidiasis：2009 update by the Infectious Diseases Society of America. Clin Infect Dis，2009，48（5）：503-535.

［3］　John R Wingard，Elias Anaissie. Fungal infections in the immunocompromised patient. Informa Healthcare，2005：375.

［4］　Hospenthal DR，Murray CK，Rinaldi MG. The role of antifungal susceptibility testing in the therapy of candidiasis. Diagn Microbiol Infect Dis，2004，48（3）：153-160.

［5］　Vandamme AM，Camacho RJ，Ceccherini-Silberstein F，et al. European recommendations for the clinical use of HIV drug resistance testing：2011 update. AIDS Rev，2011，13（2）：77-108.

氟康唑，耐药率＜3％，此时不必进行 AST[1]。

③ 指示药　如测试金黄色葡萄球菌和 β-内酰胺类抗生素时，苯唑西林/头孢西丁是指示药，耐药则 β-内酰胺类耐药。

④ 没有方法、试剂、折点、其他试验条件，没法做。

8. 药敏试验的方法

（1）细菌/真菌——稀释法　是参考方法，一般用于科研。分宏量肉汤稀释法、微量肉汤稀释法、琼脂稀释法。报告 MIC。假丝酵母菌微量肉汤稀释法见相关文献[2]。

（2）细菌/真菌——扩散法　是常规方法，可以用于临床。报告抑菌环直径，需要解释为敏感/耐药。

（3）细菌/真菌——Etest 法　梯度稀释法，可以用于临床，结合了上述两种方法的优点。报告 MIC。

（4）细菌/真菌——仪器/手工的简化稀释法　可以用于临床。只选择标准稀释法的若干稀释度。可以报告 MIC。上述方法都是在菌株层面的综合判断。

（5）分枝杆菌耐药性测试[3~5]。

（6）国内行业标准《抗菌药物敏感性试验的技术要求（WST 639—2018）》。

（7）快速药敏试验　如 EUCAST 阳性血培养快速药敏方法（rapid antimicrobial susceptibility testing，RAST）（2019 年 5 月发布）。一方面，可以初步看一下结果辅助临床用药；另一方面有了质谱，鉴定快，药敏结果有更好的对应关系。

（8）细菌/真菌耐药性表型检测（phenotypic assays）的微观试验　既有试验如稀释法（包括微量肉汤稀释法）、扩散法都是宏观试验，一般需要 24h 才能出结果。基于纳米技术的药敏试验（nanotechnology-based antimicrobial suscep-

［1］ Pappas PG，Kauffman CA，Andes D，et al. Clinical practice guidelines for the management of candidiasis：2009 update by the Infectious Diseases Society of America. Clin Infect Dis，2009，48（5）：503-535.

［2］ Pfaller MA，Diekema DJ. Progress in antifungal susceptibility testing of Candida spp. by use of Clinical and Laboratory Standards Institute broth microdilution methods，2010 to 2012. J Clin Microbiol，2012，50（9）：2846-2856.

［3］ Horne DJ，Pinto LM，Arentz M，et al. Diagnostic accuracy and reproducibility of WHO-endorsed phenotypic drug susceptibility testing methods for first-line and second-line antituberculosis drugs. J Clin Microbiol，2013，51（2）：393-401.

［4］ Chang KC，Yew WW，Zhang Y. Pyrazinamide susceptibility testing in Mycobacterium tuberculosis：a systematic review with meta-analyses. Antimicrob Agents Chemother，2011，55（10）：4499-4505.

［5］ Brown-Elliott BA，Nash KA，Wallace RJ Jr. Antimicrobial susceptibility testing，drug resistance mechanisms，and therapy of infections with nontuberculous mycobacteria. Clin Microbiol Rev，2012，25（3）：545-582.

靶向治疗（target therapy，targeted therapy）

tibility test)[1,2]，可以将检测时间缩短到 2.5h，菌悬液用量也大为减少。此外还有基于实时光学检测、芯片、生物传感器、质谱[3]等技术的快速检测方法[4]。此类微观的药物敏感性表型检测技术为克服常规试验耗时、费液等缺点提供了现实解决路径，是药敏试验发展的未来[5]。

（9）生物膜药敏试验（biofilm antimicrobial susceptibility testing） 如早期方法学探索（塑料柱生长形成生物膜，再浸泡到抗生素孔里）[6]、商品化产品（BioFILM PA™，Innovotech Inc.，加拿大）、快速方法[7]、囊性纤维化患者应用研究的荟萃分析[8]。

（10）细菌、真菌的基因型检测（genotypic assays） 如 PCR、质谱。分子生物学检测已经纳入 CLSI M100 文件。

（11）病毒——基因型 如巨细胞病毒 UL97 和 UL54 基因型检测；如 HIV 的 pol 基因检测。

（12）病毒——表型 如 HIV 的重组病毒法。

（13）HIV 相关文献 如方法学和临床应用[9~11]、由基因型预测

［1］ Kaittanis C，Nath S，Perez JM. Rapid nanoparticle-mediated monitoring of bacterial metabolic activity and assessment of antimicrobial susceptibility in blood with magnetic relaxation. PLoS One，2008，3（9）：e3253.

［2］ Kaittanis C，Santra S，Perez JM. Emerging nanotechnology-based strategies for the identification of microbial pathogenesis. Adv Drug Deliv Rev，2010，62（4-5）：408-423.

［3］ Vella A，De Carolis E，Vaccaro L，et al. Rapid Antifungal Susceptibility Testing by Matrix-Assisted Laser Desorption Ionization Time-of-Flight Mass Spectrometry Analysis. J Clin Microbiol，2013 Jul 3.［Epub ahead of print］

［4］ Fredborg M，Andersen KR，Jørgensen E，et al. Real-time optical antimicrobial susceptibility testing. J Clin Microbiol，2013，51（7）：2047-2053.

［5］ van Belkum A，Dunne WM Jr. Next-generation antimicrobial susceptibility testing. J Clin Microbiol，2013，51（7）：2018-2024.

［6］ Ceri H，Olson ME，Stremick C，et al. The Calgary Biofilm Device：new technology for rapid determination of antibiotic susceptibilities of bacterial biofilms. J Clin Microbiol，1999，37（6）：1771-1776. doi：10.1128/JCM.37.6.1771-1776.1999. PMID：10325322；PMCID：PMC84946.

［7］ Wannigama DL，Hurst C，Pearson L，et al. Simple fluorometric-based assay of antibiotic effectiveness for *Acinetobacter baumannii* biofilms. Sci Rep，2019，9（1）：6300. doi：10.1038/s41598-019-42353-0. PMID：31004100；PMCID：PMC6474882.

［8］ Smith S，Waters V，Jahnke N，et al. Standard versus biofilm antimicrobial susceptibility testing to guide antibiotic therapy in cystic fibrosis. Cochrane Database Syst Rev，2020，6（6）：CD009528. doi：10.1002/14651858.CD009528.pub5. PMID：32520436；PMCID：PMC7388933.

［9］ Hirsch MS，Günthard HF，Schapiro JM，et al. Antiretroviral drug resistance testing in adult HIV-1 infection：2008 recommendations of an International AIDS Society-USA panel. Clin Infect Dis，2008，47（2）：266-285.

［10］ Vandamme AM，Camacho RJ，Ceccherini-Silberstein F，et al. European recommendations for the clinical use of HIV drug resistance testing：2011 update. AIDS Rev，2011，13（2）：77-108.

［11］ Ceccherini-Silberstein F，Cento V，Calvez V，et al. The use of human immunodeficiency virus resistance tests in clinical practice. Clin Microbiol Infect，2010，16（10）：1511-1517.

表型[1]。

（14）疟原虫耐药性测试　见相关指南[2]。

（15）药敏试验方法学评价。

9. 药敏试验的影响因素　病原的浓度。浓度的影响有以下两层含义。

（1）实验室内有接种物效应（inoculum effect）一词　接种物效应指测定细菌的浓度对最低抑菌浓度（MIC）的影响。一般而言，二者成正比[3]。如哌拉西林和铜绿假单胞菌：10^5 CFU/ml 时 MIC＝8.0μg/ml，10^9 CFU/ml 时 MIC＝32～64μg/ml。再如万古霉素，其活性受到细菌接种物浓度（bacterial inoculum）影响[4]。

（2）临床上有高浓度感染（high-inoculum infections）一词，此时治疗反应不佳，敏感性下降[5]。如感染性心内膜炎（IE）、未加引流的脓肿等。

（3）"inoculum" 这个词其实就是浓度的意思，翻译成 "接种物" 和英语原词有对应，但单在中文语境，极易误解，建议直接译作 "浓度"。

10. 特殊耐药性

（1）测定方法有过筛方法、确证方法，以及表型检测、基因型检测。基因型检测是基因/蛋白质层面的检测。质谱方法可参见相关文献[6,7]。

（2）建议测试　ESBL、MRSA、VRE、D 现象/克林霉素诱导耐药、β-内酰胺酶（如流感嗜血杆菌、淋病奈瑟球菌等）、产碳青霉烯酶或碳青霉烯类耐药等。

（3）ESBL　CLSI 文件不再建议常规测试 ESBL。笔者以为应该测试。一方面 CLSI 文件不是金标准，没有必要亦步亦趋，它之前的规定因证据不足而失之武断，怎么能够保证现在的规定就证据充分呢？另一方面，国内的酶型、构成比

---

［1］　Vermeiren H，Van Craenenbroeck E，Alen P，et al. Prediction of HIV-1 drug susceptibility phenotype from the viral genotype using linear regression modeling. J Virol Methods，2007，145（1）：47-55.

［2］　Guidelines for the treatment of malaria/World Health Organization. ISBN 9241546948（NLM classification：WC 770）ISBN 9789241546942 WHO/HTM/MAL/2006. 1108

［3］　Brook I. Inoculum effect. Rev Infect Dis，1989，11（3）：361-368.

［4］　Rybak M，Lomaestro B，Rotschafer JC，et al. Therapeutic monitoring of vancomycin in adult patients：a consensus review of the American Society of Health-System Pharmacists，the Infectious Diseases Society of America，and the Society of Infectious Diseases Pharmacists. Am J Health Syst Pharm，2009，66（1）：82-98.

［5］　Moise PA，North D，Steenbergen JN，et al. Susceptibility relationship between vancomycin and daptomycin in *Staphylococcus aureus*：facts and assumptions. Lancet Infect Dis，2009，9（10）：617-624.

［6］　Hrabák J，Chudáčková E，Walková R. Matrix-assisted laser desorption ionization-time of flight（maldi-tof）mass spectrometry for detection of antibiotic resistance mechanisms：from research to routine diagnosis. Clin Microbiol Rev，2013，26（1）：103-114.

［7］　Hrabák J，Walková R，Studentová V，et al. Carbapenemase activity detection by matrix-assisted laser desorption ionization-time of flight mass spectrometry. J Clin Microbiol，2011，49（9）：3222-3227.

和北美不同。测试报告 ESBL 可以提示临床更加紧密的观察治疗效果，是有临床价值的。研究显示，ESBL 和病死率升高（pooled RR 1.85，95％ CI 1.39～2.47，$P<0.001$）、治疗延迟（pooled RR 5.56，95％ CI 2.94～10.51，$P<0.001$）有相关性[1]。

（4）MRSA 基因检测　*mecA* 指南[2]。

（5）碳青霉烯酶　如美国 CDC 实验室监测指南[3]、荷兰指南[4]和综述[5]。

11. 药敏试验的结果

（1）MIC[6]　即最低抑菌浓度。

① MIC 是与微生物生长速率有关的特定时间间隔内（细菌通常是 18～24h），能够抑制微生物可见生长的最低药物浓度。

② MIC 是微生物学的检测结果，是药效学的计算基础。通过常规实验室的纸片抑菌圈直径反推 MIC 的做法是错误的，结果不可信。

③ 相关——最低杀菌浓度。

④ 相关——最低生物膜清除浓度（minimal biofilm eradication concentrations，MBECs）[7]，参见快速检测的结果比较[8]。

（2）直径　本身对临床没有意义，要解释为敏感、中介、耐药才有意义。对同一种菌同一种药，直径越大越敏感，和 MIC 成反比。

［1］Schwaber MJ，Carmeli Y. Mortality and delay in effective therapy associated with extended-spectrum beta-lactamase production in Enterobacteriaceae bacteraemia：a systematic review and meta-analysis. J Antimicrob Chemother，2007，60（5）：913-920.

［2］Ito T，Hiramatsu K，Tomasz A，et al. Guidelines for reporting novel *mecA* gene homologues. Antimicrob Agents Chemother，2012，56（10）：4997-4999.

［3］CDC. Laboratory protocol for detection of carbapenem-resistant or carbapenemase-producing，Klebsiella spp. and E. coli from rectal swabs. Atlanta，GA：US Department of Health and Human Services，CDC；2009. Available at http：//www.cdc.gov/hai/pdfs/labsettings/klebsiella _ or _ ecoli.pdf

［4］Cohen Stuart J，Leverstein-Van Hall MA；Dutch Working Party on the Detection of Highly Resistant Microorganisms. Guideline for phenotypic screening and confirmation of carbapenemases in Enterobacteriaceae. Int J Antimicrob Agents，2010，36（3）：205-210.

［5］Gazin M，Paasch F，Goossens H，et al. Current trends in culture-based and molecular detection of extended-spectrum-β-lactamase-harboring and carbapenem-resistant Enterobacteriaceae. J Clin Microbiol，2012，50（4）：1140-1146.

［6］Kowalska-Krochmal B，Dudek-Wicher R. The Minimum Inhibitory Concentration of Antibiotics：Methods，Interpretation，Clinical Relevance. Pathogens，2021，10（2）：165. doi：10.3390/pathogens10020165. PMID：33557078；PMCID：PMC7913839.

［7］Ruppen C，Hemphill A，Sendi P. In vitro activity of gentamicin as an adjunct to penicillin against biofilm group B Streptococcus. J Antimicrob Chemother，2017，72（2）：444-447. doi：10.1093/jac/dkw447. Epub 2016 Dec 20. PMID：27999071.

［8］Wannigama DL，Hurst C，Hongsing P，et al. A rapid and simple method for routine determination of antibiotic sensitivity to biofilm populations of *Pseudomonas aeruginosa*. Ann Clin Microbiol Antimicrob，2020，19（1）：8. doi：10.1186/s12941-020-00350-6. PMID：32169075；PMCID：PMC7071750.

（3）敏感（susceptibility，S）、中介（intermediate，I）、耐药（resistance，R）、剂量依赖敏感（dose-dependent susceptibility，SDD）、不敏感（non-susceptibility，NS）等　这是根据折点对测定数值进行的分类。

（4）折点（breakpoint）　区分敏感、耐药等的值。

① 一般而言，根据野生株 MIC 分布、PK/PD、临床疗效，确定流行病学界值（epidemiological cutoff value，ECV，ECOFF）、PK/PD 界值、临床界值等，最终确定折点。根据折点判断敏感还是耐药。折点确定的合理与否，最终要接受临床治疗效果的检验[1]。折点不合理的话会有调整。折点变化后，原有敏感、中介、耐药的分类会有部分改变[2]。

② 折点的确定参见 CLSI M23[3]、EUCAST[4] 文件。CLSI M23 中折点的确立，考虑四方面信息：a. ECV；b. 非临床药代动力学药效学临界值（nonclinical PK-PD cutoff）；c. 临床暴露反应临界值（clinical exposure-response（CER）cutoff]；d. 临床临界值（clinical cutoff）。

③ M23 ECV　MIC 或直径，根据表型（野生型或非野生型）将微生物种群分为具有和不具有获得性和（或）突变耐药性的群。ECV 定义了分离株野生群的敏感性上限。ECV 可以区分野生株、非野生株。野生株一般是敏感的。

④ M23 临床暴露反应临界值　是基于感染患者的 CER 与治疗效果关系，基于人体药代动力学，可以预测治疗效果的最高的 MIC 值（The highest minimal inhibitory concentration value at which efficacy would be predicted in patients based on CER relationships for efficacy in infected patients and on human pharmacokinetics）。

⑤ M23 临床临界值　是源自临床结果与抗微生物药物对感染病原体 MIC 之间可能存在的任何相关性，得出的临界值 [A cutoff that is derived from any correlation there may be between clinical outcome and the minimal inhibitory concentrations of an antimicrobial agent（s）for the infecting pathogens]。

⑥ 折点和给药方案有匹配性，不是相应给药方案，折点则不适用或只能参考。

⑦ 具体折点见 CLSI M100 文件[5]，参见 EUCAST 折点。国内多黏菌素、

[1]　Lee NY，Lee CC，Huang WH，et al. Cefepime therapy for monomicrobial bacteremia caused by cefepime-susceptible extended-spectrum beta-lactamase-producing Enterobacteriaceae：MIC matters. Clin Infect Dis，2013，56（4）：488-495.

[2]　Ho PL，Lai EL，Chow KH，et al. Effect of applying the new CLSI imipenem susceptibility breakpoints for Enterobacteriaceae in Hong Kong. J Antimicrob Chemother，2011，66（11）：2671-2673.

[3]　https://clsi.org/standards/products/microbiology/documents/m23/

[4]　http://www.eucast.org/

[5]　https://clsi.org/standards/products/microbiology/documents/m100/

替加环素、头孢他啶/艾维巴坦有专家共识[1]。

⑧ 对时间依赖型抗生素，延长输注时间会提高 PK-PD 折点，有利于治疗；而肾功能受损也会影响该折点。研究显示，肌酐清除率 90ml/min 时，亚胺培南输注时间延长（0.5h→1.5h），500mg q8h 时 PK-PD 折点由 1μg/ml 升高到 2μg/ml，500mg q6h 时 PK-PD 折点由 2μg/ml 升高到 4μg/ml；肌酐清除率 20ml/min 时，0.5h 和 1.5h 输注情况下，250mg q12h 时折点是 1μg/ml，250mg q8h 或 500mg q12h 时折点是 2μg/ml，250mg q6h 时折点是 4μg/ml[2]。

⑨ 笔者判断折点的发展方向　为没有折点的菌种制定折点[3]，针对菌种的折点细分[4]，针对耐药性变化和新现耐药机制的折点调整，针对不同感染部位的折点、针对不同给药方式的折点，针对不同患者群的折点（尤其是新生儿），个体化（每个个体都有动态的、个体化的折点[2]），整合分子生物学手段的折点（病毒学领域有基因型和表型对应关系的探讨[5,6]）。

⑩ 中国尚无自己的折点　目前主要应用 CLSI、EUCAST 折点。笔者建议在 CLSI M100 译文文本添加相应注释，对具体折点有选择地加以应用，不能盲目照搬，不能不加分析地直接应用。可参考中国台湾地区的方式[7]。具体建议如下。

a. 给药剂量和方式：如果国内常规剂量方式和该折点对应的剂量方式不一致，则一定要有注释，必要时禁用该折点。给出中国的参考折点。

b. 如果某药物的 PK 参数，如蛋白质结合率、稳态时间等，国内明显和国际

［1］　中国医疗保健国际交流促进会临床微生物与感染分会，中华医学会检验医学分会临床微生物学组，中华医学会微生物学与免疫学分会临床微生物学组.多黏菌素类与替加环素及头孢他啶/阿维巴坦药敏方法和报告专家共识［J］.中华检验医学杂志，2020，43（10）：964-972. DOI：10.3760/cma.j.cn114452-20200719-00619.

［2］　Yoshizawa K，Ikawa K，Ikeda K，et al. Optimisation of imipenem regimens in patients with impaired renal function by pharmacokinetic-pharmacodynamic target attainment analysis of plasma and urinary concentration data. Int J Antimicrob Agents，2012，40（5）：427-433.

［3］　Hope WW，Cuenca-Estrella M，Lass-Flörl C，et al. EUCAST technical note on voriconazole and Aspergillus spp. Clin Microbiol Infect，2013，19（6）：E278-280.

［4］　Pfaller MA，Andes D，Diekema DJ，et al. Wild-type MIC distributions，fluconazole and Candida：time for harmonization of CLSI and EUCAST broth microdilution methods. Drug Resist Updat，2010，13（6）：180-195.

［5］　Vermeiren H，Van Craenenbroeck E，Alen P，et al. Prediction of HIV-1 drug susceptibility phenotype from the viral genotype using linear regression modeling. J Virol Methods，2007，145（1）：47-55.

［6］　Bellosillo NA，Bacheler L，Villacian J. HIV drug resistance tests：an update on methods for calculating phenotypic fold change from a viral genotype. Clin Infect Dis，2009，48（5）：687；author reply 687.

［7］　Hsueh PR，Ko WC，Wu JJ，et al. Consensus statement on the adherence to Clinical and Laboratory Standards Institute（CLSI）Antimicrobial Susceptibility Testing Guidelines（CLSI-2010 and CLSI-2010-update）for Enterobacteriaceae in clinical microbiology laboratories in Taiwan. J Microbiol Immunol Infect，2010，43（5）：452-455.

不同，则需要特别注释，甚至禁用该折点。给出中国的参考折点。

c. 如果采用和国际一样的给药剂量方式，相同菌株导致相同感染，疗程相同，国内的临床治疗有效率却明显和国际不同，则需要注释，甚至禁用该折点。给出中国的参考折点。

d. 如果某菌种国内有不同于国际的耐药机制，或不同耐药机制的分布不同于国外，则需要注释，甚至禁用该折点。给出中国的参考折点。这一点国内已经付出了代价。如产 ESBL 大肠埃希菌。国内分离株耐药机制分布明显不同于欧美，盲目照搬 CLSI 折点的后果是头孢他啶的价值可能会被低估[1]。

e. 对国际折点及其变化的验证需要时间，因此每年都因其升级而盲目追随并非上选。合理选择是国内采用其 2 年前的部分折点，而对其部分折点和变化折点进行重新评估，给出中国自己的参考折点。

（5）药敏试验的结果是临床微生物学分析中环节的终点，临床微生物学分析后环节、临床药学/治疗学/药效学的起点。

（6）实际工作中报告形式存在的问题　将分离培养和 AST 混在一起；没有折点的依据、版本；没有单独标注特殊耐药性；没有针对结果的评述（comment）。可参见国内专家共识[2,3]。

12. 药敏试验结果的临床解释

（1）MIC

① MIC 是客观数值，结果可重复。

② 感染位点浓度/血药浓度要比 MIC 高，一般认为要达到 4 倍以上。浓度依赖型药物，越高越好。时间依赖型药物，高于 MIC 时持续的时间越长越好。

③ 基础疾病、感染部位相同时，对同一种药同一种给药方式而言，MIC 越小越好。即使在敏感范围内，高 MIC 也和病死率升高有一定相关性[4]。

④ 不同药物，或同一种药物不同给药方式时，要考虑：血药浓度和 MIC 的比值；药物在感染部位的组织穿透性；折点和 MIC 的比值。注意折点的制定考虑了给药方式，与具体给药方式对应。因此折点与 MIC 和血药浓度与 MIC 有

［1］　Bin C，Hui W，Renyuan Z，et al. Outcome of cephalosporin treatment of bacteremia due to CTX-M-type extended-spectrum beta-lactamase-producing *Escherichia coli*. Diagn Microbiol Infect Dis，2006，56（4）：351-357.

［2］　王辉，宁永忠，陈宏斌，等.常见细菌药物敏感性试验报告规范中国专家共识［J］.中华检验医学杂志，2016（1）：18-22. DOI：10.3760/cma. j. issn. 1009-9158. 2016.01.006.

［3］　喻华，徐雪松，李敏，等.肠杆菌目细菌碳青霉烯酶的实验室检测和临床报告规范专家共识［J］.中国感染与化疗杂志，2020，20（6）：671-680. DOI：10.16718/j. 1009-7708.2020.06.015.

［4］　Falagas ME，Tansarli GS，Rafailidis PI，et al. Impact of antibiotic MIC on infection outcome in patients with susceptible Gram-negative bacteria：a systematic review and meta-analysis. Antimicrob Agents Chemother，2012，56（8）：4214-4222.

交叉。

（2）敏感（S） 测试菌株可被测试药物常规剂量给药后在感染部位达到的药物浓度所抑制。注意：敏感不一定临床百分百有效。按照 90-60 规则，敏感时有 90% 有治疗效果。报告敏感时，如果治疗无效，并且数量多，有统计学意义，则要反思折点的设定是否合理[1,2]。

（3）中介（I） 在细菌学领域，中介指测试菌株 MIC 接近通常可达到的血液或体液药物浓度，治疗反应率低于敏感株；在药物的生理浓集区或提高给药剂量可能有疗效；也是避免操作错误的缓冲区（研究显示，这个缓冲区对减少重要错误、非常重要错误而言很有意义[3]）。在真菌学领域，中介指治疗效果不确定。注意一些国家的 AST 指南中是没有中介的。注意"intermediate"不要翻译为"中度敏感"，一方面是英文无对应，另一方面是其中的敏感二字容易引起误解。目前，M100 文件中，SDD 已经从 I 分了出来。近期 M100 文件，也已经把明确的某解剖部位（尿液或上皮细胞衬液）提高浓度有效的情况进行了标识（^）。

（4）耐药（R） 测试菌株不能被在体内感染部位可能达到的抗菌药物浓度所抑制，临床治疗无效；和（或）测试菌株有特殊耐药性，临床治疗效果不明显。实际统计，按照 90-60 规则，耐药时也有部分比例有效。

（5）不敏感（NS） 因没有耐药株或罕有耐药株，此分类特指仅有敏感解释折点的分离株。分离株 MIC 高于折点或直径低于折点时，报告为不敏感。不敏感不意味着一定有耐药机制。

（6）剂量依赖敏感（SDD） 即提高剂量，治疗可能有效。开始用于真菌学领域，目前细菌学领域也有应用。

（7）另见 EUCAST 体系相应折点[4]和解释[5]。

（8）注意折点是可变的 折点变化后，原有敏感、中介、耐药的分类会有部

---

[1] Paterson DL，Ko WC，Von Gottberg A，et al. Outcome of cephalosporin treatment for serious infections due to apparently susceptible organisms producing extended-spectrum beta-lactamases：implications for the clinical microbiology laboratory. J Clin Microbiol，2001，39（6）：2206-2212.

[2] Lee NY，Lee CC，Huang WH，et al. Cefepime therapy for monomicrobial bacteremia caused by cefepime-susceptible extended-spectrum beta-lactamase-producing Enterobacteriaceae：MIC matters. Clin Infect Dis，2013，56（4）：488-495.

[3] Hombach M，Böttger EC，Roos M. The critical influence of the intermediate category on interpretation errors in revised EUCAST and CLSI antimicrobial susceptibility testing guidelines. Clin Microbiol Infect，2013，19（2）：E59-71.

[4] Rodloff A，Bauer T，Ewig S，et al. Susceptible，intermediate，and resistant - the intensity of antibiotic action. Dtsch Arztebl Int，2008，105（39）：657-662.

[5] Leclercq R，Cantón R，Brown DF，et al. EUCAST expert rules in antimicrobial susceptibility testing. Clin Microbiol Infect，2013，19（2）：141-160.

分改变。

(9) 90-60 规则[1,2]　体外试验敏感，临床治疗有效率为 90%，耐药时有效率为 60%。笔者以为在真菌学领域称为"80-40 规则"更合适。注意：天然耐药不适用该规则；不确诊不适用该规则；可回答"为什么报告了耐药，治疗却有效？"或反之的问题。该规则说明 AST 不是精密试验，和临床疗效的一致性并不很好，或不如希望的那样好。90-60 规则的文献依据是 2002 年和 2006 年的文献，期待新的文献，相信大的规律依然如此，但数值可能会有微调。

(10) 体内体外背离（in vivo-in vitro paradox[3]，pollyanna phenomenon）的原因　AST 是体外试验，仅仅考虑了微生物和药物的关系，而没有考虑人的背景，比如 PK、免疫学因素。而体内治疗时免疫系统作用巨大。

(11) 评述（comment）　CLSI 系列文件要求报告单上有针对微生物学结果的评述和解释。若能结合患者相应具体临床情况则更好。国内实际工作出具的报告或者没有评述，或者仅仅是套语，遑论结合具体病情。笔者以为需要专业规范进行界定。

(12) HIV 耐药结果的临床解释见相关文献[4~6]。

13. 药敏试验结果的临床应用　因为大多数情况下已经启动经验治疗，所以其应用实际是由经验治疗向靶向治疗/调整治疗转换时，药敏试验结果的应用。少数情况（如一些慢性感染）为没有启动经验治疗，确定病原后直接启动靶向治疗时的应用，这种情况其应用比较简单。前者可具体分六种情况。

(1) 确诊、经验治疗药物已覆盖病原体、经验治疗有效　不换药，或降阶梯，继续治疗和观察。这是最理想的情况。

(2) 确诊、经验治疗药物未覆盖病原体、经验治疗有效　一般不换药。如果

［1］　Rex JH，Pfaller MA. Has antifungal susceptibility testing come of age? Clin Infect Dis，2002，35（8）：982-989.

［2］　Pfaller MA，Diekema DJ，Sheehan DJ. Interpretive breakpoints for fluconazole and Candida revisited：a blueprint for the future of antifungal susceptibility testing. Clin Microbiol Rev，2006，19（2）：435-447.

［3］　Kohno S，Tateda K，Kadota J，et al. Contradiction between in vitro and clinical outcome：intravenous followed by oral azithromycin therapy demonstrated clinical efficacy in macrolide-resistant pneumococcal pneumonia. J Infect Chemother，2014，20（3）：199-207. doi：10.1016/j.jiac.2013.10.010. Epub 2013 Dec 11. PMID：24477328.

［4］　Vercauteren J，Vandamme AM. Algorithms for the interpretation of HIV-1 genotypic drug resistance information. Antiviral Res，2006，71（2-3）：335-342.

［5］　Hirsch MS，Günthard HF，Schapiro JM，et al. Antiretroviral drug resistance testing in adult HIV-1 infection：2008 recommendations of an International AIDS Society-USA panel. Clin Infect Dis，2008，47（2）：266-285.

［6］　Vandamme AM，Camacho RJ，Ceccherini-Silberstein F，et al. European recommendations for the clinical use of HIV drug resistance testing：2011 update. AIDS Rev，2011，13（2）：77-108.

患者危重，可以根据 AST 结果升级或加药联合。经验治疗有效则不换药是一个基本原则。

（3）确诊、经验治疗药物已覆盖病原体、经验治疗无效　调整治疗，要重点考虑非微生物学的原因，比如基础性疾病/免疫力、PK（主要是有效浓度是否能够达到）等。笔者遇到的实例是治疗甲氧西林耐药的血浆凝固酶阴性葡萄球菌菌血症时，本来万古霉素应该静脉给药，医生却错开成口服，相当于感染部位没有药物，因而无效。

（4）确诊、经验治疗药物未覆盖病原体、经验治疗无效　无效的主要原因应该是未覆盖病原体。所以调整治疗时要优先考虑未覆盖（包括耐药）病原体的原因，其次考虑非微生物学原因。当然不能把耐药绝对化，不是所有的失败都由耐药导致。

（5）未确诊，经验治疗有效　不换药，继续治疗和观察。此时即使有 AST 结果，如果相应分离株的致病性被否定，则 AST 结果不必考虑，下面同样如此。

（6）未确诊，经验治疗无效　重新评估是否感染性疾病，如果可能，则进一步细分是病毒性感染、细菌性感染，抑或其他。感染的可能性仍然很大时，调整药物（升级或加药联合或换药）。进一步用药选择时，因为已经有了部分检查结果，所以可能致病的病原谱会缩小，或有所调整。要进一步留取标本进行微生物学检查，尽可能明确病原。

（7）上述六种情况中，经验治疗有效/无效指临床治疗效果评估结果；确诊指明确的病原学诊断；覆盖指所用药物 AST 结果显示敏感。

14. MPC 和 MSW

（1）MPC 即防突变浓度（mutation prevention concentration）[1]　血液浓度不但要高于 MIC，还要高于 MPC。

（2）MSW 即突变选择窗（mutant selection window）[2]，即 MPC 和 MIC 间的范围　联合治疗有助于减小乃至关闭 MSW。比如从突变选择窗理论来看，不推荐用环丙沙星治疗铜绿假单胞菌和鲍曼不动杆菌感染[3]。

［1］　Lozano-Huntelman NA，Singh N，Valencia A，et al. Evolution of antibiotic cross-resistance and collateral sensitivity in Staphylococcus epidermidis using the mutant prevention concentration and the mutant selection window. Evol Appl，2020，13（4）：808-823. doi：10.1111/eva.12903. PMID：32211069；PMCID：PMC7086048.

［2］　Li J，Xie S，Ahmed S，et al. Antimicrobial Activity and Resistance：Influencing Factors. Front Pharmacol，2017，8：364. doi：10.3389/fphar.2017.00364. PMID：28659799；PMCID：PMC5468421.

［3］　Khachman D，Conil JM，Georges B，et al. Optimizing ciprofloxacin dosing in intensive care unit patients through the use of population pharmacokinetic-pharmacodynamic analysis and Monte Carlo simulations. J Antimicrob Chemother，2011，66（8）：1798-1809.

（3）MSW 理论主要针对点突变，非点突变（如获得性耐药基因）时无法应用。由此可见，该理论的实际可用范围很窄。PubMed 中相关文献较少。

15. 特殊耐药性[1]

（1）PRSP 即青霉素耐药肺炎链球菌（penicillin-resistant *Streptococcus pneumoniae*），意味着青霉素耐药。治疗药物：头孢曲松/头孢噻肟（青霉素的 MIC 在 0.1～2μg/ml 之间）、万古霉素（青霉素的 MIC≥4μg/ml）、其他 AST 敏感药物。

（2）MRSA 即耐甲氧西林金黄色葡萄球菌，意味着对 β-内酰胺类都耐药。治疗药物：万古霉素、利奈唑胺、其他 AST 敏感药物。细分为社区相关 MRSA 和医院相关 MRSA。中国社区皮肤软组织感染中，社区 MRSA 占金黄色葡萄球菌的 3.0%[2]。

（3）MRSCN 即耐甲氧西林的血浆凝固酶阴性葡萄球菌（coagulase-negative *Staphylococcus*）。

（4）VISA 即万古霉素中介金黄色葡萄球菌（vancomycin-intermediate *Staphylococcus aureus*），意味着万古霉素中介，一般是 MRSA。治疗药物：利奈唑胺、其他 AST 敏感药物。

（5）hVISA 即万古霉素中介金黄色葡萄球菌异质性耐药（heterogeneous vancomycin-intermediate *Staphylococcus aureus*）。万古霉素中介或敏感的金黄色葡萄球菌中低比例耐药的菌株。

（6）VRSA 即万古霉素耐药金黄色葡萄球菌（vancomycin-resistant *Staphylococcus aureus*），意味着万古霉素耐药，余同 VISA。目前中国大陆尚无报告。

（7）VRE 即耐万古霉素肠球菌，意味着对万古霉素耐药。治疗药物：利奈唑胺等。

（8）利奈唑胺耐药[3,4]。

［1］ Arias CA，Murray BE. Antibiotic-resistant bugs in the 21st century—a clinical super-challenge. N Engl J Med，2009，360（5）：439-443.

［2］ Zhao C，Liu Y，Zhao M，et al. Characterization of community acquired *Staphylococcus aureus* associated with skin and soft tissue infection in Beijing：high prevalence of PVL+ ST398. PLoS One，2012，7（6）：e38577.

［3］ Long KS，Vester B. Resistance to linezolid caused by modifications at its binding site on the ribosome. Antimicrob Agents Chemother，2012，56（2）：603-612.

［4］ Tsai HY，Lee YL，Liu PY，et al. Antimicrobial susceptibility of bacteremic vancomycin-resistant *Enterococcus faecium* to eravacycline，omadacycline，lipoglycopeptides，and other comparator antibiotics：Results from the 2019/2020 Nationwide Surveillance of Multicenter Antimicrobial Resistance in Taiwan（SMART）. Int J Antimicrob Agents，2021 May 4：106353. doi：10. 1016/j. ijantimicag. 2021. 106353. Epub ahead of print. PMID：33961991.

（9）头孢洛林耐药[1]。

（10）多黏菌素耐药[2]。

（11）诱导克林霉素耐药，D 现象　见于葡萄球菌属、肠球菌属，意味着对克林霉素耐药，即使克林霉素有抑菌环显示敏感。

（12）ESBLs　超广谱 β-内酰胺酶，多见于肠杆菌目。可以水解三代头孢菌素，一般对青霉素类、四代头孢、氨曲南也耐药。治疗药物：碳青霉烯类、其他 AST 敏感药物。加酶抑制剂药物体外敏感，体内治疗证据有限，参见阿莫西林克拉维酸和哌拉西林他唑巴坦研究文献[3,4]。该酶不水解头霉素类。目前国际上社区获得性 ESBLs 是热点[5]。国内 ESBL 的分子流行病学不同于美国，国内以 CTX-M 型为主，没有 TEM 型，有 SHV 型[6,7]。

（13）AmpC　没有明确中文名称（有翻译作头孢菌素酶，但字面不对应）。见于肠杆菌属、沙雷菌属、枸橼酸盐菌属、铜绿假单胞菌等。可以水解三代头孢菌素、头霉素类，酶抑制剂不能抑制该酶活性。治疗药物：碳青霉烯类、其他 AST 敏感药物。国内业界对该酶的重视不足。西方国家重视该酶，为什么没有常规测试该酶？显然这是一个很好的问题。一个检测在临床应用的 2 个前提是：适应证明确，方法学参数良好。目前该酶常规检测的障碍在于：对于适应证尚无共识，部分结果需要分子方法确证[8]。

————————————

［1］　Biedenbach DJ，Alm RA，Lahiri SD，et al. In Vitro Activity of Ceftaroline against *Staphylococcus aureus* Isolated in 2012 from Asia-Pacific Countries as Part of the AWARE Surveillance Program. Antimicrob Agents Chemother，2015，60（1）：343-347. doi：10.1128/AAC.01867-15. PMID：26503659；PMCID：PMC4704164.

［2］　Yang Q，Pogue JM，Li Z，et al. Agents of Last Resort：An Update on Polymyxin Resistance. Infect Dis Clin North Am，2020，34（4）：723-750. doi：10.1016/j.idc.2020.08.003. Epub 2020 Sep 30. PMID：33011049.

［3］　Rodríguez-Baño J，Navarro MD，Retamar P，et al. β-lactam/β-lactam inhibitor combinations for the treatment of bacteremia due to extended-spectrum β-lactamase-producing *Escherichia coli*：a post hoc analysis of prospective cohorts. Clin Infect Dis，2012，54（2）：167-174.

［4］　Perez F，Bonomo RA. Can we really use β-lactam/β-lactam inhibitor combinations for the treatment of infections caused by extended-spectrum β-lactamase-producing bacteria? Clin Infect Dis，2012，54（2）：175-177.

［5］　Doi Y，Park YS，Rivera JI，et al. Community-associated extended-spectrum β-lactamase-producing *Escherichia coli* infection in the United States. Clin Infect Dis，2013，56（5）：641-648.

［6］　Wang P，Hu F，Xiong Z，et al. Susceptibility of extended-spectrum-beta-lactamase-producing Enterobacteriaceae according to the new CLSI breakpoints. J Clin Microbiol，2011，49（9）：3127-3131.

［7］　Wang XR，Chen JC，Kang Y，et al. Prevalence and characterization of plasmid-mediated blaESBL with their genetic environment in *Escherichia coli* and *Klebsiella pneumoniae* in patients with pneumonia. Chin Med J（Engl），2012，125（5）：894-900.

［8］　Edquist P，Ringman M，Liljequist BO，et al. Phenotypic detection of plasmid-acquired AmpC in *Escherichia coli*-evaluation of screening criteria and performance of two commercial methods for the phenotypic confirmation of AmpC production. Eur J Clin Microbiol Infect Dis，2013，32（9）：1205-1210.

（14）CRE　即碳青霉烯类耐药肠杆菌目，如新德里金属 β-内酰胺酶（NDM）、KPC、苯唑西林酶（OXA）、维罗纳整合子编码的金属 β-内酰胺酶（VIM）、IMP。治疗药物：黏菌素、替加环素、其他 AST 敏感药物。参见综述[1]。如果 MIC 接近折点，CRE 可以考虑碳青霉烯类延长或持续输注的方式。目前 CRE 判断，国际上多数以美国 CDC 文件为准。该文件为流行病学统计编撰，中介即符合定义、进行计算。这样的优点是不会漏数据。但临床实际工作中，中介时依然可以考虑用药。

（15）CRABA　即碳青霉烯类耐药鲍曼不动杆菌。

（16）CRPAE　即碳青霉烯类耐药铜绿假单胞菌。

（17）多重耐药（multidrug resistance，MDR）　即对两类或更多药物耐药。结核分枝杆菌含义明确，指异烟肼和利福平同时耐药。其他菌种含义没有共识。实际工作中，按照药物个数判断 MDR，很难落实。进行多重耐药上报时，国内目前执行国家卫生健康委员会（卫健委）文件《医院感染管理质量控制指标》[2]。该文件不再对 MDR 进行直接定义，而是限定为 MRSA、VRE、CRE、CRABA、CRPAE 五种情况，便于执行。耳念珠菌的出现，让真菌多重耐药走入临床[3]。

（18）PDR（pandrug resistance）　"pan"是全的意思，所以该词字面含义是全耐药，实际指泛耐药，即对多个种类耐药，只有一两类敏感。具体菌种无共识。如鲍曼不动杆菌泛耐株，可能只剩黏菌素、舒巴坦制剂、替加环素敏感，甚至只有黏菌素敏感。

（19）EDR/XDR（extensively drug resistance，extreme drug resistance）即广泛耐药。因为 PDR 的字面含义和实际含义不相符，所以有建议用 EDR 一词进行统一。MDR、PDR、EDR 的混乱已经引起业界重视和讨论[4,5]，近期有国

---

［1］ Tzouvelekis LS，Markogiannakis A，Psichogiou M，et al. Carbapenemases in *Klebsiella pneumoniae* and other Enterobacteriaceae：an evolving crisis of global dimensions. Clin Microbiol Rev，2012，25（4）：682-707.

［2］ 国卫办医函［2015］252 号《医院感染管理质量控制指标》http：//www. nhc. gov. cn/ewebeditor/uploadfile/2015/04/20150415094217171. pdf

［3］ 中华医学会检验分会临床微生物学学组. 成人耳念珠菌感染诊治防控专家共识［J］. 临床检验杂志，2020，38（8）：564-570. DOI：10. 13602/j. cnki. jcls. 2020. 08. 02.

［4］ Falagas ME，Koletsi PK，Bliziotis IA. The diversity of definitions of multidrug-resistant（MDR）and pandrug-resistant（PDR）*Acinetobacter baumannii* and *Pseudomonas aeruginosa*. J Med Microbiol，2006，55（Pt 12）：1619-1629.

［5］ Paterson DL，Doi Y. A step closer to extreme drug resistance（XDR）in Gram-negative bacilli. Clin Infect Dis，2007，45（9）：1179-1181.

靶向治疗（target therapy，targeted therapy）

际会议进行了统一[1]。extensively drug resistance 和 extreme drug resistance 的不同见相关文献[2]。

（20）XDR-TB　即 extensively drug resistant tuberculosis，是结核分枝杆菌的专用名词，定义明确，参见相关文献[3,4]和针对新药的相关建议[5]。

（21）β-内酰胺酶阳性流感嗜血杆菌　产 β-内酰胺酶，氨苄西林、阿莫西林耐药。治疗药物：阿莫西林克拉维酸、二三代头孢菌素、其他 AST 敏感药物。

（22）氟康唑耐药白假丝酵母菌　意味着氟康唑耐药。选用 AST 敏感药物。

（23）伏立康唑耐药的真菌[6,7]　意味着伏立康唑耐药。

（24）两性霉素耐药的真菌　意味着两性霉素 B 耐药。

（25）更昔洛韦（Ganciclovir）耐药巨细胞病毒[8,9]　需要实验室确认。

（26）阿昔洛韦（Acyclovir）耐药单纯疱疹病毒[10]　需要实验室确认。

[1]　Magiorakos AP，Srinivasan A，Carey RB，et al. Multidrug-resistant，extensively drug-resistant and pandrug-resistant bacteria：an international expert proposal for interim standard definitions for acquired resistance. Clin Microbiol Infect，2012，18（3）：268-281.

[2]　Infectious Diseases Society of America（IDSA）. White paper：recommendations on the conduct of superiority and organism-specific clinical trials of antibacterial agents for the treatment of infections caused by drug-resistant bacterial pathogens. Clin Infect Dis，2012，55（8）：1031-1046.

[3]　Shah NS，Pratt R，Armstrong L，et al. Extensively drug-resistant tuberculosis in the United States，1993-2007. JAMA，2008，300（18）：2153-2160.

[4]　Dheda K，Warren RM，Zumla A，et al. Extensively drug-resistant tuberculosis：epidemiology and management challenges. Infect Dis Clin North Am，2010，24（3）：705-725.

[5]　Sullivan T，Amor YB. What's in a name? The future of drug-resistant tuberculosis classification. Lancet Infect Dis，2013 Mar 13. pii：S1473-3099（12）70318-3. doi：10. 1016/S1473-3099（12）70318-3.［Epub ahead of print］

[6]　Navarro-Rodriguez P，López-Fernández L，Martin-Vicente A，et al. ERG11 Polymorphism in Voriconazole-Resistant Candida tropicalis：Weak Role of ERG11 Expression，Ergosterol Content，and Membrane Permeability. Antimicrob Agents Chemother，2020，65（1）：e00325-20. doi：10. 1128/AAC. 00325-20. PMID：33077654；PMCID：PMC7927814.

[7]　Zaini F，Lotfali E，Fattahi A，et al. Voriconazole resistance genes in *Aspergillus flavus* clinical isolates. J Mycol Med，2020，30（2）：100953. doi：10. 1016/j. mycmed. 2020. 100953. Epub 2020 Mar 26. PMID：32362445.

[8]　Le Page AK，Jager MM，Iwasenko JM，et al. Clinical aspects of cytomegalovirus antiviral resistance in solid organ transplant recipients. Clin Infect Dis，2013，56（7）：1018-1029.

[9]　Morillo-Gutierrez B，Waugh S，Pickering A，et al. Emerging（val）ganciclovir resistance during treatment of congenital CMV infection：a case report and review of the literature. BMC Pediatr，2017，17（1）：181. doi：10. 1186/s12887-017-0933-6. PMID：28830465；PMCID：PMC5567904.

[10]　Jiang YC，Feng H，Lin YC，et al. New strategies against drug resistance to herpes simplex virus. Int J Oral Sci，2016，8（1）：1-6. doi：10. 1038/ijos. 2016. 3. PMID：27025259；PMCID：PMC4822185.

（27）西多福韦（Cidofovir）耐药腺病毒[1] 需要实验室确认。

（28）HBV[2]、HCV[3]、HIV[4,5]耐药见相关指南和文献。

（29）氯喹（Chloroquine）耐药的疟原虫[6] 需要实验室确认。

16. 中国大陆地区特殊的细菌耐药模式

（1）肠杆菌目 ESBLs 酶型　中国以 CTX-M 型为主，头孢他啶可能有效[7]。

（2）大肠埃希菌对氟喹诺酮类耐药率　远高于北美地区。虽然国内其耐药率在下降（大肠埃希菌对环丙沙星的耐药率，2002 年是 57.6%，2009 年是 24.2%[8]），不过目前仍达 25%，甚至更高。尿路感染经验用药时不建议首选氟喹诺酮类，可以考虑磺胺、磷霉素、呋喃妥因等[9]。

（3）肺炎链球菌对大环内酯类耐药率　在北美其耐药率低，以 mef 基因为主。在中国其耐药率为 60%～70%，以 erm 为主。

（4）肺炎支原体对大环内酯类耐药率　在中国达 70%～90%，远高于北美地区。

（5）MRSA 对克林霉素耐药率　在中国其耐药率很高。

［1］ Chamberlain JM，Sortino K，Sethna P，et al. Cidofovir Diphosphate Inhibits Adenovirus 5 DNA Polymerase via both Nonobligate Chain Termination and Direct Inhibition，and Polymerase Mutations Confer Cidofovir Resistance on Intact Virus. Antimicrob Agents Chemother，2018，63（1）：e01925-18. doi：10.1128/AAC.01925-18. PMID：30397065；PMCID：PMC6325223.

［2］ Lok AS，Zoulim F，Locarnini S，et al. Antiviral drug-resistant HBV：standardization of nomen-clature and assays and recommendations for management. Hepatology，2007，46（1）：254-265.

［3］ Ghany MG，Strader DB，Thomas DL，et al. Diagnosis，management，and treatment of hepati-tis C：an update. Hepatology，2009，49（4）：1335-1374.

［4］ Thompson MA，Aberg JA，Cahn P，et al. Antiretroviral treatment of adult HIV infection：2010 recommendations of the International AIDS Society-USA panel. JAMA，2010，304（3）：321-333.

［5］ Asahchop EL，Wainberg MA，Sloan RD，et al. Antiviral drug resistance and the need for devel-opment of new HIV-1 reverse transcriptase inhibitors. Antimicrob Agents Chemother，2012，56（10）：5000-5008.

［6］ Price RN，von Seidlein L，Valecha N，et al. Global extent of chloroquine-resistant Plasmodium vivax：a systematic review and meta-analysis. Lancet Infect Dis，2014，14（10）：982-991. doi：10.1016/S1473-3099（14）70855-2. Epub 2014 Sep 8. PMID：25213732；PMCID：PMC4178238.

［7］ Wang P，Hu F，Xiong Z，et al. Susceptibility of extended-spectrum-beta-lactamase-producing Enterobacteriaceae according to the new CLSI breakpoints. J Clin Microbiol，2011，49（9）：3127-3131.

［8］ Yang Q，Wang H，Chen M，et al. Surveillance of antimicrobial susceptibility of aerobic and fac-ultative Gram-negative bacilli isolated from patients with intra-abdominal infections in China：the 2002-2009 Study for Monitoring Antimicrobial Resistance Trends（SMART）. Int J Antimicrob Agents，2010，36（6）：507-512.

［9］ David N Gilbert，et al. 桑福德抗微生物治疗指南. 第 46 版. 范洪伟，等译. 北京：中国协和医科大学出版社. 2017：34.

靶向治疗（target therapy，targeted therapy）

17. 相关讨论（point-counterpoint）　如欧美两个体系折点的不同[1,2]、要不要测万古霉素 MIC[3]、ESBL 治疗中哌拉西林他唑巴坦的应用[4]。

18. 耐药严重性分级　如 WHO[5]、美国[6]。中国需要自己的分级，有一些细节不同，比如耳念珠菌。

19. 耐药机制的应用　对耐药机制进行研究和判断可以加深对耐药性、治疗效果的理解，加强预测性。不过就临床具体实践而言，耐药机制是研究性的、理解性的，MIC 和耐药性、PK/PD 才是临床性的、实用性的。耐药表型反推机制很有挑战性。

20. 耐药率定期/年度总结　是临床微生物学工作总结的一部分。总结主要分离株和主要药物的耐药率，为本机构经验用药选择提供证据。一个国际指南[7]提到，该工作应该以临床药师为核心进行，而国内基本是以临床微生物学业者为主进行总结。笔者建议[8]年度总结增加标本、分离株信息，增加菌种致病性分析。国内有全国性监测网[9]，连年监测，目前在扩展[10]。参见 WHO

［1］Kahlmeter G，Giske CG，Kirn TJ，et al. Point-Counterpoint：Differences between the European Committee on Antimicrobial Susceptibility Testing and Clinical and Laboratory Standards Institute Recommendations for Reporting Antimicrobial Susceptibility Results. J Clin Microbiol，2019，57（9）：e01129-19. doi：10.1128/JCM.01129-19. PMID：31315957；PMCID：PMC6711922.

［2］Kahlmeter G，Giske CG. Reply from Kahlmeter and Giske to Brecher，"EUCAST and CLSI Point-Counterpoint on Susceptibility Breakpoints：Do Two 'I Agree's Miss the Point?". J Clin Microbiol，2019，58（1）：e01519-19. doi：10.1128/JCM.01519-19. PMID：31871059；PMCID：PMC6935906.

［3］Revolinski SL，Doern CD. Point-Counterpoint：Should Clinical Microbiology Laboratories Report Vancomycin MICs？ J Clin Microbiol，2021，59（4）：e00239-21. doi：10.1128/JCM.00239-21. PMID：33536296；PMCID：PMC8092730.

［4］Schuetz AN，Reyes S，Tamma PD. Point-Counterpoint：Piperacillin-Tazobactam Should Be Used To Treat Infections with Extended-Spectrum-Beta-Lactamase-Positive Organisms. J Clin Microbiol，2018，56（3）：e01917-17. doi：10.1128/JCM.01917-17. PMID：29237787；PMCID：PMC5824049.

［5］https：//www.who.int/publications/i/item/monitoring-and-evaluation-of-the-global-action-plan-on-antimicrobial-resistance

［6］https：//www.cdc.gov/DrugResistance/Biggest-Threats.html

［7］ASHP Statement on the Pharmacist's Role in Antimicrobial Stewardship and Infection Prevention and Control. Am J Health Syst Pharm，2010，67（7）：575-577.

［8］宁永忠，徐丽，赵颖君.临床微生物学工作专业总结的相关建议［J］.临床检验杂志，2015，33（2）：140-141. DOI：10.13602/j.cnki.jcls.2015.02.15.

［9］http：//www.chinets.com/

［10］郑永贵，胡付品，朱德妹，等.2019 年 CHINET 细菌耐药监测网二级医院监测结果［J］.中国感染与化疗杂志，2020，20（6）：585-593. DOI：10.16718/j.1009-7708.2020.06.001.

监测计划[1]、美国 CDC 耐药总结[2]。

21. 耐药性的产生、播散　如自然存在、抗微生物药物的选择压力、非抗微生物药物的促进[3]，还有耐药基因播散的套娃（Russian Doll）理论[4]。

22. 耐药性的动态演变进化　可用自然选择学说（batural selection theory）来理解压力适应、量变质变。该变化是缓慢的，看一两个月、一两年的数据没有意义。笔者以为需要看 5 年以上甚至 10 年连续数据才可以，注意数据基础要一致。目前业界关注万古霉素漂移（creep）现象，部分地区有，如中国香港[5]；部分地区没有，如美国内布拉斯加州[6]、葡萄牙[7]。2018 年 Meta 分析显示不存在漂移现象[8]。

23. 抵抗耐药
（1）对个体　尽快治愈（基础病、感染）、去除感染来源/感染灶、去除生物膜。
（2）对群体　避免畜牧业抗生素的使用、发展感染病专业推动合理使用、抗

［1］　Monitoring and evaluation of the global action plan on antimicrobial resistance：framework and recommended indicators. ISBN 978-92-4-151566-5（WHO）. World Health Organization（WHO），Food and Agriculture Organization of the United Nations（FAO）and World Organisation for Animal Health（OIE），2019.

［2］　CDC. Antibiotic Resistance Threats in the United States，2019. Atlanta，GA：U. S. Department of Health and Human Services，CDC；2019. Available online：The full 2019 AR Threats Report，including methods and appendices，is available online at www. cdc. gov/DrugResistance/Biggest-Threats. html.

［3］　Wang Y，Lu J，Engelstädter J，et al. Non-antibiotic pharmaceuticals enhance the transmission of exogenous antibiotic resistance genes through bacterial transformation. ISME J，2020，14（8）：2179-2196. doi：10. 1038/s41396-020-0679-2. Epub 2020 May 18. Erratum in：ISME J. 2021 Aug 2;. PMID：32424247；PMCID：PMC7367833.

［4］　Sheppard AE，Stoesser N，Wilson DJ，et al. Nested Russian Doll-Like Genetic Mobility Drives Rapid Dissemination of the Carbapenem Resistance Gene blaKPC. Antimicrob Agents Chemother，2016，60（6）：3767-378. doi：10. 1128/AAC. 00464-16. PMID：27067320；PMCID：PMC4879409.

［5］　Ho PL，Lo PY，Chow KH，et al. Vancomycin MIC creep in MRSA isolates from 1997 to 2008 in a healthcare region in Hong Kong. J Infect，2010，60（2）：140-145.

［6］　Pitz AM，Yu F，Hermsen ED，et al. Vancomycin susceptibility trends and prevalence of heterogeneous vancomycin-intermediate *Staphylococcus aureus* in clinical methicillin-resistant *S. aureus* isolates. J Clin Microbiol，2011，49（1）：269-274.

［7］　Diaz R，Ramalheira E，Afreixo V，et al. Evaluation of vancomycin MIC creep in *Staphylococcus aureus*. J Glob Antimicrob Resist，2017，10：281-284. doi：10. 1016/j. jgar. 2017. 04. 007. Epub 2017 Jul 25. PMID：28751240.

［8］　Diaz R，Afreixo V，Ramalheira E，et al. Evaluation of vancomycin MIC creep in methicillin-resistant *Staphylococcus aureus* infections—a systematic review and meta-analysis. Clin Microbiol Infect，2018，24（2）：97-104. doi：10. 1016/j. cmi. 2017. 06. 017. Epub 2017 Jun 23. PMID：28648858.

靶向治疗（target therapy，targeted therapy）

生素管理、疫苗[1]。疫苗作用：针对耐药菌的疫苗，这是直接作用；预防病毒感染，减少抗生素不合理使用，这是间接作用。

24. 临床微生物学辅助治疗，最重要的角度是耐药和耐药学——这是独有的特异角度。另外还有诊断价值在治疗领域的延续。

（1）诊断角度，微生物学提供种属、浓度、毒力、易感部位、播散等信息。这些信息可以延续到治疗领域，比如随访血液培养（follow-up blood cultures，FUBCs）[2,3]。

（2）浓度大幅度下降，乃至归零，可以说明治疗效果。

（3）毒素可以提示特殊治疗手段，如血液滤过、透析。目前叫 hybrid dialysis[4]（集成血液净化技术，字面意思是杂交透析），是将血液滤过、透析、吸附、血浆置换等单一技术整合在一起的复合血液净化技术。

建议阅读：

· CLSI M100 和药敏性系列文件。

· EUCAST 药敏性系列文件。

· Daniel Amsterdam. Antibiotics in Laboratory Medicine. 6th Edition. Wolters Kluwer Health，2014. 笔者按：这本书非常好，期待新版。

· Springer 四书之一：Gunjan Arora，Andaleeb Sajid，Vipin Chandra Kalia. Drug Resistance in Bacteria，Fungi，Malaria，and Cancer. Springer，2017.

· Springer 四书之一：Fong I W，David Shlaes，Karl Drlica. Antimicrobial Resistance in the 21st Century（Emerging Infectious Diseases of the 21st Century）. 2nd Edition. Springer，2018.

---

［1］ Micoli F，Bagnoli F，Rappuoli R，et al. The role of vaccines in combatting antimicrobial resistance. Nat Rev Microbiol，2021，19（5）：287-302. doi：10.1038/s41579-020-00506-3. Epub 2021 Feb 4. PMID：33542518；PMCID：PMC7861009.

［2］ Timsit JF，Ruppé E，Barbier F，et al. Bloodstream infections in critically ill patients：an expert statement. Intensive Care Med，2020，46（2）：266-284. doi：10.1007/s00134-020-05950-6. Epub 2020 Feb 11. PMID：32047941；PMCID：PMC7223992.

［3］ Fabre V，Sharara SL，Salinas AB，et al. Does This Patient Need Blood Cultures? A Scoping Review of Indications for Blood Cultures in Adult Nonneutropenic Inpatients. Clin Infect Dis，2020，71（5）：1339-1347. doi：10.1093/cid/ciaa039. PMID：31942949.

［4］ Rybak MJ，Le J，Lodise TP，et al. Therapeutic Monitoring of Vancomycin for Serious Methicillin-resistant *Staphylococcus aureus* Infections：A Revised Consensus Guideline and Review by the American Society of Health-system Pharmacists，the Infectious Diseases Society of America，the Pediatric Infectious Diseases Society，and the Society of Infectious Diseases Pharmacists. Clin Infect Dis，2020，71（6）：1361-1364. doi：10.1093/cid/ciaa303. PMID：32658968.

• Springer 四书之一：Sabu Thomas. Antimicrobial Resistance：Global Challenges and Future Interventions. Springer，2020.

• Springer 四书之一：Vinay Kumar，Varsha Shriram，Atish Paul，et al. Antimicrobial Resistance：Underlying Mechanisms and Therapeutic Approaches. Springer，2021.

• Frank M Aarestrup Stefan Schwarz，Lina Maria Cavaco，Jianzhong Shen. Antimicrobial Resistance in Bacteria from Livestock and Companion Animals. ASM Press，2018.

• Sabu Thomas. Antimicrobial Resistance：Global Challenges and Future Interventions. Springer，2020.

• Wang Ming Gui，Bian Yi，Cheng Dong. Surveillance Report on Bacterial Resistance. Antibacterial Drug Application and Hospital Infection in Shanghai (2019). Shanghai Science and Technology Press，2020.

2:
两源控制（s）

南海之内有衡山。有菌山。有桂山。有山名三天子之都。

南方苍梧之丘，苍梧之渊，其中有九嶷山，舜之所葬，在长沙零陵界中。

——《山海经·海内经》

两源（s）分别指患者体内的感染灶及形成传播的（外在）感染源，二者的英文都是"source"，分别翻译为感染灶、感染源以示不同。

1. 感染灶控制（source control）[1,2]一般指去除人工装置、外科手段（比如切开引流），针对具体个体，是感染处置（infection management）的一种方式。用于防止感染在体内播散。在英文领域，"source control"似乎仅有此义，不包括下面含义。

2. 为防止疾病传播而进行的对感染源的控制，包括对患者的控制，属于感染控制（infection control）范畴，针对群体，用于防止感染的人际传播。笔者以为其中控制/处理感染源（control the source of infection，management of the source of infection）、切断传播途径最为关键。

3. 原则而言，二者的关键在于：能去除/切除/消灭的则去除/切除/消灭，不能去除/切除/消灭的则局限/限制在一个可控的范围内以减少/消灭其播散/传播。

4. 感染灶作为起点，传播给其他人，此时感染灶是特殊的感染源。所以感染灶控制，是对感染源进行控制的特殊情况。

5. 体内感染播散，由 A 部位播散到 B 部位，起点 A 的英文可以是"origin"，汉语也叫"源""起源""来源"——"感染源"。比如英文有不明来源的血流感染（bloodstream infection of unknown origin）[3,4]、不明来源的菌血症（bacteremia of unknown origin）[5]。起点 A 的英文也可以是"source"。比如菌血症的

———————————

[1] Tellor B，Skrupky LP，Symons W，et al. Inadequate Source Control and Inappropriate Antibiotics are Key Determinants of Mortality in Patients with Intra-Abdominal Sepsis and Associated Bacteremia. Surg Infect（Larchmt），2015，16（6）：785-793. doi：10.1089/sur.2014.166. Epub 2015 Aug 10. PMID：26258265.

[2] Thwaites CL，Lundeg G，Dondorp AM，et al. Infection Management in Patients with Sepsis and Septic Shock in Resource-Limited Settings. 2019 Feb 9. In：Dondorp AM，Dünser MW，Schultz MJ，editors. Sepsis Management in Resource-limited Settings［Internet］. Cham（CH）：Springer；2019. Chapter 8. PMID：32091696.

[3] Shima H，Okamoto T，Tashiro M，et al. Clinical Characteristics and Risk Factors for Mortality due to Bloodstream Infection of Unknown Origin in Hemodialysis Patients：A Single-Center，Retrospective Study. Blood Purif，2021，50（2）：238-245. doi：10.1159/000510291. Epub 2020 Sep 4. PMID：32892202.

[4] Pijl JP，Kwee TC，Slart RHJA，et al. PET/CT Imaging for Personalized Management of Infectious Diseases. J Pers Med，2021，11（2）：133. doi：10.3390/jpm11020133. PMID：33669375；PMCID：PMC7920259.

[5] Courjon J，Demonchy E，Degand N，et al. Patients with community-acquired bacteremia of unknown origin：clinical characteristics and usefulness of microbiological results for therapeutic issues：a single-center cohort study. Ann Clin Microbiol Antimicrob，2017，16（1）：40. doi：10.1186/s12941-017-0214-0. PMID：28526094；PMCID：PMC5438554.

来源不明（unclear source of bacteremia）[1]、胆源菌血症（bacteremia from a biliary source）[2]。如果这些都叫"感染源"，容易混淆，建议大家行文有所区分。注意感染灶和体内的感染起源/来源也有概念交叉，感染灶可以是特殊的感染起源/来源。

6. 本书后面阐述感染灶控制（需要外科等）和人际传播的感染源（涉及行为控制），没有对体内播散的起点、起源进行介绍，特此说明。对于体内播散的起点，如果没有找到，那就是血流感染/脓毒症＋播散目的部位感染；如果找到了，就是播散起始部位感染，部分是感染灶。播散起始部位感染、播散目的部位感染本质上都是局部感染，所以后面没有展开。

建议阅读：

• Webber R. Communicable Diseases：A Global Perspective. 6th Edition. CABI，2019. 笔者按：可传染（communicable）、人际可传播，是感染病在内科领域的独特之处。

• David L Heymann. Control of Communicable Diseases Manual. 20th edition. Amer Public Health Assn，2014. 笔者按：这是感染控制领域的经典书籍，期待升级版。

• Khan M d，Omar A，David Heymann. Control of Communicable Diseases：Clinical Practice. Amer Public Health Assn，2020.

• Ping Yan，Gerardo Chowell. Quantitative Methods for Investigating Infectious Disease Outbreaks. Springer，2019.

• Meera Senthilingam. Outbreaks and Epidemics：Battling Infection from Measles to Coronavirus. Icon Books，2020.

• Mark S Dworkin. Outbreak Investigations Around the World：Case Studies in Infectious Disease Field Epidemiology. Jones & Bartlett Learning，2009.

• 徐建国. 现场细菌学. 北京：科学出版社，2011.

• 胡必杰. SIFIC SOP 医院感染预防与控制标准操作规程. 第 2 版. 上海：上海科学技术出版社，2021.

---

[1] Al-Farsi F，Al-Busaidi I，Al-Zeedi K. Acute Streptococcus mitis Sacroiliitis in a Teenager with Unclear Source of Bacteremia：A Case Report and Literature Review. Case Rep Infect Dis，2018，2018：2616787. doi：10. 1155/2018/2616787. PMID：30402304；PMCID：PMC6198560.

[2] Yang E，Lee J，Seo H，et al. Clinical characteristics and outcomes of *Staphylococcus aureus* bacteremia from a biliary source. Eur J Clin Microbiol Infect Dis，2020，39（10）：1951-1957. doi：10. 1007/s10096-020-03940-6. Epub 2020 Jun 15. PMID：32537677.

感染灶控制（source control）——不仅仅是外科医生

昔三后之纯粹兮，固众芳之所在。杂申椒与菌桂兮，岂维纫夫蕙茝？
彼尧、舜之耿介兮，既遵道而得路。何桀纣之昌披兮，夫唯捷径以窘步。
——战国楚·屈原《离骚》

1. 感染灶控制　指处置感染的所有的物理性干预措施（physical interventions）——外科手段和其他手段[1,2]。通过这些手段将感染、污染局限化，并最终清除。

2. 相关概念是外科感染（surgery infection）　外科感染，一层含义指划归外科学范畴的感染，如阑尾炎、关节感染等；一层含义指应用外科手段（如切开、引流等）进行处置的感染，显然后面这一层含义的范围比上一层大。此外，还有外科手段处置后继发的感染，如术后肺炎、手术切口部位感染（SSI）等。

3. 感染灶控制的手段

（1）外科手段　包括切开、清创、引流、切除坏死组织等。针对的感染灶包括（浅部）溃疡、（深部）脓肿、某些局部感染。

（2）人工装置　血管内插管、人工假体、尿管及其他（如气管插管、引流管）等。

4. 意义[3]　控制并清除感染，防止体内播散。有文献对其进行了总结[1]：临床症状体征、系统性炎症反应缓解；细菌学缓解；代谢好转，促进伤口愈合；感染位点控制后的放射学证据；防止进一步器官衰竭，缓解已有的器官衰竭；有

---

[1] Jimenez MF，Marshall JC；International Sepsis Forum. Source control in the management of sepsis. Intensive Care Med，2001，27 (Suppl 1)：S49-62. doi：10.1007/pl00003797. PMID：11307370.

[2] Marshall JC，Al Naqbi A. Principles of source control in the management of sepsis. Crit Care Nurs Clin North Am，2011，23 (1)：99-114. doi：10.1016/j. ccell. 2010. 12. 006. PMID：21316570.

[3] Marshall JC，Maier RV. Jimenez M，et al. Source control in the management of severe sepsis and septic shock：an evidence-based review. Crit Care Med，2004，32 (11 Suppl)：S513-26.

益于生存。研究[1]显示：严重脓毒症和脓毒症休克患者进行感染灶控制，病死率会下降。

5. 优势

（1）最快的手段　比如脓肿，切开后绝大部分含有微生物的液体会被立即去除，其快速是抗生素治疗方式难以比拟的。

（2）必要性　有些感染性疾病不采用感染灶控制的手段不能根除，比如假体感染或导管感染，不去除假体或导管难以根治感染。尿管同理，IDSA指南提到拔管可能比一切其他手段都有效[2]。再如脓肿，不切开引流也很难根治。某些时候，感染灶控制是处置的关键，抗微生物药物仅起辅助作用，如严重胆囊炎、胆管炎。引用 Moshe Schein 的一句名言[3]：The most potent/novel antibiotics and the best supportive care are meaningless if principles of source control are not adhered to with obsessiveness.

（3）目前指南中对感染灶控制给予的推荐级别有时并不高，这主要是由于该手段很难进行随机双盲对照设计所致，该手段本身的意义和优势从逻辑上讲是明确的[4]。

（4）专家呼吁[5]：感染灶控制一直被许多研究所忽视，其确切作用仍有不确定性。近期快速感染灶控制（rapid source control）是讨论热点[6]。

6. 一般是治疗性干预，有预防性干预的报道，如预防性引流（prophylactic drain）[7,8]。

7. 从针对性和过程看，分暂时性和根除性两种方式。

---

[1]　Martinez ML，Ferrer R，Torrents E，et al. Impact of Source Control in Patients With Severe Sepsis and Septic Shock. Crit Care Med，2017，45（1）：11-19. doi：10.1097/CCM.0000000000002011. PMID：27611975.

[2]　Hooton TM，Bradley SF，Cardenas DD，et al. Diagnosis，prevention，and treatment of catheter-associated urinary tract infection in adults：2009 International Clinical Practice Guidelines from the Infectious Diseases Society of America. Clin Infect Dis，2010，50（5）：625-663.

[3]　Moshe Schein，John C Marshall. Source Control. Springer-Verleg Berlin Heidelberg，2003：456.

[4]　Marshall JC，Maier RV，Jimenez M，et al. Source control in the management of severe sepsis and septic shock：an evidence-based review. Crit Care Med，2004，32（11 Suppl）：S513-526.

[5]　Jan J，De Waele，Ignacio Martin-Loeches. Advances in source control in patients with sepsis and septic shock. ICU Management & Practice，2018，18（3）：171-174. icu-management.org

[6]　Rosenzweig M，Berg A，Kuo YH，et al. Are the Benefits of Rapid Source Control Laparotomy Realized after Acute Colonic Perforation? Surg Infect（Larchmt），2020，21（8）：665-670. doi：10.1089/sur.2019.272. Epub 2020 Jan 27. PMID：31985361.

[7]　Kyoden Y，Imamura H，Sano K，et al. Value of prophylactic abdominal drainage in 1269 consecutive cases of elective liver resection. J Hepatobiliary Pancreat Sci，2010，17（2）：186-192.

[8]　Inoue M，Uchida K，Otake K，et al. Placement of prophylactic drains after laparotomy may increase infectious complications in neonates. Pediatr Surg Int，2011，27（9）：975-979.

（1）暂时性（temporizing therapy） 该手段仅仅暂时控制了感染，需要后续手段治愈基础性疾病和（或）完全清除感染。

（2）根除性（definitive therapy） 通过一次干预完全去除感染，并治愈基础性疾病。

（3）感染越复杂，越优先采用快速的、损伤小的、暂时性的或姑息性的处置。

8. 感染灶控制的程度

（1）首先要保证对局部感染的控制效果。

（2）第二要保证该感染位点不再引起后续的播散性感染。

（3）第三是副作用最小。注意：外科干预范围越广，后续康复重建的难度越大。从逻辑上讲，手术大意味着创伤大，意味着 SIRS 强；创伤大和 SIRS 强，意味着患者病死率高。此间矛盾需要平衡。

9. 感染灶控制的时机

（1）原则是感染确立后尽快进行。

（2）紧急程度取决于临床表现的进展速度。

（3）如果在外科控制前症状有所缓解，则需要重新评估外科干预。

（4）对快速好转或快速恶化的感染，慎用或不急于应用外科干预。

10.《热病》中提到的可能需要感染灶控制/外科干预的情况 导管拔除；假体移除；曲霉球；脓肿（肝、脾、胰、脑等）；硬膜下积脓；阑尾炎；胆囊炎、胆管炎；眼手术后早期急性眼内炎；术后肠麻痹、重症中毒性巨结肠（可能需要结肠切除）；憩室炎、直肠周围脓肿、腹膜炎重度感染；感染性心内膜炎；化脓性心包炎；A 群链球菌扁桃体炎（1 年内 6 次或连续 2 年每年 4 次，切除扁桃体）；糖尿病患者蜂窝织炎、丹毒。

11. 有文献[1,2]对腹腔、胸腔、尿路、肌炎的感染灶控制分别进行了阐述。

（1）皮肤和软组织感染 去除植入物、切开引流、有限清创以最大限度地保存重要组织、扩大清创以清除所有感染和坏死组织、截肢。

（2）腹腔感染 手术切口的预防、脓肿引流术、感染坏死组织清创术、去除可能感染的植入物、广泛腹腔内清洁以减少腹膜接种、第二次腹壁闭合术。

［1］ Marshall JC，Al Naqbi A. Principles of source control in the management of sepsis. Crit Care Nurs Clin North Am，2011，23（1）：99-114. doi：10.1016/j. ccell. 2010. 12. 006. PMID：21316570.

［2］ Lagunes L，Encina B，Ramirez-Estrada S. Current understanding in source control management in septic shock patients：a review. Ann Transl Med，2016，4（17）：330. doi：10.21037/atm. 2016. 09. 02. PMID：27713888；PMCID：PMC5050189.

（3）非肺炎性胸部感染　床边图像评估（胸部超声）、胸腔穿刺术、放置胸导管、胸腔镜或开胸手术治疗慢性疾病。

12. 脓毒症　"拯救脓毒症运动" 2012 版指南提到的感染灶控制措施包括以下几方面。

（1）SSC 2004 指南[1]　引流：腹腔内脓肿、脓胸、感染性关节炎、肾盂积脓、胆管炎；清创：坏死性筋膜炎、胰腺组织感染坏死、肠坏死、纵隔炎；去除侵入性装置：血管内导管、尿管、气管内导管、宫内节育器；决定性措施：切除有憩室炎的乙状结肠、切除坏疽胆囊、切除梭状芽孢杆菌感染的坏死肌肉。

（2）SSC 2012 指南[2]　需要紧急感染灶控制时，特定解剖定位要尽早进行判断、确定或排除。如果可以，诊断后 12h 内进行干预性感染灶控制。如果确定感染性胰腺周围坏死（infected peripancreatic necrosis）是可能感染源，针对性干预最好延迟到活组织和失活组织的分界足够明显时再予进行。对严重脓毒症患者行感染灶控制时，应该采用对患者生理性损害最小的有效干预措施（比如，对脓肿可以用经皮穿刺引流来代替外科引流）。如果某血管内装置是严重脓毒症、脓毒症休克的可能感染源，在替代性的血管内装置置入后，要立即去除该装置。

（3）SSC 2021 指南[3]　推荐 27：对于患有脓毒症或脓毒性休克的成年患者，推荐迅速识别或排除需要紧急感染灶控制的特定解剖部位的感染性诊断，并在医疗配置可及的情况下尽快实施任何所需的感染灶控制干预（最佳实践声明）。推荐 28：对于患有脓毒症或脓毒性休克的成年患者，推荐在其他血管通路建立后立即移除可能是脓毒症或脓毒性休克来源的血管内通路装置（最佳实践声明）。

（4）2020 版日本脓毒症指南[4]　其指南中的图 2 感染灶控制流程、表 12 需要感染灶控制的感染（包括影像学检查），可以参考。

13. 引流（drainage）

（1）定义　通过脓肿开口、切口或插入引流管排出感染性液体。引流将闭合

［1］ Dellinger RP，Carlet JM，Masur H，et al. Surviving Sepsis Campaign guidelines for management of severe sepsis and septic shock. Crit Care Med，2004，32（3）：858-873.

［2］ Dellinger RP，Levy MM，Rhodes A，et al. Surviving Sepsis Campaign：International Guidelines for Management of Severe Sepsis and Septic Shock：2012. Crit Care Med，2013，41（2）：580-637.

［3］ Evans L，Rhodes A，Alhazzani W，et al. Surviving Sepsis Campaign：international guidelines for management of sepsis and septic shock 2021. Intensive Care Med，2021 Oct 2. doi：10.1007/s00134-021-06506-y. Epub ahead of print. PMID：34599691.

［4］ Egi M，Ogura H，Yatabe T，et al. The Japanese Clinical Practice Guidelines for Management of Sepsis and Septic Shock 2020（J-SSCG 2020）. J Intensive Care，2021，9（1）：53. doi：10.1186/s40560-021-00555-7. PMID：34433491；PMCID：PMC8384927.

的脓肿转变为可控的窦道或瘘管。

（2）示例　如坐骨直肠脓肿切开引流术、经皮憩室脓肿引流术、膈下脓肿开放引流术。

（3）经皮脓肿引流（percutaneous abscess drainage，PD）　是脓肿处置的首选方式。

（4）手术干预　PD 失败或有 PD 绝对禁忌证时采用。

（5）引流管粗细取决于引流液体的黏稠度。

（6）引流管数量　原则上没有限制，尽量少一些。

（7）尽一切可能将脓腔内的液体引流出来。

（8）引流管拔除的指征　脓肿已经缓解。具体指标：感染的症状、体征好转（体温、WBC）；引流液<10ml/天；引流液由脓性或混浊逐渐变为清亮。

（9）影像学检查有助于评价脓肿缓解程度、胃肠道瘘关闭情况。

（10）注意，引流管会成为感染源，条件允许时尽快拔除引流管。

（11）见近期对比试验[1]　恶性胸腔积液时积极引流与症状引导引流的比较，没有显著性差异。

14. 清创（debridement）

（1）定义　切除失活或感染的实体组织。即用物理手段去除坏死、失去生命活力的机体组织，以及外来的物质。

（2）示例　受感染的外科伤口的湿到干的敷料、感染性胰腺坏死的外科切除术、坏疽性软组织或肠切除术。

（3）有些需要紧急处置，如坏死性皮肤/皮下组织、坏死性肌炎时坏死的肌肉，此时会危及生命。

（4）有些可以延迟处置　如感染性胰腺坏死，要等起病 3～4 周后坏死面明确后再进行。再如腹膜后的坏死，对生命威胁相对较小，不必急于处理。

（5）有些感染灶难以接近，有时处置会引起大出血，此时该手段慎用。

15. 腹腔清理（peritoneal toilet）

（1）很多腹腔内感染都是外科感染，外科手段是关键。

（2）腹腔的污染程度与感染的严重程度、预后密切相关。

（3）腹腔清理的目的　尽可能去除污染，以减轻感染的严重性和宿主反应。

---

［1］　Muruganandan S，Azzopardi M，Fitzgerald DB，et al. Aggressive versus symptom-guided drainage of malignant pleural effusion via indwelling pleural catheters（AMPLE-2）：an open-label randomised trial. Lancet Respir Med，2018，6（9）：671-680. doi：10.1016/S2213-2600（18）30288-1. Epub 2018 Jul 20. PMID：30037711.

（4）外科手段越积极，去除污染就越多，但代价也越大。

16. 去除人工装置

（1）定义 去除微生物定植并形成生物膜的假肢、假体。

（2）示例 取出感染的中心静脉插管或尿管、切除受感染的血管移植物、用气管造口管替换气管插管。

（3）首先明确定植和感染。

（4）明确患者状态（如是否免疫抑制）、不去除的后果和保守治疗的效果。

（5）判断去除该装置的风险。

（6）疑似/明确感染时，去除人工装置的风险可以接受的前提下，除去该装置。

17. 其他干预措施

（1）用以消除感染灶，并恢复最佳的功能和生活质量。

（2）示例 憩室病切除及肠连续性恢复、脓胸引流术后胸膜剥脱术、腹膜炎治疗后腹壁疝修补术。

18. 损伤控制（damage control，DC） 是损伤控制手术（damage control surgery）的简称，一般指严重创伤入院后的第一次手术——紧急手术，以阻断出血和污染、保住性命、恢复并维持生理稳定为主要目标，为有计划的再次手术赢得时间、创造条件。早期文献[1]提到这包括三种策略：①损伤控制；②恢复生理稳定性；③确定性手术。损伤控制的目标是：①识别损伤；②控制持续性出血；③控制肠道溢出。损伤控制之后是重症监护，以恢复生理储备。一旦在ICU完成二次复苏，即进行有计划的再次手术以修复解剖损伤。在重症监护开始后36h内，通常可以进行有计划的再次手术。早期研究[2]难能可贵，一方面对46个患者分组进行DC和确定性剖腹术（definitive laparotomy，DL）的对比试验；另一方面明确提到，DC的定义为对出血和污染的初始控制，随后腹腔内填塞和快速闭合，允许在ICU复苏至正常生理状态，再进行确定的再探查（definitive re-exploration）。"控制肠道溢出""污染控制"都是指感染灶控制。后来逐渐发展，在普外科领域，损伤控制手术这个词的范围有所扩大[3]，从与确定

---

［1］ Ikegami K.［Damage control surgery］. Nihon Geka Gakkai Zasshi，1999，100（7）：430-434. Japanese. PMID：10481848.

［2］ Rotondo MF，Schwab CW，McGonigal MD，et al. 'Damage control'：an approach for improved survival in exsanguinating penetrating abdominal injury. J Trauma，1993，35（3）：375-382；discussion 382-3. PMID：8371295.

［3］ McPartland KJ，Hyman NH. Damage control：what is its role in colorectal surgery? Dis Colon Rectum，2003，46（7）：981-986. doi：10.1097/01. DCR. 0000075206. 70623. E4. PMID：12847378.

性手术（definitive surgery）（即再次手术）并列，到包括它。其他外科领域也有细节不同，如胸外科领域[1]。目前认为，对危及生命的手术部位感染，DC 方式是获得时间和实现稳定性的最安全方式[2]。

19. 感染灶控制的评价

（1）尚无单一技术手段可以告诉临床医生感染控制是否充分。

（2）对进展性的腹腔内感染，影像学（通常是 CT 检查）对手术干预的适用性、效果评价都有价值。脓肿亦如此。

（3）临床表现（全身、局部）也是评价的根据。

20. 感染灶控制的并发症和失败

（1）原因　手术方式错误、操作失误、时机不恰当；患者因素和其他因素，包括液体/电解质平衡、营养状态。

（2）后果　感染扩大、感染加重（代谢紊乱或系统性表现，甚至多器官衰竭）、局部愈合不良。

21. 指南　如整体[3]、脓胸[4,5]、肛门脓肿[6,7]、IAI[8,9]、假体关节感

［1］　Rotondo MF，Bard MR. Damage control surgery for thoracic injuries. Injury，2004，35（7）：649-654. doi：10.1016/j. injury. 2004. 03. 002. PMID：15203304.

［2］　Timsit JF，Ruppé E，Barbier F，et al. Bloodstream infections in critically ill patients：an expert statement. Intensive Care Med，2020，46（2）：266-284. doi：10.1007/s00134-020-05950-6. Epub 2020 Feb 11. PMID：32047941；PMCID：PMC7223992.

［3］　Jimenez MF，Marshall JC；International Sepsis Forum. Source control in the management of sepsis. Intensive Care Med，2001，27 Suppl 1；S49-62. doi：10.1007/pl00003797. PMID：11307370.

［4］　Scarci M，Abah U，Solli P，et al. EACTS expert consensus statement for surgical management of pleural empyema. Eur J Cardiothorac Surg，2015，48（5）：642-653. doi：10.1093/ejcts/ezv272. Epub 2015 Aug 7. PMID：26254467.

［5］　Davies HE，Davies RJ，Davies CW；BTS Pleural Disease Guideline Group. Management of pleural infection in adults：British Thoracic Society Pleural Disease Guideline 2010. Thorax，2010，65（Suppl 2）：ii41-53. doi：10.1136/thx. 2010. 137000. PMID：20696693.

［6］　Ommer A，Herold A，Berg E，et al. German S3 guideline：anal abscess. Int J Colorectal Dis，2012，27（6）：831-837.

［7］　Ommer A，Herold A，Berg E，et al. German S3 guidelines：anal abscess and fistula（second revised version）. Langenbecks Arch Surg，2017，402（2）：191-201. doi：10.1007/s00423-017-1563-z. Epub 2017 Mar 1. PMID：28251361.

［8］　Solomkin JS，Mazuski JE，Bradley JS，et al. Diagnosis and management of complicated intra-abdominal infection in adults and children：guidelines by the Surgical Infection Society and the Infectious Diseases Society of America. Clin Infect Dis，2010，50（2）：133-164.

［9］　Lalisang TJM，Usman N，Hendrawidiaga I，et al. Clinical Practice Guidelines in Complicated Intra-Abdominal Infection 2018：An Indonesian Perspective. Surg Infect（Larchmt），2019，20（1）：83-90. doi：10.1089/sur. 2018. 120. Epub 2018 Nov 14. PMID：30427771.

感染灶控制（source control）——不仅仅是外科医生

染[1~4]急性胰腺炎[5~7]、心内膜炎（手术指征和时间）[8,9]等。

22. 重要文献　如外科感染[10]、腹腔感染[11]、皮肤软组织感染[12]、脓毒

[1] Della Valle C，Parvizi J，Bauer TW，et al. American Academy of Orthopaedic Surgeons clinical practice guideline on：the diagnosis of periprosthetic joint infections of the hip and knee. J Bone Joint Surg Am，2011，93（14）：1355-1357.

[2] Osmon DR，Berbari EF，Berendt AR，et al. Executive summary：diagnosis and management of prosthetic joint infection：clinical practice guidelines by the infectious diseases society of America. Clin Infect Dis，2013，56（1）：1-10.

[3] Kalson NS，Mathews JA，Alvand A，et al. Investigation and management of prosthetic joint infection in knee replacement：A BASK Surgical Practice Guideline. Knee，2020，27（6）：1857-1865. doi：10.1016/j. knee. 2020. 09. 010. Epub 2020 Nov 14. PMID：33202289.

[4] Ariza J，Cobo J，Baraia-Etxaburu J，et al. Executive summary of management of prosthetic joint infections. Clinical practice guidelines by the Spanish Society of Infectious Diseases and Clinical Microbiology（SEIMC）. Enferm Infecc Microbiol Clin，2017，35（3）：189-195. English，Spanish. doi：10.1016/j. eimc. 2016. 08. 012. Epub 2017 Feb 16. PMID：28215487.

[5] Pezzilli R，Zerbi A，Di Carlo V，et al. Practical guidelines for acute pancreatitis，Pancreatology，2010，10（5）：523-535.

[6] Leppäniemi A，Tolonen M，Tarasconi A，et al. Executive summary：WSES Guidelines for the management of severe acute pancreatitis. J Trauma Acute Care Surg，2020，88（6）：888-890. doi：10.1097/TA. 0000000000002691. PMID：32459451.

[7] Abu-El-Haija M，Kumar S，Quiros JA，et al. Management of Acute Pancreatitis in the Pediatric Population：A Clinical Report From the North American Society for Pediatric Gastroenterology，Hepatology and Nutrition Pancreas Committee. J Pediatr Gastroenterol Nutr，2018，66（1）：159-176. doi：10.1097/MPG. 0000000000001715. PMID：29280782；PMCID：PMC5755713.

[8] Hoen B，Duval X. Clinical practice. Infective endocarditis. N Engl J Med，2013，368（15）：1425-1433.

[9] Writing Committee Members，Otto CM，Nishimura RA，et al. 2020 ACC/AHA guideline for the management of patients with valvular heart disease：A report of the American College of Cardiology/American Heart Association Joint Committee on Clinical Practice Guidelines. J Thorac Cardiovasc Surg，2021 May 7：S0022-5223（21）00592-4. doi：10.1016/j. jtcvs. 2021. 04. 002. Epub ahead of print. PMID：33972115.

[10] Rickard J. Treating Surgical Infections in Low- and Middle-Income Countries：Source Control，Then What? Surg Infect（Larchmt），2019，20（3）：192-196. doi：10.1089/sur. 2018. 125. Epub 2019 Jan 30. PMID：30698510.

[11] Wu XW，Zheng T，Hong ZW，et al. Current progress of source control in the management of intra-abdominal infections. Chin J Traumatol，2020，23（6）：311-313. doi：10.1016/j. cjtee. 2020. 07. 003. Epub 2020 Aug 3. PMID：32863153；PMCID：PMC7718538.

[12] Eckmann C. The importance of source control in the management of severe skin and soft tissue infections. Curr Opin Infect Dis，2016，29（2）：139-144. doi：10.1097/QCO. 0000000000000240. PMID：26779777.

症[1~4]、感染灶识别（source identification）[5]、中低收入情况[6]。

建议阅读：

• Moshe Schein，John C Marshall. Source Control：A Guide to the Management of Surgical Infections. Springer，2002.

[1] Jan J，De Waele，Ignacio Martin-Loeches. Advances in source control in patients with sepsis and septic shock. ICU Management & Practice，2018，18（3）：171-174. icu-management. org

[2] Lagunes L，Encina B，Ramirez-Estrada S. Current understanding in source control management in septic shock patients：a review. Ann Transl Med，2016，4（17）：330. doi：10.21037/atm. 2016. 09. 02. PMID：27713888；PMCID：PMC5050189.

[3] Richter DC，Heininger A，Schmidt K，et al. Diagnostik der Sepsis-Teil 1：allgemeine Diagnostik und Fokussuche-/sanierung［Diagnostic Approaches in Sepsis-Part 1：General Diagnostic Principles，Focus Identification and Source Control］. Anasthesiol Intensivmed Notfallmed Schmerzther，2019，54（1）：22-36. German. doi：10. 1055/a-0625-5507. Epub 2019 Jan 8. PMID：30620953.

[4] Marshall JC，Al Naqbi A. Principles of source control in the management of sepsis. Crit Care Nurs Clin North Am，2011，23（1）：99-114. doi：10.1016/j. ccell. 2010. 12. 006. PMID：21316570.

[5] Oliver ZP，Perkins J. Source Identification and Source Control. Emerg Med Clin North Am，2017，35（1）：43-58. doi：10.1016/j. emc. 2016. 08. 005. PMID：27908337.

[6] Rickard J. Treating Surgical Infections in Low- and Middle-Income Countries：Source Control，Then What? Surg Infect（Larchmt），2019，20（3）：192-196. doi：10. 1089/sur. 2018. 125. Epub 2019 Jan 30. PMID：30698510.

感染源和患者的控制、感染性疾病的预防
——感控从业者、全体医务人员

卷薜芷与若蕙兮，临湘渊而投之；棍申椒与菌桂兮，赴江湖而沤之。
费椒稰以要神兮，又勤索彼琼茅；违灵氛而不从兮，反湛身于江皋！

——汉·扬雄《反离骚》

感染性疾病的一个重要特征是可以人际传播，该特征几乎仅见于感染性疾病，为其他疾病病种所没有。因此感染性疾病的处置也对应一个独特的方式：感染控制（infection control，IC）——为防止人际传播而进行的控制[1,2]，也叫感染预防（infection prevention，IP）。感染控制在大型医院一般都有独立的管理部门和明确的组织体系，具体工作由一线的医、药、控、检、护等共同完成，可以说和全体医务人员都有关系。

1. 用词 PubMed 中 "infection control" 和 "infection prevention" 的数量类似，IC 最多，也有少量 "infection control and prevention" 存在。WHO 网页是 "infection prevention and control"[3]。狭义的 IC 是预防传播，此时和 IP 为同义词，隶属于预防医学范畴。不过广义的 IC 也包括对具体患者的疾病的控制，这从预防医学的角度看是控制感染源，从临床医学的角度看是患者临床处置，显然是二者的交叉。一般理解，IC 和 IP 是同义词。CLSI M100 文件 30 版（2020版）把 IC 都改做 IP，没有解释。

2. 感染控制（感控）的主要角度 控制感染源（control the source of infection）、切断传播途径（cut off route of transmission）、保护易感人群（protect

---

［1］ Sydnor ER，Perl TM. Hospital epidemiology and infection control in acute-care settings. Clin Microbiol Rev，2011，24（1）：141-173.

［2］ Habboush Y，Yarrarapu SNS，Guzman N. Infection Control. 2021 Jan 5. In：StatPearls［Internet］. Treasure Island（FL）：StatPearls Publishing；2021 Jan-. PMID：30085559.

［3］ https：//www. who. int/teams/integrated-health-services/infection-prevention-control susceptible populations）。

3. 感染控制的前提　病原明确、疾病明确、感染源明确、传播途径明确、易感人群明确。在现实工作中应该尽可能地最大限度地明确这些前提，多数情况可以做到，难在以下几点。

（1）全新病原体　因为新，资料有限甚至全无，所以难。明确信息的过程会付出代价，SARS-CoV-2 仿佛昨日！

（2）环境/人体常见病原的机会感染　因为这些病原太多分布太广，很难将感染路径/传播途径从背景中明晰出来。

4. 控制方式

（1）非人的感染源　消灭。

（2）已感染患者　隔离（所谓"反向隔离"）、治疗。

（3）定植者　筛查、隔离、去定植。

（4）未感染者和一般接触者（尤其是易感人群）　必要时预防用药、隔离保护（所谓"正向隔离"）。

（5）医学从业者有接触时　标准预防。借助科技，磨炼行为，强化意识。

（6）传播途径　切断。

（7）环境　消毒。

5. 具体的预防控制内容

（1）社区获得性感染

① 病原　如流感嗜血杆菌、脑膜炎奈瑟菌、流感病毒、HIV、HBV、HCV[1]、SARS-CoV-2。

② 疾病　如上呼吸道感染、性传播感染、浅部真菌感染等。

③ 特殊情况　如旅游感染[2,3]。

---

[1] Chapman LE，Sullivent EE，Grohskopf LA，et al. Recommendations for postexposure interventions to prevent infection with hepatitis B virus，hepatitis C virus，or human immunodeficiency virus，and tetanus in persons wounded during bombings and other mass-casualty events--United States，2008：recommendations of the Centers for Disease Control and Prevention（CDC）. MMWR Recomm Rep，2008，57（RR-6）：1-21；quiz CE1-4.

[2] FJ，Fischer PR，Ryan ET；Infectious Diseases Society of America. The practice of travel medicine：guidelines by the Infectious Diseases Society of America. Clin Infect Dis，2006，43（12）：1499-1539.

[3] Josephs LK，Coker RK，Thomas M；BTS Air Travel Working Group；British Thoracic Society. Managing patients with stable respiratory disease planning air travel：a primary care summary of the British Thoracic Society recommendations. Prim Care Respir J，2013，22（2）：234-238. doi：10.4104/pcrj.2013.00046. PMID：23732637；PMCID：PMC6442792.

（2）医疗保健相关感染　相关文献如下。

① 病原相关指南　美国医疗保健流行病学学会（Society for Healthcare Epidemiology of America，SHEA）防止耐药金黄色葡萄球菌、肠球菌传播指南[1]，SHEA 多重耐药菌（MRSA、VRE、MDRGNB、VRSA）控制指南[2]，欧洲防止 MDRO 污染胃肠镜指南[3]，以及艰难梭菌感染相关指南[4,5]，还有中国共识[6,7]。

② 疾病文献　如预防指南[8]、风险因素和措施[9]，以及眼科[10]。

（3）国际关注的四大类医疗保健相关感染　中心静脉插管相关血流感染（CRBSI/CLABSI）、插管相关性尿路感染（CAUTI）、呼吸机相关肺炎/医院获得性肺炎/保健相关肺炎（VAP/HAP/HCAP）、皮肤软组织感染（SSI）。

（4）中心静脉插管相关血流感染（central line-associated bloodstream infections，CRBSI/CLABSI）

① 风险因素　插管前住院时间延长、插管时间延长、插管部位微生物定植、

[1] Muto CA，Jernigan JA，Ostrowsky BE，et al. SHEA guideline for preventing nosocomial transmission of multidrug-resistant strains of *Staphylococcus aureus* and Enterococcus. Infect Control Hosp Epidemiol. 2003 May；24（5）：362-86.

[2] Cohen AL，Calfee D，Fridkin SK，et al. Recommendations for metrics for multidrug-resistant organisms in healthcare settings：SHEA/HICPAC Position paper . Infect Control Hosp Epidemiol，2008，29（10）：901-913.

[3] Beilenhoff U，Biering H，Blum R，et al. Prevention of multidrug-resistant infections from contaminated duodenoscopes：Position Statement of the European Society of Gastrointestinal Endoscopy（ESGE）and European Society of Gastroenterology Nurses and Associates（ESGENA）. Endoscopy，2017，49（11）：1098-1106. doi：10.1055/s-0043-120523. Epub 2017 Oct 16. PMID：29036747.

[4] McDonald LC，Gerding DN，Johnson S，et al. Clinical Practice Guidelines for *Clostridium difficile* Infection in Adults and Children：2017 Update by the Infectious Diseases Society of America（IDSA）and Society for Healthcare Epidemiology of America（SHEA）. Clin Infect Dis，2018，66（7）：e1-e48. doi：10.1093/cid/cix1085. PMID：29462280；PMCID：PMC6018983.

[5] Johnson S，Lavergne V，Skinner AM，et al. Clinical Practice Guideline by the Infectious Diseases Society of America（IDSA）and Society for Healthcare Epidemiology of America（SHEA）：2021 Focused Update Guidelines on Management of *Clostridioides difficile* Infection in Adults. Clin Infect Dis，2021 Jun 24：ciab549. doi：10.1093/cid/ciab549. Epub ahead of print. PMID：34164674.

[6] 黄勋，邓子德，倪语星，等.多重耐药菌医院感染预防与控制中国专家共识［J］.中国感染控制杂志，2015，（1）：1-9. DOI：10.3969/j. issn. 1671-9638. 2015.01. 001.

[7] 杨启文，吴安华，胡必杰，等.临床重要耐药菌感染传播防控策略专家共识［J］.中国感染控制杂志，2021，20（1）：1-14. DOI：10.12138/j. issn. 1671-9638. 20218124.

[8] Yokoe DS，Mermel LA，Anderson DJ，et al. A compendium of strategies to prevent healthcare-associated infections in acute care hospitals. Infect Control Hosp Epidemiol，2008，29（Suppl 1）：S12-21.

[9] Sydnor ER，Perl TM. Hospital epidemiology and infection control in acute-care settings. Clin Microbiol Rev，2011，24（1）：141-173.

[10] Hart KM，Stapleton F，Carnt N，et al. Optometry Australia′s infection control guidelines 2020. Clin Exp Optom，2021，104（3）：267-284. doi：10.1080/08164622.2021.1887704. Epub 2021 Mar 26. PMID：33769228.

插管接口处（catheter hub）有微生物定植、颈内静脉插管、股静脉插管、全胃肠外营养、插管护理不标准。国内研究[1]多因素分析显示，Power PICC（可以高压注入的 PICC）、Charison 评分高、糖尿病、双腔或三腔是 ICU 患者 PICC 相关血流感染的风险因素。

② 控制措施　有用于识别 CLABSI 患者的感染防控计划；有用于计算 CLABSI 发生率的信息技术；插管置入后执行检查清单；设立插管置入规程/流程图；对所有医护人员进行预防 CLABSI 基本实践措施的教育；插管前手卫生消毒；避免股静脉、颈内静脉置管；置管时无菌屏障隔离最大化；＞2 个月的患者（小儿、儿童、成人）用氯己定进行皮肤准备；置管时对插管接口处（catheter hub）、连接处（connector）、输液港（port）消毒；每 5～7 天更换插管辅助物（dressing），并进行行置入点护理；去除不必要的插管。《热病》提到[2]洗手；插入导管时严格无菌技术；2%氯己定消毒皮肤；应用含抗生素导管；尽量选择锁骨下静脉，避免股静脉。

③ 指南　如美国 CDC 的 CRI 预防指南[3,4]，包括儿科预防指南[5]；美国 AJIC 指南[6]；SHEA 指南[7]；德国指南[8]；其他预防指南[9,10]；中国卫生

［1］　Zhang S，Sun X，Lei Y. The microbiological characteristics and risk factors for PICC-related bloodstream infections in intensive care unit. Sci Rep，2017，7（1）：15074. doi：10.1038/s41598-017-10037-2. PMID：29118410；PMCID：PMC5678102.

［2］　David N Gilbert，et al. 桑福德抗微生物治疗指南. 第 41 版. 范洪伟，等译. 北京：中国协和医科大学出版社，2011：62.

［3］　O'Grady NP，Alexander M，Dellinger EP，et al. Guidelines for the prevention of intravascular catheter-related infections. Centers for Disease Control and Prevention. MMWR Recomm Rep，2002，51（RR-10）：1-29.

［4］　O'Grady NP，Alexander M，Dellinger EP，et al. Guidelines for the prevention of intravascular catheter-related infections. The Hospital Infection Control Practices Advisory Committee，Center for Disease Control and Prevention，U. S. Pediatrics，2002，110（5）：e51.

［5］　O'Grady NP，Alexander M，Burns LA，et al. Guidelines for the prevention of intravascular catheter-related infections. Clin Infect Dis，2011，52（9）：e162-193.

［6］　Rebmann T，Murphy CL. Preventing catheter-related bloodstream infections：an executive summary of the APIC elimination guide. Am J Infect Control，2010，38（10）：846-848.

［7］　Marschall J，Mermel LA，Fakih M，et al. Strategies to prevent central line-associated bloodstream infections in acute care hospitals：2014 update. Infect Control Hosp Epidemiol，2014，35（7）：753-771. doi：10.1086/676533. PMID：24915204.

［8］　Böll B，Schalk E，Buchheidt D，et al. Central venous catheter-related infections in hematology and oncology：2020 updated guidelines on diagnosis，management，and prevention by the Infectious Diseases Working Party（AGIHO）of the German Society of Hematology and Medical Oncology（DGHO）. Ann Hematol，2021，100（1）：239-259. doi：10.1007/s00277-020-04286-x. Epub 2020 Sep 30. PMID：32997191；PMCID：PMC7782365.

［9］　Yokoe DS，Mermel LA，Anderson DJ，et al. A compendium of strategies to prevent healthcare-associated infections in acute care hospitals. Infect Control Hosp Epidemiol，2008，29（Suppl 1）：S12-21.

［10］　Marschall J，Mermel LA，Classen D，et al. Strategies to prevent central line-associated bloodstream infections in acute care hospitals. Infect Control Hosp Epidemiol，2008，29（Suppl 1）：S22-30.

部《导管相关血流感染预防与控制技术指南（试行）》[1]，以及其 2021 年版[2]；IHI（institute for healthcare improvement）信息[3]。

（5）插管相关性尿路感染（catheter-associated urinary tract infection，CAUTI）

① 风险因素　插管时间延长、开放式引流系统、女性、老年人、糖尿病、肾功能受损、插管护理质量差、住院时间和 ICU 时间较长[4]。

② 控制措施　尽可能减少插管；密闭式引流系统；插管护理手写规程（written protocol）的使用；置管时尽可能将尿路损伤最小化；对医生设置提示信息，以便重新评估置管的必要性；监测感染率，并有针对相应部门的反馈机制。

③ 指南　如美国 CDC 指南[5,6]、其他预防指南[7,8]、日本尿路操作防止感染指南[9]、中国卫生部《导尿管相关尿路感染预防与控制技术指南（试行）》[10]。

（6）VAP（呼吸机相关肺炎）HAP（医院获得性肺炎）/HCAP（保健相关肺炎）

① 风险因素　气管插管、机械通气时间、镇静状态、仰卧、吸入、肠内营养、口咽部定植、多重耐药（MDR）病原风险、MDR 病原风险伴之前住院或住院时间延长、MDR 病原风险伴之前抗生素暴露、护理院居住、年龄＞65 岁。对于死亡风险，中国研究[11]认为：单因素 logistic 回归分析显示，中性粒细胞与淋

---

［1］　http：//www.moh.gov.cn/publicfiles/business/htmlfiles/mohyzs/s3594/201012/50039.htm

［2］　http：//www.nhc.gov.cn/yzygj/s7659/202103/dad04cf7992e472d9de1fe6847797e49.shtml

［3］　http：//www.ihi.org/explore/CentralLineInfection/Pages/default.aspx

［4］　Li F，Song M，Xu L，et al. Risk factors for catheter-associated urinary tract infection among hospitalized patients：A systematic review and meta-analysis of observational studies. J Adv Nurs，2019，75（3）：517-527. doi：10.1111/jan.13863. Epub 2018 Dec 21. PMID：30259542.

［5］　Gould CV，Umscheid CA，Agarwal RK，et al. Guideline for prevention of catheter-associated urinary tract infections 2009. Infect Control Hosp Epidemiol，2010，31（4）：319-326.

［6］　http：//www.cdc.gov/hicpac/cauti/001_cauti.html

［7］　Yokoe DS，Mermel LA，Anderson DJ，et al. A compendium of strategies to prevent healthcare-associated infections in acute care hospitals. Infect Control Hosp Epidemiol，2008，29 Suppl 1：S12-21.

［8］　Lo E，Nicolle L，Classen D，et al. Strategies to prevent catheter-associated urinary tract infections in acute care hospitals. Infect Control Hosp Epidemiol，2008，29 Suppl 1：S41-50.

［9］　Hamasuna R，Takahashi S，Yamamoto S，et al. Guideline for the prevention of health care-associated infection in urological practice in Japan. Int J Urol，2011，18（7）：495-502.

［10］　http：//www.moh.gov.cn/publicfiles/business/htmlfiles/mohyzs/s3594/201012/50039.htm

［11］　Feng DY，Zhou YQ，Zhou M，et al. Risk Factors for Mortality Due to Ventilator-Associated Pneumonia in a Chinese Hospital：A Retrospective Study. Med Sci Monit，2019，25：7660-7665. doi：10.12659/MSM.916356. PMID：31605472；PMCID：PMC6802466.

巴细胞比值（NLR）、血尿素氮/白蛋白比值（BUN/ALB）、多重耐药菌感染、序贯器官衰竭评分（SOFA）升高是 VAP 死亡的风险因素。在第二个多变量分析中，NLR 水平升高（$P=0.038$）、BUN/ALB 比值升高（$P=0.016$）、多重耐药菌感染（$P=0.036$）和 SOFA 评分升高（$P<0.001$）仍与 30 天死亡率相关。

② 控制措施　隔离携带 MDR 病原的患者；醇基洗手液进行手卫生；半卧位；对 MDR 病原进行微生物学监测；早期去除侵入性装置；避免镇静；抗生素管理计划；口咽部去定植；气道增湿；声门下分泌物吸引装置；保持气管套囊（endotracheal cuff）压力在≥20cmH$_2$O；气管内插管有聚酯套囊（polyurethane cuff）；使用银包被的气管内插管。《热病》提到[1]：床头抬高 30°以上；尽早去除鼻胃管、气管插管；如有可能，持续声门下吸引；氯己定清洁口腔。

③ "拯救脓毒症运动"指南中涉及 VAP 预防的信息[2]：应该引入并研究选择性口腔消毒（selective oral decontamination，SOD）、选择性胃肠道消毒（selective digestive decontamination，SDD）方式来减少 VAP 的发生；如果某医疗机构或某地区发现某措施有效，则应实施推广该感染控制措施。用口服的葡萄糖酸氯己定（chlorhexidine gluconate）进行口咽部消毒，来减少 ICU 严重脓毒症患者 VAP 风险。

④ 参见指南：感控专业联合会（the Association for Professionals in Infection Control，APIC）的 VAP 预防指南[3]、国际指南[4]、美国指南[5~7]、欧洲指

[1]　David N Gilbert，et al. 桑福德抗微生物治疗指南. 第 41 版. 范洪伟，等译. 北京：中国协和医科大学出版社. 2011：38.

[2]　Dellinger RP，Levy MM，Rhodes A，et al. Surviving Sepsis Campaign：International Guidelines for Management of Severe Sepsis and Septic Shock：2012. Crit Care Med，2013，41（2）：580-637.

[3]　Rebmann T，Greene LR. Preventing ventilator-associated pneumonia：An executive summary of the Association for Professionals in Infection Control and Epidemiology，In. c，Elimination Guide. Am J Infect Control，2010，38（8）：647-649.

[4]　Torres A，Niederman MS，Chastre J，et al. International ERS/ESICM/ESCMID/ALAT guidelines for the management of hospital-acquired pneumonia and ventilator-associated pneumonia：Guidelines for the management of hospital-acquired pneumonia（HAP）/ventilator-associated pneumonia（VAP）of the European Respiratory Society（ERS），European Society of Intensive Care Medicine（ESICM），European Society of Clinical Microbiology and Infectious Diseases（ESCMID）and Asociación Latinoamericana del Tórax（ALAT）. Eur Respir J，2017，50（3）：1700582. doi：10.1183/13993003.00582-2017. PMID：28890434.

[5]　Yokoe DS，Classen D. Improving patient safety through infection control：a new healthcare imperative. Infect Control Hosp Epidemiol，2008，29（Suppl 1）：S3-11.

[6]　Lo E，Nicolle L，Classen D，et al. Strategies to prevent catheter-associated urinary tract infections in acute care hospitals. Infect Control Hosp Epidemiol，2008，29（Suppl 1）：S41-50.

[7]　Kalil AC，Metersky ML，Klompas M，et al. Management of Adults With Hospital-acquired and Ventilator-associated Pneumonia：2016 Clinical Practice Guidelines by the Infectious Diseases Society of America and the American Thoracic Society. Clin Infect Dis，2016，63（5）：e61-e111. doi：10.1093/cid/ciw353. Epub 2016 Jul 14.

南[1]、英国 BSAC 指南[2]、预防纤维支气管镜相关感染（flexible bronchoscopy-associated infection）相关声明[3]。

（7）皮肤软组织感染（surgical site infection，SSI）

① 风险因素　糖尿病、吸烟、肥胖、免疫抑制、备皮去毛、术前已有感染、医护人员术前消毒不充分、皮肤准备不充分、外科设备没有做到无菌、手术时长、手术技巧/技术。风险评估归纳可见相关文献[4]。新生儿手术部位感染的危险因素[5]：胎龄、出生体重、手术年龄、手术时间、患者手术次数、术前住院时间和术前脓毒症。相反，术前抗生素的使用与 SSI 的发生无显著相关性。

② 控制措施　控制血糖；鼓励术前禁烟 30 天；根据体重调整预防性抗生素使用；尽可能避免免疫抑制；如果需要毛发备皮，使用剪刀，不用刮胡刀；强化医护人员自身正确充分的消毒技术、时长；恰当应用术前清洗剂（氯己定-乙醇）；皮肤准备要审慎正确；手术前抗生素预防使用；手术室人员流动性的最小化；手术室空气流动符合专业要求；使用合格消毒剂清洁表面；根据公布的指南消毒所有设备。

③ 指南　如 WHO 2018 指南[6]，美国 CDC 指南[7,8]、推荐[9,10]，美国 ACS

［1］　Torres A，Ewig S，Lode H，et al. Defining，treating and preventing hospital acquired pneumonia：European perspective. Intensive Care Med，2009，35（1）：9-29.

［2］　Masterton RG，Galloway A，French G，et al. Guidelines for the management of hospital-acquired pneumonia in the UK：report of the working party on hospital-acquired pneumonia of the British Society for Antimicrobial Chemotherapy. J Antimicrob Chemother，2008，62（1）：5-34.

［3］　Mehta AC，Prakash UB，Garland R，et al. American College of Chest Physicians and American Association for Bronchology［corrected］consensus statement：prevention of flexible bronchoscopy-associated infection. Chest，2005，128（3）：1742-1755.

［4］　Mu Y，Edwards JR，Horan TC，et al. Improving risk-adjusted measures of surgical site infection for the national healthcare safety network. Infect Control Hosp Epidemiol，2011，32（10）：970-986.

［5］　Catania VD，Boscarelli A，Lauriti G，et al. Risk Factors for Surgical Site Infection in Neonates：A Systematic Review of the Literature and Meta-Analysis. Front Pediatr，2019，7：101. doi：10.3389/fped.2019.00101. PMID：30984722；PMCID：PMC6449628.

［6］　Preventing surgical site infections：implementation approaches for evidence-based recommendations. ISBN 978-92-4-151438-5. World Health Organization 2018.

［7］　Mangram AJ，Horan TC，Pearson ML，et al. Guideline for Prevention of Surgical Site Infection，1999. Centers for Disease Control and Prevention（CDC）Hospital Infection Control Practices Advisory Committee. Am J Infect Control，1999，27（2）：97-132；quiz 133-4；discussion 96.

［8］　Berrios-Torres SI，Umscheid CA，Bratzler DW，et al. Centers for Disease Control and Prevention Guideline for the Prevention of Surgical Site Infection，2017. JAMA Surg，2017，152（8）：784-791. doi：10.1001/jamasurg.2017.0904. Erratum in：JAMA Surg. 2017 Aug 1；152（8）：803. PMID：28467526.

［9］　Alexander JW，Solomkin JS，Edwards MJ. Updated recommendations for control of surgical site infections. Ann Surg，2011，253（6）：1082-1093.

［10］　Anderson DJ，Kaye KS，Classen D，et al. Strategies to prevent surgical site infections in acute care hospitals. Infect Control Hosp Epidemiol，2008，29 Suppl 1：S51-61.

指南[1]，英国 NICE 指南 CG74[2] 和 HPA 指南[3,4]，SCIP 指南[5]，西班牙指南[6]，中国卫生部《外科手术部位感染预防与控制技术指南（试行）》[7]。

（8）目前国际上重点关注的病原[8,9] MRSA、VRE、艰难梭菌[10,11]（暴发控制实例[12]）、CRE、碳青霉烯类耐药鲍曼不动杆菌（CRABA）（暴发控制实例[13]）、碳青霉烯类耐药铜绿假单胞菌（CRPAE）、XDR-TB。参见美国医院感染相关耐药菌的变化趋势总结[14]。国内有专家共识[15]、指引[16]。行业标准

［1］ Ban KA，Minei JP，Laronga C，et al. American College of Surgeons and Surgical Infection Society：Surgical Site Infection Guidelines，2016 Update. J Am Coll Surg，2017，224（1）：59-74. doi：10.1016/j. jamcollsurg. 2016.10.029. Epub 2016 Nov 30. PMID：27915053.

［2］ Leaper D，Burman-Roy S，Palanca A，et al. Prevention and treatment of surgical site infection：summary of NICE guidance. BMJ，2008，337：a1924.

［3］ http：//www. hpa-standardmethods. org. uk/pdf _ sops. asp

［4］ https：//www. gov. uk/government/collections/standards-for-microbiology-investigations-smi

［5］ http：//www. jointcommission. org/specifications _ manual _ for _ national _ hospital _ inpatient _ quality _ measures. aspx

［6］ Badia JM，Rubio Pérez I，Manuel A，et al. Surgical site infection prevention measures in General Surgery：Position statement by the Surgical Infections Division of the Spanish Association of Surgery. Cir Esp（Engl Ed），2020，98（4）：187-203. English，Spanish. doi：10.1016/j. ciresp. 2019.11.010. Epub 2020 Jan 23. PMID：31983392.

［7］ http：//www. moh. gov. cn/publicfiles/business/htmlfiles/mohyzs/s3594/201012/50039. htm

［8］ http：//www. cdc. gov/HAI/organisms/organisms. html≠e

［9］ Guidelines for the Prevention and Control of Carbapenem-Resistant Enterobacteriaceae，*Acinetobacter baumannii* and *Pseudomonas aeruginosa* in Health Care Facilities. Geneva：World Health Organization，2017. PMID：29630191.

［10］ McDonald LC，Gerding DN，Johnson S，et al. Clinical Practice Guidelines for *Clostridium difficile* Infection in Adults and Children：2017 Update by the Infectious Diseases Society of America（IDSA）and Society for Healthcare Epidemiology of America（SHEA）. Clin Infect Dis，2018，66（7）：e1-e48. doi：10.1093/cid/cix1085. PMID：29462280；PMCID：PMC6018983.

［11］ Johnson S，Lavergne V，Skinner AM，et al. Clinical Practice Guideline by the Infectious Diseases Society of America（IDSA）and Society for Healthcare Epidemiology of America（SHEA）：2021 Focused Update Guidelines on Management of *Clostridioides difficile* Infection in Adults. Clin Infect Dis，2021 Jun 24：ciab549. doi：10.1093/cid/ciab549. Epub ahead of print. PMID：34164674.

［12］ Unger JA，Whimbey E，Gravett MG，et al. The emergence of *Clostridium difficile* infection among peripartum women：a case-control study of a *C. difficile* outbreak on an obstetrical service. Infect Dis Obstet Gynecol，2011，2011：267249.

［13］ Ling ML，Ang A，Wee M，et al. A nosocomial outbreak of multiresistant *Acinetobacter baumannii* originating from an intensive care unit. Infect Control Hosp Epidemiol，2001，22（1）：48-49.

［14］ Sievert DM，Ricks P，Edwards JR，et al. Antimicrobial-resistant pathogens associated with healthcare-associated infections：summary of data reported to the National Healthcare Safety Network at the Centers for Disease Control and Prevention，2009-2010. Infect Control Hosp Epidemiol，2013，34（1）：1-14.

［15］ 杨启文，吴安华，胡必杰，等. 临床重要耐药菌感染传播防控策略专家共识［J］. 中国感染控制杂志，2021，20（1）：1-14. DOI：10.12138/j. issn. 1671-9638. 20218124.

［16］ 中华预防医学会医院感染控制分会，中华医学会感染病学分会，中国医院协会医院感染管理专业委员会，等. 中国碳青霉烯耐药革兰阴性杆菌（CRO）感染预防与控制技术指引［J］. 中华医院感染学杂志，2019，29（13）：2075-2080. DOI：10.11816/cn. ni. 2019-191088.

《医院隔离技术规范》（WS/T 311—2009）附录 G 有 MRSA、VRSA 和其他多重耐药菌。

（9）MRSA[1]　见德国指南[2]

① 防止筛选出耐药株　如抗生素限制使用。

② 风险因素　新生儿[3]：50 例新生儿与对照组相匹配。在匹配单变量分析中，以下因素与获得 MRSA 的风险显著相关：a. 急诊床位（$P=0.03$）；b. 在检测到 MRSA 前一周内需要任何水平的呼吸支持（$P=0.04$）；c. 本周和前一周衡量清洗效果的指标（ATP）不佳（$P=0.01$）；d. 本周和前一周 MRSA 定植压力较高（$P<0.0001$）；e. 在前一次阴性培养和获得 MRSA 之间没有进行听力测试（$P=0.01$）。多变量 logistic 回归发现只有定植压力与 MRSA 定植的获得有关。社区获得性肺炎[4]：共评估 10723 例。肺脓肿/脓胸与 MRSA 相关的概率最高（aOR=4.24；$P<0.0001$），其次为流感（aOR=2.34；$P=0.01$）、终末期肾病（ESRD）（aOR=2.09；$P=0.006$）、毒品使用（aOR=1.7；$P=0.007$）和 COPD（aOR=1.26；$P=0.04$）。

③ 减少患者、医务人员的定植库　如定植/感染者出院、携带者去定植。

④ 防止人际传播　如筛选警示、手卫生、患者归类（cohorting）和隔离、使用工作服和手套。注意，对 MRSA 和 VRE 而言，接触预防（contact precautions）的效果不显著[5]，看来实际情况比预计要复杂。

⑤ 防止定植者感染　如鼻腔去定植。

（10）碳青霉烯类耐药肠杆菌目（CRE）[6]　欧洲 CDC 提到，以下特征说

[1]　Marshall C，Wesselingh S，McDonald M，et al. Control of endemic MRSA-what is the evidence? A personal view. J Hosp Infect，2004，56（4）：253-268.

[2]　Empfehlungen zur Prävention und Kontrolle von Methicillinresistenten *Staphylococcus aureus*-Stämmen（MRSA）in medizinischen und pflegerischen Einrichtungen［Recommendations for prevention and control of methicillin-resistant *Staphylococcus aureus*（MRSA）in medical and nursing facilities］. Bundesgesundheitsblatt Gesundheitsforschung Gesundheitsschutz，2014，57（6）：696-732. German. Erratum in：Bundesgesundheitsblatt Gesundheitsforschung Gesundheitsschutz. 2015 Jun；58（6）：654. PMID：24987771.

[3]　Balamohan A，Beachy J，Kohn N，et al. Risk Factors for Nosocomial Methicillin Resistant *Staphylococcus aureus*（MRSA）Colonization in a Neonatal Intensive Care Unit：A Case-Control Study. Am J Infect Control，2021 Apr 30；S0196-6553（21）00277-7. doi：10.1016/j. ajic. 2021.04.082. Epub ahead of print. PMID：33940064.

[4]　Lewis PO. Risk Factor Evaluation for Methicillin-Resistant *Staphylococcus aureus* and *Pseudomonas aeruginosa* in Community-Acquired Pneumonia. Ann Pharmacother，2021，5（1）：36-43. doi：10.1177/1060028020935106. Epub 2020 Jun 16. PMID：32545992.

[5]　Huskins WC，Huckabee CM，O'Grady NP，et al. Intervention to reduce transmission of resistant bacteria in intensive care. N Engl J Med，2011，364（15）：1407-1418.

[6]　http：//www. cdc. gov/hai/organisms/cre/cre-toolkit/index. html

明个体有携带 CRE 的"风险"[1]：a. 在过去 12 个月内，有医疗机构居住病史；b. 在过去 12 个月内，有透析或癌症化疗病史；c. 过去 12 个月内，已知是 CRE 携带者；d. 与已知的 CRE 携带者有流行病学联系。国内李轶教授研究显示[2]，入住 ICU 时定植碳青霉烯类耐药肺炎克雷伯菌（CRKP）的风险因素包括：之前 1 年内肺炎克雷伯菌定植或感染（OR＝3.32，95％ CI 2.01～4.38），CD4/CD8 比值＜1（OR＝2.98，95％ CI 2.02～4.19），胃肠外营养≥48 h（OR＝1.88，95％ CI 1.22～3.04）等。系统性综述显示[3]，CRE 定植增加了 16.5％的相关感染机会，导致全因死亡率增加 10％。入院时对"高风险"患者实施的初步措施是：提前隔离、积极筛查 CRE、接触预防措施。确认 CRE 阳性的患者再加补充措施。具体措施有手卫生、接触隔离、患者归类（cohorting）、尽量减少侵入性操作、促进抗生素管理、筛查等。参见 CRE 控制指南[4~6]和相关文献[7]，以及暴发控制实例报道[8]。

（11）药物使用　见"预防用药"部分。

［1］ Magiorakos AP，Burns K，Rodriguez Baño J，et al. Infection prevention and control measures and tools for the prevention of entry of carbapenem-resistant Enterobacteriaceae into healthcare settings：guidance from the European Centre for Disease Prevention and Control. Antimicrob Resist Infect Control，2017，6：113. doi：10.1186/s13756-017-0259-z. PMID：29163939；PMCID：PMC5686856.

［2］ Li Y，Shen H，Zhu C，et al. Carbapenem-Resistant *Klebsiella pneumoniae* Infections among ICU Admission Patients in Central China：Prevalence and Prediction Model. Biomed Res Int，2019，2019：9767313. doi：10.1155/2019/9767313. PMID：31032370；PMCID：PMC6457282.

［3］ Tischendorf J，de Avila RA，Safdar N. Risk of infection following colonization with carbapenem-resistant Enterobactericeae：A systematic review. Am J Infect Control，2016，44（5）：539-543. doi：10.1016/j.ajic.2015.12.005. Epub 2016 Feb 15. PMID：26899297；PMCID：PMC5262497.

［4］ Centers for Disease Control and Prevention（CDC）. Guidance for control of infections with carbapenem-resistant or carbapenemase-producing Enterobacteriaceae in acute care facilities. MMWR Morb Mortal Wkly Rep，2009，58（10）：256-260.

［5］ Guidelines for the Prevention and Control of Carbapenem-Resistant Enterobacteriaceae，*Acinetobacter baumannii* and *Pseudomonas aeruginosa* in Health Care Facilities. Geneva：World Health Organization，2017. PMID：29630191.

［6］ 中华预防医学会医院感染控制分会，中华医学会感染病学分会，中国医院协会医院感染管理专业委员会，等. 中国碳青霉烯耐药革兰阴性杆菌（CRO）感染预防与控制技术指引［J］. 中华医院感染学杂志，2019，29（13）：2075-2080. DOI：10.11816/cn. ni. 2019-191088.

［7］ Nordmann P，Cornaglia G. Carbapenemase-producing Enterobacteriaceae：a call for action！ Clin Microbiol Infect，2012，18（5）：411-412.

［8］ Kochar S，Sheard T，Sharma R，et al. Success of an infection control program to reduce the spread of carbapenem-resistant *Klebsiella pneumoniae*. Infect Control Hosp Epidemiol，2009，30（5）：447-452.

6. 手卫生 （hand hygiene） 指南[1,2]和集束[3] 在现实工作中难在依从性低[4]。参见相关研究[5]、医务人员手卫生规范（WS/T 313—2009）。

7. 疫苗 和抗生素类似，疫苗是西方医学最为骄傲的领域之一[6]，进展巨大，佳作迭出，已经发展成为疫苗学。目前业界最为关注的是 HIV 疫苗[7]、结核疫苗[8]、疫苗和自闭症[9]、肝炎病毒疫苗、COVID-19 疫苗[10]等。疫苗相关指南：IDSA 成人、儿童和新生儿疫苗指南[11]，ACIP 指南[12]和保健工作人

[1] Boyce JM，Pittet D；Healthcare Infection Control Practices Advisory Committee. Society for Healthcare Epidemiology of America. Association for Professionals in Infection Control. Infectious Diseases Society of America. Hand Hygiene Task Force. Guideline for Hand Hygiene in Health-Care Settings：recommendations of the Healthcare Infection Control Practices Advisory Committee and the HICPAC/SHEA/APIC/IDSA Hand Hygiene Task Force. Infect Control Hosp Epidemiol，2002，23 （12 Suppl）：S3-40.

[2] Pittet D，Allegranzi B，Boyce J；World Health Organization World Alliance for Patient Safety First Global Patient Safety Challenge Core Group of Experts. The World Health Organization Guidelines on Hand Hygiene in Health Care and their consensus recommendations. Infect Control Hosp Epidemiol，2009，30 （7）：611-22. doi：10.1086/600379. PMID：19508124.

[3] WHO guidelines on hand hygiene in health care：a summary. https：//www. who. int/publications/i/item/9789241597906-summary

[4] Chong CY，Catahan MA，Lim SH，et al. Patient，staff empowerment and hand hygiene bundle improved and sustained hand hygiene in hospital wards. J Paediatr Child Health，2021. doi：10.1111/jpc. 15526. Epub ahead of print. PMID：33908109.

[5] Allegranzi B，Gayet-Ageron A，Damani N，et al. Global implementation of WHO's multimodal strategy for improvement of hand hygiene：a quasi-experimental study. Lancet Infect Dis，2013. pii：S1473-3099 （13） 70163-4. doi：10.1016/S1473-3099 （13） 70163-4. [Epub ahead of print]

[6] Berche P. Louis Pasteur，from crystals of life to vaccination. Clin Microbiol Infect，2012，18 Suppl 5：1-6.

[7] Rerks-Ngarm S，Pitisuttithum P，Nitayaphan S，et al. Vaccination with ALVAC and AIDSVAX to prevent HIV-1 infection in Thailand. N Engl J Med，2009，361 （23）：2209-2220.

[8] Klatser P，Anthony R，Barry C，et al. Chasing Koch's chimera. Lancet Infect Dis，2013，13 （4）：289-291.

[9] Gerber JS，Offit PA. Vaccines and autism：a tale of shifting hypotheses. Clin Infect Dis，2009，48 （4）：456-461.

[10] Wallace M，Woodworth KR，Gargano JW，et al. The Advisory Committee on Immunization Practices' Interim Recommendation for Use of Pfizer-BioNTech COVID-19 Vaccine in Adolescents Aged 12-15 Years - United States，May 2021. MMWR Morb Mortal Wkly Rep，2021，70 （20）：749-752. doi：10.15585/mmwr. mm7020e1. PMID：34014913；PMCID：PMC8136423.

[11] Pickering LK，Baker CJ，Freed GL，et al. Immunization programs for infants，children，adolescents，and adults：clinical practice guidelines by the Infectious Diseases Society of America. Clin Infect Dis，2009，49 （6）：817-840.

[12] Freedman MS，Ault K，Bernstein H. Advisory Committee on Immunization Practices Recommended Immunization Schedule for Adults Aged 19 Years or Older—United States，2021. MMWR Morb Mortal Wkly Rep，2021，70 （6）：193-196. doi：10.15585/mmwr. mm7006a2. PMID：33571173；PMCID：PMC7877583.

员疫苗指南[1]，麻风腮新版指南[2]。SHEA 声明[3]：一定要接种，只有医学禁忌证才允许作为不接受 CDC 推荐的所有常规免疫接种的理由。需要关注疫苗副作用[4,5]。随着 SARS-CoV-2 德尔塔株突破性感染的增加，疫苗耐药再一次进入了我们的视野。疫苗为什么不容易耐药？多抗原/免疫原性表位？这是一个很好的话题。

8. 医院感染控制　预防为主，强化意识和手段，控制抗生素的使用，消灭暴发事件/聚集事件。参见美国预防医疗保健相关感染国家行动计划[6]、中国预防与控制医院感染行动计划（2012—2015 年）[7]、英国指南[8]、IHI（Institute for Healthcare Improvement）最佳实践信息中减少保健相关感染的信息[9]、欧洲专家建议[10]，还有国内医院感控十项制度[11]。意识到位，干预措施科学、到位的前提下，医院感染的发生率是可以下降的[12]。预防控制的最高目标是发生率为零（zero rate）。有文献[13,14]提出这个目标，实际工作中部分工作可以做到零发生率，

［1］　Advisory Committee on Immunization Practices；Centers for Disease Control and Prevention (CDC). Immunization of health-care personnel：recommendations of the Advisory Committee on Immunization Practices (ACIP). MMWR Recomm Rep，2011，60（RR-7）：1-45.

［2］　Marshfield Clinic Research Foundation. Prevention of Measles，Rubella，Congenital Rubella Syndrome，and Mumps，2013：Summary Recommendations of the Advisory Committee on Immunization Practices (ACIP). MMWR Recomm Rep，2013，62（RR-04）：1-34.

［3］　Weber DJ，Talbot TR，Weinmann A，et al. Policy statement from the Society for Healthcare Epidemiology of America (SHEA)：Only medical contraindications should be accepted as a reason for not receiving all routine immunizations as recommended by the Centers for Disease Control and Prevention. Infect Control Hosp Epidemiol，2021，42（1）：1-5. doi：10. 1017/ice. 2020. 342. Epub 2020 Sep 17. PMID：32938509.

［4］　Spencer JP，Trondsen Pawlowski RH，Thomas S. Vaccine Adverse Events：Separating Myth from Reality. Am Fam Physician，2017，95（12）：786-794. PMID：28671426.

［5］　Aleem A，Nadeem AJ. Coronavirus (COVID-19) Vaccine-Induced Immune Thrombotic Thrombocytopenia (VITT). 2021 Apr 25. In：StatPearls [Internet]. Treasure Island (FL)：StatPearls Publishing；2021 Jan-. PMID：34033367.

［6］　http：//www. hhs. gov/ash/initiatives/hai/actionplan/

［7］　http：//www. nhc. gov. cn/wjw/gfxwj/201304/89b998c3025e4e41b0a0607250c4327d. shtml

［8］　Pratt RJ，Pellowe CM，Wilson JA，et al. epic2：National evidence-based guidelines for preventing healthcare-associated infections in NHS hospitals in England. J Hosp Infect，2007，65（Suppl 1）：S1-64.

［9］　http：//www. ihi. org/explore/HAI/Pages/default. aspx

［10］　Goossens H. Expert-proposed European strategies to monitor and control infection，antibiotic use，and resistance in health-care facilities. Lancet Infect Dis，2011，11（5）：338-340.

［11］　医疗机构感染预防与控制基本制度（试行）（国卫办医函〔2019〕480 号）.

［12］　http：//www. cdc. gov/hai/national-annual-sir/index. html 2011 National and State Healthcare-associated Infections Standardized Infection Ratio Report.

［13］　ASHP statement on the pharmacist's role in antimicrobial stewardship and infection prevention and control. Am J Health Syst Pharm，2010，67（7）：575-577.

［14］　Thompson KM，Oldenburg WA，Deschamps C，et al. Chasing zero：the drive to eliminate surgical site infections. Ann Surg，2011，254（3）：430-436；discussion 436-437.

如 CLABSI、ICU 中的 MRSA 感染等。不过在目前的医疗水平、客观条件下，不可能所有的医疗保健相关感染都达到零，如 VAP[1]。

9. 去定植（decolonization，de-colonization）　指用化学物质去除人体定植的微生物。术前去除金黄色葡萄球菌定植，效果已经获得公认[2,3]。对 CRE，目前指南不推荐常规去定植[4,5]。

10. 疾病的根除（disease eradication）　因为感染性疾病的病因大多是外来微生物，所以随着科学、医学的进步，部分感染性疾病的成功控制给了我们疾病根除的希望。参见其定义、评估标准等相关信息[6,7]。

11. 阻断传播途径　接触（一般性直接接触、性行为、共用物品等）、飞沫和气溶胶、虫媒等。

飞沫和气溶胶的不同：飞沫受重力影响，失去动力后抛物线下降。气溶胶不受重力影响，浮力≥重力。气溶胶传播也叫空气传播。呼吸道病毒基本都能通过气溶胶传播——近乎常识。SARS-CoV-2 是否为气溶胶传播，引起了很大的争议。确实要有实证精神，但同样的疑问其实也可以针对接触、飞沫等，二者早期也没有实证。在没有实证的情况下，完全肯定接触，完全否定气溶胶，就有一些匪夷所思。就控制而言，即使没有证据，也应该纳入防控思维，避免扩大化。建议再一次遇到呼吸道病毒暴发，还不知道是否可以气溶胶传播时，行文明确以"不确定，但要空气隔离"为准，不要完全不提，也不要盲目否定。新冠病毒变

［1］　Blot S，Lisboa T，Angles R，et al. Prevention of VAP：is zero rate possible? Clin Chest Med，2011，32（3）：591-599.

［2］　Banerjee S，Argáez C. Topical Antibiotics for Infection Prevention：A Review of the Clinical Effectiveness and Guidelines［Internet］. Ottawa（ON）：Canadian Agency for Drugs and Technologies in Health，2017 Mar 30. PMID：29533570.

［3］　Li Y，Severn M. Preoperative Interventions for the Prevention of Surgical Site Infections：A Review of Guidelines［Internet］. Ottawa（ON）：Canadian Agency for Drugs and Technologies in Health，2020 Jun 18. PMID：33231963.

［4］　Tacconelli E，Cataldo MA，Dancer SJ，et al. ESCMID guidelines for the management of the infection control measures to reduce transmission of multidrug-resistant Gram-negative bacteria in hospitalized patients. Clin Microbiol Infect，2014，20（Suppl 1）：1-55. doi：10.1111/1469-0691.12427. PMID：24329732.

［5］　Tacconelli E，Mazzaferri F，de Smet AM，et al. ESCMID-EUCIC clinical guidelines on decolonization of multidrug-resistant Gram-negative bacteria carriers. Clin Microbiol Infect，2019，25（7）：807-817. doi：10.1016/j. cmi. 2019. 01. 005. Epub 2019 Jan 29. PMID：30708122.

［6］　Hopkins DR. Disease eradication. N Engl J Med，2013，368（1）：54-63.

［7］　Enserink M. Global public health. What's next for disease eradication? Science，2010，330（6012）：1736-1739.

异毒株德尔塔肆虐后，业界逐渐认识到气溶胶传播的事实[1,2]。

12. 暴发和暴发控制（outbreak control） 暴发无疑是感控工作的重中之重。

（1）SHEA 的大型指南《暴发的反应和事件管理：美国急诊医院卫生保健流行病学家的 SHEA 指南和资源》是必读文件[3]。

（2）工作内容包括 4 方面：确定感染、确认暴发、确定干预措施、干预效果评估。

（3）医院感染暴发时的调查步骤 识别问题⇒确定病例定义⇒确诊病例⇒发现所有病例⇒确定疾病基线发生率，和疑似暴发时的发生率进行比较⇒确定暴发特征（描述流行病学）⇒对暴发的原因进行合理推测，包括贮存场所、传播模式、载体，进行病例对照研究或队列研究⇒采取控制措施⇒对控制措施效果进行持续监测⇒控制措施反馈优化⇒终止控制措施。

（4）MCM12 中译本的表 10-4，是暴发综合征的实验室检测，可以参考。

（5）暴发病例判断也是分层表述：确定病例（confirmed case）、极似病例（presumptive case）[4,5]。

（6）暴发事件示例 江苏省海分枝杆菌皮肤感染[6]、云南省巨片吸虫（*Fasciola gigantica*）暴发[7]、德国肠出血大肠埃希菌 O104：H4 暴发[8]，

［1］ Greenhalgh T，Jimenez JL，Prather KA，et al. Ten scientific reasons in support of airborne transmission of SARS-CoV-2. Lancet，2021，397（10285）：1603-1605. doi：10.1016/S0140-6736（21）00869-2. Epub 2021 Apr 15. Erratum in：Lancet. 2021 May 15；397（10287）：1808. PMID：33865497；PMCID：PMC8049599.

［2］ Ram K，Thakur RC，Singh DK，et al. Why airborne transmission hasn't been conclusive in case of COVID-19? An atmospheric science perspective. Sci Total Environ，2021，773：145525. doi：10.1016/j. scitotenv. 2021.145525. Epub 2021 Feb 1. PMID：33940729；PMCID：PMC7984961.

［3］ Banach DB，Johnston BL，Al-Zubeidi D，et al. Outbreak Response and Incident Management：SHEA Guidance and Resources for Healthcare Epidemiologists in United States Acute-Care Hospitals. Infect Control Hosp Epidemiol，2017，38（12）：1393-1419. doi：10.1017/ice. 2017.212. Epub 2017 Nov 30. PMID：29187263；PMCID：PMC7113030.

［4］ Yagupsky P. Outbreaks of Kingella kingae infections in daycare facilities. Emerg Infect Dis，2014，20（5）：746-753. doi：10.3201/eid2005.131633. PMID：24750782；PMCID：PMC4012814.

［5］ Cohen AL，Ridpath A，Noble-Wang J，et sl. Outbreak of Serratia marcescens bloodstream and central nervous system infections after interventional pain management procedures. Clin J Pain，2008，24（5）：374-380. doi：10.1097/AJP. 0b013e31816157db. PMID：18496300.

［6］ Feng Y，Xu H，Wang H，et al. Outbreak of a cutaneous *Mycobacterium marinum* infection in Jiangsu Haian，China. Diagn Microbiol Infect Dis，2011，71（3）：267-272.

［7］ Gu W，Su HY，Zou J，et al. Clinical diagnosis and treatment in an outbreak of *Fasciola gigantica* infection in Yunnan Province. Zhongguo Ji Sheng Chong Xue Yu Ji Sheng Chong Bing Za Zhi，2012，30（6）：455-459.

［8］ Bielaszewska M，Mellmann A，Zhang W，et al. Characterisation of the *Escherichia coli* strain associated with an outbreak of haemolytic uraemic syndrome in Germany，2011：a microbiological study. Lancet Infect Dis，2011，11（9）：671-676.

2012 年最为严重的医院感染暴发是美国甲泼尼龙鞘内或关节内注射后出现的大斑霉（*Exserohilum rostratum*）和曲霉菌感染[1]。社区感染如中东呼吸道综合征冠状病毒[2]、COVID-19。可参见国际专书[3]。

（7）医院感染暴发研究指南[4]。

（8）注意区分　定植的暴发和感染的暴发，二者往往互为因果。

（9）病原体防控　WHO 丝状病毒指南[5]、美国 CDC 诺如病毒指南[6]。

13. 隔离（isolation）[7~9]　是针对患者采取的措施，将感染的人或动物与其他人或动物分隔在某些地方，以预防或限制病原体从感染者直接或间接传播给易感者。隔离期采取的措施至少应与传染期相同。无论患者血液感染状态如何，所有患者（住院和门诊）都应采取防范措施，这种措施基于如下前提：所有患者血液或某些体液（如明显的血性分泌物、精液、阴道分泌物、组织液、脑脊液，以及关节滑囊滑液、胸膜液、腹膜液、心包液、羊水等）中可能存在病原体，如 HIV、HBV 及其他经血传播的病原体。保护屏障，包括手套、工作服、口罩、防护目镜和防护面罩等。如果患者卫生习惯差，应使用单间。卫生机构应加强医疗废物管理措施。

（1）针对可能有感染性疾病的患者，在管理方面共同的基本要求如下。

① 接触患者或接触可能污染病原体的物品后及在护理患者前，必须洗手。

［1］　Kainer MA，Reagan DR，Nguyen DB，et al. Fungal infections associated with contaminated methylprednisolone in Tennessee. N Engl J Med，2012，367（23）：2194-2203.

［2］　Memish ZA，Zumla AI，Al-Hakeem RF，et al. Family cluster of Middle East respiratory syndrome coronavirus infections. N Engl J Med，2013，368（26）：2487-2494.

［3］　Rodney P Anderson. Outbreak：Cases in Real-World Microbiology. 2nd edition. ASM Press，2020.

［4］　Stone SP，Cooper BS，Kibbler CC，et al. The ORION statement：guidelines for transparent reporting of outbreak reports and intervention studies of nosocomial infection. Lancet Infect Dis，2007，7（4）：282-288.

［5］　Personal Protective Equipment for Use in a Filovirus Disease Outbreak：Rapid Advice Guideline. Geneva：World Health Organization，2016. PMID：27929622.

［6］　Division of Viral Diseases，National Center for Immunization and Respiratory Diseases，Centers for Disease Control and Prevention. Updated norovirus outbreak management and disease prevention guidelines. MMWR Recomm Rep，2011，60（RR-3）：1-18. PMID：21368741.

［7］　David L，Heymann. 传染病控制手册. 第 18 版. 冯子健，等译. 北京：中国协和医科大学出版社，2008.

［8］　Mikulska M. Infection Control and Isolation Procedures. In：Carreras E，Dufour C，Mohty M，Kröger N，editors. The EBMT Handbook：Hematopoietic Stem Cell Transplantation and Cellular Therapies [Internet]. 7th ed. Cham（CH）：Springer，2019. Chapter 27. PMID：32091814.

［9］　Gammon J，Hunt J. A review of isolation practices and procedures in healthcare settings. Br J Nurs，2018，27（3）：137-140. doi：10.12968/bjon. 2018. 27. 3. 137. PMID：29412028.

② 被病原体污染的物品应该采取合适的废弃方式，在去除病原体污染和重新加工前应先装入袋内，并贴上标签。

（2）基于不同疾病传播方式的不同类型防范措施

① 严格隔离　针对高传染性或高毒力的感染，预防可能通过空气或接触两种方式的传播。除基本要求外，还包括患者应住单间，所有进入病房的人戴口罩、手套，穿工作服。最好保持病房对周围环境的负压。

② 接触隔离　针对传染性较低或感染后症状较轻的疾病，适用于主要通过密切或直接接触方式传播的疾病。除基本要求外，还包括患者入住单间，但感染同一病原体的患者可同住一室。直接接触患者时需戴口罩，可能被污染时应穿工作服，接触传染性物品时应戴手套。参见隔离时限[1]、ESBL 接触隔离讨论[2]。

③ 呼吸道隔离　预防近距离空气传播传染病的患者入住单间，但感染同一病原体的患者可同住一室。除基本要求外，近距离接触患者时需戴口罩，不必穿工作服、戴手套。注意，穿工作服、戴手套是基本专业要求，应该执行，下同。严格隔离是控制 COVID-19 的关键[3]。

④ 结核病隔离（抗酸杆菌阳性隔离）　针对痰涂片阳性或 X 线胸片显示活动性肺结核的患者。具体措施：患者住在有特殊通风的单人房间并关门。除基本要求外，进入病房者必须用呼吸器型面罩。穿工作服可防止衣服污染，不必戴手套。

⑤ 肠道防范　适用于通过直接或间接接触粪便传播的感染。除基本要求外，具体措施还包括：如患者卫生习惯差时需住单间，不必戴口罩；有可能发生污染，应穿工作服；接触污染物品时，应戴手套。

⑥ 引流液/分泌物防范　适用于通过直接或间接接触脓性物或机体感染部位的引流液传播的感染。不需住单人房间，除基本要求外，如可能污染时应穿工作服，接触污染物品时应戴手套。

[1] Banach DB，Bearman G，Barnden M，et al. Duration of Contact Precautions for Acute-Care Settings. Infect Control Hosp Epidemiol，2018，39（2）：127-144. doi：10.1017/ice. 2017. 245. Epub 2018 Jan 11. PMID：29321078.

[2] Tschudin-Sutter S，Lucet JC，Mutters NT，et al. Contact Precautions for Preventing Nosocomial Transmission of Extended-Spectrum β Lactamase-Producing *Escherichia coli*：A Point/Counterpoint Review. Clin Infect Dis，2017，65（2）：342-347. doi：10.1093/cid/cix258. PMID：28379311.

[3] Rhee C，Kanjilal S，Baker M，et al. Duration of Severe Acute Respiratory Syndrome Coronavirus 2 (SARS-CoV-2) Infectivity：When Is It Safe to Discontinue Isolation? Clin Infect Dis，2021，72（8）：1467-1474. doi：10.1093/cid/ciaa1249. PMID：33029620；PMCID：PMC7499497.

（3）隔离措施指南　　近十年无更新[1]。行业标准：医院隔离技术规范（WS/T 311—2009）。

14. 通用预防和标准预防[2]，参见美国医疗保健机构感染控制实践咨询委员会（the Healthcare Infection Control Practices Advisory Committee，HICPAC）2007版隔离预防指南[1]。

（1）通用预防（universal precautions）[3]　　1985 年美国 CDC 建立，制定了一系列防护措施，这些措施的制定基于如下观念：所有血液和体液都可能被污染，应该按有传染性进行处理。通过血液传播的感染（blood-borne infections）可能是无症状的，或被感染者自己不知道已经被感染。通用预防措施是一套标准的指导方针，以防止通过接触血液和其他可能具有传染性的物质（other potentially infectious materials，OPIM）传播血源性病原体。职业安全与健康管理局（OSHA）将 OPIM 定义为：① 人体体液，如精液、阴道分泌物、脑脊液、滑液、胸膜液、心包液、腹膜液、羊水、牙科手术中的唾液、任何明显被血液污染的体液，以及在难以或不可能区分体液的情况下的所有体液；② 人类（存活或死亡）的任何未固定的组织或器官（除非皮肤完整）；③含 HIV 的细胞或组织培养物、器官培养物、含 HIV 或 HBV 的培养基或其他溶液，以及感染 HIV 或 HBV 的实验动物的血液、器官或其他组织。

（2）标准预防（standard precautions）　　1996 年美国 CDC 基于对通用预防概念和相似信息的深入理解，将通用预防概念扩展为标准预防。标准预防的概念整合了通用预防概念的内涵，形成了一套标准保护措施，这些措施设计用于保护卫生保健人员（healthcare personnel，HCP）和患者，以防止经血、体液、外排物（excretion）和分泌物传播的病原。HICPAC 2007 版隔离预防指南提到，标准预防是用于所有患者（不论其是拟诊、疑似还是确诊感染状态）的一系列感染预防措施。标准预防意味着个体预防与隔离的组合及扩展。标准预防基于如下原理：所有血液、体液、分泌物、外排物、未愈合皮肤伤口和黏膜都有可能携带具有传播能力的感染因子。因此标准预防针对四类接触：①血液；②全部体液、外

［1］　Siegel JD，Rhinehart E，Jackson M，et al. 2007 Guideline for Isolation Precautions：Preventing Transmission of Infectious Agents in Health Care Settings. Am J Infect Control，2007，35 10（Suppl 2）：S65-164. doi：10. 1016/j. ajic. 2007. 10. 007. PMID：18068815；PMCID：PMC7119119.

［2］　Molinari J A，Harte J A. Cotton's Priactical Infection Control in Dentistry. 3rd edition. WK Lippincott Williams & Wilkins，2010：4.

［3］　Broussard IM，Kahwaji CI. Universal Precautions. 2020 Dec 20. In：StatPearls［Internet］. Treasure Island（FL）：StatPearls Publishing；2021 Jan-. PMID：29262198.

排物（excretion）和分泌物（不包括汗液），无论其是否含有血液；③不完整的皮肤；④黏膜。标准预防包括手卫生，佩戴手套、隔离衣、面具、护眼措施等，还包括移除患者所在环境中可能的污染物。可参见系统性综述[1]、依从性[2]。业界将其概括为：一视同仁、双向防护、三种隔离（蓝色代表接触隔离，黄色代表空气隔离，粉红色代表飞沫隔离）。

15. 医疗保健从业者 HIV、HBV、HCV 感染后的限制阈值、措施[3]。

16. 感染控制从业人员 20 世纪 70 年代英美一些医院暴发感染时，主要由护士进行相关信息收集、联络、处置等感染控制工作。后来相应工作人员逐步特化为感控从业者（infection control practitioner，ICP）或感控护士（infection control nurse，ICN)[4]。现在护理学人员在感染控制工作中仍有极其重要的地位[5]，其工作内容[6]、挑战[7]、效果[8]时有讨论。随着医院内感染控制工作的复杂性和难度的增加，临床医生的地位尤其是领导地位逐渐突出。此外，临床药师在感控领域也有一席之地，其作用见相应指南[9]。从事感控工作的医生、护士、药师都是广义的 ICP。

---

［1］ Moralejo D，El Dib R，Prata RA，et al. Improving adherence to standard precautions for the control of health care-associated infections. Cochrane Database Syst Rev，2018，2（2）：CD010768. doi：10. 1002/14651858. CD010768. pub2. PMID：29481693；PMCID：PMC6491237.

［2］ Lim SH，Bouchoucha SL，Aloweni F，et al. Evaluation of infection prevention and control preparedness in acute care nurses：Factors influencing adherence to standard precautions. Infect Dis Health，2021，26（2）：132-138. doi：10. 1016/j. idh. 2020. 11. 005. Epub 2020 Dec 13. PMID：33317963；PMCID：PMC7833319.

［3］ Henderson DK，Dembry L，Fishman NO，et al. SHEA guideline for management of healthcare workers who are infected with hepatitis B virus，hepatitis C virus，and/or human immunodeficiency virus. Infect Control Hosp Epidemiol，2010，31（3）：203-232.

［4］ Gail C，Field KW，Simpson T，et al. Clinical nurse specialists and nurse practitioners：complementary roles for infectious disease and infection control. Am J Infect Control，2004，32（4）：239-242.

［5］ Ormond-Walshe SE，Burke K. The role of the infection control nurse as a clinical nurse specialist or advanced nurse practitioner. J Nurs Manag，2001，9（4）：209-212.

［6］ Dawson SJ. The role of the infection control link nurse. J Hosp Infect，2003，54（4）：251-257；quiz 320.

［7］ Freixas N，Sallés M，Garcia L. Changes in nosocomial infection control：new challenges and responsibilities for the infection control nurse. Enferm Infecc Microbiol Clin，2009，27（5）：285-289.

［8］ Oh HS. Knowledge，perception，performance，and attitude regarding hand hygiene and related factors among infection control nurses in South Korea：A cross-sectional study. Am J Infect Control，2019，47（3）：258-263. doi：10. 1016/j. ajic. 2018. 09. 006. Epub 2018 Nov 8. PMID：30415804；PMCID：PMC7124298.

［9］ ASHP Statement on the Pharmacist's Role in Antimicrobial Stewardship and Infection Prevention and Control. Am J Health Syst Pharm，2010，67（7）：575-577.

17. 集束（bundle）手段　即多种手段组合在一起。

（1）bundle 即多种多样、组合、一揽子、集束的含义。对于感控而言，组合的方式特别重要，包括手段组合和人员组合（二者本质上是同义的）。因为单一手段往往不能奏效，比如不只一篇文献提到对 SSI 而言，单一外科照护改善项目（surgical care improvement program，SCIP）手段和感染率的下降没有相关性[1,2]。这很容易让人怀疑、误解，产生消极性。此类组合手段如 VAP 的组合防控[3]、SSI bundle[4] 等。业界喜欢引用亚里士多德的名言"The whole is more than the sum of its parts（即整体大于部分之和；1+1＞2 的意思）"来说明该问题[5]。

（2）近十余年是感控集束手段（infection control bundle）从无[6]到有，到逐渐成熟的阶段，直到现在控制 COVID-19 传播[7]，总体效果明显。低收入国家的低成本集束手段，都有效果[8]。

18. 复杂性

（1）感染性疾病的防控是一个很大的话题　就专业而言，其内涵属于感染性疾病学范畴，没有太多独特之处；其外延却很宽泛，超出了感染性疾病领域，进

［1］　Stulberg JJ，Delaney CP，Neuhauser DV，et al. Adherence to surgical care improvement project measures and the association with postoperative infections. JAMA，2010，303（24）：2479-2485.

［2］　Hawn MT，Vick CC，Richman J，et al. Surgical site infection prevention：time to move beyond the surgical care improvement program. Ann Surg，2011，254（3）：494-499；discussion 499-501.

［3］　Rello J，Afonso E，Lisboa T，et al. A care bundle approach for prevention of ventilator-associated pneumonia. Clin Microbiol Infect，2012 Feb 9. doi：10.1111/j.1469-0691.2012.03808.x.［Epub ahead of print］

［4］　Thompson KM，Oldenburg WA，Deschamps C，et al. Chasing zero：the drive to eliminate surgical site infections. Ann Surg，2011，254（3）：430-436；discussion 436-437.

［5］　Lisboa T，Kollef MH，Rello J. Prevention of VAP：the whole is more than the sum of its parts. Intensive Care Med，2008，34（6）：985-987.

［6］　Apisarnthanarak A，Apisarnthanarak P，Cheevakumjorn B，et al. Intervention with an infection control bundle to reduce transmission of influenza-like illnesses in a thai preschool. Infect Control Hosp Epidemiol，2009，30（9）：817-822. doi：10.1086/599773. PMID：19614542.

［7］　Wee LEI，Sim XYJ，Conceicao EP，et al. Containing COVID-19 outside the isolation ward：The impact of an infection control bundle on environmental contamination and transmission in a cohorted general ward. Am J Infect Control，2020，48（9）：1056-1061. doi：10.1016/j.ajic.2020.06.188. Epub 2020 Jun 26. PMID：32599101；PMCID：PMC7319619.

［8］　Mwananyanda L，Pierre C，Mwansa J，et al. Preventing Bloodstream Infections and Death in Zambian Neonates：Impact of a Low-cost Infection Control Bundle. Clin Infect Dis，2019，69（8）：1360-1367. doi：10.1093/cid/ciy1114. PMID：30596901.

入到公共卫生领域和社会领域。产 NDM1 肠杆菌目细菌[1]的控制在 2010 年引起轩然大波[2]，甚至成为外交领域的热点，即是一例。SARS-CoV-2 的控制更是全球行为，改变了一切。综合笔者手中近十本国外感控领域专业书籍，感控的学科基础是微生物学、感染性疾病学、治疗学、流行病学，其外延涉及建筑和环境（空气、水、废弃物等）、食物和饮料、行为科学、教育培训、管理（医院管理和公共卫生管理）、安全（包括生物安全、生物恐怖等）、信息等，极度复杂，可以说：太空行走易，做好感控难！

（2）比如一个有趣的矛盾现象：问起医生时，他们都知道感控中洗手的重要性，但现实中洗手的依从性却很低。这个矛盾的解决，靠感染性疾病自身的知识是没有办法的，需要靠管理科学、行为科学[3]、认知科学领域的规律和方法。近期有研究引入了"目标设定-反馈的社会学行为改变模型"，比如 COM-B 模型和 TDF[4]，效果明显。COM-B：能力（capability，C）、机会（opportunity，O）、动机（motivation，M）和行为（behavior，B）；TDF：模型与理论域框架（theoretical domains framework）。

（3）COM-B 模型[5]　①能力（capability）：a. 知识，即对事物存在的意识。b. 技能：通过实践获得的能力或熟练程度。c. 对能力的信念：在特定情境下，对行为结果的可信性、真实性或有效性的接受。d. 行为规范：旨在处置或改变客观观察或可测量的行为的任何东西。e. 记忆、注意力和决策过程：持有信息的能力，有选择地关注环境的各个方面，并在两种或两种以上的选择中进行选择的能力。②机会（opportunity）：a. 社会影响，即能使个人改变思想、感情或行为的人际关系过程。b. 环境背景和资源：任何阻碍或鼓励发展技能和能力、独立性、社会能力和适应行为的个人情况或环境的情况。③动机（motivation）：a. 社会/职业角色和身份，即个人在社会或工作环境中表现出的一整套连贯的个

［1］　Kumarasamy KK，Toleman MA，Walsh TR，et al. Emergence of a new antibiotic resistance mechanism in India，Pakistan，and the UK：a molecular，biological，and epidemiological study. Lancet Infect Dis，2010，10（9）：597-602.

［2］　Palmer R. A disease—or gene—by any other name would cause a stink. Nat Med，2010，16（10）：1059.

［3］　Edwards R，Charani E，Sevdalis N，et al. Optimisation of infection prevention and control in acute health care by use of behaviour change：a systematic review. Lancet Infect Dis，2012，12（4）：318-329.

［4］　Lambe K，Lydon S，Madden C，et al. Understanding hand hygiene behaviour in the intensive care unit to inform interventions：an interview study. BMC Health Serv Res，2020，20（1）：353. doi：10.1186/s12913-020-05215-4. PMID：32334574；PMCID：PMC7183607.

［5］　Michie S，Atkins L，West R. The behaviour change wheel：a guide to developing interventions. London：Silverback Publishing，2014.

人行为和品质。b. 乐观主义：相信事情会朝着最好的方向发展，或者实现所期望的目标。c. 意图：有意识地决定采取某种行为或决心以某种方式采取行动。d. 目标：个人想要达到的结果或目的状态的心理表征。e. 对结果的信念：接受一个人可以建设性地使用能力、才能或设施的真相、现实或有效性。f. 强化：通过在反应和给定刺激之间，安排一种依赖性关系或偶然性，来增加反应的可能性。g. 情绪：一种复杂的反应模式，包括经验、行为和生理因素，通过这种模式，个体可以尝试处理个人重要的事情或事件。该模型在 COVID-19 防控个人防护装备（PPE）使用中，也有效[1]。

19. 预防控制效果能够体现个体医生感染性疾病诊治防控水平，体现具体医疗机构的专业管理水平，体现公民社会的公共卫生水平。此正所谓"上医治无病"。不过因为其外延宽泛局面复杂，治的又是"无"，所以难在明察秋毫，推理严谨；也正因为治的是"无"，如果患者、同事、机构不理解，轻则会被讥为小题大做，冷遭白眼，重则会重演 Ignaz Semmelweis 的悲剧[2]。这次 COVID-19 疫情可见，感控也体现领导的感染专业观念、管理水平。

20. 1986 年是中国感控起始年——元年。国内感控领域面临的问题：从业主体是护理人员，应该以临床医生为主体，至少由临床医生领导；感控的原则、理念停留在纸面上，而没有内化为每一个医生和从业人员的理念与行为；对客观证据的需求少，获得客观证据的能力弱，导致很多判断失之于主观。

21. 2020 年是中国感控考试年，SARS-CoV-2 肆虐。我们强化感控，以感控 1.0 取得胜利。随后德尔塔（相当于病毒 2.0）肆虐。在依然没有药物、疫苗作用有限（依然是疫苗 1.0）的情况下，我们进一步强化筛检、强化感控，以感控 2.0 取得胜利。由此可知，除非有效药物面市，或疫苗升级一代，否则我们只有强化感控、升级感控一手硬。

建议阅读：

• David Weber，Tom Talbot. Mayhall′s Hospital Epidemiology and Infection Prevention. Fifth edition. LWW，2020.

———————————

［1］ Castro-Sánchez E，Alexander CM，Atchison C，et al. Evaluation of a personal protective equipment support programme for staff during the COVID-19 pandemic in London. J Hosp Infect，2021，109：68-77. doi：10. 1016/j. jhin. 2020. 12. 004. Epub 2020 Dec 8. PMID：33307145；PMCID：PMC7722521.

［2］ http：//en. wikipedia. org/wiki/Ignaz_Semmelweis

• Jennie Wilson. Infection Control in Clinical Practice Updated Edition. 3rd Edition. Elsevier，2019.

• Bjørg Marit Andersen. Prevention and Control of Infections in Hospitals：Practice and Theory. Springer，2019.

• Nizam Damani. Manual of Infection Prevention and Control. 4th Edition. Oxford University Press，2019.

• Wladyslaw Kowalski. Hospital Airborne Infection Control. CRC Press，2016.

感染源与传染源——从公共卫生到群医学

秦则大夫受职，汉则将军坐焉。莫不苔埋菌压，鸟剥虫穿。或低垂于霜露，或撼顿于风烟。

——南北朝·庚信《枯树赋》

1. 感染性疾病包括传染性疾病。感染性疾病中，能够在人际传播的，叫传染性疾病，即传染病。

2. 传染病流行三个基本环节　传染源、传播途径和易感人群。

（1）传染源　能够散播病原体的人、动物或环境等。感染源中，可以进而出现人际传播的就是传染源。

（2）传播途径　即病原体离开传染源到达未感染人员/健康人员所经过的途径，如空气传播/气溶胶传播、飞沫传播、接触传播、饮食传播、生物媒介传播等。

（3）易感人群　即对某种传染病缺乏抵抗力、免疫力而容易感染的人群。

3. 阻断三环节，最重要的是控制传染源　因为是人际传播，易感人群感染后会成为新的传染源。所以保护易感人群，是控制传染源的特例。而阻断传播途径中，气溶胶、飞沫、接触等，很多是作为传染源的患者的自身行为所致。

4. 临床医学处理感染后有症状、体征的患者　但作为传染源的个体，不一定发病，即无症状携带。对这一部分人群的控制，对传染病在社区的传播，传统上不属于临床医学范畴，而是属于预防医学、公共卫生范畴。

5. 公共卫生

（1）1952 年 WHO 采纳了温斯洛（Winslow）的定义，即在清洁的环境里健康地生活。按：温斯洛教授[1]是 20 世纪上半叶美国公共卫生运动的主要理论家。作为一名杰出的细菌学家，他后来在职业健康和公共卫生方面做出了杰出的科学贡献。作为活动家、理论家和历史学家，他在环境卫生、流行病学和疾病预

---

[1] FULTON JF C-E A. Winslow，leader in public health. Science，1957，125（3260）：1236. doi：10. 1126/science. 125. 3260. 1236. PMID：13432789.

防、公共卫生管理实践、健康教育、公共卫生护理、心理健康、医疗保健和提高生活水平方面发挥了重要作用。1957年温斯洛逝世。《美国公共卫生杂志》评论："在长达半个世纪的时间里，温斯洛教授总是在为人民健康进行艰苦的斗争。在任何可能取得成就的领域里，他都有新的收获——计划、激励、领导或挖掘以保持进步。"[1]

（2）2003年7月，时任国务院副总理吴仪在全国卫生工作会议的报告中指出，公共卫生就是组织社会共同努力，改善环境卫生条件，预防控制传染病和其他疾病流行，培养良好卫生习惯和文明生活方式，提供医疗卫生服务，达到预防疾病、促进健康的目的。这是我国第一次对公共卫生作出权威定义，明确提出了公共卫生是整个社会全体成员预防疾病、促进健康的事业，强调了公共卫生是一项社会系统工程。公共卫生的宗旨是预防和控制疾病、保障和促进公众健康。

6. 预防医学与临床医学的裂痕[2]　不是COVID-19期间，而是2003年SARS期间，临床医学领域和公共卫生领域有脱节这一点就已经有所体现。只是SARS来去匆匆，国际、国内都没有就此深入研究。近期COVID-19肆虐，王辰院士振臂一呼，应者云集，在学科和实践上，都走出一条新路，是所谓"群医学"。

7. 群医学（population medicine）[3]

（1）群医学是一门新兴交叉学科。2009年美国哈佛大学在医学院建立了群医学系，致力于传授医学基础知识，通过研究患者、人群及影响卫生系统的因素，改善个人健康状况，完善医疗保健系统，提高医学教育质量。国际上2010年左右其观念有所调整[4]，教学随之体现[5]。

（2）一般理解，之前谈到公共卫生，会理解为预防医学。现在通过"群医学"理念把临床、预防、康复、基础等作为一个整体去考虑，让临床和其他各方面不至于割裂开来。

---

［1］　Terris M C-E A. Winslow：scientist，activist，and theoretician of the American public health movement throughout the first half of the twentieth century. J Public Health Policy，1998，19（2）：134-146；discussion 147-159. PMID：9670699.

［2］　杨维中，冷志伟，单广良，等. 群医学：弥合预防医学与临床医学裂痕的新兴学科［J］. 中华医学杂志，2020，100（26）：2001-2005. DOI：10.3760/cma.j.cn112137-20200515-01549.

［3］　微信平台"医学界"2021-09-26 19：35：31贴《王辰院士推崇的"群医学"是什么？》.

［4］　Gray M，Ricciardi W. From public health to population medicine：the contribution of public health to health care services. Eur J Public Health，2010，20（4）：366-367. doi：10.1093/eurpub/ckq091. PMID：20660174.

［5］　Dysinger WS，Pappas JM. A fourth-year medical school rotation in quality，patient safety，and population medicine. Am J Prev Med，2011，41（4 Suppl 3）：S200-205. doi：10.1016/j.amepre.2011.06.011. PMID：21961665.

（3）王辰院士认为：在临床医学与预防医学、公共卫生长期割裂发展的情况下，群医学或能成为一种医学发展的新范式、新取向，让人们不再把"防""治"分而谈之，而是自然而然地将对人群的责任归为医学的一部分、临床医生工作的一部分。

（4）2020年7月16日，北京协和医学院"公共卫生学院"正式更名为"群医学及公共卫生学院"，新设群医学学科，是"基于临床医学、公共卫生与预防医学、基础医学三个学科的博士一级交叉学科"，而学院的所有学生——临床医学系、护理学系，预防医学、疾病控制学、康复医学等科目都是必修课。

（5）1年后，"全国群医学研究联盟"成立。它集结各医院和医学院校、疾控中心、研究机构等近百家单位，相关课程和项目将会在全国陆续铺开。用王辰院士的话来说，目前群医学还在草创阶段，理论体系和实践的方法论都正在建设当中。

8. 微生物学与群医学

（1）无论是公共卫生，还是群医学，对于感染性疾病/传染性疾病而言，微生物学的地位是不变的。辅助诊断、辅助治疗、辅助控制与预防，是微生物学的三大作用。

（2）医院有临床微生物学实验室，公共卫生体系有公卫微生物学实验室。比如食品微生物学就属于公卫微生物学领域，和临床微生物学有交叉。

（3）某些感染病诊断，CDC的微生物学实验室其实是临床微生物学实验室的上级实验室，如 HIV 领域。

（4）在群医学时代，临床微生物学、公卫微生物学、基础微生物学甚至独立微生物学实验室等相关人员，会更加紧密地合作、交流。大家目标一致、利益攸关、性质相同，可以齐心协力、合作共赢。这次 COVID-19 流行，这个趋势逐渐明晰。

建议阅读：

• Denise Seabert，James F McKenzie，Robert R Pinger. McKenzie's An Introduction to Community & Public Health. 10th Edition. Jones & Bartlett Learning，2021.

• Detels，Gulliford，Karim，et al. Oxford Textbook of Global Public Health. 6th edition. Oxford University Press UK，2017.

- Essential Public Health 系列有 20 本书，Public Health 书籍很多。
- Michel Accad，Tess Bilhartz，Lindsey Bilhartz. Moving Mountains：A Socratic Challenge to the Theory and Practice of Population Medicine. Green Publishing House，LLC，2017.
- Jonathon Gray，Karina McHardy，Muir Gray. Population medicine. Ko Awatea，2015.
- Muir Gray. How to Practise Population Medicine. Offox Press，2014.

临床微生物学——辅助防控

江南诸山郡中大树断倒者，经春夏生菌，谓之椹。
食之有味而每毒杀人，云此物往往自生毒。
——西晋·张华《博物志》

感染性疾病预防、控制（感控）工作的基础是疾病的诊断和治疗。除了辅助诊断、辅助治疗外，临床微生物学在感染防控工作中的专业作用包括监测、确定传染源和传播途径、确定菌株同源性等。因为感染性疾病预防、控制工作的重点、难点在于暴发防控，所以辅助防控时临床微生物学工作的重点、难点也在于暴发。

临床微生物学在感染的预防、控制中的作用（参见美国 CDC/HICPAC 隔离指南[1]）为：

（1）个体的诊断、治疗　这是感控的基础，也是临床微生物学工作的核心。

（2）群体的流行病学数据总结　是拟诊、经验治疗、暴发判断的基础。

（3）暴发识别　先要明确具体医疗机构内的暴发定义或当地卫生行政部门的暴发定义。

（4）环境感染源的筛查　即环境学一般监测和目标监测的目的。

（5）病原体同源性分析（homology analysis）　菌株不同源，则不是传播。注意美国 CDC 医院感染诊断标准没有用"homology"一词，用了"sameness"（同样性）一词[2]。PubMed 中有"sameness"一词，但不是微生物学领域。

（6）判断传播途径　新现传染病传播途径不明确时，临床和实验室都有责任判断具体途径。

（7）疫苗接种效果　如 HBV 疫苗接种后效果判断。这是保护易感人群的前提。

---

［1］　http：//www.cdc.gov/ncidod/dhqp/pdf/guidelines/Isolation2007.pdf
［2］　Horan TC，Andrus M，Dudeck MA. CDC/NHSN surveillance definition of health care-associated infection and criteria for specific types of infections in the acute care setting. Am J Infect Control，2008，36（5）：309-332.

（8）干预　上述这些干预措施的制定、实施、效果判断、反馈调整需要临床微生物学的参与。

（9）实验室获得性感染（laboratory acquired infection，LAI）[1,2]　题中应有之义。参见实验室获得性布鲁菌病预防[3]。

（10）教育和培训　参与感控部门的培训，培训需要临床微生物学方面的人员。

（11）参与抗生素管理　抗生素耐药性监测是抗生素管理的基础。药敏试验为靶向治疗提供依据。抗生素使用政策的制定需要临床微生物学工作人员参与。

（12）参与感染控制委员会（infection control committee，ICC）　临床微生物学工作者应该是ICC的永久会员。欧美一些医院ICC的主席或联合主席由临床微生物学工作者出任。

医院感染暴发调查时临床微生物学可以起到的作用[4]有以下几方面。

（1）识别问题　临床微生物学可以监测和早期预警。理想情况下，预警系统是实验室信息系统的一部分。通知感控管理部门和相应科室：感染聚集、不同寻常的耐药表型、可能的患者间传播途径。

（2）确定病例定义　临床微生物学可以辅助病例定义，并可将实验室诊断纳入其中。

（3）确诊病例　临床微生物学可以对诊断进行实验室确证。

（4）发现所有病例　临床微生物学可以准确确定分离株特征；保藏所有正常无微生物部位分离株和流行病学重要分离株；在实验室数据库收集新病例。笔者按：注意基于临床微生物学数据进行统计的局限性：因为缺乏临床数据，可能漏掉病例，导致实验室的数据虽然可信，但不全面。

（5）确定疾病基线发生率，和疑似暴发时的发生率进行比较　临床微生物学可以提供持续监测的数据。持续监测数据可以提供特定病房和感染位点的基线发生率。如果基线不能进行前瞻性监测，则收集数据库里之前所有符合入选标准的

［1］　Singh K. Laboratory-acquired infections. Clin Infect Dis，2009，49（1）：142-147. doi：10.1086/599104. PMID：19480580；PMCID：PMC7107998.

［2］　Siengsanan-Lamont J，Blacksell SD. A Review of Laboratory-Acquired Infections in the Asia-Pacific：Understanding Risk and the Need for Improved Biosafety for Veterinary and Zoonotic Diseases. Trop Med Infect Dis，2018，3（2）：36. doi：10.3390/tropicalmed3020036. PMID：30274433；PMCID：PMC6073996.

［3］　Robichaud S，Libman M，Behr M，et al. Prevention of laboratory-acquired brucellosis. Clin Infect Dis，2004，38（12）：e119-122.

［4］　Patrick R Murray，Ellen Jo Baron，et al. Manual of Clinical Microbiology. 7 edition. ASM Press，1999：107.

病例。

（6）确定暴发特征（描述流行病学）　临床微生物学可以对涉及的菌株进行分型，和之前的分离株进行比较，来确定暴发是否是单一菌株所致。前提是相应菌株常规保藏。确定菌株同源性在技术上有难度。

（7）对暴发的原因进行合理推测，包括贮存场所、传播模式、载体，进行病例对照研究或队列研究：临床微生物学可以在需要时进行辅助性研究和培养。当然前提是确立了工作人员、患者和环境传播的流行病学关联。

（8）采取控制措施　临床微生物学可以因需要调整实验室操作规程。

（9）对控制措施效果进行持续监测　临床微生物学继续执行监测和早期预警的功能。MCM12 中译本的表 10-4（见下表），是暴发综合征的实验室检测。

综合征	建议的实验室标本	建议的实验室检测
急性腹泻综合征	粪便	粪便培养、毒素测定、血清分型、病毒培养,抗原检测、寄生虫大体和显微镜检查、多重 PCR
急性出血热综合征	血清、尸体组织标本	病毒培养、抗原检测、抗体水平、尸检组织病理
急性黄疸综合征	血清、尿液、尸体肝脏活组织检查	病毒培养、抗原检测、抗体水平、钩端螺旋体培养和血清分型
急性神经系统综合征	脑脊液、血清、咽喉拭子	病毒培养、细菌培养及药敏试验、抗原检测、血清分型、抗体水平、PCR
急性呼吸道综合征	血清、咽拭子、鼻拭子、痰、血培养、尿液	病毒培养、细菌培养及药敏试验、抗原检测、抗体水平、血清分型、PCR
急性皮肤综合征	水泡液/刮液、血清	病毒培养、细菌培养、抗原检测、抗体水平、PCR
急性眼综合征	结膜拭子、喉拭子、血清	病毒培养、细菌培养、抗原检测、抗体水平、PCR
急性"系统性"综合征	血清、血液培养、尿液、腹水和脑脊液（如果存在脑膜征）	病毒培养、细菌培养、抗原检测、抗体水平、血清分型、PCR、血涂片（用于寄生虫）

感染性疾病、病原、耐药性的监测：正所谓"没有调查就没有发言权"。目前国际、国内相关监测网较多，建议对国际文献进行整合[1,2]。国内监测存在的问题包括把诊断未明的情况纳入监测；纳入监测的菌株没有区分致病菌、定

---

［1］　O'Brien TF，Stelling J. Integrated Multilevel Surveillance of the World's Infecting Microbes and Their Resistance to Antimicrobial Agents. Clin Microbiol Rev，2011，24（2）：281-295.

［2］　Khan K，McNabb SJ，Memish ZA，et al. Infectious disease surveillance and modelling across geographic frontiers and scientific specialties. Lancet Infect Dis，2012 ，12（3）：222-230.

植菌、污染菌；常规数据纳入耐药性监测（常规数据准确性低、变异性大）；针对大型医院的监测多，而针对社区、初级医院的监测太少甚至缺如；监测的软硬件支持弱；后续深度分析（流行病学、微生物学、分子生物学、临床医学）偏弱。

微生物同源性（homology）、同样性（sameness）的实验室判断如下。

（1）传统分型技术以表型（phenotype）特征为基础，包括生化反应谱、抗生素谱（antibiogram）、抗原谱、噬菌体分型、蛋白质谱（包括酶谱）等。笔者理解这些方式可以判断同样性（sameness），不知确否，待方家指正。

① 生物化学谱，即 biotyping　该法对种内的区分并不太好，参见相关文献[1]。

② 抗生素谱（antibiogram）　其判断方法有两种。一种以直径为基础，差2mm 以上为不同菌株，两个或以上药物直径不同，则认为菌株不同源[2]。另一种以折点为基础，不同菌株对不同药物的敏感和耐药结果不同，归为不同型别[3]。美国 CDC/NHSN 2009 年医疗保健相关感染监测指南[4]中提到如果血液培养出常见皮肤污染菌，抗菌药物耐药性不同则判定为病原体不同。举例：a.表皮葡萄球菌，两菌所有药物都敏感则认为是同一株菌；b.表皮葡萄球菌，一株甲氧西林耐药、头孢唑林耐药而另一株都敏感则认为是不同菌株；c.棒状杆菌，一株青霉素耐药、环丙沙星敏感，而另一株正相反，则认为是不同菌株；d.草绿色链球菌，一株所有药物都敏感，而另一株除红霉素耐药外其余药物都敏感，则认为是相同菌株。

（2）分子流行病学（molecular epidemiology）[5,6]技术以基因型（genotype）

———————————————

[1] Maliková L，Sedlácek I，Nováková D，et al. Ribotyping and biotyping of *Staphylococcus epidermidis* isolated from hospital environment. Folia Microbiol（Praha），2007，52（4）：375-380.

[2] Tenover FC，Arbeit R，Archer G，et al. Comparison of traditional and molecular methods of typing isolates of *Staphylococcus aureus*. J Clin Microbiol，1994，32（2）：407-415.

[3] Lee YL，Thrupp L. Genotyping by restriction endonuclease analysis compared to phenotyping by antibiogram for typing methicillin-resistant *Staphylococcus aureus* strains colonizing patients in a nursing home. Infect Control Hosp Epidemiol，2000，21（3）：218-221.

[4] Horan TC，Andrus M，Dudeck MA. CDC/NHSN surveillance definition of health care-associated infection and criteria for specific types of infections in the acute care setting. Am J Infect Control，2008，36（5）：309-332.

[5] Vandelannoote K，Eddyani M，Buultjens A，et al. Population Genomics and Molecular Epidemiology of *Mycobacterium ulcerans*. 2019 Apr 30. In：Pluschke G，Röltgen K，editors. Buruli Ulcer：*Mycobacterium ulcerans* Disease [Internet]. Cham（CH）：Springer，2019. PMID：32091703.

[6] Tümmler B. Molecular epidemiology in current times. Environ Microbiol，2020，22（12）：4909-4918. doi：10.1111/1462-2920.15238. Epub 2020 Sep 25. PMID：32945108.

特征为基础，主要通过核酸的存在与否、大小、序列等信息进行分型。参见分子流行病学指南[1,2]。具体技术如下。

① 脉冲场凝胶电泳（pulsed field gel electrophoresis，PFGE）[3]　这是用于研究医院获得性感染病原同源性的最重要，也是国际最常用的方法，分辨力很高，重复性好。不足之处有三点：实验室间难以比对，与 PFGE 型结果无关的菌株之间的遗传联系难以确定，耗时。该方法常被业界视为金标准。

② PCR 基础上的分型，包括三种方法：PCR-RFLP、rep-PCR（repetitive PCR）、随机扩增多态性 DNA 方法（randomly amplified polymorphic DNA，RAPD）或 AP-PCR（arbitrary primed PCR）。RAPD 法分型能力强，快速，技术简单，但批间重复性差，实验室间难以比对，有待于标准化。

③ 多位点序列分型（multilocus sequence typing，MLST）[4]　该法分辨力高，可以进行实验室间的有效比对。缺点是成本高、结果依赖于测序的准确性。该法前景广阔，用于肺孢子菌[5]、念珠菌[6]，寄生虫学方面也有应用[7]。

［1］ Boccia S，Barchitta M，Colotto M，et al. L'epidemiologia molecolare nelle Infezioni Correlate all' Assistenza：documento di indirizzo della Società Italiana di Igiene，Medicina Preventiva e Sanità Pubblica (SItI)［Molecular epidemiology in healthcare-associated infections：guidelines of the Italian Society of Hygiene，Preventive Medicine and Public Health (SItI)］. Ig Sanita Pubbl，2015，71 (3)：245-325. Italian. PMID：26241513.

［2］ Field N，Cohen T，Struelens MJ，et al. Strengthening the Reporting of Molecular Epidemiology for Infectious Diseases (STROME-ID)：an extension of the STROBE statement. Lancet Infect Dis，2014，14 (4)：341-352. doi：10.1016/S1473-3099 (13) 70324-4. Epub 2014 Mar 14. PMID：24631223.

［3］ Tenover FC，Arbeit RD，Goering RV，et al. Interpreting chromosomal DNA restriction patterns produced by pulsed-field gel electrophoresis：criteria for bacterial strain typing. J Clin Microbiol，1995，33 (9)：2233-2239.

［4］ Maiden MC，Bygraves JA，Feil E，et al. Multilocus sequence typing：a portable approach to the identification of clones within populations of pathogenic microorganisms. Proc Natl Acad Sci U S A，1998，95 (6)：3140-3145.

［5］ Pasic L，Goterris L，Guerrero-Murillo M，et al. Consensus Multilocus Sequence Typing Scheme for *Pneumocystis jirovecii*. J Fungi (Basel)，2020，6 (4)：259. doi：10.3390/jof6040259. PMID：33143112；PMCID：PMC7711988.

［6］ Bougnoux ME，Tavanti A，Bouchier C，et al. Collaborative consensus for optimized multilocus sequence typing of *Candida albicans*. J Clin Microbiol，2003，41 (11)：5265-5266. doi：10.1128/JCM.41.11.5265-5266.2003. PMID：14605179；PMCID：PMC262540.

［7］ Liang WT，Liu H，Deng Y.［Multilocus sequence typing and its application on population genetic structure analysis of parasites］. Zhongguo Xue Xi Chong Bing Fang Zhi Za Zhi，2014，26 (4)：449-452. Chinese. PMID：25434151.

④ 全基因组测序方式[1~4] 对诺如病毒暴发的研究显示其明确的价值[5]。

⑤ mNGS 该技术理论上可以，现实中还没有应用。用（mNGS OR "metagenomic next-generation sequencing"）［Title］AND homology［Title/Abstract］检索 PubMed（2021.9.24），只有一篇文献[6]，说明还有技术瓶颈。用（mNGS OR "metagenomic next-generation sequencing"）AND outbreak［Title］检索，有 9 篇文献，都是诊断，没有同源性判断。改为 typing，也没有相关文献。

（3）质谱 科研库可以进行流行病学分析。用（"Matrix-assisted laser desorption/ionization time-of-flight mass spectrometry"［Title］OR "MALDI-TOF MS"［Title］）AND（homology［Title］OR outbreak［Title］OR typing［Title］）检索 PubMed（2021.9.24），只有 51 篇文献。这是一片大有可为的处女地[7]。有细菌医院感染应用研究，用全基因组测序进行验证[8]。对于此，需

---

［1］ Miller JM. Whole-Genome Mapping：a New Paradigm in Strain-Typing Technology. J Clin Microbiol，2013，51（4）：1066-1070.

［2］ Walker TM，Ip CL，Harrell RH，et al. Whole-genome sequencing to delineate Mycobacterium tuberculosis outbreaks：a retrospective observational study. Lancet Infect Dis，2013，13（2）：137-146.

［3］ Harris SR，Cartwright EJ，Török ME，et al. Whole-genome sequencing for analysis of an outbreak of meticillin-resistant *Staphylococcus aureus*：a descriptive study. Lancet Infect Dis，2013，13（2）：130-136.

［4］ Bryant JM，Grogono DM，Greaves D，et al. Whole-genome sequencing to identify transmission of Mycobacterium abscessus between patients with cystic fibrosis：a retrospective cohort study. Lancet，2013 Mar 28. pii：S0140-6736（13）60632-7. doi：10.1016/S0140-6736（13）60632-7.［Epub ahead of print］

［5］ Casto AM，Adler AL，Makhsous N，et al. Prospective，Real-time Metagenomic Sequencing During Norovirus Outbreak Reveals Discrete Transmission Clusters. Clin Infect Dis，2019，69（6）：941-948. doi：10.1093/cid/ciy1020. PMID：30576430；PMCID：PMC6735836.

［6］ Deng X，Naccache SN，Ng T，et al. An ensemble strategy that significantly improves de novo assembly of microbial genomes from metagenomic next-generation sequencing data. Nucleic Acids Res，2015，43（7）：e46. doi：10.1093/nar/gkv002. Epub 2015 Jan 13. PMID：25586223；PMCID：PMC4402509.

［7］ Huber CA，Reed SJ，Paterson DL. Bacterial Sub-Species Typing Using Matrix-Assisted Laser Desorption/Ionization Time of Flight Mass Spectrometry：What Is Promising? Curr Issues Mol Biol，2021，43（2）：749-757. doi：10.3390/cimb43020054. PMID：34294671.

［8］ Casanova C，Lo Priore E，Egli A，et al. Agrobacterium spp. nosocomial outbreak assessment using rapid MALDI-TOF MS based typing，confirmed by whole genome sequencing. Antimicrob Resist Infect Control，2019，8：171. doi：10.1186/s13756-019-0619-y. PMID：31700617；PMCID：PMC6829841.

要标准化和指南[1]。

（4）国际指南

① 技术　细菌流行病学中的分型方法[2]、分子方法的选择和解释[3]。

② 特殊感染和特殊患者群　囊性纤维化[4]。

（5）笔者在实际工作中多次遇到菌株同源性的相关问题，既有理论上的探讨，也有实际判断的要求。感觉部分从业者过于迷信分子生物学手段，对分型的本质却不甚了了。就细菌学和真菌学领域而言，笔者建议表型分型和基因型分型应该并重。不要忽略传统手段（如抗生素谱）的价值，对分子生物学手段也一定要充分认识其不足（如 PFGE 需要操作熟练和标准化、软件分析等）。MCM8 提到[5]："种的水平的鉴定以及抗生素谱可以提供强有力的流行病学联系的证据，不过也经常需要更为敏感的方法。此时表型方法几乎完全被基因型方法所替代。"MCM12 中译本表 10-5，展示了实验技术和实例，既有药敏、血清学，也有PCR、测序、谱系研究。对分型的本质一定要有清晰的认识。仔细考量既有分型方法的本质不难得出这样的结论：其实目前尚无一种手段真正能够有效地判断两株细菌或真菌是同一个菌。因此，判断相同很难。反之，如果某种方法清晰地显示出两株菌之间存在差别，那么确定其为不同菌株却相对容易。所以如果生物化学谱或抗生素谱显示菌株间有明显不同，就实用而言，没有必要继续进行分子手段的探究。当然，对于科研情况自当别论。

［1］　Huber CA，Reed SJ，Paterson DL. Bacterial Sub-Species Typing Using Matrix-Assisted Laser Desorption/Ionization Time of Flight Mass Spectrometry：What Is Promising? Curr Issues Mol Biol，2021，43（2）：749-757. doi：10.3390/cimb43020054. PMID：34294671.

［2］　van Belkum A，Tassios PT，Dijkshoorn L，et al. Guidelines for the validation and application of typing methods for use in bacterial epidemiology. Clin Microbiol Infect，2007，13 Suppl 3：1-46.

［3］　Tenover FC，Arbeit RD，Goering RV. How to select and interpret molecular strain typing methods for epidemiological studies of bacterial infections：a review for healthcare epidemiologists. Molecular Typing Working Group of the Society for Healthcare Epidemiology of America. Infect Control Hosp Epidemiol，1997，18（6）：426-439.

［4］　Saiman L，Siegel J；Cystic Fibrosis Foundation. Infection control recommendations for patients with cystic fibrosis：microbiology，important pathogens，and infection control practices to prevent patient-to-patient transmission. Infect Control Hosp Epidemiol，2003，24（5 Suppl）：S6-52. doi：10.1086/503485. PMID：12789902.

［5］　Patrick R Murray，Ellen Jo Baron，et al. Manual of Clinical Microbiology. 8 edition. ASM Press，2003：134.

建议阅读：

• Bruce Colbert，Luis Gonzalez. Microbiology：Practical Applications and Infection Prevention. Cengage Learning，2015.

• Gianfranco Donelli. Advances in Microbiology，Infectious Diseases and Public Health. 2020th edition. Springer，2021.

• Jacob Moran-Gilad，Yael Yagel. Application and Integration of Omics-powered Diagnostics in Clinical and Public Health Microbiology. Springer，2021.

1:
指南（guidelines）一道

夫以秦、楚之强而报仇于弱薛，誉之犹摩萧斧而伐朝菌也，必不留行矣。天下有识之士无不为足下寒心酸鼻者。

——西汉·刘向 《说苑·善说》

1. 广义而言，指南即国际、地区指南本身，当然也包括了循证医学证据，概而言之即一般性临床医学规律。

2. 严格来讲，指南仅指国际上的临床实践指南（clinical practice guidelines，CPG）。国内的国标、行标，可以等同于 CPG。比 CPG 级别低的，是专家共识、学会一般性建议、声明、立场文件等。

3. 临床实践指南（clinical practice guideline，CPG）是循证医学（evidence-based medicine，EBM）的集中体现。国内对指南的强调不足，以至于一提循证医学，第一反应都是 RCT（randomized controlled trial，randomized comparative trial，随机对照试验）和荟萃分析（meta analysis）/系统性综述（systematic review）。其实二者只是循证医学中的证。指南则可以体现循证医学的每一个字：

① 循即遵循，所以指南有推荐，推荐有等级。笔者观点，推荐最重要。

② 证即不同层面、不同质量、不同等级的证据，包括 RCT 和荟萃分析结论。

③ 医即实践，得临床实用。

④ 学即理念，有学理，体现学科的基础、专业的进步。

4. 区分 CPG、一般性指南、共识（consensus）等。CPG 以严格的 EBM 证据为基础，要特别重视。一些国家的严格的临床实践指南，并没有明确写 clinical practice guideline 这些字眼，需要自己分辨。而一般性指南（有的叫 guideline，也有叫 guidance 等）的循证基础不一定强，国内很多指南是这样。共识则是以专家的共同观点为主。国际上有一些共识也有一定的循证基础，要具体看。也有一些文件的题目里有"recommendation""definition""standard"等。要看里面的具体表达——有无推荐、建议，有无证据基础。

5. 临床实践中 EBM 的五步[1]　①定义临床相关问题（defining a clinically relevant question）；②寻找最好的证据（searching for the best evidence）；③批判性地评价证据（critically appraising the evidence）；④ 运用证据（applying the evidence）；⑤评价 EBM 的性能（evaluating the performance of EBM）。熟悉 CPG 的朋友都知道，上面 EBM 五步中前三个，就是 CPG，后两个涉及实践和后续研究。由此可见 EBM 和 CPG 为一而二、二而一的关系。

---

［1］　Tenny S，Varacallo M. Evidence Based Medicine. 2020 Nov 8. In：StatPearls［Internet］. Treasure Island（FL）：StatPearls Publishing，2021 Jan-. PMID：29262040.

6. 关于 EBM 的 6 个误解[1] 该文题目是：EBM 和个体化医学能够共存吗？——一个很好的提问！结论不言而喻——一定会共存，而且只能共存。

7. 用 "evidence-based medicine" 在 PubMed 里检索，不加任何限制，结果的分布比较独特。1993 年和之前每年文献是个位数。1994～1998 年分别是 12 篇、78 篇、243 篇、679 篇、1098 篇。从中能够看到这个理念为业界接受之后，极其迅速地普及了。对比一下，"precision medcine" 在 2007 年前文献是个位数，2008～2011 年分别是 24 篇、234 篇、810 篇、1702 篇。从中可以看到其增长更陡，普及更快。1994 年、2008 年是两个名词的拐点。"personalized medicine" 的普及要缓一些，2001 年和之前的文献是个位数，2012 年过 1000 篇。

8. 指南的制定 参见 IDSA 指南[2]。

9. 指南证据 除了之前的 RCT 证据、荟萃分析外，目前正在纳入真实世界研究（real-world study）证据[3,4]，或用真实世界研究来评价临床指南[5]。在感染病领域真实世界研究不多[6]，在微生物学领域更少[7]。

10. 标准指南包括证据等级（quality of evidence）和推荐强度（strength of recommendation），以及对应的制作过程、专业理由（rational）、阐述等。在结构上，摘要一般特化为执行总结（executive summary）。版本上一般有 2 种：完

[1] Madden K，Bhandari M. Can Evidence-Based Medicine and Personalized Medicine Coexist? 2020 Jul 1. In：Rivière C，Vendittoli PA，editors. Personalized Hip and Knee Joint Replacement [Internet]. Cham（CH）：Springer，2020. Chapter 1. PMID：33347141.

[2] http：//www. idsociety. org/Guideline _ Resources/

[3] Jaksa A，Wu J，Jónsson P，et al. Organized structure of real-world evidence best practices：moving from fragmented recommendations to comprehensive guidance. J Comp Eff Res，2021，10（9）：711-731. doi：10. 2217/cer-2020-0228. Epub 2021 Apr 30. PMID：33928789.

[4] Zaniewski E，Tymejczyk O，Kariminia A，et al. IeDEA-WHO Research-Policy Collaboration：contributing real-world evidence to HIV progress reporting and guideline development. J Virus Erad，2018，4（Suppl 2）：9-15. PMID：30515309；PMCID：PMC6248847.

[5] Harai S，Mochizuki H，Kojima Y，et al. Validation of Tokyo Guideline 2013 as Treatment of Acute Cholecystitis by Real World Data. Dig Dis，2019，37（4）：303-308. doi：10. 1159/000496738. Epub 2019 Feb 7. PMID：30731461.

[6] Babiker A，Clarke L，Doi Y，et al. Fosfomycin for treatment of multidrug-resistant pathogens causing urinary tract infection：A real-world perspective and review of the literature. Diagn Microbiol Infect Dis，2019，95（3）：114856. doi：10. 1016/j. diagmicrobio. 2019. 06. 008. Epub 2019 Jun 24. PMID：31307867.

[7] Kopczynska M，Sharif B，Unwin H，et al. Real World Patterns of Antimicrobial Use and Microbiology Investigations in Patients with Sepsis outside the Critical Care Unit：Secondary Analysis of Three Nation-Wide Point Prevalence Studies. J Clin Med，2019，8（9）：1337. doi：10. 3390/jcm8091337. PMID：31470569；PMCID：PMC6780948.

全版本和只包括证据、推荐的简化本。另外一般在网上有附件。

①证据等级即对证据的客观评价。多用Ⅰ、Ⅱ、Ⅲ标识，由高到低。

②推荐强度即指南编写专家对某处置的推荐强度。多用A、B、C标识，由强到弱。

③二者可以组合在一起，如AⅠ、BⅡ。AⅢ即证据很弱，但推荐很强，主要是一些无法设计实验验证/证实的处置。CⅠ即证据很强，但推荐很弱。CⅠ很少见。

④等级和强度是实际工作的指导、科研的依据、升级的基础。

⑤评价：CⅢ很多，说明指南的证据基础不佳，指南本身的价值有限。AⅠ越多，指南的证据基础越牢固，价值越大。不过AⅠ多到一定程度，指南本身也就消失了，因为推荐可能早已内化为业界、医生自身的理念了，乃至写进教材。

⑥目前，推荐、评估、发展和评价的分级方式（GRADE）系统逐渐获得公认[1]。

⑦德国指南另有共识的强度（the strength of consensus）[2]，可谓精益求精。

⑧英国和澳大利亚的指南有良好实践点（good practice point，GPP）[3,4]，美国指南也会为未来的科研提供方向（如IDSA女性非复杂尿路感染指南[5]），值得重视。

11. 具体感染性疾病指南汇集了上述的三层诊断、四层用药、两源控制，是这些理念、证据、推荐的集合。

12. 笔者以为，临床实践指南是西医临床的集大成、精华！如果说目前西方医学处于循证医学阶段的话，那么显然，该阶段已经由以RCT证据积累为特征的第一亚阶段，升华为目前的以证据归纳、指南统合与实用为特征的第二亚阶

［1］ Guyatt GH，Oxman AD，Vist GE，et al. GRADE：an emerging consensus on rating quality of evidence and strength of recommendations. BMJ，2008，336（7650）：924-926.

［2］ Hoffmann JC，Fischer I，Höhne W，et al. Methodological basis for the development of consensus recommendations. Z Gastroenterol，2004，42（9）：984-986.

［3］ http：//www. sign. ac. uk/guidelines/fulltext/50/section7. html

［4］ http：//www. nhmrc. gov. au/_files_nhmrc/file/nics/programs/vtp/guideline_prevention_venous_thromboembolism. pdf

［5］ Gupta K，Hooton TM，Naber KG，et al. International clinical practice guidelines for the treatment of acute uncomplicated cystitis and pyelonephritis in women：A 2010 update by the Infectious Diseases Society of America and the European Society for Microbiology and Infectious Diseases. Clin Infect Dis，2011，52（5）：e103-120.

段。可以预计，下一亚阶段将重点针对指南规律以外的个体化诊治，为真正的个体化医学、精准医学模式奠基。

13. 实际工作中，不但不能盲目否定国际指南，而且恰恰相反，我们要在结合国情、结合患者具体病情的基础上，在临床决策中尽可能贯彻指南的原则和建议[1]。笔者始终强调三级证据。

① 国际的指南和证据　注意收集相关内容的多个指南/循证医学文献，进行横、纵、深三维比较阅读。a.纵向阅读，如某指南的第一版、第二版、第三版之间的比对阅读。b.横向阅读，如相关内容的美国指南、欧洲指南、日本指南、中国指南的比对阅读。如 HAP 指南、ATS/IDSA 指南[2]、欧洲共识[3]、德国指南[4]的比较阅读极具专业意义，深入理解会有很多收获。c.深入阅读是回到证据文献，看文献的专业性、结论的可信度。文献之间也可以比较，尤其是没有纳入指南的文献、指南之后的新文献。

② 不依从指南会导致治疗失败[5]，或延迟显效。参见指南不依从性的原因分析[6]。没有基于国人循证医学数据的国内指南时，国际指南的学以致用尤为重要。国内指南近几年发展迅速。

③ 国内的特殊情况　一定是客观的、基本已经得到证实的、近乎公认的国情。这种国情不能成为在不了解国际指南的情况下盲目、狭隘否定国际规律的借口。

④ 个体证据是患者个体的具体信息，是诊疗个体化的基础。笔者认为：循证医学的"证"——证据，不能仅仅是 RCT 结论。具体患者的具体信息，也必

[1] van der Weijden T, Boivin A, Burgers J, et al. Clinical practice guidelines and patient decision aids. An inevitable relationship. J Clin Epidemiol, 2012, 65 (6): 584-589.

[2] American Thoracic Society; Infectious Diseases Society of America. Guidelines for the management of adults with hospital-acquired, ventilator-associated, and healthcare-associated pneumonia. Am J Respir Crit Care Med, 2005, 171 (4): 388-416.

[3] Torres A, Ewig S, Lode H, et al. Defining, treating and preventing hospital acquired pneumonia: European perspective. Intensive Care Med, 2009, 35 (1): 9-29.

[4] Dalhoff K, Abele-Horn M, Andreas S, et al. Epidemiology, diagnosis and treatment of adult patients with nosocomial pneumonia. S-3 Guideline of the German Society for Anaesthesiology and Intensive Care Medicine, the German Society for Infectious Diseases, the German Society for Hygiene and Microbiology, the German Respiratory Society and the Paul-Ehrlich-Society for Chemotherapy. Pneumologie, 2012, 66 (12): 707-765.

[5] Garcin F, Leone M, Antonini F, et al. Non-adherence to guidelines: an avoidable cause of failure of empirical antimicrobial therapy in the presence of difficult-to-treat bacteria. Intensive Care Med, 2010, 36 (1): 75-82.

[6] Cabana MD, Rand CS, Powe NR, et al. Why don't physicians follow clinical practice guidelines? A framework for improvement. JAMA, 1999, 282 (15): 1458-1465.

然是其证据[1]，此所谓"题中应有之意"。

⑤ 个体证据和群体规律　没有个体证据时，要依从群体规律（主要是指南建议），群体规律提供了思维角度、思考内容；有了个体证据，要群体规律、个体证据兼顾；二者如果不一致，要仔细分析：整体规律不适用时，遵从个体的客观证据，不能削足适履。注意，也不能以不同的个体证据来直接盲目否定群体规律，这种不同仅仅意味着群体规律不适用于该个体而已。

⑥ 由此可知，实际工作中，指南应该是我们工作的起点，绝非我们工作的终点。指南可以避免我们的常识性错误、原则性错误，让我们知道整体性、前沿性规律。但实际工作必须是基于患者个体化因素之上对指南的灵活应用，不能盲目、机械地照搬指南。我们既不要妖魔化指南，也不用神圣化指南。CPG 名称里一定要写"practice"这个词，就是强调实践！实践是检验真理的标准。

14. 国际指南

（1）总的指南库　包括各种医学指南，不仅仅是感染性疾病指南。

① 美国国家指南中心（National Guideline Clearinghouse，NGC）[2]。笔者特别推荐该网址，其中尤其引人注目的是很多 PubMed 中没有的指南，比如一些专业书籍中的指南。笔者细看该网站的内容才意识到笔者之前知道的指南只是沧海一粟而已。

② 英国临床指南中心（National Clinical Guideline Centre，NCGC）[3]。

③ 英国 NICE 指南[4,5]。

④ 美国国家综合癌症网络（National Comprehensive Cancer Network，NC-CN）指南。

⑤ 中国卫生行业标准。

（2）感染性疾病和微生物学指南

① 美国微生物学学会（ASM）的 Cumitech 系列及升级版指南（Practical

---

[1]　Madden K，Bhandari M. Can Evidence-Based Medicine and Personalized Medicine Coexist? 2020 Jul 1. In：Rivière C，Vendittoli PA，editors. Personalized Hip and Knee Joint Replacement [Internet]. Cham（CH）：Springer，2020. Chapter 1. PMID：33347141.

[2]　http：//www. guideline. gov/

[3]　http：//www. ncgc. ac. uk/Guidelines/

[4]　https：//www. nice. org. uk/about/what-we-do/our-programmes/nice-guidance/nice-guidelines

[5]　https：//www. nice. org. uk/guidance

Guidance for Clinical Microbiology Laboratories）[1~6]。

②美国 IDSA 指南[7]　该网站列有脑膜炎、肺炎、腹腔感染、感染性腹泻、尿路感染、糖尿病足感染、插管相关性感染、手卫生、临床微生物学等不同的指南，强烈推荐该网站。

③美国 CDC 感控指南[8]、美国移植学会感染指南（American Society of Transplantation Infectious Diseases Community of Practice）。

④美国家庭医生指南　见 AAFP（American Academy of Family Physicians）官网[9]。

⑤英国 HPA 指南[10,11]　该网站列有微生物学（标本、鉴定、试验等）和感染性疾病学相关指南，强烈推荐该网站。

［1］　Humphries RM，Linscott AJ. Practical Guidance for Clinical Microbiology Laboratories：Diagnosis of Bacterial Gastroenteritis. Clin Microbiol Rev，2015，28（1）：3-31. doi：10. 1128/CMR. 00073-14. PMID：25567220；PMCID：PMC4284301.

［2］　Leal SM Jr，Rodino KG，Fowler WC，et al. Practical Guidance for Clinical Microbiology Laboratories：Diagnosis of Ocular Infections. Clin Microbiol Rev，2021 Jun 2：e0007019. doi：10. 1128/CMR. 00070-19. Epub ahead of print. PMID：34076493.

［3］　Carey RB，Bhattacharyya S，Kehl SC，et al. Practical Guidance for Clinical Microbiology Laboratories：Implementing a Quality Management System in the Medical Microbiology Laboratory. Clin Microbiol Rev，2018，31（3）：e00062-17. doi：10. 1128/CMR. 00062-17. PMID：29720490；PMCID：PMC6056841.

［4］　Doern GV，Carroll KC，Diekema DJ，et al. Practical Guidance for Clinical Microbiology Laboratories：A Comprehensive Update on the Problem of Blood Culture Contamination and a Discussion of Methods for Addressing the Problem. Clin Microbiol Rev，2019，33（1）：e00009-19. doi：10. 1128/CMR. 00009-19. PMID：31666280；PMCID：PMC6822992.

［5］　Garcia LS，Arrowood M，Kokoskin E，et al. Practical Guidance for Clinical Microbiology Laboratories：Laboratory Diagnosis of Parasites from the Gastrointestinal Tract. Clin Microbiol Rev，2017，31（1）：e00025-17. doi：10. 1128/CMR. 00025-17. PMID：29142079；PMCID：PMC5740970.

［6］　Charlton CL，Babady E，Ginocchio CC，et al. Practical Guidance for Clinical Microbiology Laboratories：Viruses Causing Acute Respiratory Tract Infections. Clin Microbiol Rev，2018，32（1）：e00042-18. doi：10. 1128/CMR. 00042-18. PMID：30541871；PMCID：PMC6302358.

［7］　http：//www. idsociety. org/IDSA _ Practice _ Guidelines/

［8］　http：//www. cdc. gov/ncidod/dhqp/guidelines. html

［9］　https：//www. aafp. org/home. html

［10］　http：//www. hpa. org. uk/SMI/pdf

［11］　https：//www. gov. uk/government/collections/standards-for-microbiology-investigations-smi

⑥ 法国指南　如法国感染病学会（SPILF）指南[1~3]。

⑦ 德国指南　如德国血液病肿瘤学会感染病工作组［Infectious Diseases Working Party（AGIHO）of the German Society of Haematology and Medical Oncology（DGHO）］。

⑧ 欧洲指南　ESCMID 指南[4]，其他学会也有很多，如欧洲心胸外科协会纵隔炎[5]。

⑨ 昆士兰卫生组织（Queensland health，QLD）指南　见官网[6]。

⑩ 亚洲泌尿系统感染和性传播感染协会（AAUS）指南　如尿路感染[7]、急性细菌性前列腺炎[8]、生殖器支原体和非衣原体非淋菌尿道炎[9]。

⑪ 特殊类型　尸检微生物学相关指南[10]。

（3）其他形式的指南

① CLSI 指南　权威机构制定单行本发行。

---

［1］ Cazanave C，de Barbeyrac B. Les infections génitales hautes：diagnostic microbiologique. RPC infections génitales hautes CNGOF et SPILF［Pelvic inflammatory diseases：Microbiologic diagnosis - CNGOF and SPILF Pelvic Inflammatory Diseases Guidelines］. Gynecol Obstet Fertil Senol，2019，47（5）：409-417. French. doi：10. 1016/j. gofs. 2019. 03. 007. Epub 2019 Mar 13. PMID：30878688.

［2］ Deffontaines G，Vayr F，Rigaud E，et al. Guidelines for monitoring workers after occupational exposure to bovine tuberculosis. Med Mal Infect，2019，49（8）：563-573. doi：10. 1016/j. medmal. 2019. 09. 006. Epub 2019 Oct 3. PMID：31587924.

［3］ Donzé C，Papeix C，Lebrun-Frenay C；French Group for Recommendations in Multiple Sclerosis（France4MS）；Société francophone de la sclérose en plaques（SFSEP）；SPILF；Co-chairs；Supervision of the readers；Readers；Rating group；Reading group. Urinary tract infections and multiple sclerosis：Recommendations from the French Multiple Sclerosis Society. Rev Neurol（Paris），2020，176（10）：804-822. doi：10. 1016/j. neurol. 2020. 02. 011. Epub 2020 Sep 5. PMID：32900473.

［4］ http：//www. escmid. org/escmid _ library/medical _ guidelines/

［5］ Abu-Omar Y，Kocher GJ，Bosco P，et al. European Association for Cardio-Thoracic Surgery expert consensus statement on the prevention and management of mediastinitis. Eur J Cardiothorac Surg，2017，51（1）：10-29. doi：10. 1093/ejcts/ezw326. PMID：28077503.

［6］ https：//www. health. qld. gov. au/clinical-practice/guidelines-procedures

［7］ Choe HS，Lee SJ，Yang SS，et al. Summary of the UAA-AAUS guidelines for urinary tract infections. Int J Urol，2018，25（3）：175-185. doi：10. 1111/iju. 13493. Epub 2017 Nov 28. PMID：29193372.

［8］ Matsumoto M，Yamamoto S. AAUS guideline for acute bacterial prostatitis 2021. J Infect Chemother，2021，27（9）：1277-1283. doi：10. 1016/j. jiac. 2021. 06. 001. Epub 2021 Jun 9. PMID：34116910.

［9］ Wada K，Hamasuna R，Sadahira T，et al. UAA-AAUS guideline for M. genitalium and non-chlamydial non-gonococcal urethritis. J Infect Chemother，2021，27（10）：1384-1388. doi：10. 1016/j. jiac. 2021. 07. 007. Epub 2021 Jul 28. PMID：34332883.

［10］ Saegeman V，Cohen MC，Burton JL，et al. Microbiology in minimally invasive autopsy：best techniques to detect infection. ESGFOR（ESCMID study group of forensic and post-mortem microbiology）guidelines. Forensic Sci Med Pathol，2021，17（1）：87-100. doi：10. 1007/s12024-020-00337-x. Epub 2021 Jan 19. PMID：33464531；PMCID：PMC7814172.

② 医院指南　如美国辛辛那提儿童医院指南[1]。

③ 没有上述证据等级、推荐强度等形式的诊断标准[2]、治疗建议。

④ 注意有一些（类似）指南的文章题目里没有"指南""共识"字样，检索不到。如一篇肠球菌菌血症（enterococcal bacteremia）的文章[3]里有推荐，但从题目看不出来。

15. 国内指南　基于国人循证医学数据的指南近无。国内既有的"指南"，多为外国或国际指南的翻译版或组合版[4,5]，较好的也不过是增加了一些针对国内特殊情况的专家建议而已。指南编写本身是比较容易的，关键点还是循证医学证据本身的确立——指南的基础。我们仅仅处在循证医学第一亚阶段初期。就目前的国内指南，笔者建议：

（1）如果是以翻译内容为主，则应该明示翻译，并将原推荐和国内建议并列分述，以避免混淆，同时有利于加深对国际进展、国内特殊性的理解。

（2）如果是将多个国际指南的内容进行综述改写，并加入国内相关信息和推荐，则最好不称名指南，名之为"专家共识（expert consensus）"即可。

（3）本书第一版是2012～2013年写作。之后10年，国内感染病领域的指南已经明显取得进步。肝炎指南、肺炎指南、鼻窦炎指南，其质量都已经是国际水平。见急性胆道系统感染指南[6]、人工关节感染指南[7]、腹腔感染[8]、中性

---

[1]　http：//www.cincinnatichildrens.org/default/

[2]　Horan TC，Andrus M，Dudeck MA. CDC/NHSN surveillance definition of health care-associated infection and criteria for specific types of infections in the acute care setting. Am J Infect Control，2008，36（5）：309-332.

[3]　Rosselli Del Turco E，Bartoletti M，Dahl A，et al. How do I manage a patient with enterococcal bacteraemia? Clin Microbiol Infect，2021，27（3）：364-371. doi：10.1016/j.cmi.2020.10.029. Epub 2020 Nov 2. PMID：33152537.

[4]　中华医学会神经病学分会脑血管病学组急性缺血性脑卒中诊治指南撰写组. 中国急性缺血性脑卒中诊治指南2010［J］.中华神经科杂志，2010，43（2）：146-153.

[5]　中华医学会神经病学分会神经康复学组，中华医学会神经病学分会脑血管病学组、卫生部脑卒中筛查与防治工程委员会办公室等. 中国脑卒中康复治疗指南（2011完全版）［J］.中国康复理论与实践，2012，18（4）：301-318.

[6]　中华医学会外科学分会胆道外科学组. 急性胆道系统感染的诊断和治疗指南（2021版）［J］.中华外科杂志，2021，59（6）：422-429. DOI：10.3760/cma.j.cn112139-20210421-00180.

[7]　中华医学会骨科学分会关节外科学组《中国PJI诊断和治疗指南》编写委员会. 中国人工关节感染诊断与治疗指南［J］.中华外科杂志，2021，59（6）：430-442. DOI：10.3760/cma.j.cn112139-20210309-00120.

[8]　中华医学会外科学分会外科感染与重症医学学组，中国医师协会外科医师分会肠瘘外科医师专业委员会. 中国腹腔感染诊治指南（2019版）［J］.中国实用外科杂志，2020，40（1）：1-16. DOI：10.19538/j.cjps.issn 1005-2208.2020.01.01.

粒细胞缺乏伴发热抗菌药物应用指南[1]，以及血液病/恶性肿瘤患者侵袭性真菌病[2]、细菌性阴道病[3]、性病[4]、上呼吸道感染[5]、儿童感染性腹泻[6,7]相关指南。

（4）专家共识　感染性心内膜炎[8]、糖尿病合并肺炎[9]、疱疹性咽峡炎[10]、阴道微生态[11]。

16. 指南医学（guideline-medicine，guidelined medicine，guideline-based medicine）的讨论详见后文。

建议阅读：

• Sharon E Straus，Paul Glasziou，Scott Richardson W. Evidence-Based Medicine：How to Practice and Teach EBM. 5th edition. Elsevier，2018.

［1］ 中华医学会血液学分会，中国医师协会血液科医师分会.中国中性粒细胞缺乏伴发热患者抗菌药物临床应用指南（2020 年版）［J］.中华血液学杂志，2020，41（12）：969-978. DOI：10.3760/cma. j. issn. 0253-2727. 2020. 12. 001.

［2］ 中国医师协会血液科医师分会，中国侵袭性真菌感染工作组.血液病/恶性肿瘤患者侵袭性真菌病的诊断标准与治疗原则（第六次修订版）［J］.中华内科杂志，2020，59（10）：754-763. DOI：10.3760/cma. j. cn112138-20200627-00624.

［3］ 中华医学会妇产科学分会感染性疾病协作组.细菌性阴道病诊治指南（2021 修订版）［J］.中华妇产科杂志，2021，56（1）：3-6. DOI：10.3760/cma. j. cn112141-20200717-00583.

［4］ 中国疾病预防控制中心性病控制中心，中华医学会皮肤性病学分会性病学组，中国医师协会皮肤科医师分会性病亚专业委员会.梅毒、淋病和生殖道沙眼衣原体感染诊疗指南（2020 年）［J］.中华皮肤科杂志，2020，53（3）：168-179. DOI：10.35541/cjd. 20190808.

［5］ 中华医学会，中华医学会杂志社，中华医学会全科医学分会，等.急性上呼吸道感染基层诊疗指南（2018 年）［J］.中华全科医师杂志，2019，18（5）：422-426. DOI：10.3760/cma. j. issn. 1671-7368. 2019. 05. 005.

［6］ 中华医学会儿科学分会消化学组，《中华儿科杂志》编辑委员会.中国儿童急性感染性腹泻病临床实践指南［J］.中华儿科杂志，2016，54（7）：483-488. DOI：10.3760/cma. j. issn. 0578-1310. 2016. 07. 002.

［7］ 国家卫生健康委员会，国家中医药管理局.儿童急性感染性腹泻病诊疗规范（2020 年版）［J］.传染病信息，2021，34（1）：前插 1-前插 8. DOI：10.3969/j. issn. 1007-8134. 2021. 01. 001.

［8］ 中华医学会心血管病学分会，中华心血管病杂志编辑委员会.成人感染性心内膜炎预防、诊断和治疗专家共识［J］.中华心血管病杂志，2014，42（10）：806-816. DOI：10.3760/cma. j. issn. 0253-3758. 2014. 10. 004.

［9］ 中华医学会呼吸病学分会感染学组.糖尿病合并肺炎诊治路径中国专家共识［J］.中华结核和呼吸杂志，2020，43（8）：639-647. DOI：10.3760/cma. j. cn112147-20200114-00021.

［10］ 中华医学会儿科学分会感染学组，国家感染性疾病医疗质量控制中心.疱疹性咽峡炎诊断及治疗专家共识（2019 年版）［J］.中华儿科杂志，2019，57（3）：177-180. DOI：10.3760/cma. j. issn. 0578-1310. 2019. 03. 004.

［11］ 中华医学会妇产科学分会感染性疾病协作组.阴道微生态评价的临床应用专家共识［J］.中华妇产科杂志，2016，51（10）：721-723. DOI：10.3760/cma. j. issn. 0529-567x. 2016. 10. 001.

· 英国医学杂志出版集团.临床证据.第 15 版.唐金陵，王杉译.北京：北京大学医学出版社，2007.

· Dominik Mertz，Fiona Smaill，Nick Daneman. Evidence-Based Infectious Diseases. 3rd Edition. Wiley-Blackwell，2018.

· David Isaacs. Evidence-Based Neonatal Infections. Wiley-Blackwell，2013.

· David Isaacs. Evidence-Based Pediatric Infectious Diseases. BMJ Books，2007.

· American Academy of Pediatrics. Pediatric Clinical Practice Guidelines & Policies：A Compendium of Evidence-Based Research for Pediatric Practice. 16th edition. American Academy of Pediatrics，2016.

一道：医道（pts）

上古有大椿者，以八千岁为春，八千岁为秋。

朽壤之上有菌芝者，生于朝，死于晦。

——战国郑·列御寇《列子·汤问》

1. "吾道一以贯之"是《论语·里仁》里的话。表现了孔子用一个核心思想来贯穿自己整个人生、整个思想体系的决心和希望（笔者认同孔子思想中积极、进步的一面；不认同其消极的一面。后来历代专制主义者加以扭曲的一面，和孔子、孟子无关。而董仲舒、朱熹、王阳明、曾国藩等后贤的很多引申演绎，也不一定是孔孟本意）。笔者所谓"指南一道"，是呼吁大家将指南推荐、证据信息、微生物学理念贯彻到整个感染性疾病的处置理念、行为之中，一以贯之。

2.《道德经》中有"道生一，一生二，二生三，三生万物"的表述，体现了本质规律和纷繁芜杂的表象之间的关系。笔者所谓"指南一道"，也是希望大家能够透过现象看到本质，穿越繁华思考规律，利用规律分析表现，立足本质参悟万象。

3. 概括而言，西医的指南是西医既有专业规律的总结和探讨。具体而言，每一个感染性疾病指南，部分或全部地汇集了上述的三层诊断（p）、四层用药（t）、两源控制（s）。一分为九，九合为一。巧合的是，pts 也是 patients 的缩写。对患者的诊、治、防、控尽在这 3p、4t、2s 中。

4. 一道的谐音是医道。指南恰是西医正道！

5. 临床医学经验和思维抽象到最后，升华到最高，就进入了哲学范畴。有无、动静、表里、内外、真假虚实、大小主次、消长盈虚、主观客观、进退取舍、变与不变……诸多矛盾对立统一、衍生转变、洁静精微、纷繁复杂，表现为人和社会组织的生老病死、喜怒哀乐、沉浮进止、离合兴衰。

6. 笔者深知，医学领域真正的高手是可以"上天入地、外引内联"的。上天即哲学层面有思考有升华；入地即具体实践中能分析会治病；外引指在非医学领域（社会领域、自然科学领域）能够触类旁通游刃有余；内联指感染性疾病和非感染性疾病间、不同感染性疾病间能联立比对举一反三。

7. 心意至此，笔者技穷，诚待方家妙语，一洗耳目！

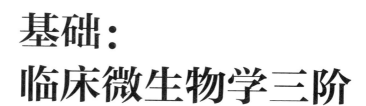

基础：
临床微生物学三阶

今年粳稻熟苦迟，庶见霜风来几时。霜风来时雨如泻，
杷头出菌镰生衣。
眼枯泪尽雨不尽，忍见黄穗卧青泥！茅苫一月垄上宿，
天晴获稻随车归。
——宋·苏轼《吴中田妇叹》

临床微生物学本于科学、用于医学，作用明确而范围有限。提高其水平约有三阶晋级。

1. 前提，理念之一——整体微生物学理念　双峰二水，和而不同，一源多流，分而协同。

（1）微生物包括病毒、细菌（普通细菌、分枝杆菌属、诺卡菌、放线菌、厌氧菌、螺旋体、支原体、衣原体、立克次体、养障体……）、真菌、寄生虫，也包括少见的藻类、朊病毒等，是一个整体。

（2）临床微生物学，和检验医学、临床医学（主要是感染病学）、临床医学其他辅助学科（病理学、药学）是一个整体。

（3）临床微生物学，与基础微生物学是一个整体。

（4）微生物与人类个体、群体、微生态及生态、环境自然，是一个整体。中医所谓天人合一。西医所谓公共卫生（public health）（其中涉及微生物学、传染病、微生态的部分）。王辰院士强调群医学（population medicine）——个人理解，王院士也是在强调整体性——健康的整体性、医学的整体性。

（5）微生物于人，有的有益处，有的有害处，有的无关，辩证统一。正反作用、动态平衡、消长盈亏是一个整体。

（6）微生物的鉴定、性质判断（如耐药性），多种手段并存，是一个整体。

2. 前提，理念之二——证据理念　内科诊治一定要基于客观的证据。基础不牢，地动山摇。过度主观、逻辑多次推导，可能会背离事实。特别主观的医生/医务工作者，一定不是好的医生/医务工作者。感染病三大证据如下。

（1）微生物学证据。

（2）循证医学证据　这是群体规律，基于临床实践指南、Meta 分析和 RCT 研究、真实世界研究。

（3）个体化精准医学和下一代医学证据　这是个体特点（本质上是小群体规律），基于下一代测序技术、组学理念等。

3. 前提，理念之三——分级理念　感染病诊治防控是分级的，对应的微生物学证据也分级。人类对事物的认识规律，就是越来越细（对应哲学上无限细分）。不知道分级，等于不知道微生物学和感染病学进展。本文也是分级。一般而言，诊治和微生物学证据分级如下。

（1）拟诊断　没有微生物学证据（依据临床表现＋非特异性检查），对应经验治疗。

（2）极似诊断　有初步的微生物学证据，对应抢先治疗。

（3）确定诊断　有确诊性微生物学证据，对应靶向治疗。

4.临床微生物学初阶

（1）本——君子固本　①基本染色：革兰染色、抗酸染色、KOH、棉兰染色、墨汁染色、瑞氏染色。说明：细菌性阴道病靠涂片确诊。男性生殖道分泌物PMN（多形核白细胞，即中性粒细胞）吞噬淋菌、脑脊液墨汁染色见到隐球菌，二者是确诊性证据。对应患者群和临床表现，脑脊液革兰阴性肾形双球菌或革兰阳性矛头双球菌也有很高的诊断价值（容易错误，需要经验）。粪便革兰染色，国际上没有这个检查。女性生殖道微生态，为国内热点，国际上临床罕用。吸入性肺炎，涂片和培养不一致。②基本培养：血培养、血平皿、中国蓝/麦康、巧克力平皿、SS/XLD、沙保弱（念珠菌属、曲霉属、隐球菌属）、淋菌培养、支原体培养等。说明：粪便培养，其实是靶向培养。没有阴道/宫颈分泌物普通培养，没有咽拭子普通培养。③基本鉴定：底物色原法、显色培养基、免疫法、药敏法（奥普托欣、杆菌肽，一些天然耐药结果不矛盾）等。说明：整体观念、不以单一证据为唯一根据。④基本感染免疫学：淋菌、艰难梭菌（CD）、霍乱弧菌、隐球菌、布鲁菌、呼吸道流感病毒、乙肝两对半、HIV、HCV……说明：考虑地区流行病学，这不是必须的。结核抗体已经淘汰。感染免疫学检测，有一些实际上不归属细菌室。但从业同仁要囊括其视野。感染、微生物学是一个整体。⑤基本药敏。⑥炎症指标和其他检验医学指标：PCT、CRP、IL；血液学、凝血、化学、免疫学等。⑦学习材料：王辉教授等主编的《临床微生物学检验》；周庭银教授、陈东科教授、北大一院、协和医院等编写的图谱；CLSI系列文件（M2/M7/M100等）；必要时MCM12。⑧关键：搞清楚上面①～⑤的来龙去脉、临床应用，就很不容易；质控；标准菌株反复试、观察，与资料反复核对、互相启发；知道自己的范围作用在哪里，能做什么，不能做什么，什么有把握，什么没有把握。

（2）源——丽水源头　①适应证。说明：适应证角度没有好的文献。王辉教授组织血培养共识撰写，对适应证部分有所调整。②标本：血液、咳痰/抽吸痰、尿、粪便、伤口拭子、生殖道分泌物、脓肿、正常无菌体液。说明：申请单上标本"分泌物"三个字过于笼统，需要具体。痰要进行质量判断。③报告：有用、无错、规范、及时、灵活。④学习材料：标本行标、标本共识、IDSA/ASM共识；MCM12关于标本的章节；王辉教授两个报告共识。⑤关键：标本——目标；报告——落实上面文献的要求，尽可能无错。

（3）道——指南医道　①微生物学解释：标本解释、结果解释（不仅仅是自己完成的，也包括不完整的），回答各种专业提问、质疑。②感染病会诊：阅读大病历和会诊病历的能力；在（明确的或假设的）感染病前提下，给予会诊建议。③依从指南：指南医学（guideline-based medicine）的时代。最高级文本是英语领域的"临床实践指南"，中文领域部分的临床实践指南也已经达标。其他包括 Meta 分析、一般指南和指引、共识、标准、推荐等。④学习材料：MCM12、PPID9、《哈里森感染病学》、热病手册等；各种临床实践指南、共识、行标；宁永忠参与会诊的建议。⑤关键：解释——病原谱和 RIS（敏感、中介、耐药）；会诊——一定要主动参与（最好是定期参与和临时参与相结合）、一定要主动发言、发言无错且有价值；积累和实践并重；注意后续持续追踪。

（4）天——手眼通天 ①质量控制。②流程优化。③安全意识和行为。④感控任务。⑤迎接检查：迎接内部、外部检查，持续改进。⑥学习交流：参与学会；加入良好、包容、专业的微信群；学术会议；检索文献来学习。⑦入监测网：侧重于流行病学调查。国家如 CARSS，其他如 CHIFNET、CHINET。⑧专业建议：就临床微生物学和感染病角度，更能给出宽泛均衡、系统细致、深浅适宜的建议（不仅仅就诊治）。⑨学习材料：流程——王辉教授等主编的《临床微生物学检验》、周庭银老师 SOP 书籍；检查——ISO 15189 文件和国内在临床微生物学领域的应用文件等。⑩关键：质量——打通医学检验；流程——持续改进；感控——依法合规；迎检——提前拿到检测指标并提前准备，查缺补漏；学习——每日提问并确定答案，贵在坚持。

（5）提示 ①对于刚刚涉足本领域的同道和（或）刚刚开始临床检测的实验室，"标本"特别容易出错，"感染病会诊"对此容易忽视或有意回避（其实微生物学参与感染病会诊是必须的），"依从指南"强化的远远不够。微生物学初阶就要到临床（解释、会诊、沟通），估计很多同道会存疑。其实，微生物学从来都是和临床具体紧紧地绑在一起的。简单的情形——平皿上某个菌做不做，就必须参考临床。实际工作中大家看到的很多分割，其实是不正常状态。黄小华老师感慨，初阶就很难。确实是这样，临床微生物学的入门门槛很高。②实际工作中，不怕存在问题（事实上没有完美实验室），怕根本不知道有问题却猝然临之……所以平时预估问题并有预案，是实际关键。③很多资料是英文，但只要留意，基本都有中文翻译（翻译质量另说），而且网络翻译比较容易。英文资料 50％～70％以上都能准确翻译为汉语。英文不再是障碍，唯一的障碍是"自己的一颗心"。

5. 临床微生物学进阶 这一阶段的工作，不是说基层完全遇不到，而是提醒基层，如果遇到了，这部分比较难。说明：本文本意重点是基础、基层，就是 1.0 初阶部分。为有全貌，符合逻辑，也便于成长，所以有进阶、高阶，但也适可而止，没有展开。单看 2.0 进阶本身，似亦可进一步二分。期之读后各位指点。

（1）本　①特殊染色：六胺银染色、荧光染色、寄生虫学相关染色、病理学相关染色等。说明：寄生虫学一般归检验科临检组/体液组；病理学一般归病理科。不过因为涉及微生物，所以微生物学同仁要有所了解。大范围都是实验室医学的内容。②特殊培养：军团菌、弯曲菌、厌氧菌、结核分枝杆菌和非结核分枝杆菌、少见真菌，显色培养。研究性质：CD、HP。③特殊鉴定：质谱、16S rRNA、全基因组测序（WGS）等。④特殊感染免疫学：IGRAs。⑤原始标本的分子生物学检测：探针、PCR、mNGS。⑥特殊药敏、新改变、新药药敏，耐药性分子生物学检查。说明：CLSI M100 文件已经加入耐药性分子生物学检查内容，说明最常见部分已经常规化，国内大型医院也已经具备常规检测能力了。⑦同源性检测：PFGE/MLST/rep-PCR。⑧毒力判断。⑨学习材料：mNGS——王辉教授 mNGS 共识等国内多个共识、国际资料。⑩关键：mNGS 一般不是医院实验室检测，微生物学同仁辅助适应证判断、结果解释、参与会诊即可；解释的关键在于病原谱和病例报道，当作多种微生物生长的培养检测即可。

（2）源　①特殊适应证：灵活处理。②少见标本：BALF、组织、胆汁、腹膜透出液、少见的正常无菌体液（如心包积液）。说明：BALF 也是几乎必然会污染的标本（所以有阈值）。③相应报告。

（3）道　①少见标本、结果的解释。②内科会诊：主动查阅和分析患者病历的能力；对非感染病有一定的鉴别诊断能力。③指南的灵活实际运用、反思、适应于国内的证据基础

（4）天　①参与感控。②检查别人。③学术交流：总结、汇报、讨论。④入监测网：侧重于研究、探索，如耐药机制研究网络、折点建立相关网络。⑤参与决策。⑥实验室管理：组织管理、质量管理、安全管理。⑦实验室建设。说明：有些同事刚刚，甚至尚未做微生物学工作，就面临实验室初建问题。其实，不知道微生物学流程和细务，是没法进行实验室建设的。所以，这一部分虽然很可能是初阶面临的，但本身却有难度，因而列在进阶部分。⑧关键：建筑、消防、院感、微生物学等，多方面讨论修改确定。一些有后期验收，比如 PCR、结核、HIV 等，须提前考虑。

6. 临床微生物学高阶

（1）检索能力　抽象检索词，确定既有信息。

（2）写作能力。

（3）研究思维　解决实际问题、科研。

（4）教学思维　传承。处理突发事件的水平，包括暴发事件、聚集性事件。说明：注意在正式定性前，将暴发事件称为聚集性事件，避免激化和误解。

（5）管理水平　很多实际工作中的所谓技术问题，本质上是管理问题。

（6）信息水平　智慧医学（intelligent medicine）的时代。

（7）锻炼　动脑会想、开口无错、俯首可学、仰头不惑、提笔能写、下手得做、平时常管、突发解祸。

临床微生物学三阶部分特别致谢：

◇　特别致谢（按姓名拼音顺序）：邓卫宁（西安医学院附属宝鸡医院）、杜季梅（温州医科大学）、鲁炳怀（中日友好医院）、任洪涛（邢台市人民医院）、孙宏莉（北京协和医院）、张利军（重庆医科大学附属第二医院）。

◇　特别致谢（按姓名拼音顺序）：白光锐（齐齐哈尔市第一医院）、程燕（黄山昌仁医院）、黄露馨（东源县医院）、黄小华（云阳县中医院）、梁金花（牡丹江红旗医院）、吕春宝（抚顺市中心医院）、倪红（成都市第六人民医院）、宁丽萍（解放军 908 医院）、王静静（河南科技大学第二附属医院）、王珍（河南科技大学第一附属医院）、吴惠妃（中山市中医院）、张丽杰（河北医科大学第三医院）、张秋莹（随州市中心医院）、朱聪智（中国医科大学附属盛京医院大连医院）。

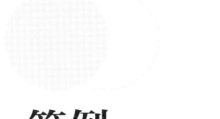

简例：
成人急性尿路感染
（膀胱炎、肾盂肾炎）

长謈远引，旋复回皇。充屈郁律，瞋菌碨抉。酆琅磊落，
骈田磅唐。
——东汉·马融 《长笛赋》

1. 概念

（1）菌尿（bacteriuria、bacteriurea）、无症状菌尿、尿路感染（urinary tract infection，UTI）、膀胱炎、肾盂肾炎、插管相关性菌尿、插管相关性尿路感染　见 PPID7、PPID9（第 72 章）、《哈里森感染病学》[1] 等书籍。

（2）复杂性 UTI（complicated UTI，cUTI）[2,3]　异常尿路出现的感染，其异常包括结构异常（结石、肿瘤等导致的阻塞，支架，髓质有瘢痕）、功能异常（膀胱输尿管反流、膀胱排空不完全）、神经异常（如神经源性膀胱[4]、脊髓损伤[5]）。男性、孕妇、儿童和新生儿、住院患者及插管所致的 UTI 一般按 cUTI 处理。有观点认为上尿路感染都是 cUTI。

（3）反复性 UTI（recurrent UTI）　>3 次/年，绝经后女性 6 个月内≥2 次，见相关指南[6~9]。治疗的关键是查明并去除导致 UTI 反复出现的原因。

（4）尿道综合征（urethral syndrome）　女性急性起病，尿频、尿急或排尿困难，但尿液细菌浓度低于 10^5 CFU/ml[10]。有书籍称之为"尿培养阴性"的膀胱炎，当然这个尿培养指常规尿培养（接种 $1\mu l$ 或 $10\mu l$，针对细菌的普通培养基）。

［1］　丹尼斯·L. 卡斯珀、安东尼·S. 福西著. 哈里森感染病学. 胡必杰，潘珏，高晓东译. 上海：上海科学技术出版社，2019.

［2］　Estee Torok，Ed Moran，Fiona Cooke. Oxford handbook of infectious diseases and microbiology. Oxford university press，2009：716.

［3］　Mandell G L，et al. Principle and practice of infectious diseases. 7th ed. Churchill Livingstone. Elsevier Inc.，2010：957.

［4］　Siroky MB. Pathogenesis of bacteriuria and infection in the spinal cord injured patient. Am J Med，2002，113 Suppl 1A：67S-79S.

［5］　Dow G，Rao P，Harding G，et al. A prospective，randomized trial of 3 or 14 days of ciprofloxacin treatment for acute urinary tract infection in patients with spinal cord injury. Clin Infect Dis，2004，39（5）：658-664.

［6］　Dason S，Dason JT，Kapoor A. Guidelines for the diagnosis and management of recurrent urinary tract infection in women. Can Urol Assoc J，2011，5（5）：316-322.

［7］　Brubaker L，Carberry C，Nardos R，et al. American Urogynecologic Society Best-Practice Statement：Recurrent Urinary Tract Infection in Adult Women. Female Pelvic Med Reconstr Surg，2018，24（5）：321-335. doi：10.1097/SPV. 0000000000000550. PMID：29369839.

［8］　Anger J，Lee U，Ackerman AL，et al. Recurrent Uncomplicated Urinary Tract Infections in Women：AUA/CUA/SUFU Guideline. J Urol，2019，202（2）：282-289. doi：10.1097/JU. 0000000000000296. Epub 2019 Jul 8. PMID：31042112.

［9］　Prieto L，Esteban M，Salinas J，et al. Realizado bajo los auspicios de la Asociación Española de Urología 2013. Consensus document of the Spanish Urological Association on the management of uncomplicated recurrent urinary tract infections. Actas Urol Esp，2015，39（6）：339-348. English，Spanish. doi：10. 1016/j. acuro. 2014. 10. 003. Epub 2014 Nov 14. PMID：25454264.

［10］　Mandell G L，et al. Principle and practice of infectious diseases. 7th ed. Churchill Livingstone. Elsevier Inc.，2010：968.

2. 初诊关注下列内容，其中临床表现、严重程度和可能病原是感染性疾病拟诊断的关键。

（1）病因和风险因素　详见 PPID7 的表 69-3[1]、PPID9 的表 72-3。ABX2 膀胱炎部分按绝经前、绝经后、绝经前反复性 UTI 进行分类[2]，复杂 UTI 按结构异常、代谢/激素异常分类。举例：社区 UTI，如女性性交后；医院 UTI，如尿路插管。女性游泳也是风险因素，PPID7 的表中没有列出。特殊人群：新生儿和儿童、老年、孕妇、糖尿病患者、免疫受损患者、肾移植患者、多发性硬化（multiple sclerosis）患者[3]。

（2）临床表现→高度提示 UTI，可以进行拟诊。

① 症状体征[4]　社区 UTI 一般突然起病，见女性非复杂性膀胱炎及肾盂肾炎指南[5]。医院感染一般是插管后，见成人插管相关性尿路感染指南[6]。

a. 下尿路——膀胱炎—尿道炎：主要是尿频、尿急、排尿困难，也包括下腹痛、尿痛，尿液混浊，甚至有血，一般不发热。拟诊时要知道确诊的诊断要点：菌尿＋脓尿。注意，非感染原因也可以导致这些症状。

b. 上尿路——肾盂肾炎：肋腹痛（flank pain）、发热和寒战、下尿路症状，可能有恶心呕吐、大量血尿；查体双肾区肿胀和压痛，双肋脊角叩击痛明确，双输尿管走行区压痛。ABX2 提到肾盂肾炎的疾病特异性（pathognomonic）的表现＝单侧或双侧肋脊角上触痛或叩击痛。拟诊时要知道确诊的诊断要点：菌尿＋脓尿＋肋脊角压痛＋高热（＞39℃）。注意，肾盂肾炎时非典型表现常见，甚至会干扰诊断，包括腹痛、呼吸系统主诉、盆腔痛（可能是主要表现）。注意，非感染原因也可导致这些症状。

---

［1］ Mandell G L，et al. Principle and practice of infectious diseases. 7th ed. Churchill Livingstone. Elsevier Inc.，2010：966.

［2］ John GB，Paul GA，Paul A. ABX 指南——感染性疾病的诊断与治疗. 第 2 版. 马小军，徐英春，刘正印译. 北京：科学技术文献出版社，2012：85.

［3］ Donzé C，Papeix C，Lebrun-Frenay C，et al. Urinary tract infections and multiple sclerosis：Recommendations from the French Multiple Sclerosis Society. Rev Neurol（Paris），2020，176（10）：804-822. doi：10.1016/j. neurol. 2020. 02. 011. Epub 2020 Sep 5. PMID：32900473.

［4］ Burke A Cunha. 抗生素的应用. 第 8 版. 师少军，等译. 北京：人民卫生出版社，2010：117-131.

［5］ Gupta K，Hooton TM，Naber KG，et al. International clinical practice guidelines for the treatment of acute uncomplicated cystitis and pyelonephritis in women：A 2010 update by the Infectious Diseases Society of America and the European Society for Microbiology and Infectious Diseases. Clin Infect Dis，2011，52（5）：e103-120.

［6］ Hooton TM，Bradley SF，Cardenas DD，et al. Diagnosis，prevention，and treatment of catheter-associated urinary tract infection in adults：2009 International Clinical Practice Guidelines from the Infectious Diseases Society of America. Clin Infect Dis，2010，50（5）：625-663.

c. 全身性表现，如发热、炎症反应等，尤其重要。

d. 复杂性 UTI：症状多变。宿主因素影响表现，如老年患者可能仅有意识障碍，插管患者可能仅有发热，四肢瘫痪者仅有发热、痉挛增加、反射异常。

② 尿常规　WBC（↑）（≥10/HPF）、中性粒细胞酯酶（＋）、亚硝酸盐（＋）、自动化尿沉渣仪器报告的细菌计数（↑）。注意这些指标都为阳性是很典型的情况，一般不会同时阳性。注意自动化尿沉渣仪器报告的真菌/酵母菌数量目前还不准确。

③ 有全身性表现时查血常规、CRP、PCT 等。

（3）严重程度　ABX2 中非复杂性和复杂性的膀胱炎、肾盂肾炎都提到严重性分层，不过没有书籍给出明确的判断标准。PPID7 中提到其并发菌血症时为重度感染[1]。笔者理解如下。

① 以局部表现为主，没有全身表现者，为轻度。

② 轻重之间是中度　ABX2 中提到肾盂肾炎门诊治疗患者标准：＜60 岁，女性，未怀孕，没有恶心、呕吐、脱水，没有脓毒症，没有高热。

③ 伴全身表现，尤其是高热、菌血症或尿源脓毒症者，为重度。重度肾盂肾炎需要住院治疗。ABX2 中提到肾盂肾炎需要住院治疗的标准包括：男性（有尿路异常者很常见）；孕妇；肾盂肾炎症状体征伴高热（＞39℃）、WBC 升高（伴左移）、呕吐、脱水、脓毒症或 SIRS 证据。

④ 尿源脓毒症（urosepsis）[2~5]　原来指 UTI 导致 SIRS，目前指 UTI 导致符合 Sepsis-3 标准的脓毒症。诊断要点：血液和尿液培养为同一病原体，排除其他部位感染导致的脓毒症。

a. 社区获得性：急性非复杂性肾盂肾炎时极端罕见。如果患者没有肝硬化、糖尿病、系统性红斑狼疮、骨髓瘤、长期使用类固醇激素或免疫抑制药物、肾脏基础性疾病时，通过 CT/MRI 判断尿路脓肿、阻塞等情况。

［1］ Mandell G L，et al. Principle and practice of infectious diseases. 7th ed. Churchill Living-stone. Elsevier Inc.，2010：972.

［2］ Wagenlehner FM，Lichtenstern C，Rolfes C，et al. Diagnosis and management for urosepsis. Int J Urol，2013 May 29. doi：10. 1111/iju. 12200.［Epub ahead of print］

［3］ Wagenlehner FM，Pilatz A，Weidner W. Urosepsis—from the view of the urologist. Int J Anti-microb Agents，2011，38 Suppl：51-57.

［4］ Burke A Cunha. 抗生素的应用. 第 8 版. 师少军，等译. 北京：人民卫生出版社，2010：127-129.

［5］ Porat A，Bhutta BS，Kesler S. Urosepsis. 2021 Feb 7. In：StatPearls［Internet］. Treasure Island (FL)：StatPearls Publishing，2021 Jan-. PMID：29493969.

b. 泌尿道操作后：即泌尿道操作后 24h 内的尿源脓毒症。建议在泌尿道操作前进行尿液培养。

c. 对 CKD 合并尿路感染[1]，多因素 logistic 回归分析显示：糖尿病、尿管、住院时间（均 $P<0.001$）是患者发生尿源脓毒症的独立风险因素，年龄、肾小球滤过率、肾积水、急性肾损伤、大肠埃希菌感染（均 $P<0.05$）也有影响。克雷伯菌病例发生尿脓毒症的概率明显高于大肠埃希菌（OR 3.5，95% CI 2.86～7.23，$P<0.001$ vs. OR 1.38，95% CI 1.19～3.69，$P=0.038$）。

（4）病原谱和耐药性　最重要的病原是大肠埃希菌，经验治疗必须覆盖。住院患者考虑 ESBL 和 CRE 的概率。

（5）鉴别诊断　排除消化道疾病（如阑尾炎、胆管疾病、急性胰腺炎、卵巢疾病）、女性生殖道疾病（如阴道炎或阴道病）、性传播感染（如尿道炎、单纯疱疹病毒）[2]、无症状菌尿[3～7]、前列腺炎[8,9]、非感染性尿道炎症（如结石、放射、化学因素、自身免疫、高敏、间质性膀胱炎所致）。

（6）初诊前需要知晓相关诊断标准　除上述 3 个 IDSA 的指南（女性非复杂性膀胱炎及肾盂肾炎、成人插管相关性尿路感染、无症状菌尿）外，参见

[1] Dimitrijevic Z，Paunovic G，Tasic D，et al. Risk factors for urosepsis in chronic kidney disease patients with urinary tract infections. Sci Rep，2021，11（1）：14414. doi：10.1038/s41598-021-93912-3. PMID：34257397；PMCID：PMC8277778.

[2] Workowski KA，Berman S；Centers for Disease Control and Prevention（CDC）. Sexually transmitted diseases treatment guidelines，2010. MMWR Recomm Rep，2010，59（RR-12）：1-110.

[3] U. S. Preventive Services Task Force. Screening for asymptomatic bacteriuria in adults：U. S. Preventive Services Task Force reaffirmation recommendation statement. Ann Intern Med，2008，149（1）：43-47.

[4] Nicolle LE，Bradley S，Colgan R，et al. Infectious Diseases Society of America guidelines for the diagnosis and treatment of asymptomatic bacteriuria in adults. Clin Infect Dis，2005，40（5）：643-654.

[5] Moore A，Doull M，Grad R，et al. Recommendations on screening for asymptomatic bacteriuria in pregnancy. CMAJ，2018，190（27）：E823-E830. doi：10.1503/cmaj. 171325. PMID：29986858；PMCID：PMC6041243.

[6] Nicolle LE，Gupta K，Bradley SF，et al. Clinical Practice Guideline for the Management of Asymptomatic Bacteriuria：2019 Update by the Infectious Diseases Society of America. Clin Infect Dis，2019，68（10）：e83-e110. doi：10.1093/cid/ciy1121. PMID：30895288.

[7] U. S. Preventive Services Task Force，Owens DK，Davidson KW，et al. Screening for Asymptomatic Bacteriuria in Adults：US Preventive Services Task Force Recommendation Statement. JAMA，2019，322（12）：1188-1194. doi：10.1001/jama. 2019. 13069. PMID：31550038.

[8] Lipsky BA，Byren I，Hoey CT. Treatment of bacterial prostatitis. Clin Infect Dis，2010，50（12）：1641-1652.

[9] http：//www. bashh. org/documents/1844. doc

ACOG 未孕女性 UTI 指南[1]、欧洲 UTI 指南[2,3]、美国 CDC/NHSN（The Centers for Disease Control and Prevention，The National Healthcare Safety Network）的医院感染诊断标准[4]、荷兰指南[5]、西班牙指南[6]及日本指南[7]。另见新生儿和 2 岁以内儿童 UTI 指南[8,9]和 NICE 儿童指南[10]。另见美国国家指南中心（http：//www.guideline.gov/）相关内容。

（7）初诊时需要明了泌尿系统感染的诊断分层

① 拟诊断　根据临床症状/体征（尿频、尿急、排尿困难）、尿液常规结果（WBC↑）进行的诊断。

② 极似诊断　根据临床症状/体征、尿液常规结果［亚硝酸盐（NIT）↑、细菌计数（↑）］、革兰染色结果（看到菌体）进行的诊断。

---

［1］ American College of Obstetricians and Gynecologists. ACOG Practice Bulletin No. 91：Treatment of urinary tract infections in nonpregnant women. Obstet Gynecol，2008，111（3）：785-794.

［2］ Grabe M，Bjerklund-Johansen TE，Botto H，et al. Guidelines on urological infections. In：Urology EA（ed.）. European Association of Urology Guidelines. European Association of Urology，Arnhem，The Netherlands，2012：1-112.

［3］ Naber KG，Bergman B，Bishop MC，et al. EAU guidelines for the management of urinary and male genital tract infections. Urinary Tract Infection（UTI）Working Group of the Health Care Office（HCO）of the European Association of Urology（EAU）. Eur Urol，2001，40（5）：576-588.

［4］ Horan TC，Andrus M，Dudeck MA. CDC/NHSN surveillance definition of health care-associated infection and criteria for specific types of infections in the acute care setting. Am J Infect Control，2008，36（5）：309-332.

［5］ Kranz J，Schmidt S，Lebert C，et al. Uncomplicated Bacterial Community-Acquired Urinary Tract Infection in Adults. Dtsch Arztebl Int，2017，114（50）：866-873. doi：10.3238/arztebl.2017.0866. PMID：29271346；PMCID：PMC5763001.

［6］ de Cueto M，Aliaga L，Alòs JI，et al. Executive summary of the diagnosis and treatment of urinary tract infection：Guidelines of the Spanish Society of Clinical Microbiology and Infectious Diseases（SEIMC）. Enferm Infecc Microbiol Clin，2017，35（5）：314-320. English，Spanish. doi：10.1016/j.eimc.2016.11.005. Epub 2016 Dec 23. PMID：28017477.

［7］ Japanese Association for Infectious Disease/Japanese Society of Chemotherapy；JAID/JSC Guide/Guidelines to Clinical Management of Infectious Disease Preparing Committee；Urinary tract infection/male genital infection working group，et al. JAID/JSC Guidelines for Clinical Management of Infectious Disease 2015 - Urinary tract infection/male genital infection. J Infect Chemother，2017，23（11）：733-751. doi：10.1016/j.jiac.2017.02.002. Epub 2017 Oct 12. PMID：28923302.

［8］ Subcommittee on Urinary Tract Infection，Steering Committee on Quality Improvement and Management，Roberts KB. Urinary tract infection：clinical practice guideline for the diagnosis and management of the initial UTI in febrile infants and children 2 to 24 months. Pediatrics，2011，128（3）：595-610.

［9］ SUBCOMMITTEE ON URINARY TRACT INFECTION. Reaffirmation of AAP Clinical Practice Guideline：The Diagnosis and Management of the Initial Urinary Tract Infection in Febrile Infants and Young Children 2-24 Months of Age. Pediatrics，2016，138（6）：e20163026. doi：10.1542/peds.2016-3026. PMID：27940735.

［10］ Mori R，Lakhanpaul M，Verrier-Jones K. Diagnosis and management of urinary tract infection in children：summary of NICE guidance. BMJ，2007，335（7616）：395-397.

③ 确定诊断 基于拟诊断/极似诊断的病原学诊断（培养获得菌种信息）。

3. 拟诊断的同时要判断是否进行微生物学检查。微生物学检查相关信息如下。

（1）尿液、血液、脓液等标本的留取参见指南[1~3]。

① 清洁中段尿、耻骨上膀胱穿刺尿液、新插导管尿是合格标本。尿液标本可以进行质量判断，只是目前实际工作没有常规应用。

② 尿袋尿液、导尿管尿液是不合格标本。

③ 长期留置导管的尿液标本结果：单一微生物生长且阈值以上浓度，结合临床进行分析。多微生物生长时多是定植，无法分析，此时或者用耻骨上膀胱穿刺尿液或者重新插导管的尿液。

（2）尿常规中，亚硝酸盐（NIT）、细菌计数、念珠菌计数，都是微生物学证据。NIT 主要针对大肠埃希菌。细菌真菌计数，要经过涂片验证。

（3）尿液涂片——微生物学

① 急查革兰染色可以看到菌体形态，对经验治疗/抢先治疗药物选择有影响。PPID7 明确提到，革兰染色查见细菌/真菌等病原是极似诊断——抢先治疗层面的证据。

② 适应证 同尿液培养。建议三级医院把革兰染色确定为常规急查项目，而已经提供尿液革兰染色急查的医疗机构，UTI 诊断时、治疗前都常规进行尿液革兰染色。

③ 结果 革兰阴性杆菌、革兰阳性球菌、酵母样菌。也可能见到阳性杆菌、阴性球菌。

④ 未离心尿 每油镜视野 1 个菌体，相当于 10^5 CFU/ml。

⑤ 必要时加做抗酸染色、瑞氏染色等。

（4）尿液涂片——细胞学

① 有质量判断标准，见 MCM12，实际没有应用。

［1］ Baron EJ，Miller JM，Weinstein MP，et al. A Guide to Utilization of the Microbiology Laboratory for Diagnosis of Infectious Diseases：2013 Recommendations by the Infectious Diseases Society of America （IDSA） and the American Society for Microbiology （ASM）. Clin Infect Dis，2013，57 （4）：e22-e121.

［2］ O'Grady NP，Barie PS，Bartlett JG，et al. Guidelines for evaluation of new fever in critically ill adult patients：2008 update from the American College of Critical Care Medicine and the Infectious Diseases Society of America. Crit Care Med，2008，36 （4）：1330-1349.

［3］ High KP，Bradley SF，Gravenstein S，et al. Clinical practice guideline for the evaluation of fever and infection in older adult residents of long-term care facilities：2008 update by the Infectious Diseases Society of America. Clin Infect Dis，2009，48 （2）：149-171.

② 见中性粒细胞不必然是细菌性感染，插管机械刺激也可见中性粒细胞增多。

③ 大量淋巴细胞，须除外结核分枝杆菌感染。

④ 脱落细胞特殊染色，可看到肿瘤细胞。

（5）培养

① 尿液培养适应证　复杂性或反复性或中重度或上尿路感染时，经验治疗无效时需要进行尿液培养。一般而言，女性急性非复杂性膀胱炎-尿道炎不必常规尿液培养。而急性非复杂性肾盂肾炎在治疗前要送尿培养、血培养。

② 下述情况不是送检尿培养的指征：a. 恶臭味或混浊尿；b. 入院常规检查或手术前常规检查；c. 更换导尿管前后的常规检查；d. 作为发热检查的一部分，如果没有局限于泌尿系统的症状和体征；e. 作为 UTI 治疗后检查。

③ 尿液阈值

a. 未插管，细菌性 UTI 阈值 10^5 CFU/ml。PPID7 提到这个阈值适用于肠杆菌科细菌。阳性球菌、苛养菌、酵母菌所致 UTI 可能达不到这个阈值，可能在 $10^4 \sim 10^5$ CFU/ml 之间。ABX2 提到膀胱炎时，至少在 10^3 CFU/ml 以上。

b. 有症状而低于 10^5 CFU/ml 时，一般为尿道综合征。早期文献以 10^2 CFU/ml 为下限阈值[1]。

c. 插管相关性 UTI 阈值　IDSA 指南为 10^3 CFU/ml[2]。

d. UTI 留取标本时，已经使用抗生素、影响尿液细菌浓度因素（如大量饮水/输液、尿崩症）存在时，阈值可以降低一个数量级。

e. 细菌性无症状菌尿阈值为 10^5 CFU/ml，间隔 3～7 天连续 2 次超过阈值。插管相关性菌尿，IDSA 中其阈值也是 10^5 CFU/ml。

f. 真菌：对无症状菌尿和尿路感染而言，都没有公认阈值。

④ 病原谱

a. 膀胱炎：社区 UTI 大肠埃希菌构成比可高达 90%，院内感染为 18%～57%。门诊患者腐生葡萄球菌为 0～2%（欧美）。少见病原包括其他肠杆菌目、铜绿假单胞菌、B 或 D 群链球菌、肠球菌。罕见病原包括流感嗜血杆菌、厌氧菌、沙门菌、志贺菌、腺病毒 11 型、解脲脲原体。

―――――――――――――――

[1] Stamm WE，Wagner KF，Amsel R，et al. Causes of the acute urethral syndrome in women. N Engl J Med，1980，303（8）：409-415.

[2] Hooton TM，Bradley SF，Cardenas DD，et al. Diagnosis，prevention，and treatment of catheter-associated urinary tract infection in adults：2009 International Clinical Practice Guidelines from the Infectious Diseases Society of America. Clin Infect Dis，2010，50（5）：625-663.

b. 肾盂肾炎：大肠埃希菌构成比可高达 80%，腐生葡萄球菌可达 10%～20%，16～35 岁女性可达 40%（欧美）。

c. 尿道综合征：分以下三种情况[1]。

Ⅰ. 浓度在 $10^2 \sim 10^5$ CFU/ml 的细菌；疱疹病毒；阴道炎并发尿道综合征时阴道炎的病原。

Ⅱ. 有尿道炎，有脓尿：沙眼衣原体、淋病奈瑟球菌、生殖器支原体等。这些是常见的性传播疾病。

Ⅲ. 没有脓尿，所有微生物学检查包括培养都是阴性：病原不明。

d. 复杂性 UTI：ABX2 中提到其病原以肠杆菌目、铜绿假单胞菌和不动杆菌属为主，常常有耐药菌。MRSA、肠球菌（包括 VRE）、假丝酵母菌属和苛养菌可能是病原。其可能是多微生物性感染。

e. 尿源脓毒症：国际报道其病原中，大肠埃希菌 61%、其他肠杆菌目细菌 16%、金黄色葡萄球菌 8%、肠球菌 6%[2]。另有文献[3]提到，其病原中有大肠埃希菌（50%）、变形杆菌（15%）、肠杆菌属（15%）、克雷伯菌属（15%）、铜绿假单胞菌（5%）和革兰阳性菌（15%）。

f. 变形杆菌：评估是否有肾结石。

g. 黏质沙雷菌：并发菌血症的概率高。

h. 葡萄球菌：腐生葡萄球菌 UTI 国内罕有报道，这和西方高构成比数据形成鲜明对比，西方尿道综合征的主要病原就是腐生葡萄球菌；尿液碱性、有红细胞时提示该菌。溶血葡萄球菌对孕妇无症状菌尿有意义，要用药清除。金黄色葡萄球菌常常为血行播散性，常见于皮质性肾脓肿（髓质性肾脓肿以肠杆菌目病原为主），注意皮质性肾脓肿时尿液培养可能是阴性的。

i. 铜绿假单胞菌：cUTI、插管相关性菌尿时多见。注意插管时有管上定植，分离株不都是病原。

j. 解脲棒杆菌：是 UTI 病原，尤其是肾移植术后[4]。

[1] Mandell G L, et al. Principle and practice of infectious diseases. 7th ed. Churchill Livingstone. Elsevier Inc., 2010：969.

[2] Wagenlehner FM, Lichtenstern C, Rolfes C, et al. Diagnosis and management for urosepsis. Int J Urol, 2013 May 29. doi：10.1111/iju.12200.[Epub ahead of print]

[3] Porat A, Bhutta BS, Kesler S. Urosepsis. 2021 Feb 7. In：StatPearls [Internet]. Treasure Island (FL)：StatPearls Publishing, 2021 Jan-. PMID：29493969.

[4] López-Medrano F, Garcia-Bravo M, Morales JM, et al. Urinary tract infection due to Corynebacterium urealyticum in kidney transplant recipients：an underdiagnosed etiology for obstructive uropathy and graft dysfunction-results of a prospective cohort study. Clin Infect Dis, 2008, 46（6）：825-830.

k.假丝酵母菌属：多由插管导致，拔管即可消失。插管患者尿液其浓度≥10^3CFU/ml 时，真正感染的比例不到 5%，菌血症不到 1%[1]。免疫受损宿主（如肝硬化、糖尿病、系统性红斑狼疮、骨髓瘤、长期使用类固醇激素或免疫抑制药物、有肾脏基础性疾病）感染风险高。

l.病毒[2]：腺病毒（免疫受损时的出血性膀胱炎）、多瘤 BK 病毒（肾移植后肾病、干细胞移植后出血性膀胱炎）、寨卡病毒。

m.结核分枝杆菌：慢性感染要考虑。

⑤ 结石　参见指南[3]、培养预测 SIRS 或尿源脓毒症[4,5]相关文献。

⑥ 血液培养[6]：有全身性表现、体温升高、肾盂肾炎时要做血液培养。肾盂肾炎时其阳性率 20%～30%。尿源脓毒症病原详见前面内容。尿培养可以预测血培养结果[7]。

⑦ 耐药性　肠杆菌目考虑是否产 ESBL、AmpC，是否碳青霉烯类耐药。肠球菌考虑是否是 VRE。铜绿假单胞菌和不动杆菌属考虑是否碳青霉烯类耐药。葡萄球菌属考虑是否甲氧西林耐药。其中大肠埃希菌是否产生 ESBL 目前不是必须进行判断的情况。

（6）尿液病毒学检查[8]。

———————————

［1］ Kauffman CA，Vazquez JA，Sobel JD，et al. Prospective multicenter surveillance study of funguria in hospitalized patients. The National Institute for Allergy and Infectious Diseases（NIAID）Mycoses Study Group. Clin Infect Dis，2000，30（1）：14-18.

［2］ Ibishev KS，Lapteva TO，Krachotkin DV，et al.［The role of viral infection in the development of recurrent lower urinary tract infections］. Urologiia，2019，（5）：136-139. Russian. PMID：31808649.

［3］ http：//uroweb. org/guideline/urolithiasis/

［4］ Liu M，Chen J，Yu C，et al. PMUC versus RPUC or SC in predicting SIRS and urosepsis after PCNL：A systematic review and meta-analysis. J Endourol，2021 Jun 15. doi：10. 1089/end. 2020. 1140. Epub ahead of print. PMID：34128382.

［5］ Singh I，Shah S，Gupta S，et al. Efficacy of Intraoperative Renal Stone Culture in Predicting Postpercutaneous Nephrolithotomy Urosepsis/Systemic Inflammatory Response Syndrome：A Prospective Analytical Study with Review of Literature. J Endourol，2019，33（2）：84-92. doi：10. 1089/end. 2018. 0842. Epub 2019 Jan 31. PMID：30585736.

［6］ Karakonstantis S. Does This Patient With Urinary Tract Infection Need Blood Culture? Clin Infect Dis，2021，72（5）：903-904. doi：10. 1093/cid/ciaa811. PMID：32564060.

［7］ Lam PW，Wiggers JB，Lo J，et al. Utility of Urine Cultures in Predicting Blood Culture Susceptibilities in Patients with Bacteremic Urinary Tract Infection. Antimicrob Agents Chemother，2018，63（1）：e01606-18. doi：10. 1128/AAC. 01606-18. PMID：30323048；PMCID：PMC6325198.

［8］ Baron EJ，Miller JM，Weinstein MP，et al. A Guide to Utilization of the Microbiology Laboratory for Diagnosis of Infectious Diseases：2013 Recommendations by the Infectious Diseases Society of America（IDSA）and the American Society for Microbiology（ASM）. Clin Infect Dis，2013，57（4）：e22-e121.

4.影像学检查 见 PPID7[1]。肾盂肾炎症状典型时罕用；症状体、征不典型，治疗无反应甚至加重，免疫抑制、糖尿病控制不佳、脓毒症、休克患者（并发症风险↑）时可以进行此检查。一般选用对比增强的螺旋 CT。儿童选用 DMSA（二巯基丁二酸）扫描。影像学可用于肾盂肾炎严重性判断[2]，也可用于疗效和疗程判断[3]。

5.经验治疗

（1）用药根据 部位、严重性、病原谱（最可能病原、耐药率、耐药菌风险）。

（2）用药选择

① 女性急性非复杂性膀胱炎-尿道炎，社区获得性 覆盖大肠埃希菌为主。热病手册[4]中推荐复方磺胺（耐药率<20%且不过敏）（口服）、呋喃妥因、磷霉素，联用非那吡啶［减少尿路刺激，缓解排尿困难，使用后尿液变橙色，6-磷酸葡萄糖脱氢酶（G6PD）缺乏者可出现溶血］。替换药物包括环丙沙星、左氧氟沙星、莫西沙星。IDSA 指南上呋喃妥因、复方磺胺、磷霉素、匹美西林（这个药，很多英语书籍没有提）、氟喹诺酮类（注意有附加损害）都是 A Ⅰ 证据[5]。选用红霉素、克拉霉素是错误的（经验治疗必须覆盖大肠埃希菌，该菌对此二者天然耐药）。已不认为氟喹诺酮是治疗非复杂性膀胱炎的一线用药，因为大肠埃希菌耐药性增加，以及相关副反应，包括肌腱炎、主动脉夹层、艰难梭菌感染。它们也可导致老年人精神状态改变。

② 急性非复杂性肾盂肾炎，社区获得性

a.门诊治疗：覆盖大肠埃希菌为主。热病手册推荐氟喹诺酮类口服，IDSA 指南上环丙沙星是 A Ⅰ 证据。替换药物是阿莫西林/克拉维酸、口服头孢菌素、复方磺胺。

b.住院治疗：覆盖大肠埃希菌为主。热病手册推荐氟喹诺酮类静脉应用，

［1］ Mandell G L，et al.Principle and practice of infectious diseases.7th ed.Churchill Livingstone.Elsevier Inc.，2010：978.

［2］ Piccoli GB，Consiglio V，Deagostini MC，et al.The clinical and imaging presentation of acute "non complicated" pyelonephritis：a new profile for an ancient disease.BMC Nephrol，2011，12：68.

［3］ Huang JJ，Sung JM，Chen KW，et al.Acute bacterial nephritis：a clinicoradiologic correlation based on computed tomography.Am J Med，1992，93（3）：289-298.

［4］ David N Gilbert，et al.桑福德抗微生物治疗指南.第 41 版.范洪伟，等译.北京：中国协和医科大学出版社，2011：30.

［5］ Gupta K，Hooton TM，Naber KG，et al.International clinical practice guidelines for the treatment of acute uncomplicated cystitis and pyelonephritis in women：A 2010 update by the Infectious Diseases Society of America and the European Society for Microbiology and Infectious Diseases.Clin Infect Dis，2011，52（5）：e103-120.

或氨苄西林＋庆大霉素，或头孢曲松，或哌拉西林/他唑巴坦。替换药物是替卡西林/克拉维酸，或氨苄西林/舒巴坦，或厄他培南，或多利培南。

③ 医院获得性、插管相关性、复杂 UTI 要考虑耐药菌风险

a.大肠埃希菌和肺炎克雷伯菌产 ESBL 风险：磷霉素、厄他培南可以覆盖，热病手册还提到阿莫西林/克拉维酸联合头孢地尼[1]。

b. VRE 风险：重症 cUTI 且革兰染色见到阳性球菌，考虑加万古霉素。注意头孢菌素和厄他培南对肠球菌无效。

c.热病手册上对复杂 UTI 或插管相关 UTI：氨苄西林＋庆大霉素，或哌拉西林/他唑巴坦，或替卡西林/克拉维酸，或碳青霉烯类（多利培南、亚胺培南、美洛培南）2～3 周。替换药物是氟喹诺酮类（环丙沙星、左氧氟沙星、加替沙星），或头孢他啶，或头孢吡肟 2～3 周。病情允许时改为口服。该手册特别提到：并非所有列出药物都对肠球菌和铜绿假单胞菌有效。这意味着可能需要根据二者进行治疗调整。

④ 尿源脓毒症　热病手册没有按下面的方式细分，治疗要覆盖需氧阴性杆菌和肠球菌，具体治疗同肾盂肾炎[2]。

a.社区获得性：覆盖大肠埃希菌、肠球菌。AE8 推荐其首选治疗是哌拉西林/他唑巴坦。替换药物是美洛培南[3]。

b.泌尿道操作后：经验治疗时要覆盖大肠埃希菌、铜绿假单胞菌。AE8 提到用环丙沙星、头孢吡肟或美洛培南治疗，单药即可，不必联合。

（3）疗效　选药正确、剂量和疗程足够的情况下，如果治疗无效，则进行全面的尿路检查并处置特殊情况（结构、功能等异常）；同时进行微生物学检查并调整用药。

6. 抢先治疗

（1）用药根据　除部位、严重性、病原谱（最可能病原、耐药率、耐药菌风险）外，革兰染色结果是抢先根据。

（2）阴性杆菌　社区感染按敏感的肠杆菌目（主要是大肠埃希菌中不产生 ESBL 的菌株）处理[4]，肾盂肾炎、尿源脓毒症时选用头孢曲松或氟喹诺酮类。

［1］ Prakash V，Lewis JS 2nd，Herrera ML，et al. Oral and parenteral therapeutic options for outpatient urinary infections caused by enterobacteriaceae producing CTX-M extended-spectrum beta-lactamases. Antimicrob Agents Chemother，2009，53（3）：1278-1280.

［2］ David N Gilbert，et al.桑福德抗微生物治疗指南.第 41 版.范洪伟，等译.北京：中国协和医科大学出版社，2011：58.

［3］ Burke A Cunha.抗生素的应用.第 8 版.师少军，等译.北京：人民卫生出版社，2010：128.

［4］ Burke A Cunha.抗生素的应用.第 8 版.师少军，等译.北京：人民卫生出版社，2010：122-123.

重症感染或院内感染考虑耐药菌风险。高风险时覆盖产 ESBL 菌株，选用碳青霉烯类。

（3）阳性球菌　社区感染按粪肠球菌（对氨苄西林敏感，对万古霉素敏感）处理，肾盂肾炎、尿源脓毒症时选用氨苄西林。重症感染或院内感染考虑耐药菌风险。高风险时覆盖 VRE，选用利奈唑胺。

7. 靶向治疗　具备培养检查的适应证，进行了培养检查，并有阳性结果（和药敏试验结果）。

（1）原则

① 基本原则　按病原耐药性、经验治疗效果对经验治疗药物进行调整，尤其是降阶梯。

② 经验治疗覆盖且治疗效果良好，不必换药；药效过强的话，可以考虑降阶梯。

③ 经验治疗未覆盖或治疗效果不好，根据药敏试验结果更换药物进行靶向治疗。

（2）影响药物选择的菌种和特殊耐药性　耐万古霉素屎肠球菌（VREfm）、大肠埃希菌、产 ESBL 肺炎克雷伯菌、碳青霉烯类耐药的肠杆菌目（CRE）、碳青霉烯类耐药的铜绿假单胞菌。参见相关文献[1]。

（3）VRE[2]　如果高度敏感，则缩小治疗范围。对于 UTI，应开始单用高剂量氨苄西林（18～30g/d 静脉注射）治疗。如果 UTI 不复杂但对氨苄西林耐药，则首选呋喃妥因 100mg（PO，即口服）每日 2 次或磷霉素 3g PO 单次剂量。对于菌血症，通常可以添加氨基糖苷类，如庆大霉素。氨苄西林联合头孢曲松是一种替代方案，因为它与氨苄西林和庆大霉素的疗效相似，但肾毒性较小。如果对 β-内酰胺类或氨基糖苷类药物高水平耐药，可使用利奈唑胺，每日 2 次，600mg PO 或 IV（静脉注射）。对于心内膜炎，利奈唑胺已被证明是一种有效的一线药物。另一种选择是每天 1 次超说明书使用高剂量达托霉素，8～12mg/kg 静脉注射（肾脏调节）。

（4）CRE[3]　可能具有抗 CRE 活性的抗微生物药物包括碳青霉烯类、多黏

---

［1］ Pallett A，Hand K. Complicated urinary tract infections：practical solutions for the treatment of multiresistant Gram-negative bacteria. J Antimicrob Chemother，2010，65（Suppl 3）：iii25-33.

［2］ Levitus M，Rewane A，Perera TB. Vancomycin-Resistant Enterococci. 2021 Jul 21. In：StatPearls [Internet]. Treasure Island（FL）：StatPearls Publishing，2021 Jan-. PMID：30020605.

［3］ Smith HZ，Kendall B. Carbapenem Resistant Enterobacteriaceae. 2021 Jan 26. In：StatPearls [Internet]. Treasure Island（FL）：StatPearls Publishing，2021 Jan-. PMID：31869168.

菌素、氨基糖苷类、替加环素、磷霉素和 β-内酰胺/β-内酰胺酶抑制剂。对 CRE 导致的复杂性尿路感染（cUTI）：药敏试验结果和尿液药物浓度对确定有效的抗微生物药物治疗有帮助。如果敏感，氨基糖苷类和磷霉素是治疗 cUTI 的首选疗法。KPC 通常对氨基糖苷类和磷霉素耐药，因此替加环素和黏菌素在这些情况下可以使用。美罗培南/韦博巴坦单药疗法已证明对 KPC 有效，目前已获得 FDA 对 cUTI 的批准；不过产苯唑西林酶的对碳青霉烯类耐药的肠杆菌目细菌（OXA-CRE）和产金属 β-内酰胺酶的对碳青霉烯类耐药的肠杆菌目细菌（MBL-CRE）可能对它耐药。

（5）降阶梯和静脉转为口服给药 如果对氟喹诺酮或复方磺胺甲噁唑敏感，如果已经静脉使用，可继续使用，并改为口服给药；如果没有使用，可以考虑改为使用这些药物，口服给药。如果对上述两种药物耐药，则改为口服头孢菌素类。调整示例：

① 如果经验治疗时为覆盖 ESBL 选用了厄他培南，而培养和药敏试验显示病原是不产 ESBL 的大肠埃希菌，显然厄他培南的作用过强。如果患者经验治疗效果好，病情允许，则可以降阶梯到三代头孢菌素，如头孢噻肟、头孢曲松。

② 如果经验治疗时选用了三代头孢菌素如头孢噻肟，而培养和药敏试验显示病原是产 ESBL 的大肠埃希菌，头孢噻肟的 MIC 很高，则需要改为能够覆盖产 ESBL 的大肠埃希菌，如厄他培南或加酶抑制剂药物或非 β-内酰胺类的敏感药物。

③ 如果培养显示是肠球菌属，而经验治疗没有覆盖，则需换药覆盖。

（6）急性肾盂肾炎规范正确抗生素治疗 72h 体温仍未下降，怀疑肾/肾周脓肿，进行影像学检查[1]。

（7）急性肾盂肾炎抗生素治疗要完成 4 周的疗程，避免转变为慢性感染。

（8）特殊患者群 如孕妇 B 群链球菌（GBS）菌尿处置[2]。

（9）假丝酵母菌[3] 确诊感染，排除定植后才能考虑治疗。

① 无症状菌尿 除有播散性高风险（新生儿、粒细胞缺乏）或泌尿系统操作外，没有治疗指征。用药选氟康唑或两性霉素 B。尽可能拔管、去除支架。

［1］ Huang JJ，Sung JM，Chen KW，et al. Acute bacterial nephritis：a clinicoradiologic correlation based on computed tomography. Am J Med，1992，93（3）：289-298.

［2］ Allen VM，Yudin MH. No. 276-Management of Group B Streptococcal Bacteriuria in Pregnancy. J Obstet Gynaecol Can，2018，40（2）：e181-e186. doi：10.1016/j.jogc.2017.11.025. PMID：29447722.

［3］ David N Gilbert，et al. 桑福德抗微生物治疗指南. 第 41 版. 范洪伟，等译. 北京：中国协和医科大学出版社，2011：107.

② 靶向治疗[1]　白假丝酵母菌一般选用氟康唑。为氟康唑耐药的假丝酵母菌时，选用两性霉素 B。棘白菌素尿药浓度很低。

③ AE8 中提到疗效不佳时，可以用两性霉素 B 脱氧胆酸盐连续或间歇冲洗膀胱。冲洗后仍有持续性假丝酵母菌尿，则是肾假丝酵母菌感染。

④ 靶向治疗无效，应该怀疑肾集合系统感染或有真菌球。免疫受损时持续性假丝酵母菌尿需行超声或 CT 检查以判断真菌球。假丝酵母菌所致肾盂肾炎有并发菌血症的风险。

（10）腺病毒、BK 病毒治疗见热病手册（表 14A）。

8. 预防用药

（1）女性复发性感染规律出现时可以抗生素预防（如性交后一剂呋喃妥因或复方磺胺[2]），各种原因造成残余尿的患者也可长期服用抗菌药物进行抑制性治疗，详见 ABX2[3]。肾移植后一些患者亚群需要抗生素预防使用半年以上。

（2）无症状菌尿（ASB）　在随机对照试验中，以下人群治疗 ASB 不会降低随后发生 UTI 的风险：健康女性、女性糖尿病患者、长期留置导尿管的患者、社区老年女性、老年居家护理的居民或肾移植患者。治疗并不能预防骨科手术患者发生的关节感染。而且，ASB 治疗与抗生素的不良反应和发展成耐药菌导致以后的 UTI 有关。另有一项随机对照试验表明：健康女性治疗 ASB 会增加随后发生有症状 UTI 的风险。以下两种特定情况下须筛查和治疗 ASB：①孕早期的孕妇；②即将进行泌尿外科手术，预计可能发生黏膜出血时。

9. 临床药学

（1）针对性/特异性　覆盖病原，到位而不越位。

① 覆盖　指用体外药物敏感试验结果敏感的药物进行的治疗。敏感与否是判断药物正确与否的指标之一，而且是客观指标。

② 到位　指能覆盖，而且有效果，表现为症状、体征缓解、尿 WBC（↓）、尿菌（↓）、全身感染性/炎症性指标好转。疗效是判断药物正确与否的另一个指标，有主观性。如果没有覆盖，或疗效差，需要调整药物：升级、更换、加药联合。

---

［1］　Burke A Cunha.抗生素的应用.第 8 版.师少军，等译.北京：人民卫生出版社，2010：118.

［2］　汪复，张婴元.抗菌药物临床应用指南.第 2 版.北京：人民卫生出版社，2012：247.

［3］　John GB，Paul GA，Paul A.ABX 指南——感染性疾病的诊断与治疗.第 2 版.马小军，徐英春，刘正印译.北京：科学技术文献出版社.2012：104.

③ 不越位

a. 经验治疗：按菌种分类选药、按耐药性分层选药。经验治疗选药首先要考虑覆盖哪些病原、耐药率如何。对 UTI 而言，首先覆盖大肠埃希菌。国内该菌对氟喹诺酮类耐药率奇高，氟喹诺酮类作为首选经验治疗药物是错误的，社区感染也是如此。该菌院内分离株 ESBL 构成比超过 50%，所以院内感染经验治疗不能选择三代头孢菌素。社区感染中 ESBL 构成比未知，重度感染要覆盖。CRE、VRE 构成比尚低，经验治疗时可以不必考虑。国内大肠埃希菌对复方磺胺耐药率 66.8%、呋喃妥因敏感率 80%[1]。国内社区分离株/社区感染致病菌的耐药率真值：既有报道都不同程度混杂了保健相关感染或院内感染分离株，因而很多社区耐药率真值尚属未知。

b. 经验治疗：按严重程度分层选药。急性非复杂性膀胱炎要区分轻中度与重度，急性非复杂性肾盂肾炎要区分中度和重度，尿源脓毒症（urosepsis）都是重度。重度感染时没有试错的机会，要重拳早击。

c. 抢先治疗：按革兰染色结果分类选药。分阴性杆菌、阳性球菌、酵母菌三类。一般情况下阴性杆菌按不产 ESBL 大肠埃希菌处理，阳性球菌按氨苄西林敏感粪肠球菌处理。

d. 靶向治疗：按菌种国际、国内治疗证据选择药物。注意，天然耐药的不可以选择，这是感染性疾病治疗药物选择的绝对禁忌。

e. 靶向治疗：按药物敏感试验结果选择药物。敏感：选择窄谱、低强度、耐药后果/附加损害小的药物。这是靶向治疗的起点。中介：不能选择敏感药物时，选可以提高剂量，或尿药浓度高的药物。耐药：除非迫不得已，否则不可以选择耐药的药物进行治疗，即便选择了也得有国际根据。

f. 经验治疗→靶向治疗的转变：降阶梯、优化治疗。

g. 积极正确地判断疗效、及时停药缩短疗程[2] RCT 显示，急性非复杂性肾盂肾炎，环丙沙星 7 天治疗的效果优于复方磺胺 14 天治疗的效果[3]。参见脊

[1] 艾效曼，陶凤蓉，宣天芝，等.北京医院近 4 年 9005 株临床分离细菌耐药性监测结果 [J].中国临床药理学杂志，2010，26（1）：57-63.DOI：10.3969/j.issn.1001-6821.2010.01.015.

[2] Gupta K，Hooton TM. Duration of therapy for urinary tract infection：the long and the short of it. Clin Infect Dis，2004，39（5）：665-666.

[3] Talan DA，Stamm WE，Hooton TM，et al. Comparison of ciprofloxacin（7 days）and trime-thoprim-sulfamethoxazole（14 days）for acute uncomplicated pyelonephritis pyelonephritis in women：a ran-domized trial. JAMA，2000，283（12）：1583-1590.

髓损伤后 UTI 环丙沙星 3 天和 14 天治疗比较[1]。

（2）PK/PD

① 感染部位有效浓度高　经尿路排出、尿药浓度高、尿路制剂优选。尿路制剂包括磷霉素、呋喃妥因。尿药浓度低则不选，如摩西沙星。可以通过剂量调整来提高感染部位浓度。

② 口服或静脉给药　优先选择口服方式，如急性非复杂性肾盂肾炎，没有恶心呕吐，轻中度表现时首选口服方式。而危重感染则首选静脉给药，条件许可时尽快序贯为口服方式。如急性非复杂性肾盂肾炎住院治疗患者，没有并发症时，退热 24～48h 后可以将静脉给药序贯为口服给药[2]。

③ 按 PD 理论，分别对时间依赖性、浓度依赖性抗生素优化给药方式。

（3）副作用少、药物相互作用少。

① 考虑所用药物的副作用，如呋喃妥因长期应用会有肺纤维化的风险。

② 影响肾功能的药物在 UTI 时尽量不选，如亚胺培南。

③ 特殊人群，如肾功能不全患者、肝功能不全患者、孕妇。如复方磺胺，属于 FDA 孕妇应用风险分级的 C 级，在孕前 3 个月内慎用，在产前 2 周禁用，有脑性核黄疸风险。

④ 孕妇　热病手册推荐：无症状菌尿时用呋喃妥因、阿莫西林、头孢菌素 1 代或 2 代，3 天，之后如果尿培养还是阳性，再用 7 天。其 UTI 的治疗同普通 UTI，用磺胺、呋喃妥因、磷霉素等，疗程 1 周；若第 3 天治疗失败，则查尿培养，治疗 2 周。

（4）尿路制剂——磷霉素[3,4]　口服。其对大肠埃希菌活性高，产 ESBL 大肠埃希菌可能敏感；对克雷伯菌属、肠杆菌属、沙雷菌属活性低；对铜绿假单胞菌、鲍曼不动杆菌可能有活性；对粪肠球菌有活性，对屎肠球菌活性低。可用于膀胱炎（社区、插管相关性）；不适用于肾盂肾炎、尿源脓毒症。腹泻发生率在 9％。目前，该药对多重耐药细菌的治疗是业界热点[5]。

[1]　Dow G，Rao P，Harding G，et al. A prospective，randomized trial of 3 or 14 days of ciprofloxacin treatment for acute urinary tract infection in patients with spinal cord injury. Clin Infect Dis，2004，39（5）：658-664.

[2]　Huang JJ，Sung JM，Chen KW，et al. Acute bacterial nephritis：a clinicoradiologic correlation based on computed tomography. Am J Med，1992，93（3）：289-298.

[3]　Burke A Cunha. 抗生素的应用. 第 8 版. 师少军，等译. 北京：人民卫生出版社，2010：677.

[4]　David N Gilbert，et al. 桑福德抗微生物治疗指南. 第 41 版. 范洪伟，等译. 北京：中国协和医科大学出版社，2011：99.

[5]　Falagas ME，Giannopoulou KP，Kokolakis GN，et al. Fosfomycin：use beyond urinary tract and gastrointestinal infections. Clin Infect Dis，2008，46（7）：1069-1077.

（5）尿路制剂——呋喃妥因[1,2]　口服，进食增加其吸收，酸性尿中活性高，pH≥8的尿中其活性明显下降。对大肠埃希菌活性高，对克雷伯菌属、肠杆菌属、沙雷菌属、变形杆菌属活性低，对假单胞菌无活性；对肠球菌属包括VRE有活性。可用于膀胱炎（社区、插管相关性）；不适用于肾盂肾炎和全身性感染。体外研究显示，呋喃妥因和氟喹诺酮类有拮抗作用。腹泻发生率在6%。长期应用有肺纤维化风险。严重肾功能不全时禁用。不同制剂之间因用量、吸收度不同而不能互相替代。

（6）产ESBL的大肠埃希菌和肺炎克雷伯菌

① 目前的规则是：以β-内酰胺类的MIC值和基于新折点的敏感/耐药结果为主，以ESBL表现为辅。

② 不能都用碳氢霉烯类治疗　危重患者首选厄他培南，美罗培南应为次选。非危重患者碳氢霉烯类不应该是首选；加酶抑制剂的β-内酰胺类（哌拉西林他唑巴坦、头孢哌酮舒巴坦）应该比碳氢霉烯类优先，注意剂量；重点考虑非β-内酰胺类，尤其是尿路制剂。

10. 感控和外科手段

（1）抗生素预防。

（2）改善结构异常。

（3）解除梗阻。

（4）肾周或肾脓肿的外科处理　切开、引流。

（5）尿路插管　严格插管指征[3]。间歇性尿管比久置尿管好。有套管尿管（condom catheter）比直接插管的UTI发生率低。管路冲洗、尿袋内放抗生素、患者系统性应用抗生素不能防止插管相关性UTI。有意义的做法包括：无菌操作、保持系统密闭、防止阻塞或反流、尽快拔管、通过计算机或其他方式进行插管必要性评估和拔管提示。参见IDSA插管相关性UTI指南、美国CDC预防插管相关性UTI指南[4]。

---

［1］　Burke A Cunha. 抗生素的应用. 第8版. 师少军，等译. 北京：人民卫生出版社，2010：731.

［2］　David Schlossberg，Rafik Samuel. 抗生素手册——常用药物应用指南. 李德爱，王大志，主译. 北京：人民卫生出版社，2012，8：362.

［3］　Hooton TM，Bradley SF，Cardenas DD，et al. Diagnosis，prevention，and treatment of catheter-associated urinary tract infection in adults：2009 International Clinical Practice Guidelines from the Infectious Diseases Society of America. Clin Infect Dis，2010，50（5）：625-663.

［4］　http：//www.cdc.gov/hicpac/cauti/001_cauti.html

（6）特殊病原隔离　如 CRE、VRE。

（7）暴发控制。

11. 笔者认为 UTI 是（细菌性）感染性疾病中最简单的一种。此节简例用以展示在 UTI 诊断、治疗、控制中临床细菌学所能起到的作用。包括微生物学检查的适应证，经验治疗时估计的最可能病原体，以及对药物选择的影响，靶向治疗时根据病原、耐药性进行的药物调整，特殊病原体时的感控考虑等。这也体现了 3421 理念。感染性疾病诊断、治疗、预防、控制时，微生物学检查有些时候是必备的（既是患者治疗所必需，又是现代西医发展之必然），当然微生物学检查所能起到的作用也是有限的（适用范围）、明确的（检查结果）、肯定的（临床意义）。对感染性疾病而言，确证性的微生物学证据，作用是决定性的（确定诊断）。

12. 指南一道

（1）临床指南之多　即便 UTI 是最简单的一种感染性疾病，目前的临床指南也已经很多。用 bacteriuria［Title］OR bacteriurea［Title］OR "urinary tract infection"［Title］OR UTI［Title］在 PubMed 中检索，限定 10 年（检索日是 2021.9.24），注册为 guideline（检索窗左侧有选项），结果有 19 个之多。这还不包括没有注册为 guideline 但实际是 guideline 的情况、没有进入 PubMed 的情况[1]，以及大量的共识（consensus）、定义（definition）、标准（standard）、立场声明（position statement）等。由此可知，循证医学时代的代表之一——临床指南，在英语世界已经发达到什么程度。

（2）指南的角度　不同的专业学会（背后是不同的国家和地区、不同的医学亚专业）、不同年龄段（儿童等）、特殊状态患者群（如孕妇、肾移植后患者、糖尿病患者、多发性硬化患者等）、特殊处置（如插管、肾移植等）、特殊病原体（如 GBS）、不同角度（侧重诊断、侧重治疗处置、侧重防控、侧重复发、侧重社区来源或医院来源）等。这也说明了为什么会这么多——因为复杂。

（3）国内的指南、共识很少，而以英文全文形式发布的共识、指南基本没有。这和国际状态（尤其是非英语世界如日本、荷兰、印度）形成了反差。目前国际医学竞争，除了突发公共疫情处理（我们处理 SARS-CoV-2 疫情是满分，包括迅速诊断、临床处置、疫苗）外，指南竞争、RCTs（随机双盲对照临床试

---

［1］　http：//uroweb.org/guideline/urological-infections/

验）依然是最核心的竞争。而指南竞争是可以弯道超车的——快，对现实依赖小，成本低等。

（4）医学学习　这也提示我们，本科医学毕业后最好的学习资料、进步最快的方式，其实是学习临床指南。而本科教学本身，贯彻指南的百分比，应该是评估教学质量的一个指标。

（5）感慨　现在其实是指南的时代。无论是循证医学，还是精准医学/个体化医学，二者都是"指南医学（guideline-medicine，guidelined medicine，guideline-based medicine）"。这三个英文词组是笔者一时兴起造的词。结果在 PubMed 检索，对于 guideline-medicine 有一篇德语文献[1]。对于 guidelined medicine 没有文献，但有一篇德语文献[2]，提到 guidelined therapy，是一个意思。而 guideline-based medicine，竟然有 7 篇文献，第一篇早在 2000 年[3]，最近的是 2019 年美国文献[4]，著名杂志 JAMA 也有一篇[5]，不过看内容和我的含义不一样。我提到的指南医学包括精准医学/个体化医学（当然还几乎没有），但 JAMA 文章与之并列，应该是仅指循证医学。西医这潭水，中国人的耕耘还是有限。我们想到的，都有人想到——竟然有一点跳不出英语思维圈子的感觉。另一个例子是 omics medicine，我想到了，一查，真有。一叹！

建议阅读：

· Bob Yang，Steve Foley. Female Urinary Tract Infections in Clinical Practice. Springer，2019.

［1］ Rottlaender D，Scherner M，Schneider T，et al. Multimedikation，Compliance und Zusatzmedikation bei Patienten mit kardiovaskulären Erkrankungen［Polypharmacy，compliance and non-prescription medication in patients with cardiovascular disease in Germany］. Dtsch Med Wochenschr，2007，132（4）：139-144. German. doi：10. 1055/s-2007-959300. PMID：17230328.

［2］ Lüdemann J. Therapieentscheidungen bei Diabetes mellitus Typ 2：Welche Rolle spielen GLP-1 - basierte Therapien?［Treatment of type 2 diabetes mellitus--which role do GLP-1 receptor agonists play?］. MMW Fortschr Med，2011，153 Suppl 2：56-63. German. PMID：23964469.

［3］ Carrigan T. Evidence based and guideline based medicine. J Accid Emerg Med，2000，17（2）：154-155. doi：10. 1136/emj. 17. 2. 154-c. PMID：10718256；PMCID：PMC1725347.

［4］ Fleischer AB Jr. Guideline-based medicine grading on the basis of the guidelines of care for ambulatory atopic dermatitis treatment in the United States. J Am Acad Dermatol，2019，80（2）：417-424. doi：10. 1016/j. jaad. 2018. 09. 026. Epub 2018 Oct 2. PMID：30287314.

［5］ Goldberger JJ，Buxton AE. Personalized medicine vs guideline-based medicine. JAMA，2013，309（24）：2559-2560. doi：10. 1001/jama. 2013. 6629. PMID：23712449.

• Cassian Cameron. Urinary Tract Infection: Causes, Diagnosis and Clinical Management. FOSTER ACADEMICS, 2019.

• Rakesh Khera. Update on Urinary Tract Infections. Jaypee Brothers Medical Publishers (P) Ltd, 2018.

• Abhay Rané, Ranan Dasgupta. Urinary Tract Infection: Clinical Perspectives on Urinary Tract Infection. Springer, 2015.

共性话题、
几点思考

犯颜色而触谏兮，反蒙辜而被疑。菀蘼芜与菌若兮，渐
槁芧本于洿渎。

淹芳芷于腐井兮，弃鸡骇于筐簏。执棠溪以刜蓬兮，秉
干将以割肉。

——西汉·刘向《九叹·怨思》

下列话题（执业主体、合作、发展、教学）在一般专业书籍中很少探讨。有一定共性，在与感染性疾病的斗争中都具有举足轻重的价值，都有或正面或反向、或短期或深远的影响。也有部分话题本身是很多专业以外的因素在专业内的折射！反映了不同领域间钩挂连横、交变互动、扑朔迷离的多维复杂关系。

医学发展性

1. 精准医学（precision medicine，PM）、个体化医学（personalized medicine，PM）

（1）二者是同义词[1]　不建议译作"个性化医学""个性化治疗"，"个性"更多用来表达主观的特点、主观的选择，这样翻译容易误解，比如理解为医生自己的诊治风格。

（2）个体化的字面含义是一个伪命题，因为不会有两个患者的表现、处置完全相同，就像不会有两片叶子完全相同一样。所以个体化是相对的，有前提的。它的前提是有统一规律或标准化的处置方案。个体化是针对这个"一致性"而言的。所以有"一致性"之前，无所谓个体化。而有了之后，个体化应该以客观指标为基础。否则个体化会失之于主观，也就谈不上真正的个体化了。目前，很多疾病有统计学意义的表现规律，有诊断标准，有标准化处置方案，但客观指标的测定尚需完善、突破。因而就现实而言，相应的个体化工作仍不尽人意。相信未来！

（3）反观，每一个具体特征其实都是小群体共同的。理论上，具体特征会有全人类唯一的存在，比如指纹，但也仅仅是推测，无法验证。而这些具体特征的组合，会形成人的个体独有特点。具体特征越多、越小众，排列组合结果相同的概率越小，个体特点越强、越鲜明。此外，从具体特征有群体性的角度看，还是会有群体规律的。医学不会碎片化。PM 其实是群体和纯粹个体之间的平衡、交叉点。PM 其实是小群体医学。

（4）PM 含有四方面内容：predictive、precise、preventive、personalized，

---

[1]　Lazăr A，Georgescu AM，Vitin A，et al. Precision Medicine and its Role in the Treatment of Sepsis：A Personalised View. J Crit Care Med（Targu Mures），2019，5（3）：90-96. doi：10. 2478/jccm-2019-0017. PMID：31431921；PMCID：PMC6698074.

所谓 4P[1]。4P 中的可预测，其实是遗传学；可预防，其实是基因编辑、基因治疗。

（5）分层医学（stratified medicine）　有观点认为分层医学是个体化医学的同义词[2]。维基百科镜像词典将分层医学解释为根据患者的遗传特征将患者分为患有特定疾病的风险水平[3]。注意，该解释仅指疾病风险，其实还包括治疗分层[4]。中文的"分层"，容易联系到等级分层。此处英语的本意固然包括层级，但首先是分成若干部分（各部分的概率不一样，概率高低不同，可以体现层级；但也包括用不同的药物，此时不一定是层级），要避免误解。

（6）建议用个体化精准医学（personalized-precision medicine）[5]。

（7）注意，文献中 precision、personalized 的形容，不全是 PM，有些只是字面含义，一般性形容[6]。

（8）个体化精准医学简单理解就是基于患者自己基因的临床医学。如 *NUDT15* 对阿昔洛韦的影响[7]。

（9）涉及的组学　患者自己的个体组（individual omes）以及多个个体组 [multiple omes，对应多组学（multiomics）] 的整合图谱，如基因组、表观基因组（epigenome）、转录组、蛋白质组、代谢组、抗体组（antibodyome）等，还有药物基因组学（pharmacogenomics）和药物代谢组学（pharmaco-metabonomics）。

（10）美国于 2015 年已经启动了"精准医学计划（precision medicine

［1］　Kooman JP，Wieringa FP，Han M，et al. Wearable health devices and personal area networks：can they improve outcomes in haemodialysis patients? Nephrol Dial Transplant，2020，35（Suppl 2）：ii43-ii50. doi：10.1093/ndt/gfaa015. PMID：32162666；PMCID：PMC7066542.

［2］　The Free Dictionary［Internet］. "Personalized Medicine". Wikipedia. org，Wikimedia，2014［cited 17 Oct. 2021］. Available from：https：//encyclopedia. thefreedictionary. com/Personalized＋Medicine

［3］　The Free Dictionary［Internet］. "Stratified Medicine". Segen's Medical Dictionary，Farlex，Inc.，2011［cited 17 Oct. 2021］. Available from：https：//medical-dictionary. thefreedictionary. com/Stratified＋Medicine

［4］　Lonergan M，Senn SJ，McNamee C，et al. Defining drug response for stratified medicine. Drug Discov Today，2017，22（1）：173-179. doi：10.1016/j. drudis. 2016. 10. 016. Epub 2016 Nov 3. PMID：27818254.

［5］　Popa ML，Albulescu R，Neagu M，et al. Multiplex assay for multiomics advances in personalized-precision medicine. J Immunoassay Immunochem，2019，40（1）：3-25. doi：10.1080/15321819. 2018. 1562940. Epub 2019 Jan 11. PMID：30632882.

［6］　Niemelä SI. A semi-empirical precision control criterion for duplicate microbial colony counts. Lett Appl Microbiol，1996，22（4）：315-319. doi：10.1111/j. 1472-765x. 1996. tb01169. x. PMID：8934793.

［7］　Nishii R，Mizuno T，Rehling D，et al. *NUDT15* polymorphism influences the metabolism and therapeutic effects of acyclovir and ganciclovir. Nat Commun，2021，12（1）：4181. doi：10.1038/s41467-021-24509-7. PMID：34234136；PMCID：PMC8263746.

initiative)"[1]。

（11）欧洲临床化学和检验医学联合会（European Federation of Clinical Chemistry and Laboratory Medicine，EFLM）与欧洲药物基因组与个体化治疗学会（European Society of Pharmacogenomics and Personalised Therapy，ES-PT）联合成立了个体化检验医学联合工作组（Joint Working Group on Personalized Laboratory Medicine，WG-PLM）[2]

2.系统医学（systems medicine，SM）[3]

（1）系统医学是系统生物学（systems biology，SB）的分支。SB 还包括系统药学（systems pharmacology）[4]。

（2）其理论基础是基于系统的思维（systems-based thinking）[5]——一种可以追溯到古代的理解复杂性的方法，过去 10 年由于生命科学和计算/IT 技术方法学的快速发展，SB 已经从一个科学概念发展成为一门独立的学科，有能力解决生物复杂性的关键问题，从而改变医学形成 SM，并在未来指导临床实践。

（3）SM 将整合[6,7]组学［内容包括基因组学、表观基因组学（epigenomics）、蛋白质组学等，方法包括计算生物学和生物信息学等］、功能生物学（functional biology）、临床医学，理解复杂的观察/实验和临床数据，结合疾病出现和发展的背景，提高对疾病和治疗的理解，促进个体化精准医学发展。系统

［1］ Collins FS，Varmus H. A new initiative on precision medicine. N Engl J Med，2015，372（9）：793-795. doi：10.1056/NEJMp1500523. Epub 2015 Jan 30. PMID：25635347；PMCID：PMC5101938.

［2］ Malentacchi F，Mancini I，Brandslund I，et al. Is laboratory medicine ready for the era of personalized medicine? A survey addressed to laboratory directors of hospitals/academic schools of medicine in Europe. Clin Chem Lab Med，2015，53（7）：981-988. doi：10.1515/cclm-2015-0171. PMID：25995323.

［3］ Bland JS，Minich DM，Eck BM. A Systems Medicine Approach：Translating Emerging Science into Individualized Wellness. Adv Med，2017，2017：1718957. doi：10.1155/2017/1718957. Epub 2017 Oct 15. PMID：29164177；PMCID：PMC5661085.

［4］ Stéphanou A，Fanchon E，Innominato PF，et al. Systems Biology，Systems Medicine，Systems Pharmacology：The What and The Why. Acta Biotheor，2018，66（4）：345-365. doi：10.1007/s10441-018-9330-2. Epub 2018 May 9. PMID：29744615.

［5］ Kirschner M. Systems Medicine：Sketching the Landscape. Methods Mol Biol，2016，1386：3-15. doi：10.1007/978-1-4939-3283-2_1. PMID：26677176.

［6］ Stone WL，Klopfenstein KJ，Hajianpour MJ，et al. Childhood cancers and systems medicine. Front Biosci（Landmark Ed），2017，22：1148-1161. doi：10.2741/4538. PMID：28199197.

［7］ Benson M. Clinical implications of omics and systems medicine：focus on predictive and individualized treatment. J Intern Med，2016，279（3）：229-240. doi：10.1111/joim.12412. Epub 2015 Aug 19. PMID：26891944.

性综述[1]显示：SM 应用机器学习、网络分析等方式，没有自己独特的分析方式；组学是最常用数据类型，其次是临床数据；既有研究大多仅仅应用了非常有限的数据资源。欧洲立场声明[2]显示：系统生物学的发展导致网络医学（network medicine）和 SM 的首次临床应用，特别是在个体化医学和药物剂量领域。扩大应用则意味着增加患者参与度和医疗保健提供者，并教育新一代的医生和生物医学研究人员将当前基于器官和症状的医学概念，转变为基于网络和系统的概念，以实现精准诊断、干预和预防。在这种动态的环境里，医疗机构和医学体系如果不是在组织和管理方面主动进行革命性变化，也必须有一定的改变和调整。见呼吸医学的实用示例[3]。

（4）由此可见，SM 会助力 PM 发展。个人理解，PM 是临床医学词汇、SM 是基础医学词汇，二者交集庞大，主体是一样的。

3. 下一代医学（next-generation medicine，NGM）

（1）在下一代诊断（next-generation diagnosis）、下一代治疗（next-generation therapy）、下一代检验医学（next-generation laboratory medicine）、下一代病理学（next-generation pathology）等名词都已经出现的背景下，NGM 这个概念的出现是水到渠成，毫不奇怪。

（2）NGM 上述分支学科的主体是下一代测序、组学理念等，NGM 也必然以二者为基础，当然也不仅仅是二者。其他技术如纳米技术 [有纳米医学（nanomedicine、Nanoscopic medicine）这样的词/词组][4]、microRNA 技术[5]等。

———————————————

［1］ Gietzelt M，Löpprich M，Karmen C，et al. Models and Data Sources Used in Systems Medicine. A Systematic Literature Review. Methods Inf Med，2016，55（2）：107-113. doi：10.3414/ME15-01-0151. Epub 2016 Feb 5. PMID：26846174.

［2］ Comte B，Baumbach J，Benis A，et al. Network and Systems Medicine：Position Paper of the European Collaboration on Science and Technology Action on Open Multiscale Systems Medicine. Netw Syst Med，2020，3（1）：67-90. doi：10.1089/nsm.2020.0004. PMID：32954378；PMCID：PMC7500076.

［3］ Pinsolle J，McLeer-Florin A，Giaj Levra M，et al. Translating Systems Medicine Into Clinical Practice：Examples From Pulmonary Medicine With Genetic Disorders，Infections，Inflammations，Cancer Genesis，and Treatment Implication of Molecular Alterations in Non-small-cell Lung Cancers and Personalized Medicine. Front Med（Lausanne），2019，6：233. doi：10.3389/fmed.2019.00233. PMID：31737634；PMCID：PMC6828737.

［4］ Ho D，Fung AO，Montemagno CD. Engineering novel diagnostic modalities and implantable cytomimetic nanomaterials for next-generation medicine. Biol Blood Marrow Transplant，2006，12（1 Suppl 1）：92-99. doi：10.1016/j.bbmt.2005.09.013. PMID：16399592.

［5］ D'Souza W，Kumar A. microRNAs in oral cancer：Moving from bench to bed as next generation medicine. Oral Oncol，2020，111：104916. doi：10.1016/j.oraloncology.2020.104916. Epub 2020 Jul 22. PMID：32711289.

（3）相关词汇　基因组医学（genomic medicine）[1]。

（4）相关词汇　theragnostic。有文献认为 theragnostic= diagnostic + therapeutic[2]。该词是下一代医学中的一个概念，它同时将准确的诊断与治疗效果结合起来。比如外显体（exosomes）中的分子组分与某些疾病和治疗反应有关，表明它们可能通过分子成像和生物标记物检测在诊断中有所应用。而最近报道外显体具有免疫治疗应用，或可作为药物和生物分子靶向治疗的药物传递系统。

4. 发展性

（1）学科发展都是不断细分的过程。基础医学已经细到分子层面。对临床医学而言，细到个体是必然的。因此，它是医学发展的必然趋势。笔者以为，循证医学之后，下一个医学发展阶段将是个体化医学、精准医学。循证医学是群体医学，群体的哲学对立，是个体。

（2）笔者认为，目前阶段是从循证医学到 PM/SM/NGM 的转折阶段。临床组学、临床分子生物学、人工智能和信息化[3]等，都到了临界点。

（3）其他发展，包括数字医学、智慧医学、转化医学、整合医学、群医学等，见本书相应部分介绍。

5. 精准微生物学（precision microbiology，PMb）、个体化微生物学（personalized microbiology，PMb；individualized microbiology）、系统微生物学（systems microbiology，SMb）

（1）如果为最大程度地避免误会，上述名词最好加上临床（clinical）——如精准临床微生物学（precision clinical microbiology，PCMb）。

（2）PubMed 中尚无 PMb、PCMb，也没有下一代微生物学（next-generation microbiology）这些词。

（3）PMb 或 PCMb 的内容　①微生物的角度：特定的组分、配体或受体、毒素、抗原性、耐药性、传播性等。②人的角度：a. 个体生理学特点、病理生理学特点，所在环境的特点，导致正常菌群有个体特征；b. 个体上述特点，导致

［1］ Fuentes-Antrás J，Guevara-Hoyer K，Baliu-Piqué M，et al. Adoptive Cell Therapy in Breast Cancer：A Current Perspective of Next-Generation Medicine. Front Oncol，2020，10：605633. doi：10.3389/fonc.2020.605633. PMID：33194771；PMCID：PMC7653090.

［2］ Kim YS，Ahn JS，Kim S，et al. The potential theragnostic (diagnostic＋therapeutic) application of exosomes in diverse biomedical fields. Korean J Physiol Pharmacol，2018，22（2）：113-125. doi：10.4196/kjpp.2018.22.2.113. Epub 2018 Feb 23. PMID：29520164；PMCID：PMC5840070.

［3］ Peterson TA，Doughty E，Kann MG. Towards precision medicine：advances in computational approaches for the analysis of human variants. J Mol Biol，2013，425（21）：4047-4063. doi：10.1016/j.jmb.2013.08.008. Epub 2013 Aug 17. PMID：23962656；PMCID：PMC3807015.

罹患感染的病原有个体特征；c. 个体上述特点，导致感染后严重程度、预后都有个体特征；d. 个体上述特点，导致抗感染药物、处置有个体特征；e. 个体上述特点，导致防控相应感染性疾病有个体特征。

（4）举例　如 SARS-CoV-2 的变异型，是微生物角度个体化。如 COVID-19 疫情，国内低流行。如果感染了，该患者获得、罹患的过程有个体独特性，如 *R3HCC1L* 基因变异性[1]。一些症状、体征，比如嗅觉消失，或巨舌，有个体独特性。产生抗体依赖性增强效应（ADE），导致病情严重，有个体独特性。激素反应有个体独特性。未感染时，疫苗副作用如血栓形成会有独特性。整个过程的心理学特点、社会学特点会有独特性。

（5）拓展范畴　肿瘤性疾病很多是微生物引起的。如肝癌（HBV、HCV），卡波西肉瘤（HHV-8）。此外，微生态学研究发现，微生物组和很多心理、身体疾病（如抑郁症、代谢综合征、炎症性肠病、帕金森病、心血管疾病等）有关。在这些领域，PCM 自然可以起到应有的辅助作用。

（6）所有这些都是个体化微生物学或精准微生物学的内容，背后是微生物与人两者、微生物与人和抗微生物药物三者的分子层面、微观层面的交互、博弈。

（7）因为传染病的本质是传播，而传播至少需要 2 个人。所以精准传染病学、个体化传染病学，注定不会只有 1 个人。这是对"个体化"的形式反动。当然这两个人的微观也不尽相同。

（8）到 2021 年 8 月，在 PubMed 中检索"systems microbiology"［Title/Abstract］，只有 28 篇文献，基本都是基础研究[2]。检索"systems microbiology"［Title/Abstract］AND（disease OR clinical）只有 7 篇文献。说明临床医学领域如何整合系统微生物学，还在酝酿[3]。这里有一个细节，系统生物学的核心是这个生物本身。系统微生物学自然是这个微生物、这个细菌本身。那么，在

---

［1］　Chen HH，Shaw DM，Petty LE，et al. Host genetic effects in pneumonia. Am J Hum Genet，2021，108（1）：194-201. doi：10.1016/j.ajhg.2020.12.010. Epub 2020 Dec 13. PMID：33357513；PMCID：PMC7820802.

［2］　Systems Microbiology：Beyond Microbial Genomics：This report is based on a colloquium sponsored by the American Academy of Microbiology held June 4-6，2004，in Portland，Oregon. Washington（DC）：American Society for Microbiology，2004. PMID：33001601.

［3］　Theriot CM. Beyond Structure：Defining the Function of the Gut Using Omic Approaches for Rational Design of Personalized Therapeutics. mSystems，2018，3（2）：e00173-17. doi：10.1128/mSystems.00173-17. PMID：29556548；PMCID：PMC5853185.

临床医学领域，导致人类疾病的细菌、真菌的"系统观念"，如何表达？有观点[1]将之纳入系统医学的含义内，也是顺理成章。系统生物学/系统医学角度的感染病信息，包括相互作用[2]、分子标志物[3]、治疗启发[4]等，甚至是下一代诊断与治疗（next-generation diagnosis and therapy）[5]。

[1] Iorio A，Biazzo M，Gardini S，et al. Cross-correlation of virome-bacteriome-host-metabolome to study respiratory health. Trends Microbiol，2021 May 26；S0966-842X（21）00122-0. doi：10.1016/j. tim. 2021. 04. 011. Epub ahead of print. PMID：34052095.

[2] Schleicher J，Conrad T，Gustafsson M，et al. Facing the challenges of multiscale modelling of bacterial and fungal pathogen-host interactions. Brief Funct Genomics，2017，16（2）：57-69. doi：10. 1093/bfgp/elv064. PMID：26857943；PMCID：PMC5439285.

[3] Dix A，Vlaic S，Guthke R，et al. Use of systems biology to decipher host-pathogen interaction networks and predict biomarkers. Clin Microbiol Infect，2016，22（7）：600-606. doi：10.1016/j. cmi. 2016. 04. 014. Epub 2016 Apr 22. PMID：27113568.

[4] Russell CD，Baillie JK. Treatable traits and therapeutic targets：Goals for systems biology in infectious disease. Curr Opin Syst Biol，2017，2：140-146. doi：10.1016/j. coisb. 2017. 04. 003. Epub 2017 Apr 27. PMID：32363252；PMCID：PMC7185428.

[5] Smeekens SP，van de Veerdonk FL，Netea MG. An Omics Perspective on Candida Infections：Toward Next-Generation Diagnosis and Therapy. Front Microbiol，2016，7：154. doi：10. 3389/fmicb. 2016. 00154. PMID：26909070；PMCID：PMC4754423.

个体独特性

1. 个体化诊断（personalized diagnosis，precision diagnosis）

（1）统计学上即使 99.9％的患者符合某规律，99.9％的诊断都具备某临床表现，也有 0.1％的例外。亦即每 1000 个患者就有 1 个不符合该规律。对于大型医院患者量来讲，0.1％的患者并不少。生物学的多样性，体现出来的特点就是永远有例外，大多数规律都是相对的。由此可知，PM 是必然的，是永恒的。不过医学刚刚发展到 PM 阶段，其实是就客观证据而言的——我们终于可以获得个体的、精准的证据；是微观的，乃至分子层面的证据。

（2）非感染性疾病中，分子疾病（molecular diseases）[1,2] 都是 PM 范畴，很多遗传病也是。

（3）感染性疾病个体化诊断　以微生物学角度确定病原是感染性疾病个体化诊断的前提。循证医学时代这已经是基本要求。患者个人免疫学特点[3]、易感因素、炎症反应特点[4]等，如果有分子层面证据，则体现 PM。病原体的株特点，与致病、治疗、防控有关的，也是 PM。参见脑脓肿相关肺动静脉瘘

［1］ Keenan SE，Shvartsman SY. Mechanisms and causality in molecular diseases. Hist Philos Life Sci，2017，39（4）：35. doi：10.1007/s40656-017-0162-1. PMID：29038918；PMCID：PMC6445273.

［2］ Lannoy N，Hermans C. Principles of genetic variations and molecular diseases：applications in hemophilia A. Crit Rev Oncol Hematol，2016，104：1-8. doi：10.1016/j. critrevonc. 2016. 04. 005. Epub 2016 Apr 21. PMID：27296059.

［3］ Gutiérrez-González LH，Juárez E，Carranza C，et al. Immunological Aspects of Diagnosis and Management of Childhood Tuberculosis. Infect Drug Resist，2021，14：929-946. doi：10.2147/IDR. S295798. PMID：33727834；PMCID：PMC7955028.

［4］ An G，Nieman G，Vodovotz Y. Computational and systems biology in trauma and sepsis：current state and future perspectives. Int J Burns Trauma，2012，2（1）：1-10. Epub 2012 Feb 1. PMID：22928162；PMCID：PMC3415970.

病例[1]。

（4）有精准宏基因组学（precision metagenomics）一词[2]。

2.处置和个体化治疗（personalized therapy，individualized therapy，precision therapy）

（1）目的　基于标准化或整体性的处置方案，将特定患者的处置进一步细化、优化乃至最优化，使之于相应患者而言更有针对性、更有利。

（2）检测　如个体生理学参数测定[3]、遗传背景分析[4]、治疗方案微调[5]、治疗药物监测[6,7]、感染性疾病的微生物学分析、影像学[8]等。由此可知，个体化的实施受制于当前具体的诊疗条件。比如个体化抗生素剂量（individualised antibiotic dosing）、剂量个体化（individualisation of dosing）。

（3）相对性　标准化/整体性方案和个体化处置是相对的、互相促进的。阶段性的个体化处置的前提是整体性方案的相对稳定。目前的临床路径管理（clinical pathway management）就是对整体性方案实施的探索。再如治疗，中西医都追求标准化治疗方案基础上的个体化治疗模式。

---

［1］　Gao LY，Xu GR，Dai TJ. Precision diagnosis and therapy of a case of brain abscesses associated with asymptomatic pulmonary arteriovenous fistulas. BMC Infect Dis，2020，20（1）：370. doi：10.1186/s12879-020-05092-6. PMID：32448130；PMCID：PMC7247166.

［2］　Afshinnekoo E，Chou C，Alexander N，et al. Precision Metagenomics：Rapid Metagenomic Analyses for Infectious Disease Diagnostics and Public Health Surveillance. J Biomol Tech，2017，28（1）：40-45. doi：10.7171/jbt.17-2801-007. Epub 2017 Mar 21. Erratum in：J Biomol Tech. 2017 Jul；28（2）：95. PMID：28337072；PMCID：PMC5360386.

［3］　Cohen S，Janicki-Deverts D，Turner RB，et al. Association between telomere length and experimentally induced upper respiratory viral infection in healthy adults. JAMA，2013，309（7）：699-705.

［4］　Picard C，Casanova JL，Puel A. Infectious diseases in patients with IRAK-4，MyD88，NEMO，or IκBα deficiency. Clin Microbiol Rev，2011，24（3）：490-497.

［5］　Roberts JA，Abdul-Aziz MH，Lipman J，et al. Individualised antibiotic dosing for patients who are critically ill：challenges and potential solutions. Lancet Infect Dis，2014，14（6）：498-509. doi：10.1016/S1473-3099（14）70036-2. Epub 2014 Apr 24. PMID：24768475；PMCID：PMC4181663.

［6］　Cusumano JA，Klinker KP，Huttner A，et al. Towards precision medicine：Therapeutic drug monitoring-guided dosing of vancomycin and β-lactam antibiotics to maximize effectiveness and minimize toxicity. Am J Health Syst Pharm，2020，77（14）：1104-1112. doi：10.1093/ajhp/zxaa128. PMID：32537644.

［7］　Garzón V，Bustos RH，G Pinacho D. Personalized Medicine for Antibiotics：The Role of Nanobiosensors in Therapeutic Drug Monitoring. J Pers Med，2020，10（4）：147. doi：10.3390/jpm10040147. PMID：32993004；PMCID：PMC7712907.

［8］　Pijl JP，Kwee TC，Slart RHJA，et al. PET/CT Imaging for Personalized Management of Infectious Diseases. J Pers Med，2021，11（2）：133. doi：10.3390/jpm11020133. PMID：33669375；PMCID：PMC7920259.

3. 个体化预防（personalized prevention）和精准预防（precision prevention）

（1）肿瘤、慢病领域这个词用得多，感染病领域比较少见。坏死性小肠结肠炎[1]、流感[2]、移植 CMV 感染[3,4]、HIV[5]等有涉及。

（2）参考慢性疾病将 PM 整合到预防里的建议[6]。

4. 个体化控制（personalized control）和精准控制（precision control）

（1）涉及肠道菌群控制[7]、血吸虫病[8]。

（2）防止传播角度　比如 COVID-19 疫情期间，大量个体隔离。从病毒感染这个角度，这是群体性行为。但个体因素也有影响，比如归国人员隔离、本土人员隔离的政策不同，即有个体化特点。多重耐药结核患者的隔离也类似。

5. 实用性

（1）诊断、疗效判断时，不能基于群体的相对规律否定个体。

（2）个体化处置本身一定要有适应证，不能盲目个体化。盲目个体化、过度细化会浪费资源，甚至过犹不及。适应证是约束其实用的外部条件。

6. 人文关怀和心理学

（1）个体化是医学人文关怀的内在要求　因为每个患者都是独立的个体。同

---

［1］　Hackam DJ，Sodhi CP，Good M. New insights into necrotizing enterocolitis：From laboratory observation to personalized prevention and treatment. J Pediatr Surg，2019，54（3）：398-404. doi：10.1016/j. jpedsurg. 2018. 06. 012. Epub 2018 Jun 18. PMID：29980346；PMCID：PMC6344311.

［2］　Yan Q. Systems biology of influenza：understanding multidimensional interactions for personalized prevention and treatment. Methods Mol Biol，2010，662：285-302. doi：10.1007/978-1-60761-800-3_14. PMID：20824477.

［3］　Hellemans R，Abramowicz D. Cytomegalovirus after kidney transplantation in 2020：moving towards personalized prevention. Nephrol Dial Transplant，2020 Dec 6；gfaa249. doi：10.1093/ndt/gfaa249. Epub ahead of print. PMID：33280028.

［4］　Kotton CN. Migrating From Universal to Personalized Prevention：Predicting the Risk of Cytomegalovirus Infection After Organ Transplantation. Transplantation，2018，102（11）：1787-1788. doi：10.1097/TP. 0000000000002422. PMID：30130324.

［5］　Wang B，Liu F，Deveaux L，et al. Adolescent HIV-related behavioural prediction using machine learning：a foundation for precision HIV prevention. AIDS，2021，35（Suppl 1）：S75-S84. doi：10.1097/QAD. 0000000000002867. PMID：33867490；PMCID：PMC8133351.

［6］　Boccia S，Pastorino R，Ricciardi W，et al. How to Integrate Personalized Medicine into Prevention? Recommendations from the Personalized Prevention of Chronic Diseases（PRECeDI）Consortium. Public Health Genomics，2019，22（5-6）：208-214. doi：10.1159/000504652. Epub 2019 Dec 5. PMID：31805565.

［7］　David LA. Toward Personalized Control of Human Gut Bacterial Communities. mSystems，2018，3（2）：e00165-17. doi：10.1128/mSystems. 00165-17. PMID：29629415；PMCID：PMC5881022.

［8］　Zhou XN.［Implementation of precision control to achieve the goal of schistosomiasis elimination in China］. Zhongguo Xue Xi Chong Bing Fang Zhi Za Zhi，2016，28（1）：1-4. Chinese. PMID：27356396.

时，个体代表了群体。只有服务好每一个个体，才谈得上服务群体，服务人民。这一点我们曾经陷入"白马非马"的怪圈。

（2）心理学角度，个体特征性更明显。PM 会与临床心理学结合得更加紧密，心理学会是 PM 的必然要素，而 PM 将是心理学更好的舞台。

7. 目前，即便是发达国家的医学服务也不可能将全部个体患者的处置都个体化、最优化，只是部分服务做到了这一点。在国内可能人数更少，程度较轻，技术条件更薄弱一些。

取样代表性

1. "specimens"指实际的生物学标本，如血液；"sample"[1]指统计学上的样本，是整体中的样本。笔者理解：后者的范围大，包括前者。这里讨论后者——样本"sample"，取样"sampling"，包括前者。

2. 浓度　感染部位的病原浓度有高有低，高时会高达10^8CFU/ml，变化很大。

3. 遗传均一性

（1）如果病原的遗传特征是均一的，在这么高浓度的病原池中抽取的样本能够代表整体，则后续的菌株分离、鉴定、分型结果都有代表性。

（2）如果病原的遗传特征不均一，样本的代表性就要打折扣。在现实中病原的遗传特征多数不均一，当然异质程度各有不同。

（3）还有不同菌种混合、多微生物的情况。

4. 影响因素　比如抗生素使用，对不同微生物的影响不同，会导致检查结果波动。

5. 上述思考提示，我们获得的关于病原的信息（菌种、毒性、耐药性、同源性等）具有相对性、可变性。

（1）菌种　感染源是多微生物（比如肠道源感染）时，病原很可能是多种。如果大量此类标本都只有一种病原分离，则应该反思标本留取、菌株分离的全过程。而对相连2天、3天的连续培养结果，要统一考虑。此外是同种不同株的情

---

[1] Mascha EJ，Vetter TR. Significance，Errors，Power，and Sample Size：The Blocking and Tackling of Statistics. Anesth Analg，2018，126（2）：691-698. doi：10.1213/ANE. 0000000000002741. Erratum in：Anesth Analg. 2018 Feb 6；；PMID：29346210.

况，即所谓多株感染（multiple-strain infections）。细菌学领域有相关讨论[1]。病毒学领域甚至有准种（quasispecies）[2,3]的概念，可见一斑。笔者理解同种不同株和分型的范畴有重叠，大同小异（前者侧重理论上的含义，后者偏向技术手段的方法、结果）。

（2）毒性　如果感染部位产毒素菌株、不产毒素菌株共存，则毒素检查的阴性结果要谨慎分析。

（3）耐药性　即使感染部位只有一个菌种，耐药性也很可能有不同。比如老年患者反复院内肺炎、COPD反复急性加重时都可以见到这个现象。此外有治疗过程中由敏感转变为耐药的现象[4]。更有甚者，某些菌种的纯的分离株有异质性耐药的特点，如VISA对万古霉素[5]，如多重耐药鲍曼不动杆菌对亚胺培南[6]。明了这些特点，一则如果看到敏感的结果，要继续监测AST，看有没有耐药株，敏感株是否进展为耐药；二则现实中会遇到先分离出耐药株，再分离出敏感株的情况，就可以理解了；三则对接近折点的敏感结果或中介结果，异质性耐药要纳入考量。

（4）分型　如果事实上确实存在着传播，由于遗传特征不均一、取样导致差异，很可能分型结果显示不同源。因此不要把某种分型手段绝对化，它只是我们诸多判断方式（临床特征、非菌株层面的流行病学特征、逻辑判断等）中的一种而已。

6. 个体病例和统计学数据也是这样的关系，详见个体化医学。

7. 技术

（1）显微镜观察窗，视野选择重复性小，会有偏倚。

［1］　Balmer O，Tanner M. Prevalence and implications of multiple-strain infections. Lancet Infect Dis，2011，11（11）：868-878.

［2］　Metzner K. The significance of minority drug-resistant quasispecies. In：Geretti AM，editor. Antiretroviral Resistance in Clinical Practice. London：Mediscript，2006. Chapter 11. PMID：21249768.

［3］　Gao R，Zu W，Liu Y，et al. Quasispecies of SARS-CoV-2 revealed by single nucleotide polymorphisms（SNPs）analysis. Virulence，2021，12（1）：1209-1226. doi：10.1080/21505594. 2021. 1911477. PMID：34030593.

［4］　Ye JJ，Huang CT，Shie SS，et al. Multidrug resistant *Acinetobacter baumannii*：risk factors for appearance of imipenem resistant strains on patients formerly with susceptible strains. PLoS One，2010，5（4）：e9947.

［5］　Sun W，Chen H，Liu Y，et al. Prevalence and characterization of heterogeneous vancomycin-intermediate *Staphylococcus aureus* isolates from 14 cities in China. Antimicrob Agents Chemother，2009，53（9）：3642-3649.

［6］　Lee HY，Chen CL，Wang SB，et al. Imipenem heteroresistance induced by imipenem in multidrug-resistant *Acinetobacter baumannii*：mechanism and clinical implications. Int J Antimicrob Agents，2011，37（4）：302-308.

（2）培养基上菌落的选择，会造成偏倚。

（3）mNGS 的结果，有偏倚。DNA 线程会漏掉 RNA 病毒。扩增、算法会导致一些微生物漏检。

8. 东西方观念都有关于取样的描述，我们的如管中窥豹，西方的如 Box[1]、Window 一类比喻（Microsoft 公司的操作系统即 Windows，业界著名杂志 Lancet 也有弧形窗户，让阳光照射进来的含义）。也有关于取样代表性的描述，如盲人摸象、见一叶落而知秋。上述关于取样的思考虽然是具象的，其本质却是共性的，容易理解。现实中我们的思考如果陷入具象，则容易一叶障目，反之如能超脱，则可游刃有余。

9. 除了思维层面不陷入表象迷障外，行为上连续、多次、多部位、多方法、多角度进行检测是拨云见日的不二法门。

---

[1] Craven DE，Hudcova J，Lei Y，et al. Pre-emptive antibiotic therapy to reduce ventilator-associated pneumonia："thinking outside the box". Crit Care，2016，20（1）：300. doi：10.1186/s13054-016-1472-5. PMID：27680980；PMCID：PMC5041322.

医生主导性

1. 直接获得疾病相关信息（病史采集、体格检查）并发出医嘱。

2. 判断　汇集患者具体证据、循证医学证据、医生团队经验进行动态综合判断。

3. 干预　基于上述判断进行干预，根据干预效果对诊断、治疗进行反馈调整。

4. 类似战争时的司令部或参谋部　汇集信息，做出决策，付诸行动。

5. 上述综合判断和干预作用目前仅由临床医生来负责完成。临床影像学、检验医学、临床药学等固然已有专业人员各司其职，临床医生的地位也是不可替代的，这一点无论从便于责任确立角度看，还是从医学信息综合判断角度看，都是如此。这个"不可替代"，赋予了医生近乎垄断的专业权利，也确定了其不可推卸的医学责任。

6. 在临床医生和辅助科室的专业合作之中，临床医生既是"运动员"（比如标本，医生负责留取），更是"裁判员"（比如结果，医生分析判断）。所谓形格势禁，辅助科室处于下风自是毋庸讳言。但是，一方面，真正面临难题的恰恰是医生自己。不能超越主观与偏见之类迷障，不能参透临床各分支学科和辅助学科诸般法相，医生自身难成大器。另一方面，辅助学科自有其相对独立性。这个独立性，也不是"裁判员"想抹杀就可以随意抹杀的。当然反之，辅助学科发展不好，也不能全怪临床。内因才是决定性因素。医、辅本为一体，和则两利，分则两伤，斗则俱败。道理甚明，达人自知。

7. 医生汇集信息综合判断时，会起一个"裁判员"的作用　不同学科、不同检查间的矛盾结果如何分析处理，能体现医生的水平。无知、武断、偏颇、盲从、推脱，都会不利于诊治效果，不利于不同学科之间的专业合作。

8. 之所以单独论述临床医生的作用及其与辅助学科的关系，是因为：

（1）执业主体关乎诊治质量、医疗责任。

（2）现实中个别医生会担心辅助科室喧宾夺主。笔者以为多虑了。古语有所谓"北辰居其所，而众星拱之"。在临床医学领域，临床医生恰如北辰。

（3）现实中个别医生会随意否定实验室结果、无证据质疑实验室结果，窃以为不可。

9. 中日友好医院曹彬院长提到：对综合医院感染专业医生而言，精通微生物学知识和救治重症感染是两个最重要的专业技能。感染专科医生的职责包括：

（1）为其他专业医生提供高水平的专科会诊，指导病原学诊断和抗生素合理应用；

（2）指导医院感控工作；

（3）收治感染性疾病患者。

10. 参见刘又宁教授对呼吸科医生感染性疾病诊治能力的相关论述[1]。

---

［1］ 刘又宁.呼吸科医生应具备临床抗感染治疗工作的能力［J］.中华结核和呼吸杂志，2012，35（9）：641-642.

管理外部性

1. 医院是多个专业合作运行的　合作是人类社会所必需的。临床医学涉及不同专业的平台科室，医生自身也是一个等级性团队，因此专业合作是必需的。合作的根本原则在于平等、互信、互惠。医疗团队的等级性和合作原则的平等性是有矛盾的，这个矛盾的处理既需要技巧，更要看大势。

2. 管理有时候不是必需的　专业彼此之间的直接合作最优时，管理价值趋近于零。

3. 专业管理的前提是管理者/专业机构具有独立性　管理要对服务对象、专业质量负责。专业管理者/专业机构要避免成为非专业机构（如投资机构）的附庸或工具。这在现实中极具挑战性。让专业回归专业，是我们的努力方向！

4. 管理的根本在于平衡。

5. 专业管理的目的　平衡矛盾，优化专业合作，优化专业资源配置，推进专业发展和升级。

6. 专业管理既是专业的，也是管理的。其原则包括：
（1）第一原则：符合专业规律，满足专业需要。
（2）第二原则：自由、平等和团队、管理、效率之间，谋求平衡。
（3）第三原则：尊重合理的、适宜的个性化存在。

7. 专业管理的几个角度
（1）学科布局　专业分布和科室构成、平台科室、短板科室、特色科室等。
（2）服务意识　面向低收入人群的服务、低收入科室、急诊科室等。
（3）主动性　在被动的必须完成的工作之中、之外，主动所想、所做才是关键。

8. 专业管理的关键在于制度设计和组织安排

（1）专业制度

① 比较而言，好的专业制度即能更好地解决专业问题、化解专业矛盾、激励专业发展的制度。

② 制度的基础是诚信。制度的建立是一个博弈过程，需要管理者、被管理者等相关方的共同有效参与。制度应该有灵活性，并可以动态调整。制度是分层的，下级制度服从于上级制度。制度是表象，背后是博弈各方的目的、认识和力量。

③ 好的制度，胜于好的管理者。好的制度，更会催生、培植、呵护"医学管理学"这颗新苗！僵化甚至恶劣的制度，则作用反之。

④ 管理者的主观随意性（不是主观能动性）和制度性成反比。

（2）管理者

① 优秀的管理者即良好管理制度的化身、人格化。一流管理者为良好制度的建立者，其次为完善者，再次为墨守者，最次为尸位素餐、监守自盗者。

② 以此为基础，优秀的专业管理者更应具备的素质就是专业能力。单从管理角度而言，这个专业能力不一定要非常卓越，但一定要能理解业内最前沿和最优秀的理念，明晰业内矛盾运动的轨迹、规律，从管理和组织的角度促进专业优化、升级。专业能力不能太差，否则难以服众，有碍专业进步。

③ 管理者和被管理者本为一体，其间的矛盾是对立统一的。管理者素质不足，折射出来的是包括被管理者在内的各方整体素质欠缺。

④ 管理者的最高境界：建立不依赖人治（尤其是不依赖自己）的良好制度；组成合作团队并有效激励；对制度、自己和僚属的不足有清醒认识并能有效弥补；对曾经的对手能有大用；对他人的缺点能有正面利用……

⑤ 古语云："在朝为良相，在野为良医。"揆其理，"医而优则仕"时，其专业管理水平应该不低。现实却有不尽人意之处，个中缘由耐人寻味。

（3）人才　现代管理学之父彼得·德鲁克说："企业只有一项真正的资源——人。管理就是充分开发人力资源以做好工作。"企业的竞争，归根结底是人才的竞争；人才是企业的生命[1]。此律普世共通，医学概莫能外。

9. 有时候，管理对专业（存在、发展）的影响是决定性的。管理差，可能不如没有管理。可参见诺贝尔经济学奖 1986 年得主詹姆斯·麦基尔·布坎南（James Mcgill Buchanan，1919～2013）的公共选择理论。

---

[1]　精益企业的用人之道 [J].北京石油管理干部学院学报，2012，（6）：80.

10. 政府卫生管理　是实验室的外部大环境。除了突发事件（如 COVID-19 暴发）进行系统性调整外，一般而言，其管理长期稳定。实际工作中的不合理现象，改变很慢，需要等待。

11. 医院医政管理　是实验室的外部小环境，包括医务科、感染管理科、疾病控制科、门诊办公室等。尤其是医务科，是医院医疗事务运转中轴、多科室协调的起点、合作顺利的保证。检验科涉及多学科医学流程、外部事务（其他科室、患者）时，须第一时间与医务科汇报、沟通等。

结构平衡性

1. 专业基础和上层建筑　符合马克思主义哲学原理，基础决定上层建筑，上层建筑反过来作用于基础。对检验医学工作而言，国家卫生政策、医院和科室的管理，都是上层建筑。

2. 专业管理的基本要求　确保体系稳定合理、结构平衡有序、日常平稳顺利、发展长足有力，做到原则性和灵活性的平衡、现在和未来的平衡。

3. 临床实验室、检验医学科，也包括中心实验室、临床科室下属实验室等。

（1）五业务　检验、临床、教学、科研、管理五个角度，齐头并进、平衡发展。

（2）九分支　血液学、体液学、化学、免疫学、输血医学、微生物学、分子生物学、治疗药物监测、脱落细胞学。有的医院包括护理学，则是十分支。

（3）最难点：人力、奖金。次难点工作：设备、试剂、面积、临床合作等。

（4）最核心是人。①人的能力、水平到了，团队水平就到了。人是团队（如果是一个桶）的一块木板。②高水平（能力强、责任心强、适合工作需要）、高稳定（不辞职，与团队合作愉快）、低薪资，这是不可能的三角。③前进所需，尤其是爬坡阶段（医院升级、科室认证认可、重大项目准备和启动），人员数量需要有一定富余，这样才有利于学习、积累、发展。②③其实是常识，可惜现实中很难。④结构：短期看数量，长期看结构。无短板，有特长，就可以了。⑤调动积极性：理想信念、专业发展机会、薪资和鼓励措施、休假，四者缺一不可。

（5）科室下属的组分为两种：①专业组；②综合组。专业组对应检验医学九个分支。综合组对应特殊点位，如急诊检验、发热门诊检验等，涉及多专业工作。

（6）初级临床实验室单线二级结构　科室——一线岗位。不涉及科研，很少有教学。一般没有临床微生物学工作。此时人不定组，一专多能。

（7）中级临床实验室单线三级结构　科室——专业组和综合组——一线岗位。无论专业、人员、资源等，都是这样的三级结构。有初步的临床、科研、教学、安全等工作。一般都有微生物学工作。组长、组长助理（或组技术支持，下同）定组，高年资职工部分定组。

（8）高级临床实验室双线三级结构　①医学检验：科室——专业组和综合组——一线岗位；②特殊工作：科室——会诊组、科研组、教学组、安全组等——一线岗位。

（9）科室管理层职责　承上启下、日常确保平稳、长期确保发展。建议明确进行分工：书记负责思想稳定、人才队伍建设；主任负责长期专业发展；副主任负责日常运转；质量主管负责每日质控；技术主管负责设备、试剂、项目建立等。重要事宜，如确定重点方向、奖金分配、人员调配、启动新项目、购买设备试剂等，一定集体讨论、分层讨论，民主集中制进行决策。

（10）力保无安全事故。

（11）意外事件、差错、投诉不可能是零，建立流程——化解即可。按有没有患者角度的实质性后果、实验室内有无损失进行区分：①导致患者严重后果；②导致患者一般后果；③无患者后果，科室有重大损失；④无患者后果，科室有一般损失。①②的解决，主要是医院决定，包括和患者协商。随时思考：偶发事件是系统性解决，还是就事论事解决，须谋求二者的平衡。低概率事件如果后果轻微，系统性解决方案成本会超高。

4. 专业组

（1）对应检验医学九分支/十分支，当然这些分支不一定都需要成立专业组，看需要和人员、资源等。

（2）组长、组长助理定组，常态下不参与其他专业组工作。这一点非常重要。这是专业组、综合组工作稳定性的基础、前提。不定组，谈不上发展。定组是必要非充分条件。可以说，组长和助理是否定组是专业组存在的体现。而是否有专业组，则是初级实验室和中级实验室的分野。

（3）建议明确分工　组长负责整体发展、人力评估、岗位分配、项目设定等；组长助理负责日常运转、质量控制、技术难题解决等。

（4）科室的重点，本质上其实是专业组的重点。

5. 临床微生物组

（1）中型、大型综合性医院必备。实验室建设有国内共识[1~3]、能力建设参考国标[4]和 CNAS 文件[5,6]。国内临床微生物学实验室现状、技术、分级等见胡继红教授文章[7]。

（2）三种模式　检验科微生物学实验室、专业科室下属微生物学实验室、感控科下属微生物学实验室。

（3）大型教学医院甚至有多个微生物学实验室　大型医院有的临床科室有下属微生物学工作，和检验科微生物学并列。如果是科研，这样无可厚非。如果是服务患者，窃以为不可，容易混乱。

（4）常规细菌学、真菌学工作比较枯燥、有难度、盈利能力弱，愿意长时间投入，甚至乐此不疲的同事，是临床微生物学之福。实验室管理者需要特别发掘、培养这样的人。

（5）检验　预警暴发是重中之重。

（6）临床　参与会诊是重要考验。

（7）教学　确保人员之间一致性这一点有难度。

（8）科研　比其他分支，科研相对容易，但本身不容易。

（9）国内的难题　人员少，盈利能力弱，技术难，临床会诊难。临床微生物学往往是检验科的最短板，是医院整体专业工作的最短板。

6. 无论是机构、科室还是专业组，结构都非常重要。平衡而不畸形、稳定而不脆弱、发展而不凝涩，都有利于专业发展。

［1］马筱玲，胡继红，徐英春，等.临床微生物学实验室建设基本要求专家共识［J］.中华检验医学杂志，2016，39（11）：820-823.DOI：10.3760/cma. j. issn.1009-9158.2016.11.006.
［2］中国三级甲等综合医院检验医学微生物学组（科）建设专家共识［J］.中华检验医学杂志，2016，39（8）：581-584.DOI：10.3760/cma. j. issn.1009-9158.2016.08.006.
［3］中国医院协会临床微生物实验室专业委员会，徐英春，胡继红.新型冠状病毒实验室检测专家共识［J］.协和医学杂志，2021，12（1）：18-26.DOI：10.12290/xhyxzz.2020-0046.
［4］医学实验室质量和能力的要求第 6 部分：临床微生物学检验领域的要求（GB/T 22576.6—2021）.
［5］医学实验室质量和能力认可准则在临床微生物学检验领域的应用说明（CNAS-CL02）.
［6］临床微生物检验程序验证指南（CNAS-GL41）.
［7］胡继红.我国临床微生物实验室现状与分级诊疗下实验室的能力建设重点.临床实验室，2020，14：15-23.

科学研究性

1. 专业发展即专业知识的探索与传承　　前者对应着科研，是深度的、前进性的问题。后者对应着教学，是广度的、普及性的问题。

2. 学科发展动力

（1）疾病本身给人的巨大压力造成的恐慌，COVID-19 大流行是显例。

（2）一般情况下，解决生老病死相关问题的客观需要也是学科发展的动力。

（3）医学专业自身的推动，如专业学会。

（4）非医学的专业需要，如战争对生物恐怖因子研制的促进作用。

（5）社会、政府、企业的相关激励。

3. 个体科研的动力和素质

（1）从业者个人的兴趣爱好、好奇心、信念、毅力、经历等。

（2）日本免疫学家、诺贝尔奖获得者本庶佑（Tasuku Honjo）："我经常对我的年轻学生说，要做到六个 C。首先，你要有好奇心（curiosity），你要对你研究的那门科学感兴趣，这是一切故事的开始。其次，在研究过程中，你会遇到很多困难。这就需要你有勇气（courage），对困难进行挑战（challenge）。然后，你需要专注（concentration），需要锲而不舍地持续下去（continuation）。在这持续、专注的过程中你就会产生自信（confidence）。在六个 C 中，对我来说最难做到的是专注。因为外界有很多声音，有很多不同意见，但你必须保持专注。要让自己保持专注，最重要的一件事是：'不要听别人的（don't listen to others）.'应该这么说，你当然要倾听别人的见解，但你不能相信别人对你说的每一个观点，你必须自己思考。如果你读了很多不同的人所做的不同的报告，而每个报告的观点都不一样，假如每种观点你都相信的话，你就会感到非常的困惑。你倾听别人的见解，是为了获取信息，但你必须思考，什么才是合理的。然后，你必须找出时间让自己专注，每天花上五分钟到十分钟让自己静下心来。无论是通过静坐、冥想或者其他什么方法，让自己独处一室，与外界隔绝，让自己安静地思考。"

4. 科研思路　最重要的是起点——发现问题。以问题为导向，找出方法，解决问题。

（1）多做　躬行亲为可以发现实际问题、具体问题，这些问题很多都是科研题目。

（2）多读　找到某具体领域的国际权威杂志，阅读并理解其摘要百个以上，科研思路自然泉涌。阅读中要注意国际上已经形成定论/共识的信息：很多类似信息我们都没有必要再去验证。比如用导尿管来诊断 UTI，国际上已经明确导尿管上的分离株不能诊断 UTI，我们没有必要再去尝试。

（3）多交流　国际、国内很多专家观点并没有都载之于典籍杂志，面对面交流可以弥补这一缺憾。要注意口头交流、口语措辞的不确定性。

（4）多想　对具体实际问题、理论问题的深入思考（基于逻辑、医学/生物学规律、统计学规律、科研规律等）会激发灵感，凝练观点，完善思维，升华层次，导向未知。保持怀疑的精神！

（5）多写　既可以锻炼文字表达能力，破除语言的迷障；又可以进一步反思观点，澄清思路；更可以呈现自己的收获，求教于先贤后学。

（6）保持专业敏感性、专业兴趣　对新名词［如循证检验医学（evidence based laboratory medicine）[1]、下一代检验医学（next-generation laboratory medicine）[2,3]］和新理念的敏感性、对新现象和新技术的敏感性等，保持持续的兴趣。

（7）上述几点是发现问题、获得思路的不二法门，彼此更可以互相弥补、相互促进。

---

［1］Trenti T. An Evidence-Based Laboratory Medicine Approach to Evaluate New Laboratory Tests. EJIFCC，2018，29（4）：259-263. PMID：30574035；PMCID：PMC6295590.

［2］Louis DN，Virgin HW 4th，Asa SL. "Next-generation" pathology and laboratory medicine. Arch Pathol Lab Med，2011，135（12）：1531-1532. doi：10.5858/arpa.2011-0414-ED. PMID：22129178.

［3］Gronowski AM. AACC Student Poster Contest：Excellence in Laboratory Medicine and an Introduction to the Next Generation of Laboratorians. J Appl Lab Med，2016，1（1）：95-96. doi：10.1373/jalm.2016.020834. PMID：33626800.

5. 写作　病例报告、研究论文、综述三种基本文体都要掌握。

（1）病例报告　报告针对个体的新发现（偏向临床的发现）。目前国际上的病例报告一般都附带相关内容的综述。国内：因为一线诊治不重视个体化，同时国内职称评价体系也不承认其价值，因而此类文章少，水平也不高，一般也不附带综述。

（2）研究论文　对未知领域以试验方式进行探索、总结。注意研究论文的讨论部分本质上是综述，是特殊一点的综述而已。国内：创新性研究少，比如我们可以见到很多痰标本的分离株的研究文章，但 HAP 致病菌/病原谱的可信报告却始终空白；另外符合国际理念的文章也少，比如 HCAP，国际上判断方式比较明确，国内的文章却总是混淆不清。

（3）综述　对前二者进行归纳、总结、述评。写作步骤无外乎检索、拆分、重组、成文四步。好的综述既要囊括全部重要信息，又要有归纳升华，更应有一定前瞻性/预见性。笔者以为"前瞻性综述"是最有价值的综述。前瞻性综述对既有数据进行总结后归纳出规律，逻辑上递进一步或几步，或对之进行抽象、升华，是谓"前瞻"。最好的综述都是各个分支学科/话题的必读文献。除和上述两种文体都有关外，注意系统性综述是综述，指南也是综述。因为和这些文体、书籍都有关系，综述写作练习的重要性不言而喻。国内综述类文章很多。不过因为国内职称评价体系不承认，所以高水平综述类文章少。此外视野较窄，选题、文献纳入、结论归纳都有一定问题。

（4）专业书籍　指直接源于原始研究文献，符合专业写作通用规范的书籍，本质上是综述集合。我国专业书籍较少，这一点和西方世界形成鲜明对比。英语世界专业书籍琳琅满目，异彩纷呈。其佼佼者（如 PPID[1]、《热病》、MCM[2]）已成为业界必读。国内专业书籍少与专业积累少、职称评价体系有的情况下不承认、知识产权等都有一定关系。

---

　[1]　Mandell G L，et al. Principle and practice of infectious diseases. 7th ed. Churchill Livingstone. Elsevier Inc.，2010.

　[2]　Patrick R Murray，Ellen Jo Baron，et al. Manual of Clinical Microbiology. 9 edition. ASM Press，2007.

（5）构建文章十简规[1]、撰写十简规[2]。PLoS Comput Biol 这个杂志很喜欢"十简规"方式，文章很多。

（6）日本免疫学家、诺贝尔奖获得者本庶佑（Tasuku Honjo）："论文很重要，成果出来应尽快发表。怎样才能写出好的论文，这是一个非常重要的问题。现在市面上也有出售关于如何撰写论文的书籍，不过，不同的指导老师有不同的处理方式。有的指导老师不怎么让研究生写论文，而只是让他们做实验得出数据，然后由自己来写。也有的老师是让研究生写完后，自己再加以修改。重要的是要师从好的老师。我一般会让研究生写论文。写完之后给我看，有时候我看了，会觉得还不如我自己从头开始写来得更省事。但除非情况非常特殊，我一般都会让学生写。即使整篇文章只有一行可用，我也会努力挽救。我把文章改得整篇通红，返回到学生那里，学生会感到很失望，但我认为这么做也是一种教育。在学术的世界里，论文非常重要。只靠口头发表，是不能获得国际的认定。也就是说，仅凭口头发表是不能拥有某个科学发现的优先权，人们不会因此认定这项工作是由你最早做出来的。所以，研究成果一定要写成论文发表。因为是某月某日的投稿，相差一两天就判定某人具有优先权，我个人认为这是很无聊的。但学术有竞争，取得的研究成果，应该尽快写成论文，应该尽快投稿。"

6. 科研评价

（1）真实性　于文字而言不能抄袭，引用要标出处。于试验数据而言要真实呈现，不能涂改造假。这是最基本，也是非常重要的一点，却是国人容易忽略的一点，笔者审过的稿件竟然有实验数据完全抄袭的研究论文，令人惊诧！

（2）创新性　从发展的角度看，这是最重要的一点，也是国际各科研领域彼此竞争的核心。重复试验只有以下两点价值：验证前文的结论；条件（时间、空间、人种、病原等）改变时的信息收集和规律总结（当然改变大了，就不是重复试验了）。

（3）基本符合既有的专业的定义、规律、要求。创新之处，一定会详加证明，深入阐释。

---

[1] Mensh B，Kording K. Ten simple rules for structuring papers. PLoS Comput Biol，2017，13（9）：e1005619. doi：10.1371/journal. pcbi. 1005619. Erratum in：PLoS Comput Biol. 2017 Nov 9；13（11）：e1005830. PMID：28957311；PMCID：PMC5619685.

[2] Ehrhart F，Evelo CT. Ten simple rules to make your publication look better. PLoS Comput Biol，2021，17（5）：e1008938. doi：10.1371/journal. pcbi. 1008938. PMID：34014916；PMCID：PMC8136654.

（4）同行评议　创新性研究的结果是否能够获得业界支持，同行评议是否给出肯定性结论，是科研评价的关键。当然，这需要一个历史过程。后来者的评价可能和时人的评价不同。参见 ZEPHyR 研究（利奈唑胺和万古霉素治疗 MRSA 所致 HAP 效果的对照研究）所引起的业界讨论[1~9]，《中国医学论坛报》2013 年 2 月 28 日 A7-A8 版也有相关讨论。国内有专家精辟地将其概括为：解读各有不同，争议还将继续。此处引用之多，极言其盛，亦可知同行评议之重。另见 IDSA 和 SSC 的口水战[10,11]。

（5）科学引文数据/索引（science citation index，SCI）　其数据基础是间接信息，因此该方式肯定不是最佳评价方法。将之绝对化、功利化、极端化会贻笑大方，令人无语。有时候，单纯地加在一起比大小，也不太合适！正常应该是列出 3 个数据：篇数、SCI 加和分值、最高 1~3 篇 SCI 分值。最高分才代表水平、高度。国内因为将之扭曲，导致一部分舆论全面否定。其实高分值 SCI 文章，都是很优秀的文章，逻辑、文字和结论俱佳。另外，有一些文章话题小众——这导致了 SCI 不可能高分，但水平不低。所以不能只看 SCI，文章本身才最重要！没有纳入 SCI 体系的文章同理，SCI 0 分不一定水平低。

［1］　Wunderink RG，Niederman MS，Kollef MH，et al. Linezolid in methicillin-resistant *Staphylococcus aureus* nosocomial pneumonia：a randomized，controlled study. Clin Infect Dis，2012，54（5）：621-629.

［2］　Lahey T. Questionable superiority of linezolid for methicillin-resistant *Staphylococcus aureus* nosocomial pneumonia：watch where you step. Clin Infect Dis，2012，55（1）：159-160.

［3］　Wolff M，Mourvillier B. Linezolid for the treatment of nosocomial pneumonia due to methicillin-resistant *Staphylococcus aureus*. Clin Infect Dis，2012，55（1）：160-161.

［4］　Masuta K，Oba Y，Iwata K. Linezolid versus vancomycin for methicillin-resistant *Staphylococcus aureus* nosocomial pneumonia：controversy continues. Clin Infect Dis，2012，55（1）：161.

［5］　Taccone FS，Vincent JL，Denis O，et al. Should we abandon vancomycin for treatment of methicillin-resistant *Staphylococcus aureus* pneumonia? Still questions to answer. Clin Infect Dis，2012，55（1）：161-163；author reply 163-165.

［6］　Grayson ML，Charles PG，Howden BP. A potential "blind spot" in vancomycin treatment studies. Clin Infect Dis，2012，55（1）：165.

［7］　Torres A. Antibiotic treatment against methicillin-resistant *Staphylococcus aureus* hospital- and ventilator-acquired pneumonia：a step forward but the battle continues. Clin Infect Dis，2012，54（5）：630-632.

［8］　Epaulard O. Linezolide versus vancomycin in MRSA nosocomial pneumonia：probably better—but…Med Mal Infect，2012，42（5）：239-240.

［9］　Kamdar BB，Akulian JA，Braun AT. Feeding，simvastatin，and linezolid. Am J Respir Crit Care Med，2012，186（2）：195-196.

［10］　IDSA Sepsis Task Force. Infectious Diseases Society of America（IDSA）POSITION STATEMENT：Why IDSA Did Not Endorse the Surviving Sepsis Campaign Guidelines. Clin Infect Dis，2018，66（10）：1631-1635. doi：10.1093/cid/cix997. PMID：29182749；PMCID：PMC6927848.

［11］　Al-Hasan MN，Justo JA. Ignoring the Elephant：Does the Infectious Diseases Society of America Support Sepsis-3 or Pre-sepsis Criteria? Clin Infect Dis，2019，68（8）：1431. doi：10.1093/cid/ciy678. PMID：30102340.

（6）日本免疫学家、诺贝尔奖获得者本庶佑（Tasuku Honjo）："非常遗憾，日本仍有不足之处——日本还缺乏健全的科研评价体系。当然，这不只是日本的问题，全世界都存在着同样的问题。特别是日本，可能是因为没有批判性评价的习惯，目前日本的评价体系并不高明。仅仅因为某人受到了一些人的好评或者他的论文出现在某些有名的刊物上，许多人就认为这个人做了一流的工作；相反地，也有些人因为某人的研究领域和自己的很接近，就用异常严格的标准来评价，在鸡蛋里挑骨头。建设性的，同时又是批判性的评价体系在日本还没有稳稳地扎下根。"

7. 国内感染性疾病领域面临的问题

（1）个体化　针对个体的专业诊治没有最优化，非专业关怀近无。一例一例具体患者的诊治——尽可能地最优化诊治，是临床医学服务的根本和核心。我们几乎很少发现新的病种、新的病原，没有个体化、个体没有最优化恐怕是原因之一。

（2）群体信息　基于中华民族人种的基本疾病信息不全，关键信息甚至缺如。比如社区获得性金黄色葡萄球菌中 MRSA 的比例、HAP 的病原谱、一些药物疗效的 RCT 证据等。

（3）群体规律　基于国人循证医学数据的指南近无。而对国际指南：不知道或盲目不依从导致我们的治疗方案过于多样化，甚至同一专业科室不同治疗小组之间、不同医生之间，治疗方案都大相径庭。

（4）上述 3 点导致我们的专业体系不完善。这种专业体系不完善表现为：高质量的专业论文、专业杂志、专业书籍少[1]。

（5）专业体系不完善的更为致命的问题在于，从学科建设的角度看，我们的感染性疾病学发展本身的独立性不强，长期亦步亦趋。

（6）国内的西医没有欧美发达，我们的临床医生却面临比欧美医生更为特殊、更为复杂的实际工作局面。

① 外部条件　不同的民族、人口、地域、气候、文化历史传统等；不平衡的经济、社会发展状态；不断完善、变化着的医保体系等。

② 西医自身　如某些检查手段缺乏、某些药物缺乏、仿制药物品牌过多、一些制剂盲目添加激素和抗生素等。以耐药性为例，畜牧水产业多种类、巨量的抗生素投放，临床抗微生物药物使用的长期性、不规范性，都会导致我们的抗生

---

[1] Fätkenheuer G，Roer F，Hirschel B，et al. Infectious diseases publications in leading medical journals—a comparative analysis. Eur J Clin Microbiol Infect Dis，2012，31（10）：2585-2591.

素负荷不同于其他国家，抗微生物药物的使用也因而应有不同。

③ 中医药资源的利用和中医方式处置的影响　中医的发展要靠其自身理论、方法、实践上的突破。而中西医结合是一个老话题，现实工作却不容乐观。基于双方基础知识的复杂性，双方低、中年资医生想真正进入对方领域几乎不可能。只有高年资医生，在学有余力、志有所向、行有所乐时才可尝试。相对而言，中医医生进入西医领域要容易一些。或可考虑本科阶段即双向并行教学。俟方家指正！

8. 我们的路

（1）民族的　解决自身问题（个体的、群体的），利用自身资源（如中医，尤其是中药），增加自身信息，总结自身规律。

（2）世界的　参与到国际西医的主流中，共同竞争发展，为人类健康事业做贡献。

（3）我们要把自身难题和共同难题区分开来　自身难题是我们必须要解决的问题，也只能依靠自身。对于共同难题，固然不排除在某些角度/方向国内研究团队有突破性进展[1]，但就今日整体而言，从客观角度看，既非必需，也非专擅。

（4）越是民族的，越是世界的　多样性是宝贵的财富。我们目前的最大优势在于能够提供多样性，在生物学、历史、医学实践、管理等层面都是如此。

（5）"摸着石头过河"，我们要知道河（问题）在哪里，石头（根基、方法）在哪里。"他山之石，可以攻玉。"更为重要的是，他山之石，本身可能也是"玉"。

9. 阿尔伯特·森特·哲尔吉（Albert Szent-Gyorgyi，1893—1986）（匈牙利生物化学家，1937 年诺贝尔生理学医学奖得主）曾说过："Research is to see what everybody else has seen，and to think what nobody else has thought."即见人所见，思人未思。旨哉斯言！一语道出了科研的本质、发展的关键。

---

［1］ Cao B，Li XW，Mao Y，et al. National Influenza A Pandemic（H1N1）2009 Clinical Investigation Group of China. Clinical features of the initial influenza A H1N1 2009 cases in China. N Engl J Med，2009，61（26）：2507-2517.

教学相长性

1. 教与学　传承人类知识和文明，是健康社会长期发展所必需的。保持尊重的心态！

2. 专业教学　专业和教学并重，既要符合专业原则，也要符合教学规律。

3. 针对人的教育规律　有教无类，尊重正常人际关系（自由、平等、博爱）；以理服人，以情感人，以身作则；明确学习目的；传道、授业、解惑；获得快乐、树立信心；因材施教；结合心理学，尊重特殊需求；榜样的正面启示。教育的目的，我们自我修行的目的，是要懂得爱、有情商。人性化是几乎所有工作的最高阶段，医学、教育尤其如此。西方医学正在向人性化医学（humanized medicine）的方向发展[1,2]。

4. 针对内容的教育规律　信息、方法、思维各有侧重；尊重实际，理论联系实际，能解决实际问题；有发展的眼光，将历史、未来融入现实之中；由浅入深，循序渐进；适度升华（哲学层面、价值层面）；和既有制度、文化之间的沟通与协调。

5. 学习

（1）跟随名师　可敬人格、锐利思考、广阔视野、丰富知识、独特经历，都值得我们学习。国内大家如王辰院士、王爱霞教授、陈民钧教授、曹彬教授（见其《做医生的规矩与文化》[3]）等。国际专家如卡普兰教授、费希尔教授

---

［1］ https：//healthmanagement. org/c/icu/issuearticle/the-essentials-for-a-humanised-intensive-care-unit-h-icu

［2］ Zeng Z，Guan Y. Influence of humanized care on self-efficacy，sleep and quality of life of patients in cardiovascular surgery intensive care unit. Am J Transl Res，2021，13（5）：4884-4891. PMID：34150071；PMCID：PMC8205680.

［3］ 曹彬. 做医生的规矩与文化. 今日头条，2021.8.3.

（参见其临床规则[1]，其翻译见京港感染论坛微信公众号 PIDMIC）等。高手是时代的化身。风云际会！追随名师才能感受时代的跳动，感受专业的魅力。

（2）书籍/信息很重要，尽可能找到英语世界最好的书籍和文献。目前是指南医学的时代，对临床医学学习而言，从教材到临床实践指南，是最快速、最直接的学习方式。

（3）尽可能优化学习环境，环境的影响巨大；不要忽视身边同道的优点和观点，即便是所谓愚者，千虑也必有一得；基于问题/案例/实践进行学习；"研究性学习"[2]（笔者特别推荐该方式）；定期总结归纳，"总结性学习"（笔者特别推荐该方式）；现在是碎片化学习的时代，推荐笔记式学习（在一本教材上持续补充遇到的碎片）、写作式学习（自己构建体系，持续补充遇到的碎片）。

（4）将持续学习、不断思考、落笔成文、动手实践变成一种习惯，这在西医领域尤其重要（"朝阳"专业都是如此）。

（5）注意方法和信息的平衡；注意整体和细节的平衡，尽可能完善知识体系，适度掌握知识细节；重视反思和创新，尤其是对权威观点的反向深思（尊重权威，但可以反思其观点；不一定要高调，但一定要深刻）；态度谦虚、视野广阔、高屋建瓴、尊重规律、灵动不拘、持之以恒、精益求精、求新为上。

（6）不要再以英语为难。机器翻译的准确性已经很高了（笔者感觉准确性在 $70\% \sim 90\%$）。扩大视野，德语、法语、西班牙语、意大利语、日语、韩语都不是难题了，就看你想不想阅读。

6. 日本免疫学家、诺贝尔奖获得者本庶佑（Tasuku Honjo）给研究生的四点建议。

（1）作为一名研究者，你要取得成功，最重要的一点是在研究生入学时要选择好的导师。不能只道听途说，而是要把导师写的论文找来读，看看自己想要做的研究是否与之相符。你要把自己的一生当做赌注押下去，就要选择认真做研究的导师，无论这位导师是多么严厉。反过来说，认真做研究的导师就会成为好导师，会培养出好学生。跟随这样的导师学习对自己有益。

（2）其次，必须认真考虑自己想做什么。如果你自己不喜欢研究的话，就

［1］ Caplan L. Caplan-Fisher Rules. Stroke，2021，52（5）：e155-e159. doi：10.1161/STROKEAHA. 121.035017. Epub 2021 Apr 12. PMID：33840226.

［2］ 宋青，祝虹，宫恩聪. 研究性学习在医学教育中的探讨. 医学教育，2004（5）：25-26.

做不了好研究。最能打动你的心灵、使你兴奋不已的东西是什么？要时常意识到这一点，这一点很重要。然后，要深入地进行思考。我自己想到的第一个模型，是在指导学生实习等工作非常繁忙的时期。我好像有个特技，就是工作越是繁忙，我的精神就越集中。我想到那个模型时，就是在晚上从大学回家的电车上。那是晚上10点钟左右。所以，要在大脑里时时考虑着自己的问题，这一点很重要。

（3）第三，在集中精力思考的同时，也要拥有广阔的视野。生命现象并不只是建立在一个分子的基础之上的。在对自己的模型深入观察的同时，不能迷失了整体的面貌。这种广阔的视野要怎样培养出来呢？这就需要在年轻时尽可能地与许多人接触，拓宽自己的眼界。这一点也很重要。

（4）第四，要掌握好英语。卡内基研究所和美国国立卫生研究院聚集了来自全世界的优秀研究者，相互进行着各种信息交流。因此，掌握英语是必需的。等上了研究生再学习英语已经太迟了。语言必须熟练掌握，使交流没有障碍。读、写、说的能力都要具备。今后必须是国际人，才可能成为优秀的研究者。

7. 临床微生物学、感染性疾病是充满操作性的学科　操作性学习中，标准化操作规程（standard operating procedure，SOP，也有翻译作"作业指导书"）非常重要。将不同操作者的操作进行比较、统一甚至标准化，很有挑战性。SOP的撰写建议见相关文献[1]。

8. "中国的大学为什么培养不出杰出人才？"钱学森振聋发聩的世纪一问，值得教、学、管理等多方面的后来者（尤其是学生自己）椎心泣血、反躬内省、披荆奋进！我们要有让伯乐和千里马生长发育的沃土，有让他们脱颖而出的机制，并且给他们创造纵横驰骋的疆场！

9. 教学不佳，必然对医疗质量、专业发展有负面影响。

10. 感染性疾病学和临床微生物学要统一进行教育、培训　参见 IDSA 2010 年临床前医学微生物学和感染性疾病学教学改进指南[2,3]、美国微生物

---

　［1］　Hollmann S，Frohme M，Endrullat C，et al. Ten simple rules on how to write a standard operating procedure. PLoS Comput Biol，2020，16（9）：e1008095. doi：10.1371/journal. pcbi. 1008095. PMID：32881868；PMCID：PMC7470745.

　［2］　Southwick F，Katona P，Kauffman C，et al. Commentary：IDSA guidelines for improving the teaching of preclinical medical microbiology and infectious diseases. Acad Med，2010，85（1）：19-22.

　［3］　http：//www. idsociety. org/teachingmicroguidelines. htm

学学会相关教学指南[1]。其他感染性疾病教育、培训相关信息参见儿科[2,3]；药师[4,5]；研究生[6~8]；从业者整体[9,10]；西班牙相关教学、培训、科研文献系列（Enferm Infect Microbiol Clin，2008，26 Suppl 15）；参见印度、巴基斯坦地区 NDM-1 暴发[11]后，印度对感染性疾病学相关教育、培训问题的讨论[12,13]。

11.感染性疾病相关讲座 参见 ESCMID[14]、CLSI[15]、京港感染论坛系列、曹彬教授系列、王辉教授系列、陈佰义教授系列、余方友教授系列等。

[1] http：//www.asm.org/index.php/educators/curriculum-guidelines

[2] Douvoyiannis M，Litman N，Belamarich PF，et al. A survey of current and past Pediatric Infectious Diseases fellows regarding training. BMC Med Educ，2011，11：72.

[3] Sandora TJ，Esbenshade JC，Bryant KA；Pediatric Leadership Council of SHEA. Pediatric infectious diseases fellowship training in healthcare epidemiology：a national needs assessment. Infect Control Hosp Epidemiol，2013，34（2）：195-199.

[4] DiazGranados CA，Abd TT. Participation of clinical pharmacists without specialized infectious diseases training in antimicrobial stewardship. Am J Health Syst Pharm，2011，68（18）：1691-1692.

[5] Ernst EJ，Klepser ME，Bosso JA，et al. Recommendations for training and certification for pharmacists practicing，mentoring，and educating in infectious diseases pharmacotherapy. Pharmacotherapy，2009，29（4）：482-488.

[6] Rivero Román A，Antela A，Ariza J，et al. Post-graduate specialist training in infectious diseases. Enferm Infecc Microbiol Clin，2008，26 Suppl 15：51-64.

[7] Sande MA. Postgraduate training in infectious diseases. Lancet Infect Dis，2006，6（2）：69.

[8] Cooke FJ，Choubina P，Holmes AH. Postgraduate training in infectious diseases：investigating the current status in the international community. Lancet Infect Dis，2005，5（7）：440-449.

[9] Baka A，Fusco FM，Puro V，et al. A curriculum for training healthcare workers in the management of highly infectious diseases. Euro Surveill，2007，12（6）：E5-6.

[10] McKendrick MW；European Union of Medical Specialties. The European Union of Medical Specialties core training curriculum in infectious diseases：overview of national systems and distribution of specialists. Clin Microbiol Infect，2005，11（Suppl 1）：28-32.

[11] Kumarasamy KK，Toleman MA，Walsh TR，et al. Emergence of a new antibiotic resistance mechanism in India，Pakistan，and the UK：a molecular，biological，and epidemiological study. Lancet Infect Dis，2010，10（9）：597-602.

[12] Chandrasekar PH. Urgent need for formal medical training in infectious diseases in India. Lancet Infect Dis，2011，11（11）：809-810.

[13] Abu Sayeed A，Ghose A，Amin R，et al. Training in infectious diseases in India. Lancet Infect Dis，2012，12（8）：586-587.

[14] https：//www.escmid.org/escmid_library/online_lecture_library/

[15] https：//clsi.org/

初版后记

渐闻语笑寂，空剩雪霜痕。阶露团朝菌，庭烟敛夕楣。
秋湍泻石髓，风叶聚云根。宝瑟情孤洁，银蟾气吐吞。
————清·曹雪芹《脂砚斋重评石头记》

所谓"大道至简"！一直想以极简方式概括自己所在的领域，却还是啰啰唆唆写了这么多（正文接近 10 万字）。3、4、2 是天然，pts（既代表 3、4、2 理念，又是 patients 的缩写）也是天然。最后的 1 是人为。

本书写作主要针对相关专业本科生、新参加工作到工作 10 年左右的感染性疾病领域的同仁（临床、药师、感控、检验等）、非感染专业的医疗领域内的同仁等。

本书试图把诊断（包括临床诊断学、病理学、微生物学、影像学等）、治疗、感控、外科等放到一个平台上进行阐述，以避免诸位同道尤其是新入行的同道失之偏颇。也试图把几大类微生物（病毒、细菌、真菌、寄生虫等，侧重于细菌）放在一个平台上加以阐述，以体现微生物病原的共性。这种想法（从微生物学一隅试图管窥感染性疾病学全貌）和尝试（打通诸分支学科和诸相关领域）本身就有相当的难度，敬请读者包涵、指正！诚愿笔者一得之见为引玉之砖！

本书引文以 PubMed 文献为主，引文时限截止到 2013 年 4 月 1 日。

让我们共同努力！也真诚希望业界同仁都能够轻松地学习，快乐地实践！更好地服务患者，报效祖国，奉献社会！

特别感谢：刘晓光教授（北京大学第三医院）、陈民钧教授（北京协和医院）、曹彬教授（北京朝阳医院）主审并赐序！

特别感谢：王辉研究员（北京大学人民医院），师恩难忘，师嘱永铭！

特别感谢（排名无先后）：贺蓓教授、王健全教授、杨雪松教授、胡永芳主任药师、周洪柱处长、孙伯璋教授、王田力教授、朱曦教授、胥婕教授、寇丽筠教授、王天成教授、李振荣主任技师、王小林主任技师、张晓卿主任技师、钟国萍主任技师、汪整辉主任、马俊良老师（北京大学第三医院）；杜斌教授、马小军教授、刘正印教授、徐英春教授、谢秀丽主任技师、张小江主任技师、孙宏莉研究员、王澎主管技师、王瑶助理研究员、杨启文助理研究员、王贺助理研究员（北京协和医院）；张建中研究员（中国疾病预防控制中心）；倪语星教授（上海交通大学瑞金医院）；王明贵教授（上海华山医院）；胡云建教授（北京医院）、罗燕萍教授（解放军总医院）；鲁辛辛教授（北京同仁医院）；许淑珍教授、苏建荣教授（北京友谊医院）；张睢扬教授（解放军第二炮兵总医院）；童明庆教授（南京医科大学）；孙立颖教授、陈旭岩教授（北京大学第一医院）；刘颖梅、栗芳副主任技师（北京朝阳医院）；陈佰义教授（中国医科大学第一附属医院）；肖永红教授（浙江大学第一附属医院传染病诊治国家重点实验室）；蒋伟副主任技师（解放军总医院第一附属医院）；薛博仁教授（台湾大学附属医院）；王任贤教授（中国中医药大学）；司徒永康教授、梁皓钧教授（香港玛丽医院）等前辈师长！所谓"高山仰止，景行行止。虽不能至，然心向往之。"你们的深思和教诲却让晚辈受益终生！

特别感谢（排名无先后）：路明、王飞、丁艳苓、阎崴、田兆兴、马朝来、陈宁、薄士宁、葛庆岗、李露、李晓光等临床医生，袁晓宁、赵心懋、吴华、任琳等感控同仁，应颖秋、毛玉丹等临床药师，梁国威、鲁炳怀、黄磊、吴永华、严岩、李明、王京、李晶、刘迪、柳清、段京京等检验同仁。其中部分同仁对我的初稿进行了细致审阅并给出了中肯建议。特别感谢诸位的辛勤付出，诸位的热忱支持是我前行的永远动力，诸位的真诚建议是我一生的宝贵财富！

感谢（排名无先后）：赵敬焕、马萍、杨锴、唐国栋、李宇、宋燕、杨靖娴、邵玲俐、吕品、吴瑕、张宏伟、赵一鸣、郑行春、席庆、丁寅子、范峥、张彦文、刘小会、任雨萌、脱鸣富、吴晓平、王君、邢子萍、王雪云、傅首伟、王幸菊、闫晓斌、刘福芳等同仁和北京大学医学部检验专业 2009 级吕天楚等、2010 级项颂雨等，你们的鼓励让我不遗余力，你们的美丽让我再接再厉，你们的智力让我如虎添翼，你们的努力让我开心如意，你们的独立是我真情所系！

感谢我的父母、岳父母、姐姐（出资赞助）和内弟！感谢我的妻子柠和女儿小豆（大豆、柠、小豆是 2 岁的女儿给我们和自己起的名字）！我爱你们！你们的爱、理解和支持成就了本书。

静思清心，笃行明志！思路理清了，让我们行动吧！

北京大学第三医院　宁永忠　拜识

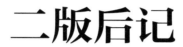

二版后记

喜怒哀乐，虑叹变慹，姚佚启态；乐出虚，蒸成菌。日夜相代乎前，

而莫知其所萌。已乎，已乎！旦暮得此，其所由以生乎！

——战国宋·庄周《庄子·齐物论》

相比于孔孟、杜甫、苏轼、曾国藩这些先贤，我们的物质生活不知道幸福多少倍。但较之才华、成就、意义、影响，我们却大为逊色。所以，我们没有理由懒惰、没有理由抱怨。沧海桑田，我们只有坚持与奋斗！

对我而言，第一版能够顺利出版，已属不易。而此时此刻能够写下第二版的后记，也有望出版，确实要感恩、感激、感念、感铭！谨向宋院长、王辉老师、陈佰义教授致敬！指导良多，受益匪浅！向北京大学第三医院、垂杨柳医院我的同事、各位微生物学与感染病学领域同道致敬！中国医疗保健国际交流促进会临床微生物与感染分会、中华医学会微生物学与免疫学分会临床微生物学组、中华医学会检验分会临床微生物学组各位专家致敬！

因为已经经历了一些写作、翻译工作，所以此时此刻，我不再像第一本书、第二本书时那么激动、那么"虚妄"。我可以平静地看自己以前的文字，看自己！——我清晰地知道自己的缺点在哪里，努力的方向是什么！

这本书首先是自己的学习资料、专业总结。构建体系、充实内容，是我自己应对碎片化信息和零散学习的一种方式，也是写给初步学习的微生物学、感染病学、药学、感控学等同道。最开始这本书，是写给在北京大学第三医院学习的临床微生物学同道和感染病临床药师的。致敬！虽然感染病学书籍很多，我相信我的文字自有价值，同时这也是一种思考、探索、存疑、求证。最后，本书也是一个记录，我的生命和识见在驻笔的一瞬间永远存在了电脑里、印在了书纸上。接受检阅！希望大家喜欢！随时反馈！

去年爸爸西去，是我最悲哀的经历。不孝如此，不肖如此！我和爱人、女儿棠棠深切缅怀的同时，会好好生活，慰藉老人家的殷殷期望。愿妈妈和姐姐开心、安泰！愿岳父母和内弟一家快乐、幸福！谨向各位领导师长、同仁亲好、故旧新交致敬！你们是我努力的意义！

和风微凉好，丽日澄明高。
我未思秋日，谁曾志夏尧。
中年观风雨，瀚海走波涛。
一抚松柏青，菌缘几世遭。

北京市垂杨柳医院　宁永忠　谨识